U0322306

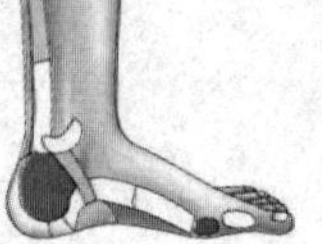

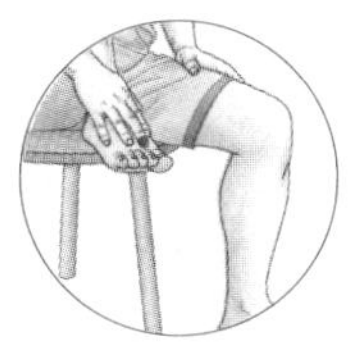

足疗对症保健全书

张威◎编著

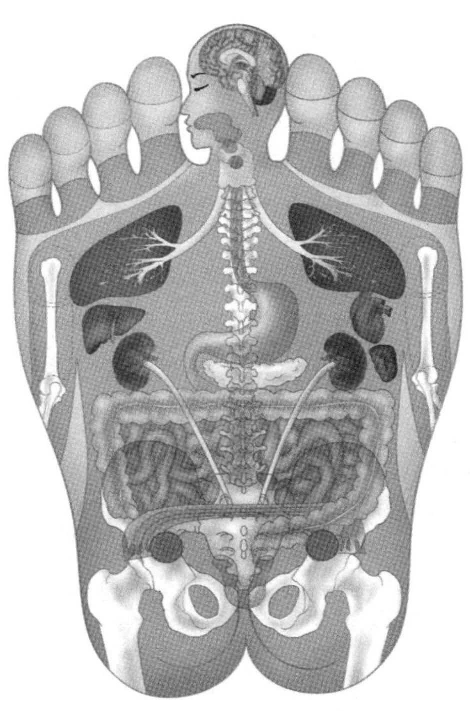

天津出版传媒集团
天津科学技术出版社

图书在版编目（CIP）数据

足疗对症保健全书 / 张威编著 . -- 天津：天津科学技术出版社，2013.10（2020.10 重印）

ISBN 978-7-5308-8281-8

Ⅰ . ①足… Ⅱ . ①张… Ⅲ . ①足－按摩疗法（中医）Ⅳ . ① R244.1

中国版本图书馆 CIP 数据核字（2013）第 203390 号

足疗对症保健全书

ZULIAO DUIZHENG BAOJIAN QUANSHU

策 划 人：杨　譞

责任编辑：孟祥刚

责任印制：兰　毅

出　　版：天津出版传媒集团 / 天津科学技术出版社

地　　址：天津市西康路 35 号

邮　　编：300051

电　　话：（022）23332490

网　　址：www.tjkjcbs.com.cn

发　　行：新华书店经销

印　　刷：三河市吉祥印务有限公司

开本 720 × 1020　1/16　印张 16　字数 240 000

2020 年 10 月第 1 版第 2 次印刷

定价：45.00 元

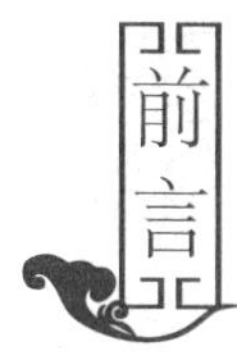

前言

俗话说："人有脚，犹如树有根，树枯根先竭，人老脚先衰。"人体健康与足部有着密切的关系，足部对人体的养生保健作用一直备受人们的关注。足疗起源于我国古代，早在《黄帝内经》中就有通过按摩足部穴位治疗疾病的描述。随着经济的发展，社会整体健康意识的提高，足疗这种传承了中华民族传统中医文明的健康有效的医疗保健方法越来越深入人心。

人的双足在人的一生中起着非常重要的作用。人体足部集中了与身体所有器官相关的经络穴位。足部按摩保健是通过对人体双足的经络、穴位、反射区施以适当力度和手法的按摩刺激，达到调整脏腑虚实、疏经活血、增强人体免疫力以及预防和治疗某些疾病的作用。另外，足疗保健在成为当代人们缓解压力、消除"亚健康"的新型养生之道的同时，它的美容功效也得到了越来越多人的认可。无论是防病、治病、保健还是美容美体，足疗受到了不同年龄、不同层次、不同地方的人们的青睐。这个古老而又年轻的保健方法的神奇魅力更让人们难以抵挡。

现如今，足疗走进了人们的日常生活，普及到每个家庭，成为一种广受大众喜爱的、新型的健身疗养方法。那么，到底什么是足疗，它有什么好处，跟健康养生又有什么关系，它真能强身健体吗，我们在家中怎样进行足疗呢？书中将会对这些问题一一作答。本书共分十一章，第一章运用通俗易懂的语言，深入浅出地介绍了足疗的基本常识和理论基础；第二章配合大量的穴位图和反射区图，具体细致地展示了足疗的基本穴位和足底反射区的位置分布；第三章到第十一章介绍了包括治疗呼吸系统、心血管系统、消化系统、泌尿系统、神经系统、妇产科、五官科、外科和皮肤科等诸种疾病的足疗方法。书中对每一种疾病的症状概述、按摩取穴、按摩步骤、注意事项等方面都做了详尽的介绍，更方便读者阅读和使用。

另外，为了让读者更快速地了解并掌握对症足疗的手法，本书特别配用了大量的足底穴位图、足底反射区图及真人示范按摩步骤的照片图解。其间还穿插了为您精心挑选的大量传统中医足浴配方，让足浴与足部按摩完美地结合，从而为读者提供更全面、更事半功倍的足疗方案。

健康是生命之基，快乐之本，幸福之源，愿每位阅读过本书的读者都能在家轻轻松松做足疗，拥有健康的身体。

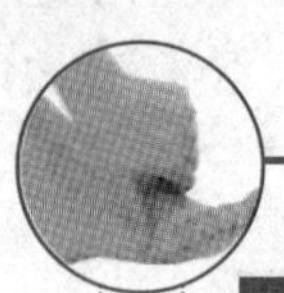

使用说明

我们在此特别设置了使用说明这一单元，对内文中各个部分的功能、特点等做一说明，这必然会大大地提高读者在阅读本书时的效率。

标题
从这里开始我们的阅读旅程。

导语
总述这一节讲了什么。

精彩正文
简单易懂的文字，让你轻松读懂足疗知识。

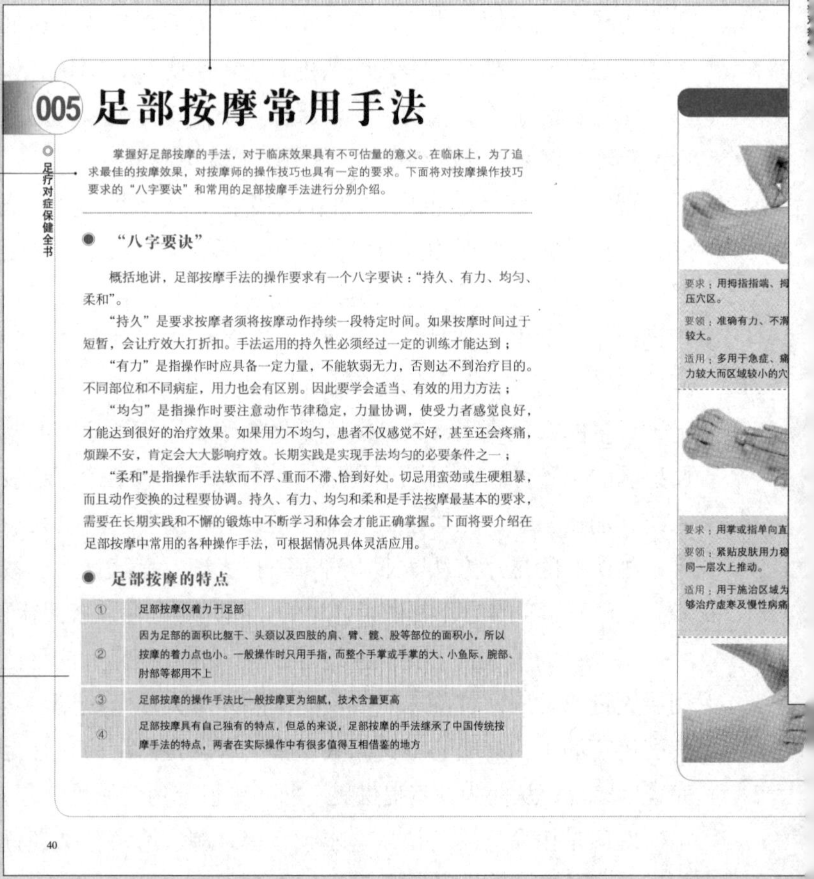

005 足部按摩常用手法

足疗对症保健全书

掌握好足部按摩的手法，对于临床效果具有不可估量的意义。在临床上，为了追求最佳的按摩效果，对按摩师的操作技巧也具有一定的要求。下面将对按摩操作技巧要求的“八字要诀”和常用的足部按摩手法进行分别介绍。

“八字要诀”

概括地讲，足部按摩手法的操作要求有一个八字要诀：“持久、有力、均匀、柔和”。

“持久”是要求按摩者须将按摩动作持续一段特定时间。如果按摩时间过于短暂，会让疗效大打折扣。手法运用的持久性必须经过一定的训练才能达到；

“有力”是指操作时应具备一定力量，不能软弱无力，否则达不到治疗目的。不同部位和不同病症，用力也会有区别。因此要学会适当、有效的用力方法；

“均匀”是指操作时要注意动作节律稳定，力量协调，使受力者感觉良好，才能达到很好的治疗效果。如果用力不均匀，患者不仅感觉不好，甚至还会疼痛，烦躁不安，肯定会大大影响疗效。长期实践是实现手法均匀的必要条件之一；

“柔和”是指操作手法软而不浮、重而不滞、恰到好处。切忌用蛮劲或生硬粗暴，而且动作变换的过程要协调。持久、有力、均匀和柔和是手法按摩最基本的要求，需要在长期实践和不懈的锻炼中不断学习和体会才能正确掌握。下面将要介绍在足部按摩中常用的各种操作手法，可根据情况具体灵活应用。

足部按摩的特点

①	足部按摩仅着力于足部
②	因为足部的面积比躯干、头颈以及四肢的肩、臂、髋、股等部位的面积小，所以按摩的着力点也小。一般操作时只用手指，而整个手掌或手掌的大、小鱼际，腕部、肘部等都用不上
③	足部按摩的操作手法比一般按摩更为细腻，技术含量更高
④	足部按摩具有自己独有的特点，但总的来说，足部按摩的手法继承了中国传统按摩手法的特点，两者在实际操作中有很多值得互相借鉴的地方

要求：用拇指指端、拇……压穴区。
要领：准确有力、不滑……较大。
适用：多用于急症、痛……力较大而区域较小的穴……

要求：用掌或指单向直……
要领：紧贴皮肤用力稳……同一层次上推动。
适用：用于施治区域为……够治疗虚寒及慢性病痛……

40

疾病名

标题即是疾病名，从这里找到你想治的病。

操作手法与步骤

分步介绍足部按摩，四步搞定整个足疗。

遗症

血管病所遗留的一种病症。在临床上主要表现为半身不遂、口眼涎、吞咽困难、脚底麻木等症状。

、解溪、金门、丘墟、中封、昆仑

区点、肾区点、足后四白

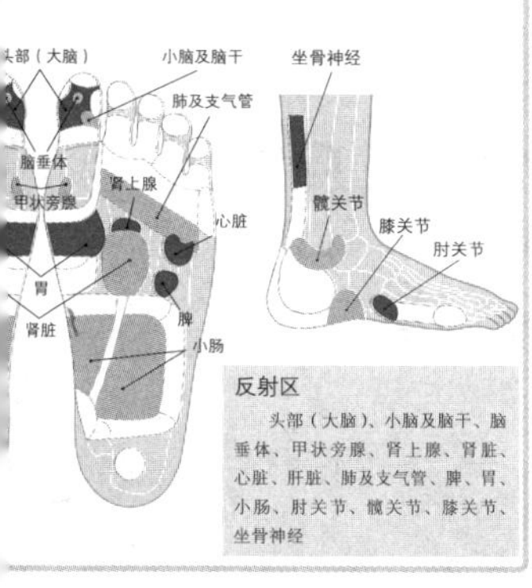

反射区

头部（大脑）、小脑及脑干、脑垂体、甲状旁腺、肾上腺、肾脏、心脏、肝脏、肺及支气管、脾、胃、小肠、肘关节、髋关节、膝关节、坐骨神经

足浴治疗中风的配方

花各3克，加水2000毫升煮沸10分钟，混入水中泡手和浴足，每日3，活血化瘀，用于中风手足痉挛者。

操作手法与步骤

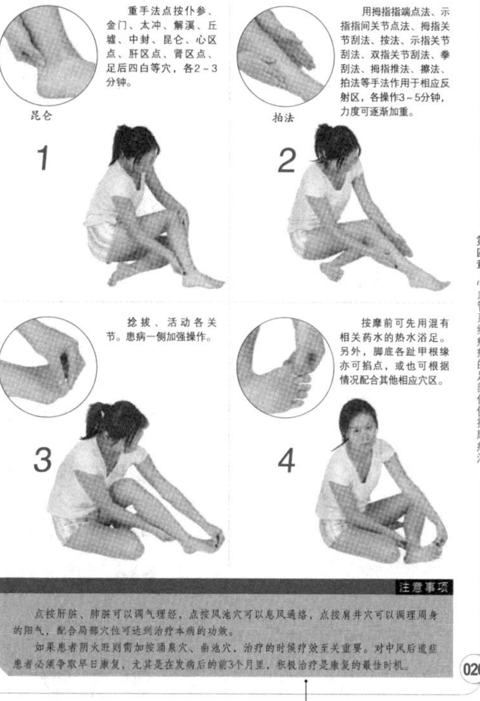

注意事项

点按肝脏、肺脏可以调气理经，点按风池穴可以息风通络，点按肩井穴可以调理周身的阳气，配合局部穴位可达到治疗本病的功效。

如果患者阴火旺则需加按涌泉穴、曲池穴，治疗的时候疗效至关重要。对中风后遗症患者必须争取早日康复，尤其是在发病后的前3个月里，积极治疗是康复的最佳时机。

第四章 心血管系统疾病的足部保健按摩疗法

020

123

穴位，两指相对做搓揉动作。

均匀，有一定的持续时间。

节的局部不适症。

005

41

足浴配方

足部按摩后按照配方足浴，可以巩固治疗效果。

注意事项

足疗治病的同时，注意生活调理，加速疾病痊愈。

Contents 目录

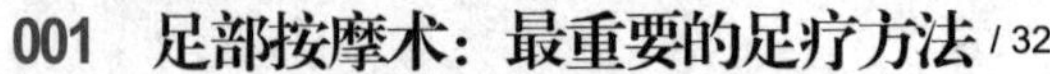

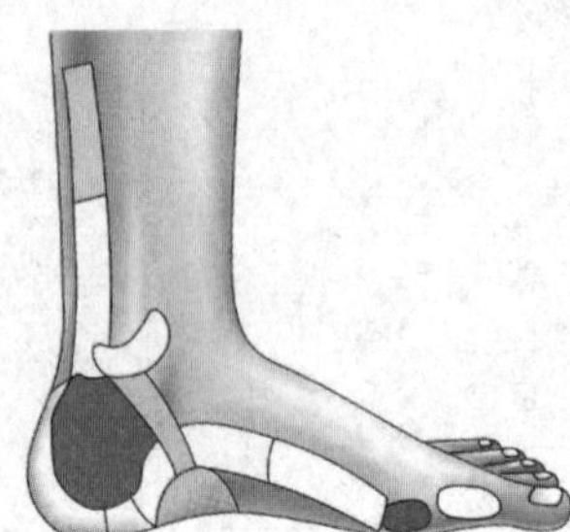

足部反射区

人体各器官和部位在足部都有着相对应的区域，可以反映相应脏腑器官的生理病理信息，这就是所谓的“足部反射区”。

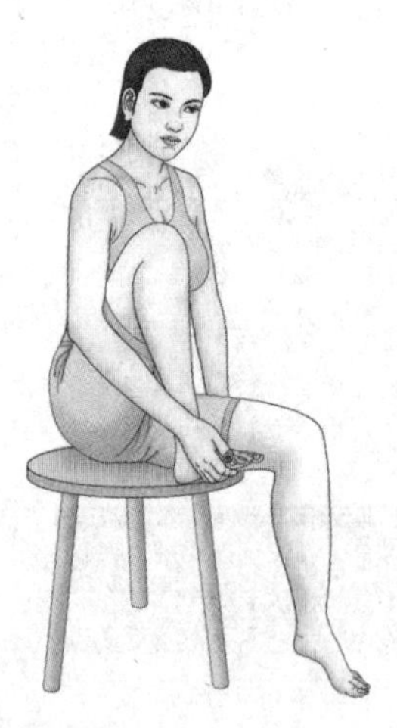

至阴穴

正坐垂足，将要按摩的脚抬起放在凳子上。脚趾斜向外侧翘起。俯身弯腰，同侧手末四指握脚底，掌心朝上，拇指弯曲，置于足小趾端外侧，趾甲角旁，则拇指指尖所在之处即是。

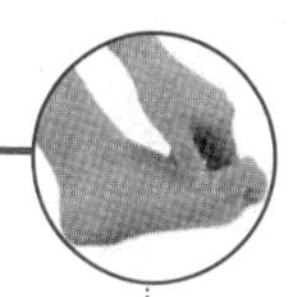

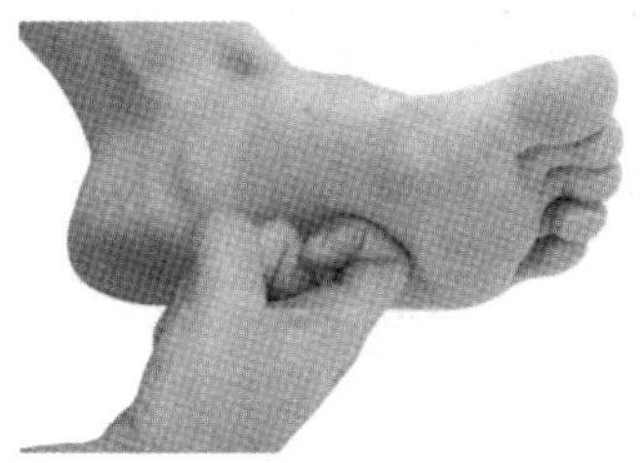

示指横按法

一只手持足部，另一只手握成拳状，示指微微弯曲，以示指第二指关节背侧面为着力点，进行由轻渐重的按压。本手法适用于足部胃、胰、十二指肠、斜方肌、肺及支气管等反射区。

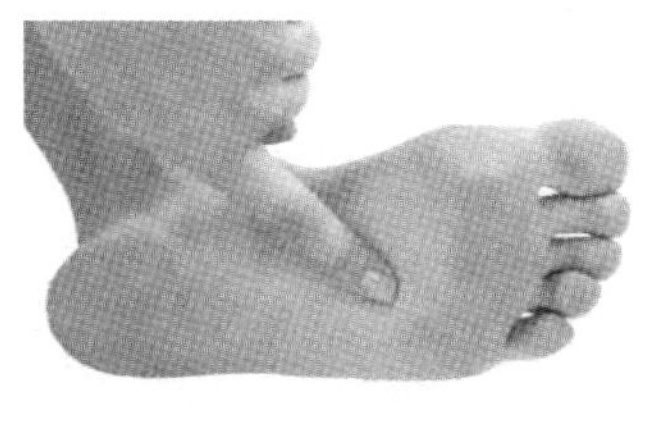

肾反射区

双足足底第2、3跖骨体之间，近跖骨底处（肾上腺反射区下一横指）。适用于各种肾脏疾病、水肿、风湿病、关节炎、泌尿感染、高血压、低血压、贫血、动脉硬化、静脉曲张、耳鸣、湿疹等。

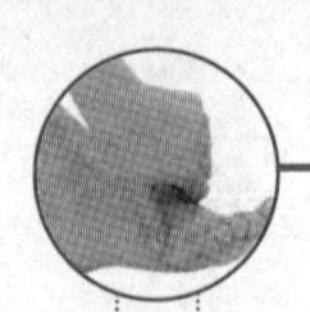

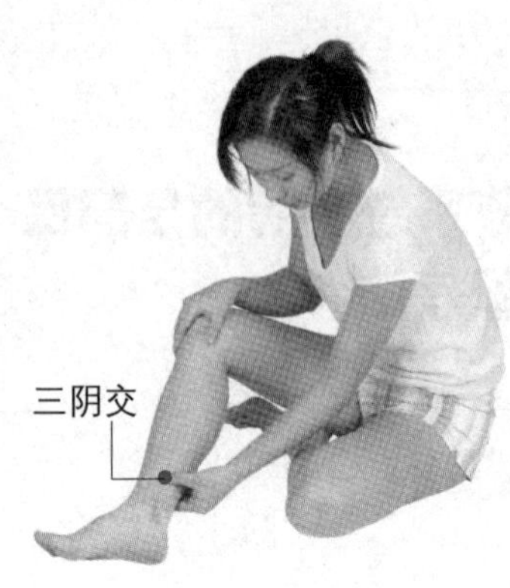

足疗治疗咳嗽

依次点按三阴交、太溪、涌泉、大钟、然谷、太冲、1号穴、7号穴、17号穴、29号穴等穴，各2～3分钟，力度中等。

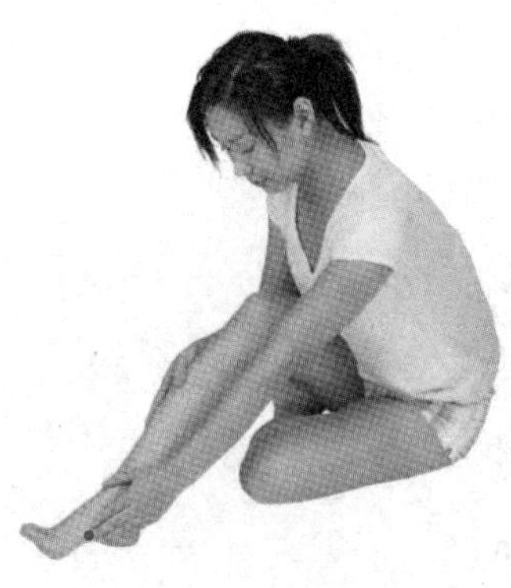

足疗治疗呃逆

掐点足窍阴2分钟，点揉涌泉、冲阳、大都、太白、公孙、10号穴、19号穴、27号穴，各1～2分钟。

第六章　泌尿生殖系统疾病的足部保健按摩疗法

第七章　神经系统疾病的足部保健按摩疗法

第八章　妇产科疾病的足部保健按摩疗法

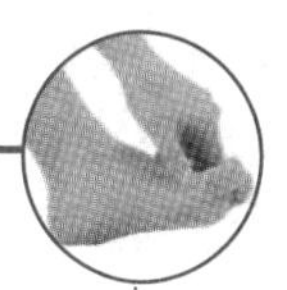

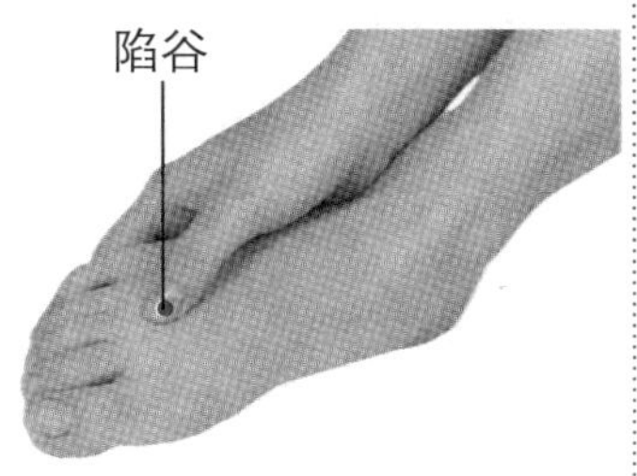

足疗治疗面瘫

点揉陷谷、厉兑、冲阳、行间、太冲等穴，各2～3分钟，厉兑可点掐。

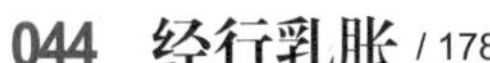

第九章 五官科疾病的足部保健按摩疗法

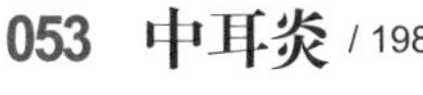

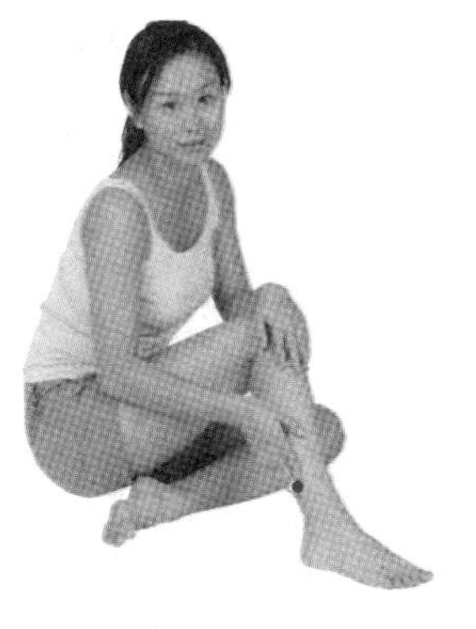

足疗治疗胎动不安

按揉涌泉、太溪、至阴、照海等穴，各1～2分钟。同时，应采取其他相应措施并及时到医院诊治。

第十章 外科疾病的足部保健按摩疗法

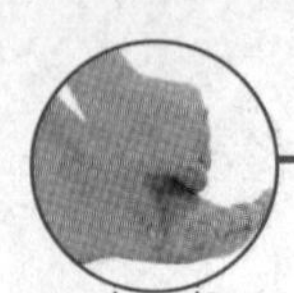

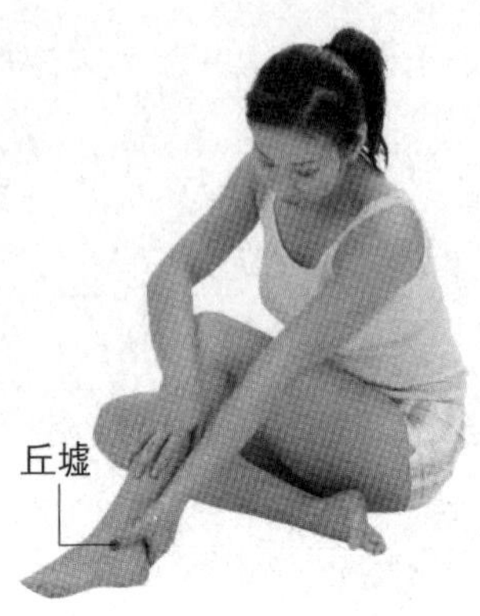

足疗治疗近视

点揉昆仑、丘墟、足临泣、侠溪、水泉、束骨、行间各2～3分钟。

第十一章　皮肤科疾病的足部保健按摩疗法

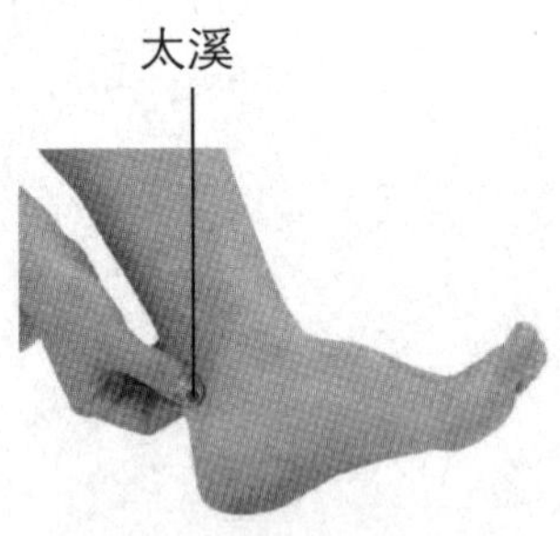

足疗治疗滑囊炎

选择点按太溪、申脉、仆参、解溪、复溜，金门、束骨、丘墟、中封等穴，各1～2分钟。

附录　其他常见病症的足部保健按摩疗法

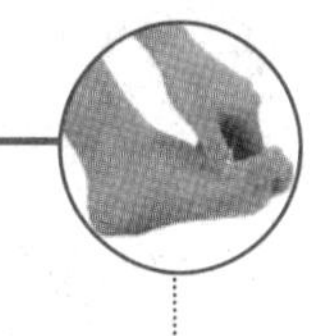

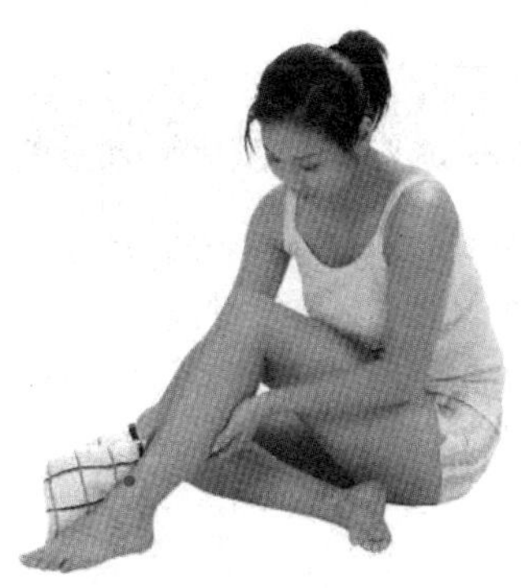

足疗治疗神经性皮炎

点揉三阴交、隐白、公孙、京骨、解溪、太溪、8号穴、11号穴、27号穴。在采用按摩疗法的同时，也可采用足浴疗法，即直接用有关药水洗患处，浴后充分擦干，患部避免过多的机械刺激。

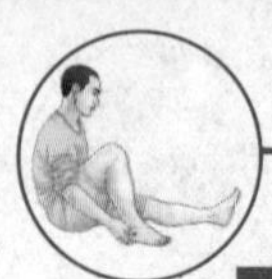

足部反射区速查图解

人体各器官和部位在足部都有着相对应的区域，可以反映相应脏腑器官的生理病理信息，这就是所谓的“足部反射区”。运用按摩手法刺激这些反射区，可以调节人体各部分的机能，取得防病治病、自我保健的效果。下面我们就对足部各种反射区的准确位置做一图解，这对于按摩实践、提高疗效都有着重要的意义。

足内侧反射区

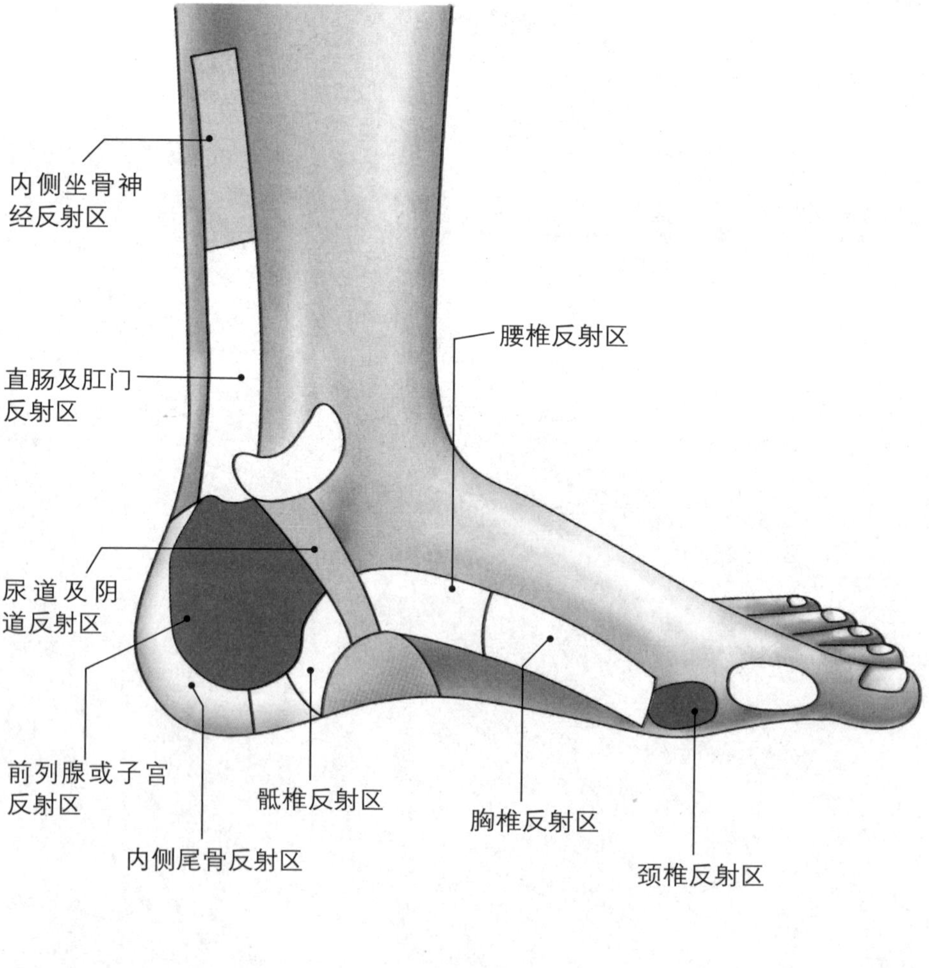

内侧坐骨神经反射区

直肠及肛门反射区

腰椎反射区

尿道及阴道反射区

前列腺或子宫反射区

骶椎反射区

胸椎反射区

内侧尾骨反射区

颈椎反射区

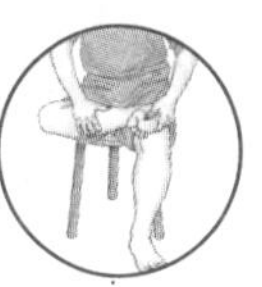

脚面反射区

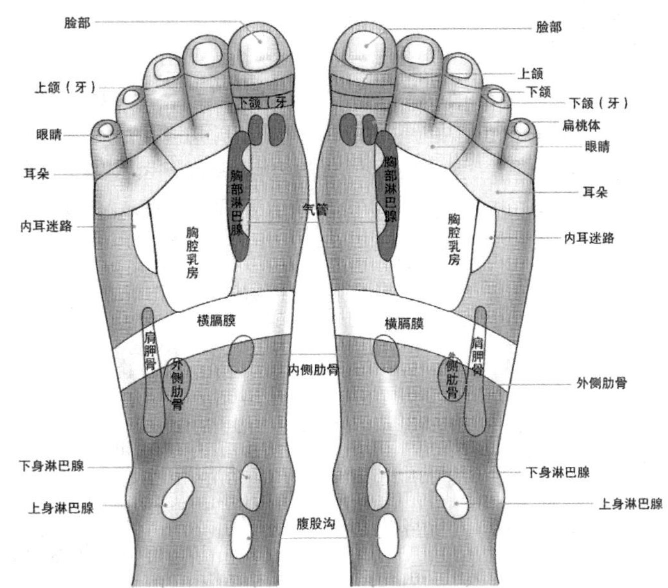

脚底反射区

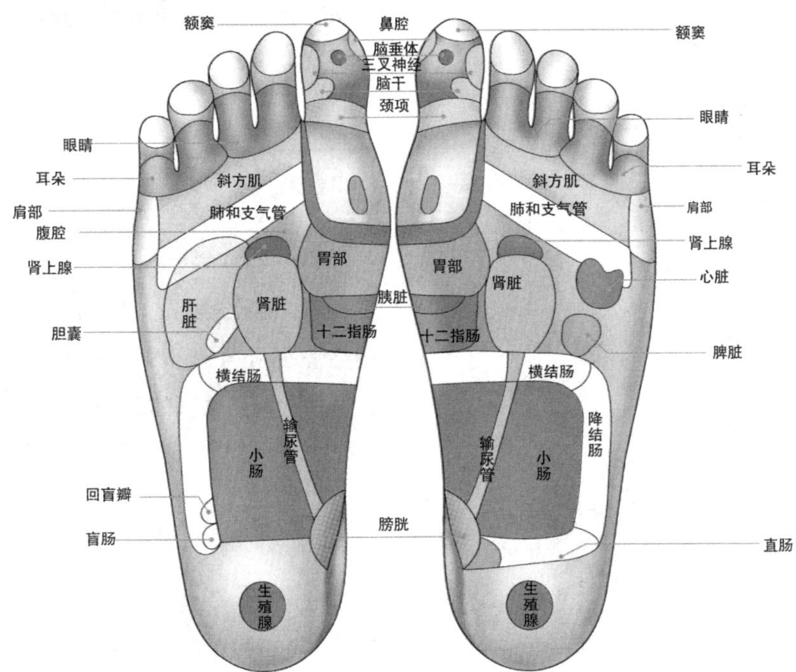

足部反射区速查图解

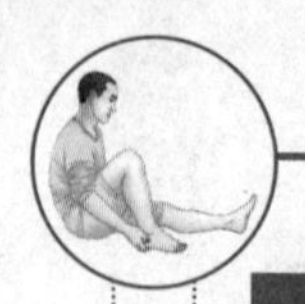

足部养生16大特效穴

解溪穴

不知道你有没有发现，有的时候，明明没有蛀牙，可是牙齿却非常疼。不但牙疼，而且心烦，眉棱骨痛，眼睛还布满了红丝，或者脸面的颜色不知道是什么原因越来越泛灰黑色，并伴有浮肿的现象。如果这样的话，那就赶紧按摩你的解溪穴。按摩解溪穴，不但能使上述症状得到改善，还有很好的保健调理效果。《针灸甲乙经》曰："白膜覆珠，瞳子无所见；风水面肿，颜黑。解溪主之"；《千金方》云："腹大下重；厥气上柱腹大；膝重脚转筋，湿痹"；《图翼》曰："泻胃热"。

命名

解，散的意思；溪，地面流行的经水。"解溪"的意思就是指胃经的地部经水由本穴解散并流溢四方。此穴的物质是丰隆穴传来的地部经水，经水流于本穴后，因为此处穴位的通行渠道狭小，所以地部经水满溢而流散经外，因此名为"解溪"。

按摩要点

① 正坐，抬起一只脚放在椅子上。

② 用同侧的手掌抚膝盖处，拇指在上、四指的指腹循胫骨直下至足腕，在系鞋带处，两筋之间有一凹陷。

③ 用中指的指腹向内用力按压。

④ 每天早晚各按压一次，每次 1～3 分钟。

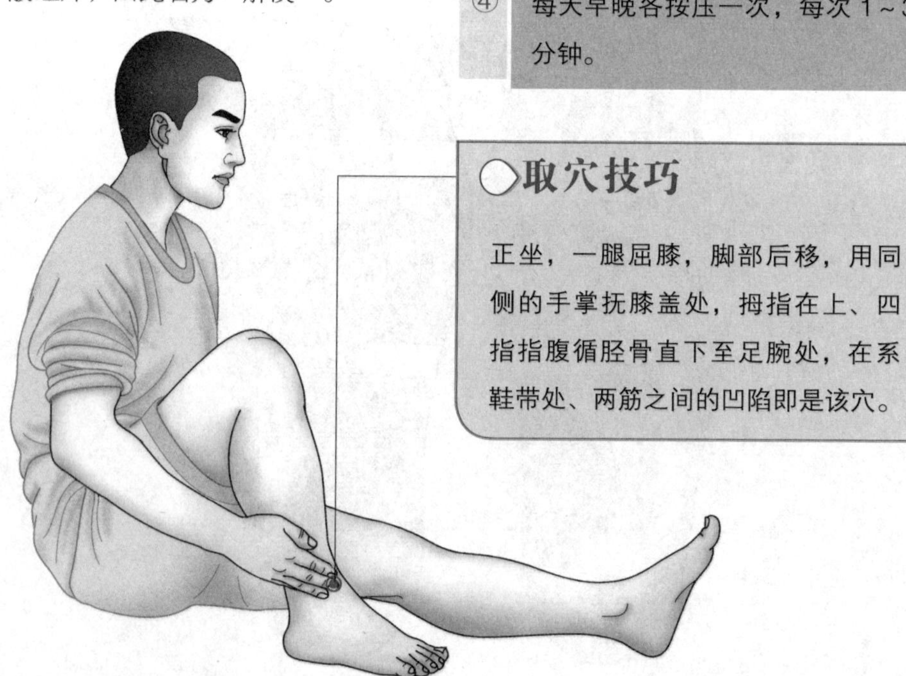

取穴技巧

正坐，一腿屈膝，脚部后移，用同侧的手掌抚膝盖处，拇指在上、四指指腹循胫骨直下至足腕处，在系鞋带处、两筋之间的凹陷即是该穴。

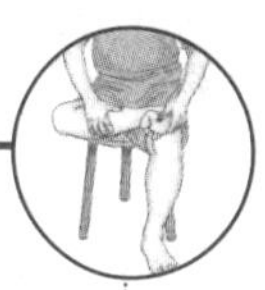

内庭穴

你是否经常感到自己双手双脚都是冰凉的？你是否觉得自己浑身气血不畅？你是否喜欢闭门在家中独自静坐？你是否厌恶嘈杂的人声以及嘈杂的环境？你是否经常心烦意乱？如果这样的话，那就赶快按摩你的内庭穴吧，一定会收到立竿见影的效果。“内庭次趾外，本属足阳明，能治四肢厥，喜静恶闻声，瘾疹咽喉疼，数欠及牙疼，疟疾不能食，针着便惺惺。”这首歌谣，说的就是内庭穴这个穴位的作用。

命名

内，指深处；庭，指居处；因为此处穴位对喜静卧、恶闻声等病症具有疗效，这些病症就好似深居在内室之中，闭门独处，不闻人声，所以名叫内庭。其次，因为这个穴位治疗的病症，几乎不在穴位近处，而是多在头、脑、腹、心这样的部位，它的主要作用与人体内部组织有关，门内称庭，所以名为内庭穴。

按摩要点

①	正坐屈膝，把脚抬起，放在另一条腿上。
②	把对侧手的四指放在脚掌底部，托着脚，手的大拇指放在脚背。
③	弯曲大拇指，用指尖下压揉按内庭穴，有胀痛的感觉。
④	早晚各揉按一次，先左后右，每次揉按1～3分钟。

取穴技巧

正坐屈膝，把脚抬起，放另一腿上，用对侧手的四指置脚掌底托着，手大拇指在脚背，并置于第2、第3趾间，脚叉缝尽处的凹陷处即是。

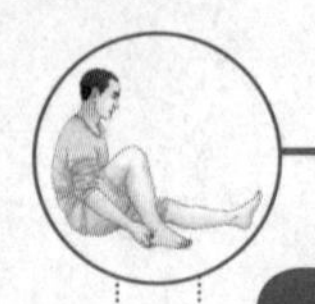

厉兑穴

不知为什么，有的人整夜都睡不着觉，或者晚上很早就上床了，可是却总没法入睡；或者总是整夜失眠，睁着眼睛，在床上辗转反侧，听着别人的鼾声直到天明；或者夜里不断地做梦，梦境一个接一个，就好像放录像带一样，一部接一部地放。可是等到了白天，他们却全身疲乏，四肢无力，始终打不起精神来，而且总想睡觉。那么，遇到这种情况该怎么办呢？其实很简单，只要坚持按压厉兑穴，就能够使白天困乏、晚上不能睡觉的情况得到改善。《千金方》云："头热，龋齿，喉痹，硬咽寒热，面浮肿，嗜卧，四肢不欲动摇，吐舌戾颈"；《大成》："疮疡从髭出者，厉兑、内庭、陷谷、冲阳、解溪"，"尸厥如死及不知人，灸厉兑三壮"。

命名

"厉"的意思是危、病；"兑"的意思是"口"。在中医里面，把胃称为水谷之海，我们的身体接受食物必须要使用口。而此处穴位主要治疗口噤不能食、口歪，以及胃肠等方面的疾病，所以名叫"厉兑"。

按摩要点

①	正坐屈膝，把脚抬起放在另一腿上。
②	将对侧手的四指放在脚底，托着脚，拇指放在脚背。
③	大拇指弯曲，用指甲垂直掐按在穴位处，有刺痛感。
④	每天早晚各掐按一次，先左后右，每次1~3分钟。

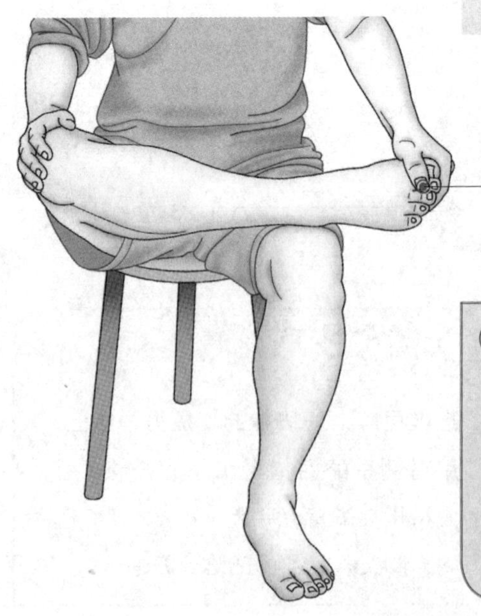

取穴技巧

正坐屈膝，把脚抬起放在另一腿上。用对侧手的四指置脚底托着，手拇指在脚背。弯曲大拇指，指甲所在第二趾外侧趾甲角处即是。

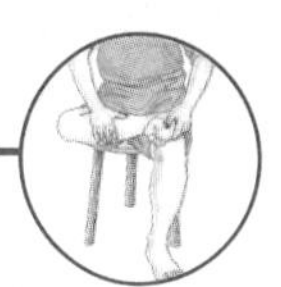

隐白穴

月经是女人特有的生理现象，也是为了繁衍生命而存在的。有的人每个月的月经都很规律，但有的人却因为饮食、情绪、身体、药物等原因，导致月经不规律，时有变化，甚至有的时候还会突然大量流血不止，或者间歇不断（俗称崩漏），此时不仅会影响到身体健康，而且情况严重的话，还有可能会危及生命的安全。如果遇到了这种情况，可以马上把患者送到医院，同时重力按压患者的隐白穴，也可以用香烟或者香火稍微轻烫此穴，这样有立即止血的作用。《针灸甲乙经》曰："气喘，热病，衄不止，烦心善悲，腹胀，逆息热气，足胫中寒，不得卧，气满胸中热，暴泄，仰息，足下寒，膈中闷，呕吐，不欲食饮，隐白主之；腹中有寒气，隐白主之；饮渴身伏多唾，隐白主之"。

命名

隐，隐秘、隐藏的意思；白，指肺的颜色、气。"隐白"的意思就是指脾经体内经脉的阳热之气外出到脾经体表经脉。此处穴位由地部孔隙与脾经体内经脉相连，穴内气血是脾经体内经脉外传之气，因为气蒸发外出，不易被人觉察，所以称"隐白"。

按摩要点

① 正坐屈膝，把一脚抬起，放在另一条大腿上。

② 用另一侧手的大拇指的指甲垂直掐按穴位，有刺痛感。

③ 每天早晚各掐按一次，每次掐按1～3分钟。

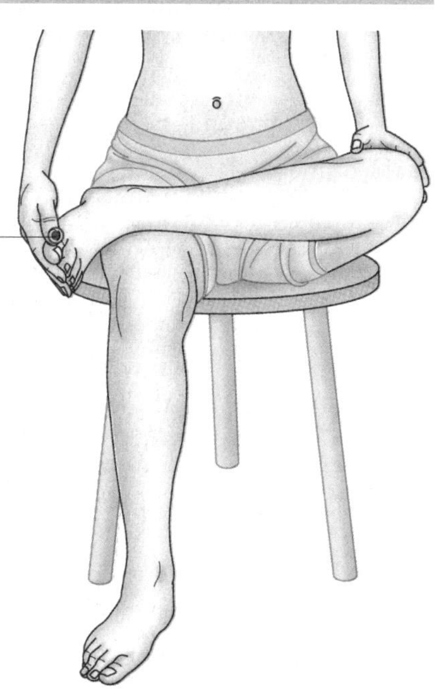

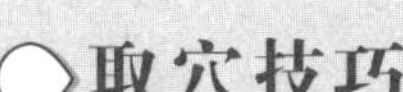

取穴技巧

正坐，把脚抬起，放置在另一大腿上。用另一侧手大拇指按压足大趾内侧趾甲角旁0.1寸即是。

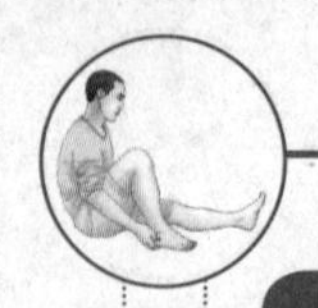

太白穴

太白穴出自《灵枢·本输》，属于足太阴脾经。“太白”是中国古代星宿的名称，传说太白星具有平定战乱、利国安邦的作用。中医理论中脾属“土”，所以称脾经为“土经”。太白穴是脾经之土穴，也是脾经的原穴，是健脾的重要穴位，能够治疗由各种原因引起的脾虚。在中医理论中，脾主肌肉，如果人突然运动或者搬提了过重的物品，就会导致脾气消耗太多，使得肌肉内部气血亏损，此时敲打或用力揉按太白穴，能调理疏通经气，迅速消除肌肉酸痛等症状，人体运动过度造成的局部损伤也可用此方法治疗。

命名

太，大的意思；白，肺的颜色，气也；“太白”的意思就是脾经的水湿云气在此吸热蒸升，化为肺金之气。此处穴位的物质是从大都穴传来的天部水湿云气，到达此处穴位后，受长夏热燥气化蒸升，在更高的天部层次化为金性之气，所以称太白穴。此穴也称大白穴。它是脾经经气的重要输出之穴。

按摩要点

①	正坐屈膝，把脚抬起，放在另外一条大腿上，用另一侧手的大拇指按压脚的内侧缘靠近足大趾的凹陷处，有酸胀感。
②	用大拇指的指腹垂直按压穴位。
③	两侧穴位每天早晚各按压一次，每次按压 1 ~ 3 分 钟。

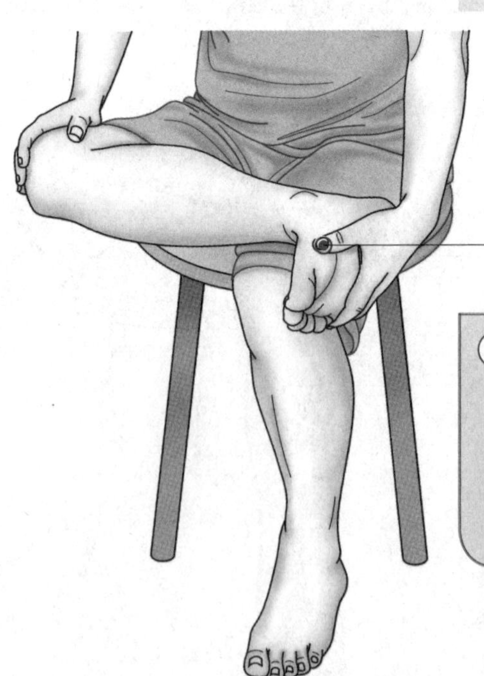

取穴技巧

正坐，把脚抬起，放置另一大腿上，以另一侧手的大拇指按脚的内侧缘靠近足大趾的凹陷处即是。

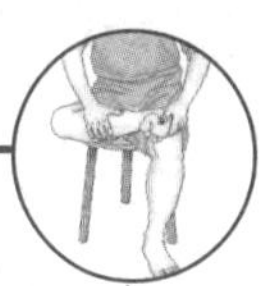

公孙穴

《史记·五帝本纪》说:“黄帝者，少典之子，姓公孙，名曰轩辕。”公孙就是黄帝，黄帝位居中央，统治四方，就犹如人体中的公孙穴，总督脾经和冲脉，统领全身。而作为统领全身的穴位，它最直接、最明显的效果就体现在人体的胸腹部。出现在人体胸腹部的所有问题，例如腹胀、不明原因的腹痛、心痛、胃痛、胸痛，都可以通过按压公孙穴得到缓解，而且经常按摩公孙穴，也可养生保健。此外，像婴儿初生、胎毒未尽，或者在换乳的时候，脾胃没法适应新的食物，有大绿便或者腹泻、便秘等现象，除了要尽快送医院检查，还可以同时按压公孙穴，就能使症状得到缓解。

命名

公孙，即公之辈与孙之辈，指此处穴位内的气血物质与脾土之间的关系密切。此穴位于人的足部，冲脉气血出公孙穴后就会快速气化。另外此穴物质为天部水湿风气，并横向输散至脾胃二经，有联络脾胃二经各部气血的作用。

按摩要点

①	正坐，将右足跷起放在左腿上。
②	用左手轻握右足背，大拇指弯曲。
③	示指指尖垂直揉按穴位，有酸、麻、痛的感觉。
④	每天早晚各揉按一次，每次揉按1～3分钟。

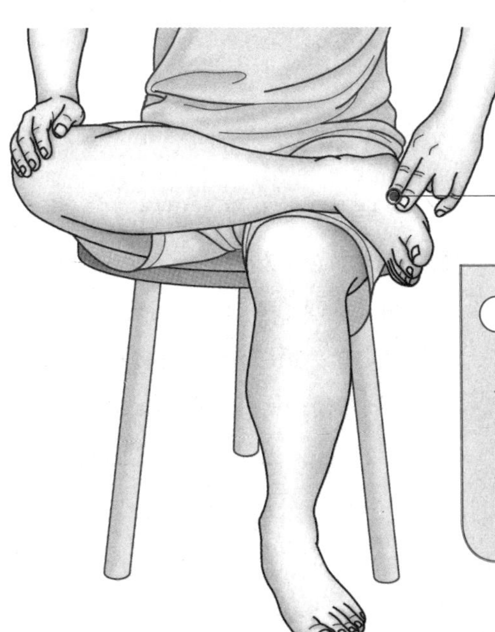

取穴技巧

正坐，将右足跷起放在左腿上。将另一侧手的示指与中指并拢，中指位于足内侧大趾的关节后，则示指所在位置即是。

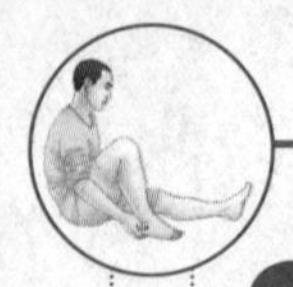

昆仑穴

在针灸穴中，昆仑穴是足太阳膀胱经的穴道，能够舒筋化湿、强肾健腰。中国古代医书《医宗金鉴》中写道："足腿红肿（昆仑）主，兼治齿痛亦能安。"在《肘后歌》中也记载道："脚膝经年痛不休，内外踝边用意求，穴号（昆仑）并吕细。"由此可见，这个穴位对于腿足红肿、脚腕疼痛、脚踝疼痛，都能够疏通经络，消肿止痛，具有良好的治疗效果。在古代的《医书入门》中还记载道："背曲杖行之人，针两足昆仑，能够投杖而走"，由此可知这个穴位对腰、腿和背部脊椎具有很好的功效。

命名

昆仑，广漠无垠的意思，指膀胱经的水湿之气在这里吸热上行。本穴物质是膀胱经经水的汽化之气，性寒湿，由于足少阳、足阳明二经的外散之热的作用，寒湿水气吸热后也上行并充斥于天部，穴中各个层次都有气血物质存在，就像广漠无垠的状态一样，所以名"昆仑"。

按摩要点

①	正坐垂足，将要按摩的脚稍向斜后方移至身体旁侧，脚跟抬起。
②	用同侧的手四指在下、掌心朝上扶住脚跟底部。
③	大拇指弯曲，用指节从上往下轻轻刮按，会有非常疼痛的感觉。
④	每次左右两侧穴位各刮按 1～3 分钟，孕妇忌用力刮按。

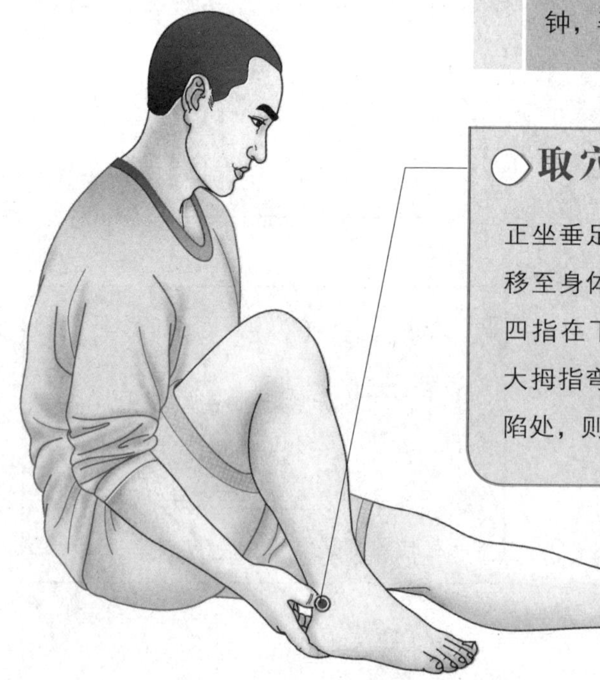

取穴技巧

正坐垂足，将要按摩的脚稍向斜后方移至身体侧边，脚跟抬起。用同侧手四指在下，掌心朝上扶住脚跟底部。大拇指弯曲，指腹置于外脚踝后的凹陷处，则大拇指所在位置即是。

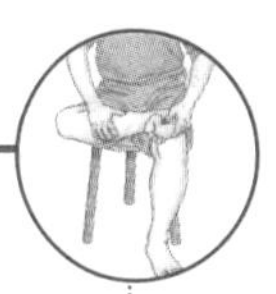

申脉穴

中国古代的《医宗金鉴》中，有一首关于申脉穴的歌诀："腰背脊强足踝风，恶风自汗或头痛，手足麻挛臂间冷，雷头赤目眉棱痛，吹乳耳聋鼻出血，癫口肢节苦烦疼，遍身肿满汗淋漓，申脉先针有奇功。"这首歌诀，说的就是申脉穴的作用和功效。在人体的穴位中，这是一个非常有用的穴位，它对于足踝红肿、手足麻木、乳房红肿、头汗淋漓等症，都具有良好的疗效。

命名

申，指这个穴位在八卦中属金，因为穴内物质为肺金特性的凉湿之气；脉，脉气的意思。"申脉"的意思是指膀胱经的气血在此变为凉湿之性。本穴物质是来自膀胱经金门穴以下各穴上行的天部之气，其性偏热（相对于膀胱经而言），与肺经气血同性，所以名"申脉穴"。

按摩要点

① 正坐垂足，把要按摩的脚稍微向斜后方移动到身体的旁侧，脚跟抬起。

② 用同侧的手四指在下，掌心朝上地扶住脚跟底部。

③ 大拇指弯曲，指腹放在外脚踝直下方的凹陷中，垂直按压，有酸痛感。

④ 用拇指的指腹按揉，左右两穴，每次各按揉1～3分钟。

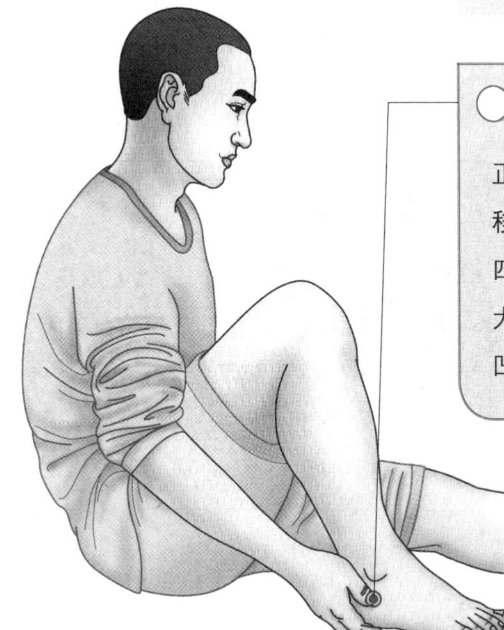

取穴技巧

正坐垂足，将要按摩的脚稍向斜后方移至身体侧边，脚跟抬起。用同侧手四指在下，掌心朝上扶住脚跟底部。大拇指弯曲，指腹置于外脚踝直下方凹陷中，则大拇指所在之处即是。

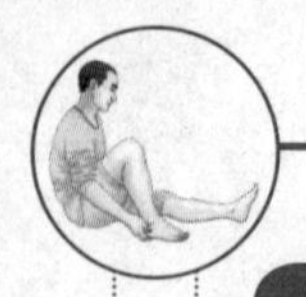

至阴穴

在妇科疾病中，至阴穴是一个重要的穴位。在中国古代社会里，妇女生育是一件异常危险的事，因为当时既没有现代医疗设备，也没有先进的医疗技术，就连正常怀孕生产的女性都有可能因为各种原因导致死亡，更何况异位妊娠。因此，中国古代的医家们发现，在女性怀孕第 29 周到第 40 周之间，针对至阴穴进行艾灸，持续治疗 4 周以上时间，就能够有效纠正胎位，使异常的胎位转变为正常胎位。同时，经常按摩或者灸治至阴穴，对女性月经不调、崩漏、带下、痛经、更年期综合征、乳痈、乳癖等症状，也具有治疗和改善作用。

命名

至，极的意思；阴，寒、水的意思。“至阴”的意思是指人体内膀胱经的寒湿水气由此外输到体表。此穴中物质是来自体内膀胱经的寒湿水气，位于人体最下部，是人体寒湿水气到达的极寒之地。因为此穴有孔隙与体内相通，是膀胱经内的气血与体表的气血交换处，所以是膀胱经井穴。

按摩要点

①	正坐垂足，把要按摩的脚抬起放在凳子上，脚趾斜向外侧翘起。
②	俯身弯腰，用同侧的手末四指握脚底。掌心朝上，拇指弯曲，放在足小趾端外侧，趾甲角旁，拇指指尖所在的部位即是穴位。
③	用拇指的指甲垂直下压，掐按穴位，有刺痛感。左右两侧穴位，每次左右各掐按 1～3 分钟。

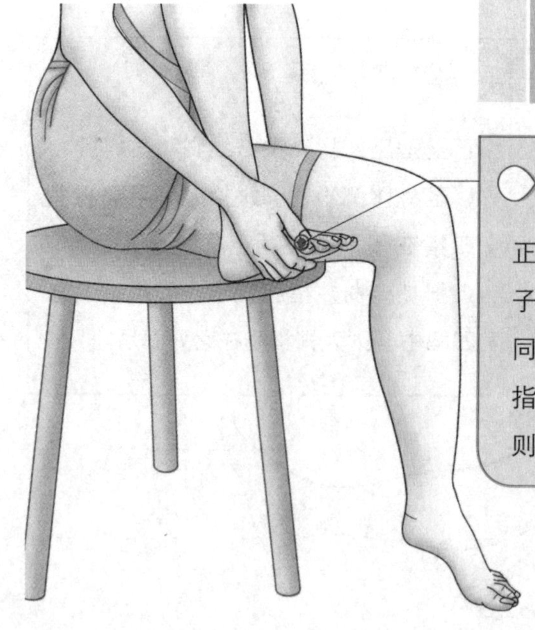

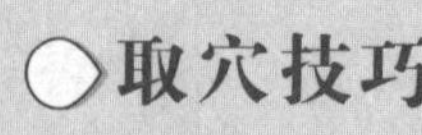

取穴技巧

正坐垂足，将要按摩的脚抬起放在凳子上。脚趾斜向外侧翘起。俯身弯腰，同侧手末四指握脚底，掌心朝上，拇指弯曲，置于足小趾端外侧，趾甲角旁，则拇指指尖所在之处即是。

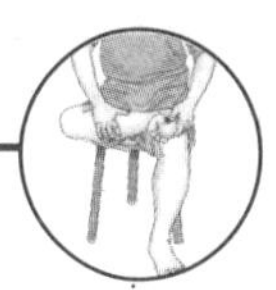

涌泉穴

涌泉穴是肾经的首要穴位，据《黄帝内经》记载："肾出于涌泉，涌泉者足心也"。中国民间自古就有"寒从足入""温从足入"的说法。《内经图说》中把按摩涌泉穴称为做"足功"，可以起到强身健体、延年益寿的作用。《韩氏医通》上记载道："多病善养者，每夜令人擦足心（涌泉），至发热，甚有益。"北宋著名大文豪苏东坡也在《养生记》中把擦涌泉穴视为养生之道。《寿视养老新书》中指出："旦夕之间擦涌泉，使脚力强健，无痿弱酸痛之疾矣。"苏东坡曾经讲过这样一个故事：扬州有一名武官在广州、广西地区做了十多年的官，从来没有染上过疟疾，而且始终面色红润、健步如飞，从不吃药。问他有什么方法，他说自己每天早晨天不亮就起床，然后坐着，两足相对，按摩涌泉穴，直到涌泉穴出汗。他在两广做官的十多年里，之所以从来没有感染过疟疾，完全是因为每天都坚持按摩涌泉穴的原因。

命名

涌，溢出的意思；泉，泉水。"涌泉"是指体内肾经的经水从此处穴位溢出体表，所以称"涌泉"。经常按摩涌泉穴能增强人体的免疫功能，提高抵抗传染病的能力。

按摩要点

① 正坐，把一只脚跷在另一只脚的膝盖上，脚掌尽量朝上。

② 用另一侧的手轻握住脚，四指放在脚背，大拇指弯曲并放在穴位处。

③ 用大拇指的指腹从下往上推按穴位，有痛感，左右脚心每日早晚各推按1～3分钟。

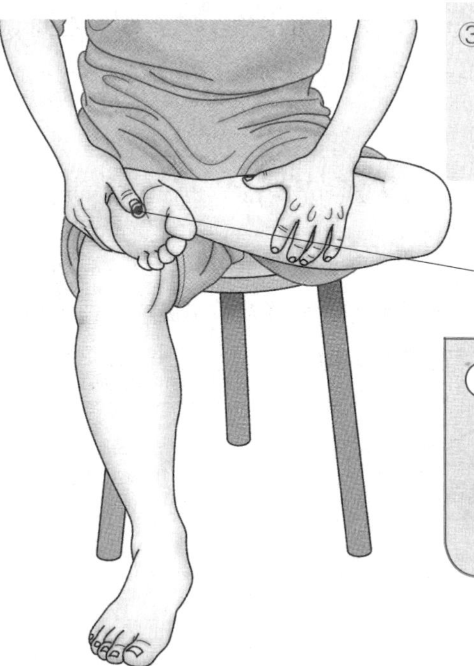

取穴技巧

正坐，跷一足于另一膝上，足掌朝上，用另一手轻握，四指置于足背，弯曲大拇指按压处即是。

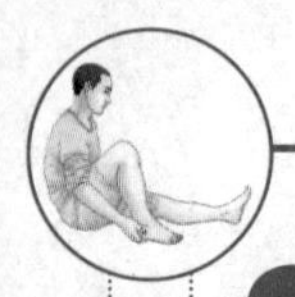

太溪穴

此穴位名出自《灵枢·本输》,《针灸大成》中称它为吕细。这是一个重要的穴位,《会元针灸学》中说:"太溪者,山之谷通于溪,溪通于川。肾藏志而喜静,出太深之溪,以养其大声,故名太溪。"《经穴解》中也说:"穴名太溪者,肾为人身之水,自涌泉发源;尚未见动之形,溜于然谷,亦未见动之形,至此而有动脉可见。溪乃水流之处,有动脉则水之形见,故曰太溪。溪者,水之见也;太者,言其渊不测也。"《针灸甲乙经》中说这个穴位"在内踝后跟骨上动脉陷中",即在足内侧,内踝的后方,当内踝尖与跟腱之间的凹陷处。

命名

太,大的意思;溪,溪流的意思。"太溪"的意思是指肾经水液在此形成较大的溪水。此穴内物质是然谷穴传来的冷降之水,到本穴后,冷降水形成了较为宽大的浅溪,因此名"太溪"。

按摩要点

① 正坐垂足,抬起一只脚放在另一只腿的膝盖上。

② 用另一侧的手轻握脚,四指放在脚腕上,大拇指弯曲,从上往下刮按,有胀痛感(注意,不要用力过度,尤其孕妇更要特别小心用力)。

③ 左右脚上的穴位,每天早晚各刮按1～3分钟。

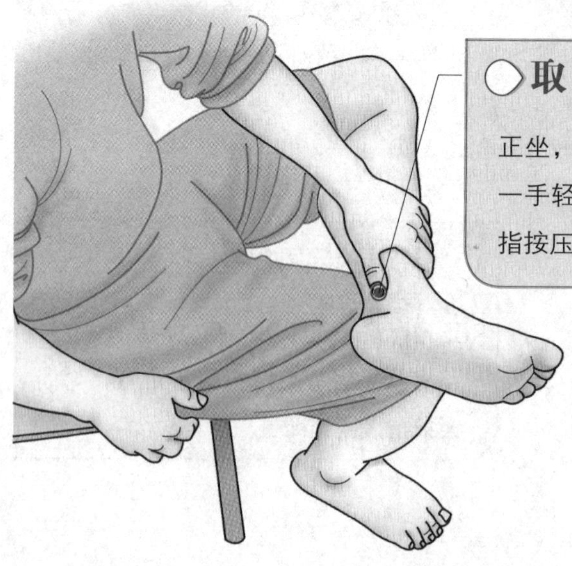

取穴技巧

正坐,抬一足置于另脚膝盖上。用另一手轻握,四指置放脚腕,弯曲大拇指按压处即是。

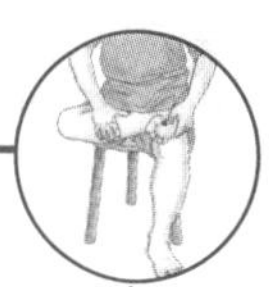

足临泣穴

这是人体的一个重要穴位，古代医书中有很多关于这个穴位的介绍。例如：《针灸甲乙经》云："胸痹心痛，不得息，痛无常处，临泣主之"；《大成》云："乳肿痛，足临泣"；《图翼》云："主治胸满气喘，目眩心痛，缺盆中及腋下马刀疡，痹痛无常"；《医宗金鉴》说它能治"中风手足举动难，麻痛发热，筋拘挛，头风肿痛连腮项，眼赤而疼合头眩"，等等。根据医书上的记载，这个穴位可以治疗头痛、头眩、目涩、身痹、寒热、胸肋支满、喘气、心痛不得、乳肿、腋下肿、手足中风不举、痛麻发热拘挛、筋牵、腿疼、眼肿赤疼、齿痛、耳聋、咽肿、项肿连腮、浮风搔痒、月经不调等疾患。

命名

足，指穴位在足部；临，居高临下的意思；泣，眼泪。"足临泣"指胆经的水湿风气在此化雨冷降。本穴物质为丘墟穴传来的水湿风气，到达本穴后，水湿风气化雨冷降，气血的运行变化就像泪滴从上面滴落一样，所以名"足临泣"。

按摩要点

① 抬起右脚跷放在座椅上，伸出右手，大拇指弯曲，用拇指指端、拇指的关节点压足临泣穴。

② 用大拇指的指腹按揉穴位，有酸、胀、痛的感觉。

③ 先左后右，两侧穴位每次按揉1～3分钟。

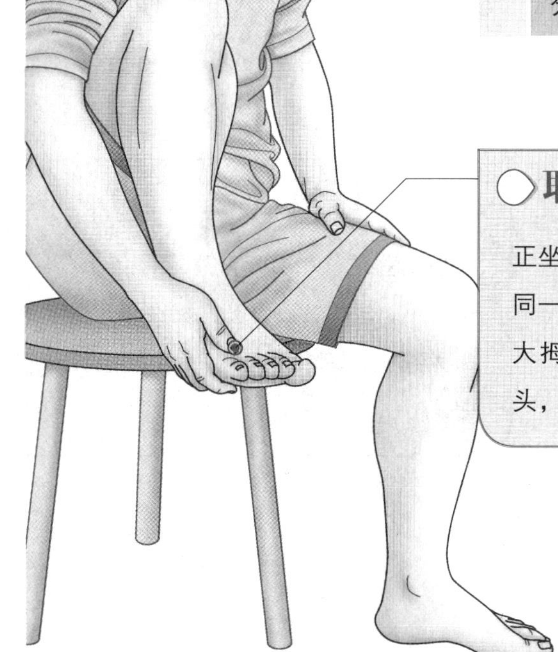

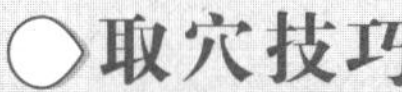

取穴技巧

正坐，垂足，将右足置于座椅上，用同一侧手，四指在下，轻握右脚外侧。大拇指对准第四趾、第五趾趾缝尽头，大拇指指腹所在处即是。

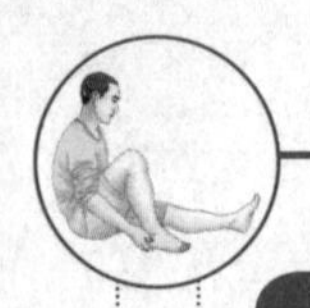

足窍阴穴

不知你是否有过这样的体验，生气或疲累后，乳房部位会感到疼痛，而且不断咳嗽，严重时，甚至有气都接上不来的感觉。此时，你手足发热，却又出不了汗，并且头痛心烦。在这种情况下，你可以按摩足窍阴穴，能帮助你止痛、定咳、顺气。在古代医书中，关于这个穴位的作用有不少记载，说此穴能够治疗“胁痛不得息、咳而汗出、手足厥冷、烦热、转筋、头痛、喉痹、舌卷干、耳聋、耳鸣、痈疽、胆寒不得卧、梦魇、肘臂不举”等病症。关于这个穴位的位置，据《灵枢·本输》云:“足小指次指之端也”;《针灸甲乙经》云 :“去爪甲如韭叶”;《医学入门》云 :“足第四指端外侧”。

◉ 命名

足，指穴位在足部；窍，空窍的意思；阴，指穴内物质为阴性水液。“足窍阴”的意思是指胆经经水由此穴回流体内的空窍之处。本穴为胆经与体表经脉的交会点，由于胆经体表经脉的气血物质为地部经水，位于高位，因此循本穴的地部孔隙回流体内，所以名“足窍阴”。因为本穴有地部孔隙连通体内，所以是胆经井穴。在五行中，这个穴位属金。

◉ 按摩要点

①	正坐，垂足，抬起右脚跷放在座椅上，伸出右手，轻轻握住右脚趾，四指在下，大拇指弯曲，用指甲垂直轻轻掐按穴位。
②	用大拇指的指腹按揉穴位，有酸、胀、痛的感觉。
③	先左后右，两侧穴位每次按揉1~3分钟。

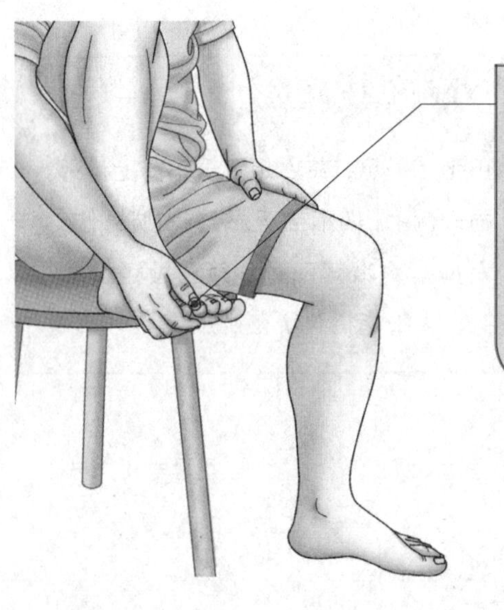

取穴技巧

正坐，垂足，抬右足跷置于座椅上，伸右手，轻握右脚趾，四指在下，弯曲大拇指，用指甲垂直轻轻掐按处即是。

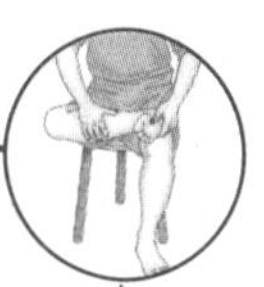

大敦穴

据中国医典古籍记载，大敦穴对治疗“昏厥、卒疝暴痛、脐腹痛、腹胀、小腹中热、石淋、尿血、小便难、遗尿、遗精、阴肿痛、囊缩、阴挺、崩漏、胁下苦满、眩晕、善寐、目不欲视、卒心痛、太息、哕噫、大便秘结、癫狂、小儿惊风、手足拘急、足肿”等疾患，具有良好的效果。《灵枢·本输》中说这个穴位在“足大指之端及三毛之中也”；《针灸甲乙经》云：“去爪甲如韭叶及三毛中”；《针经摘英集》云：“在足大指外侧端”；《针灸集成》云：“足大指爪甲根后四分，节前”。如果女性遇到由于疝气引起的阴挺肿痛，男子的阴囊小腹疼痛，只要按压这个穴位，就有很好的止痛、调理和医治作用。

命名

大敦，大树墩的意思，这里指穴内气血的生发特性。本穴物质为体内肝经外输的温热水液，本穴又是肝经之穴，水液由本穴的地部孔隙外出体表后蒸升扩散，表现出春天般的生发特性，就犹如大树墩在春天生发新枝一样，所以名“大敦”。

按摩要点

①	正坐垂足，屈曲左膝，把右脚抬起放在座椅上。
②	用右手轻轻握住左脚的脚趾，四指在下，大拇指在上，大拇指弯曲，用指甲尖垂直掐按穴位，有刺痛的感觉。
③	先左后右，两侧穴位每天各掐按3～5分钟。

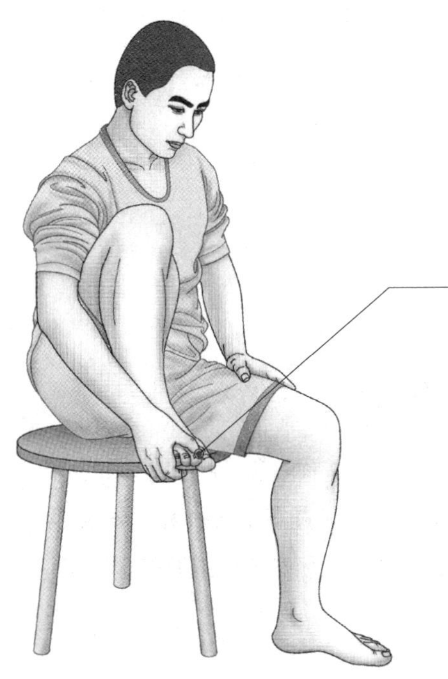

取穴技巧

正坐垂足，屈曲右膝，抬右足置于椅上，用右手轻握右脚趾，四指在下，弯曲大拇指，以指甲尖垂直掐按的穴位即是。

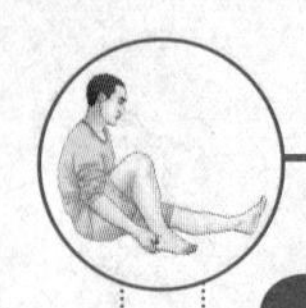

太冲穴

在日常生活中，我们时常都有可能遇到一些脾气暴躁、动不动就大动肝火的人。有的时候，我们自己也会因为某些事情而生气、动怒。中医认为，肝为“将军之官”，主怒。人在生气发怒的时候，体内能量往往走的是肝经的路线。所以，人在生气发怒时，肝也会多多少少受到影响，作为肝经上的穴位，太冲穴就会出现异常现象，例如，有的有压痛感，有的温度或者色泽会发生变化，对外界更加敏感，还有的软组织张力会发生异常。所以，脾气不好，经常生气、动怒的人，不妨多按摩一下太冲穴，这个穴位能够有效化解心中的怒气，消除心胸的不适之感。关于这个穴位的位置，据《灵枢·本输》记载，在“行间上二寸陷者之中也”;《针灸甲乙经》云:“在足大指本节后二寸。”

命名

太，大的意思；冲，冲射之状；“太冲”的意思是指肝经的水湿风气在此穴位向上冲行。本穴物质为行间穴传来的水湿风气，到达本穴后，因受热胀散，化为急风冲散到穴外，所以名“太冲”，本穴物质为热胀的风气，在本穴为输出之状，所以是肝经腧穴，在五行中属土。

按摩要点

①	正坐垂足，曲右膝，把脚举起放在座椅上臀前，举起右手，手掌朝下放在脚背上，中指弯曲，中指的指尖所在的部位就是该穴。
②	用示指和中指的指尖从下往上垂直按揉，有胀、酸、痛感。
③	两侧穴位，先左后右，每次各揉按3～5分钟。

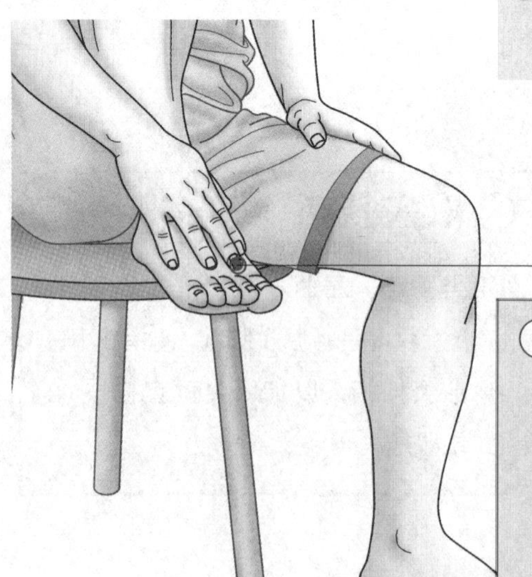

取穴技巧

正坐，垂足，曲右膝，举脚置座椅上，举右手，手掌朝下置于脚背，弯曲中指，中指指尖所在的位置即是。

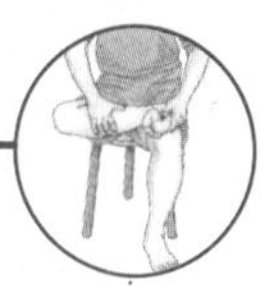

中封穴

据《针灸甲乙经》记载："身黄时有微热，不嗜食，膝内廉内踝前痛，少气，身体重，中封主之"；《千金方》云："治失精筋挛，阴缩入腹，相引痛，灸中封五十壮"；《医宗金鉴》云："主治梦泄遗精、阴缩、五淋、不得尿、鼓胀、瘿气"。《圣济总录》中说："中封二穴，金也，在足内踝前一寸，仰足取之陷中，伸足乃得之，足厥阴脉之所行也，为经，治疟，色苍苍振寒，少腹肿，食怏怏绕脐痛，足逆冷不嗜食，身体不仁，寒疝引腰中痛，或身微热，针入四分，留七呼，可灸三壮。"可见，这个穴位能够有效医治各种男科疾病。

命名

中，正中的意思；封，封堵的意思；"中封"的意思是指肝经风气在此穴位势弱缓行，并化为凉性水气。本穴物质为太冲穴传来的急劲风气，由于本穴位处足背的转折处，急劲风气行至本穴后，因经脉通道弯曲而受挫，急行风气变得缓行势弱，就像被封堵住了一样，所以名"中封"。

按摩要点

① 正坐，把右脚放在左腿上，左手掌从脚后跟处握住，四指放在脚后跟，大拇指位于脚内踝外侧，大拇指所在的位置就是这个穴位。

② 用大拇指的指腹按揉这个穴位，有酸、胀、痛的感觉。

③ 两侧穴位，先左后右，每次大约按揉3～5分钟。

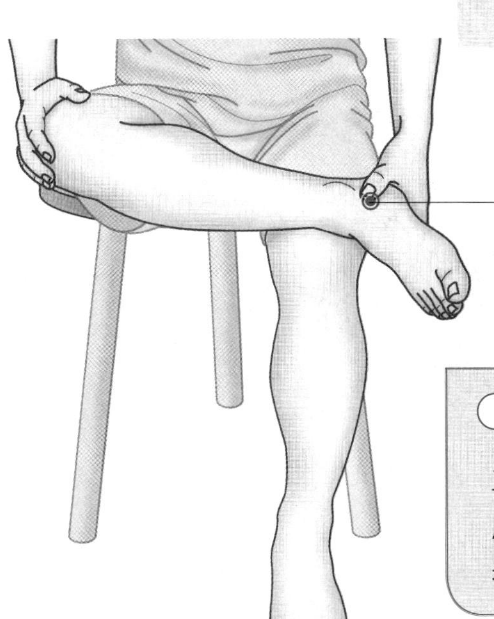

取穴技巧

正坐，将右脚置于左腿上，左手掌从脚后跟处握住，四指在脚后跟，拇指位于足内踝前，拇指的位置即是。

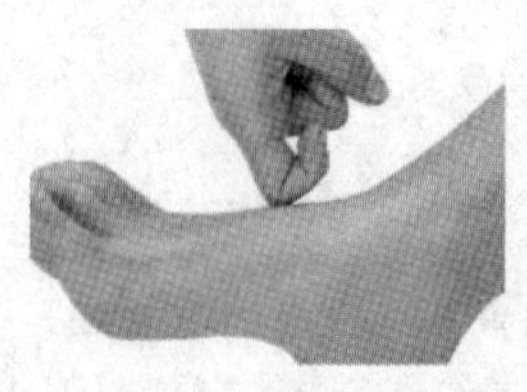

DIYIZHANG

第一章

认识足疗

所谓足疗，其实是一种非药物疗法，即通过对足部反射区和穴位的按摩刺激，调整人体生理机能，提高免疫系统功能，从而达到防病、治病、保健、强身的目的。本章主要介绍足疗的基本知识以及常用的按摩手法，还有足部按摩的注意事项，包括按摩前的准备、按摩中的依循规律、按摩后的护理，最后还介绍了有关足浴的基本内容。

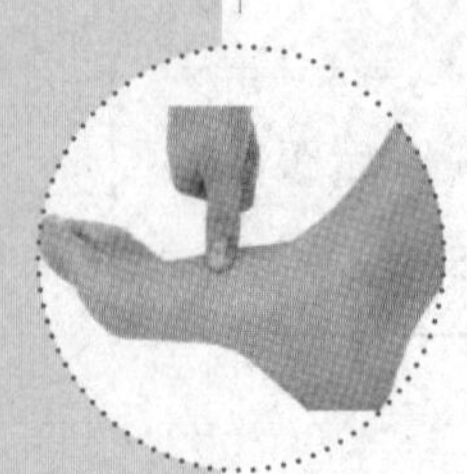

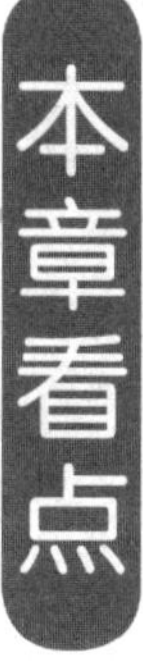
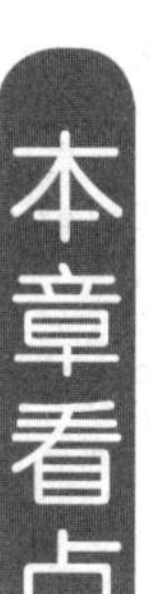
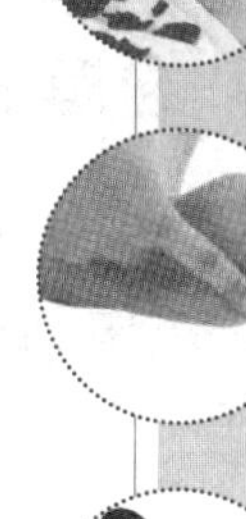
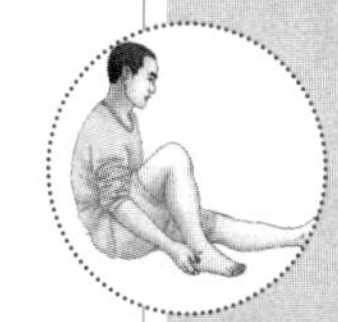

本章看点

- **足部按摩术：最重要的足疗方法**

  足部按摩术不但是文明的传承代表，也在与时俱进

- **足部按摩术传至世界各地**

  足部按摩术发源于传统中医文化，推广至世界各地

- **足部按摩的作用原理**

  足部按摩通过刺激足部反射区，调节人体各项机能

- **足部按摩的适应证**

  足部按摩适用于多种常见疾病的治疗和预防

- **足部按摩常用手法**

  足部按摩的手法有一定的操作技巧，常用为“八字要诀”

- **足部反射区按摩手法**

  按摩反射区手法以中医推拿为基础，共有11种手法

- **足部按摩相关事项**

  足部按摩既有严谨的操作技巧，也有规律可循

- **足浴：另一种足疗**

  足浴看似寻常，操作正确也能对人体健康有所益处

001 足部按摩术：最重要的足疗方法

随着社会经济、文化和医疗卫生的发展，足部按摩的技术在世界各地作为传承远古文明的代表之一，也在与时俱进地发展。

● 起源于中国

源远流长的中华文明长河里，闪烁着无数令华夏儿女为之骄傲的灿烂成果。作为我国中医学的宝贵遗产，足部疗法这个最早起源于中国的人体健康疗养理念，经历了几千年的流传，依然昭示着其历久弥新的魅力。

远古时代的人们，在学会使用自己的双手之后，学会了站立。在一天天的劳动和生活中，用双脚来承受全身的重量和负担行走，会感到非常劳累。一些感性的、偶然的生活细节，让他们逐渐发现在人体的足部可以找到与身体各部分器官相对应的敏感位置。当人体发生疾患时，在这些敏感位置上可能会出现压痛、硬结、肿胀等极易被感知的异常现象。在长期的摸索和实践中，人们学会了用手去按揉或用脚在凹凸不平的地面、树根上踩踏来刺激这些敏感位置来治病。经过数千年的反复验证，人类终于认识到其中的规律性，即这些敏感位置与身体各部分器官的关系。这些最简单最原始的手法就是最早的足部按摩术。

随着人类的进步与社会的发展，各种医学理论和学说相继出现。到了春秋战国，百家争鸣局面的出现使文化和医疗都达到了空前鼎盛，中医理论和实践得到了长足的发展。当时人整理的《黄帝内经》和《按摩十卷》便是这方面最早的医学书籍。书中对于经络学说、针灸疗法和按摩疗法，已经有很详尽的记述，当时的许多观点和方法，一直沿用至今。

到东汉时期，名医华佗的《华佗秘籍》中记载的“足心道”的留传，显示了当时穴位按摩理论和实践的深入与完善，可以说是手足穴位按摩法发展到顶峰的标志。书中对于按摩的手法、名称及实用效应等都有较详尽的记载。那时按摩又被称为推拿，治疗体系已初具规模。

随着人类的进步，医疗科学也在不断发展。足部按摩术作为一种有效的医疗保健方法，体现人类文明发展的同时，也将继续顺应医学发展的潮流和方向。

足部按摩发展简史

足部按摩起源于中国，历史源远流长。直到现代，足部按摩与现代科学相结合，更是达到了一个顶峰。

春秋战国时期（公元前770–前256年）	①《庄子》《老子》《旬子》等著作都提到了足部按摩。 ②《周礼疏》中记载的扁鹊治愈虢太子医案，说明了这种治疗在临床应用中产生的奇特效果。 ③《黄帝内经》指出了足部按摩的作用和应用。
秦汉时期（公元前 221 年 – 公元 220 年）	① 出现了我国第一部足底按摩专著《黄帝岐伯按摩十卷》，是民间师承中华医疗文明的瑰宝。 ② 名医华佗在《华佗秘籍》中记载有“足心道”，是为足部按摩法的一个高峰。
魏晋南北朝时期（公元220年–公元581年）	推衍出搓、抖、缠、捻、滚、揉六种按摩的手法。足部按摩也出现了相应的发展。
隋唐五代时期（公元581年–公元960年）	足部按摩的兴旺时期。 ① 行政上设置了按摩专科，并授以一定的职务。 ② 划分了按摩师的等级，将按摩列入了医学教育的范畴。 ③ 药王孙思邈提出长寿秘诀之一：每天揉按脚底，重点在涌泉穴。
宋金元时期（公元960年–公元1368年）	足部按摩作为一门医术在临床广泛使用。该时期足部按摩发展的特点是注重按摩适应证手法应用方式的探讨。
明朝时期（公元1368年–公元1644年）	足部按摩第二个兴盛时期。 ① 设置了足部按摩专科。 ② 著名的医学家李时珍在《奇经八脉考》中提出“寒从脚下起”，指脚部为人体精气之源泉。
清朝时期（公元1644年–公元1911年）	① 按摩学术形成了一个新的分支——正骨按摩。 ② 众多按摩著作的问世体现了当时丰富的按摩临床经验和系统全面的理论知识。 ③ 按摩与药物、浴疗相结合的足疗方式广泛运用并取得了一定的功效。
近现代	① 1982年国际上正式创立了足部按摩的专业机构——国际若石健康研究会。 ② 1999年，足部按摩师这一职业被国家劳动和社会保障部纳入《中华人民共和国职业分类大典》，成为中国政府认可的职业。

002 足部按摩术传至世界各地

足部按摩这一悠久的神奇疗法，从华夏诞生后，饱蘸着中华民族传统中医文化的理念与精髓，被世界各地的人们学习和推广。

早在公元 8 世纪，到中国留学的日本人就把手足按摩术带回了日本并将其在日本广泛推广。医师柴田和通长期从事“足心道”的医务活动和研究工作。他了解到伊藤伍郎靠刺激人体手脚的穴位，以启动机体的末梢神经，治愈了许多疑难杂症时，便主动拜伊藤为师，埋头研究中国的经络学说，结合实践中的体会，写成《柴田操法》《柴田观趾法》等，推动了足部按摩在日本的传播。

意大利商人马可·波罗游历中国并在元朝任职，前后共 17 年。中国元代的按摩术发展已进入黄金时代，《金兰循经》《十四经发挥》等著作中对于推拿按摩术都有详细的阐述。马可·波罗返回欧洲后，将其在元朝的经历写成了《马可·波罗游记》，同时也将《金兰循经》翻译过来与欧洲人共同学习与分享。此后，足部按摩法进入欧洲，逐渐推广和流行起来。

到了 20 世纪初，德国的玛鲁卡多女士在总结和完善前人经验成果的基础上，写成了《手足反射疗法》一书。虽然这本书现在看来还有许多地方不够完善和精确，但重要的是，此书第一次将人体组织、脏器的解剖与按摩部位和疗效结合起来，并将足部的对应解剖位称为反射区，而且绘成了足部反射图。这对于疾病按摩治疗都具有很好的指导意义。

自近代以来，美国逐渐成为世界经济和科技的中心。足部按摩法也在美国得到了相应的推广和发展。美国对手足按摩法的系统研究和推广，应归功于印古哈姆女士。她曾在德国从事足部按摩疗法的研究和教学工作。1938 年，她所著的《足的故事》一书在美国发行，书中提出了系统的足部按摩治病的方法，为足部按摩法建立了牢固的理论与实践基础。

美国还建立了专门的国际足部按摩学学院，专门研究如何用足部按摩法治疗疾病。据该院院长拜尔斯医师称，足部按摩应用在美国众多的养老院中，老人们通过足部按摩，各种慢性疾病得到了有效治疗。

足部按摩术的世界传播历程

足部按摩不仅在中国得到了长足的发展，而且在向世界传播的过程中，足疗不断发展和推广，已经成为人们生活中治疗疾病的基本治疗方法之一。

隋唐五代时期（公元581年–公元960年），足部按摩发展到了兴盛时期。

东向传播

公元8世纪，到中国留学的日本人就带回了手足按摩术，并将其在日本广泛推广。

医师柴田和通研究中国的经络学说，结合实践中的体会，将其写成《柴田操法》《柴田观趾法》等，使“足心道”在日本广为流传。

中国元代，按摩术发展进入黄金时代，忽泰必烈所著的《金兰循经》，滑伯仁所著的《十四经发挥》对于推拿按摩术，都有详细的阐述。

西向传播

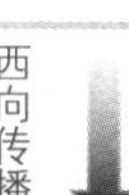

意大利商人马可·波罗游历中国17年，他返回欧洲后，将忽泰必烈的《金兰循经》翻译过来，在欧洲引起了人们的重视。此后，足部按摩法进入欧洲，逐渐推广和流行起来。

20世纪初，德国的玛鲁卡多女士，在总结和完善前人经验成果的基础上，写成了《手足反射疗法》一书。此书第一次将人体组织、脏器的解剖，与按摩部位和疗效结合起来，并将足部的对应解剖位称为反射区，并绘成了足部反射图。对于疾病按摩治疗，有很好的指导意义。

印古哈姆女士曾在德国从事足部按摩疗法的研究和教学工作。她于1938年在美国发行的《足的故事》一书为足部按摩法在美国的系统研究和推广建立了牢固的基础，并建立了系统的足部按摩治病的方法。

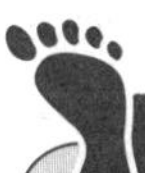

按摩术的发展趋势

已经流传推广了数千年的按摩术，作为一种古老的、传统的医务保健方法，随着21世纪医学科技的飞速发展，它的未来将如何呢？目前，现代医学的发展主要表现在两个方面，一方面是医学研究愈来愈发达，从细胞到基因的研究和治疗；另一方面，自我保健医疗的普及化。人们渴望能掌握一种精要、简便、易学的保健治疗方法。不难想象，足部按摩术正好顺应了现代人的需要。可以预见，今后人们保健治疗的有效方法，必定少不了足部按摩术的身影。

003 足部按摩的作用原理

足部按摩就是通过对足部反射区的刺激，调整人体生理机能，提高免疫系统功能，达到防病、治病、保健、强身的目的。

人有脚，犹如树有根；树枯根先竭，人老脚先衰。所以足的保健与人体的养生息息相关。足部按摩是一种传统的中医外治物理疗法，主要是依靠手法的力度和技巧以调节机体生理、病理变化而达到治疗目的，已被无数临床实践所证实是行之有效的疗法之一。足部按摩的作用原理主要是从以下四方面阐述的。

一是血液循环原理 人的心脏有节律的搏动将血液输送到身体的每一个角落，这些血液在全身循环流动，实现机体内外物质的运输和交换。当人体某个器官异常或病变时，产生的一些对人体有害的代谢产物就会沉积入血参与全身循环。由于地心引力的影响，这些有害物质很容易在人体最底部即足部沉积。通过采用足部按摩，促进血流通畅循环，这些有害物质能得到有效分解，最终被肾脏等排泄器官排出体外。

二是反射原理 人的体表和内脏充满丰富的感受器，外界或体内环境的变化一旦被感受器接受，就会引起神经冲动传入中枢神经，分析综合产生新的冲动后再传至器官、腺体或肌肉，使之做出相应的反应。足部密布着丰富的感受器和神经末梢，其受到的刺激也可以很快地反射到全身相应的各个部位。

三是全息论原理 利用激光拍下的照片底片上的任何一个部分，都可以复制出整体的影像。这就是来自于物理学的“全息”的概念，指每一个局部都包含着整体的信息。传统中医把脚看作是人体的“全息胚”，且人的双脚与其他全息胚相比，包含着的信息更丰富，从而复制出的整体形象就更清楚更易辨认，所以对脚的按摩就是对全身的按摩。

四是经络学原理 经络学说是祖国中医的主要理论根据。人体经络的结构是经络线，角质层较薄，经络循行线上有丰富而密集的毛细血管，周围密布着丰富的神经末梢和神经束。这样敏感而低阻的经络循行线是由人体各部位的穴点连接起来的，我们对足部的穴位进行按摩刺激，这种刺激就会沿经络循行线进行传导。

足部按摩的三大功效

传统中医认为人体足部是精气之根，与周身阴阳气血和经络有着密切的关系，通过以上的作用原理，我们归纳出按摩足部的三大主要功效。

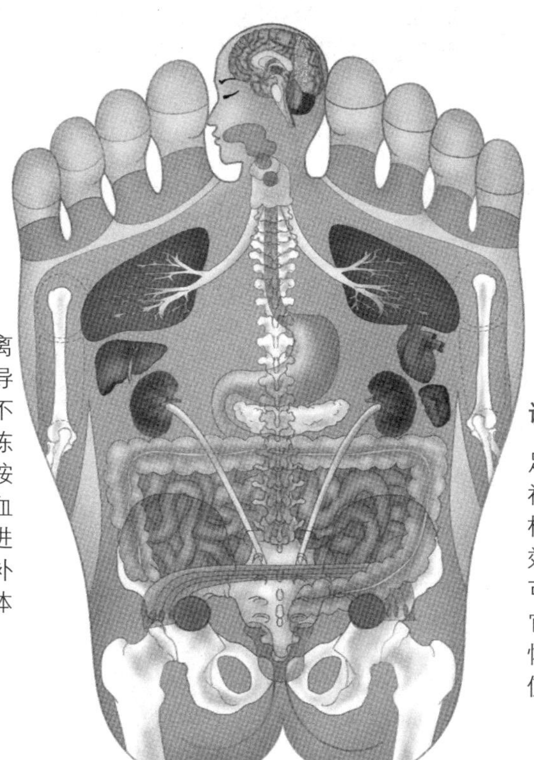

促进血液循环

由于足部位置远离心脏，故很容易导致周身血液循环不畅，进而影响新陈代谢。进行足部按摩，可帮助足部血液顺畅循环，促进机体新陈代谢、补充营养，恢复身体的正常运转。

调节神经系统

足部密布着丰富的神经组织与神经末梢，足底按摩通过有效刺激足底反射区，可调节相应组织器官的功能，改善和恢复疾病的同时，使身体更加强壮。

疏通经络气血

在人体十二经脉中有六条经脉到达足部。通过足部按摩治疗，充分地刺激足底穴位，这些穴位连接起来的经络可以得到有效疏通，进而起到调节和恢复人体机能的作用。

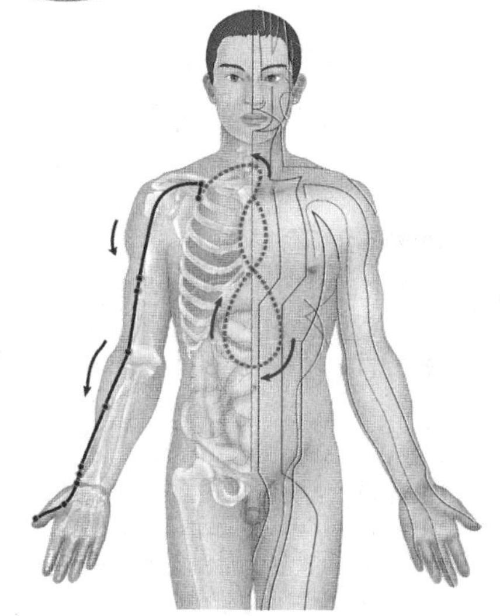

004 足部按摩的适应证

得益于前人的宝贵经验，经过长期而系统的探索实践，足部按摩在继承传统中医理论的基础上，根据人体经络学说、全息理论和现代反射区体系，结合人们的生理、心理特征，已经发展得越来越先进。足部按摩疗法在广泛用于日常保健的同时，更作为一种有效的医疗手段，用于多种常见疾病的治疗及辅助治疗。

1.内科疾病

（1）呼吸系统疾病：如急性上呼吸道感染、慢性支气管炎、支气管哮喘、肺炎、急性扁桃体炎等。（2）循环系统疾病：如高血压、低血压、冠心病、心脏病、贫血、心绞痛、下肢静脉曲张等。（3）消化系统疾病：如慢性胃炎、胃与十二指肠溃疡、慢性结肠炎、慢性肝炎、肝硬化、胆囊炎、胆结石、痔疮等。（4）泌尿系统疾病：如慢性肾小球肾炎、泌尿系结石等。（5）代谢及内分泌系统疾病：如糖尿病、肥胖病、甲状腺功能亢进症等。（6）神经系统疾病：如脑动脉硬化症、脑血管意外后遗症、三叉神经痛、坐骨神经痛、神经衰弱、癫痫、焦虑症等。

2. 外科疾病：如肩周炎、颈椎病、慢性腰肌劳损、退行性脊柱炎、膝关节炎、腰椎间盘突出症等。

3. 肿瘤科疾病：如乳腺癌、肿瘤放疗与化疗反应等。

4. 皮肤科疾病：如痤疮、黄褐斑、脂溢性脱发、白发、湿疹、神经性皮炎、牛皮癣、斑秃、带状疱疹等。

5. 五官科疾病

（1）眼科疾病：如老年性白内障、青光眼、近视眼、迎风落泪、老花眼等。

（2）耳鼻咽喉口腔疾病：如慢性鼻炎、鼻窦炎、慢性咽炎、口疮、耳鸣、中耳炎、牙痛等。

6. 妇科疾病：如月经不调、痛经、闭经、功能性子宫出血、带下病、盆腔炎、更年期综合征、不孕症、性冷淡症等。

7. 男性疾病：遗精、阳痿、早泄、前列腺炎、前列腺肥大、睾丸炎、附睾炎、男子不育症等。

8. 儿科疾病：小儿厌食症、小儿遗尿、小儿惊风、小儿营养不良等。

9. 老年疾病：冠状动脉硬化、帕金森症、中风后遗症、半身不遂等。

足部按摩的禁忌证

足部按摩用于治疗和辅助治疗多种疾病，对于预防保健也是非常安全有效的方法。但是，足底按摩的疗法不可以乱用，有些特定人群建议最好不要接受足疗。

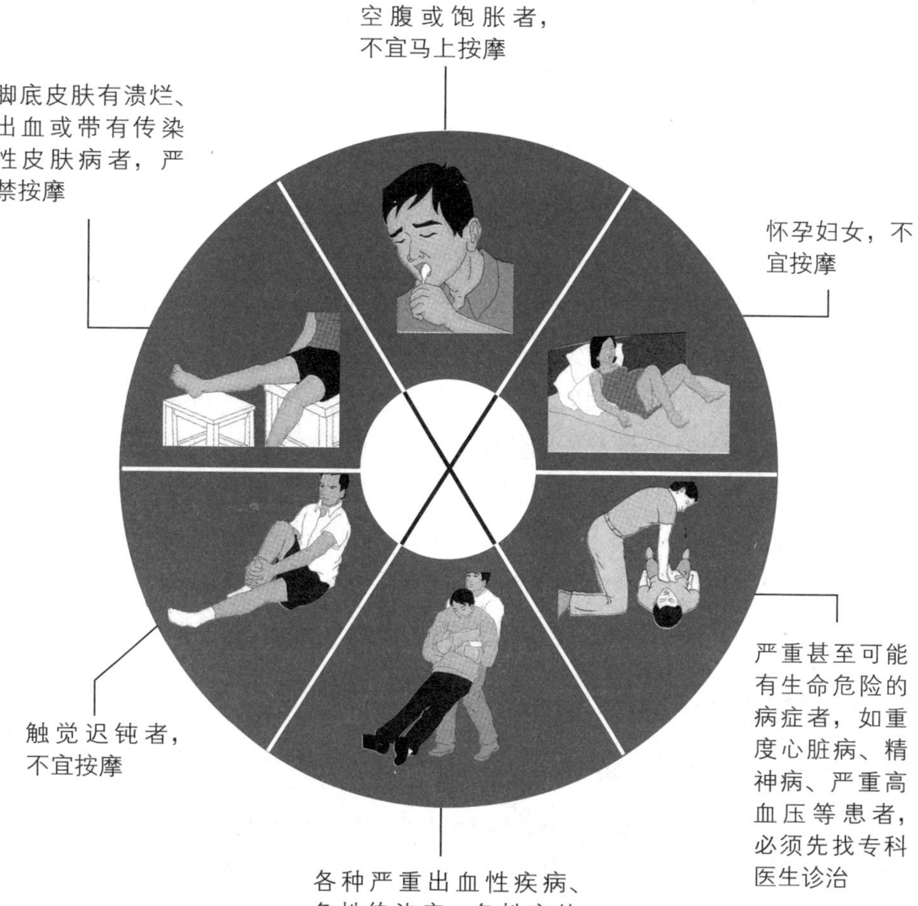

005 足部按摩常用手法

掌握好足部按摩的手法，对于临床效果具有不可估量的意义。在临床上，为了追求最佳的按摩效果，对按摩师的操作技巧也具有一定的要求。下面将对按摩操作技巧要求的“八字要诀”和常用的足部按摩手法进行分别介绍。

● “八字要诀”

概括地讲，足部按摩手法的操作要求有一个八字要诀：“持久、有力、均匀、柔和”。

“持久”是要求按摩者须将按摩动作持续一段特定时间。如果按摩时间过于短暂，会让疗效大打折扣。手法运用的持久性必须经过一定的训练才能达到；

“有力”是指操作时应具备一定力量，不能软弱无力，否则达不到治疗目的。不同部位和不同病症，用力也会有区别。因此要学会适当、有效的用力方法；

“均匀”是指操作时要注意动作节律稳定，力量协调，使受力者感觉良好，才能达到很好的治疗效果。如果用力不均匀，患者不仅感觉不好，甚至还会疼痛，烦躁不安，肯定会大大影响疗效。长期实践是实现手法均匀的必要条件之一；

“柔和”是指操作手法软而不浮、重而不滞、恰到好处。切忌用蛮劲或生硬粗暴，而且动作变换的过程要协调。持久、有力、均匀和柔和是手法按摩最基本的要求，需要在长期实践和不懈的锻炼中不断学习和体会才能正确掌握。下面将要介绍在足部按摩中常用的各种操作手法，可根据情况具体灵活应用。

● 足部按摩的特点

①	足部按摩仅着力于足部
②	因为足部的面积比躯干、头颈以及四肢的肩、臂、髋、股等部位的面积小，所以按摩的着力点也小。一般操作时只用手指，而整个手掌或手掌的大、小鱼际，腕部、肘部等都用不上
③	足部按摩的操作手法比一般按摩更为细腻，技术含量更高
④	足部按摩具有自己独有的特点，但总的来说，足部按摩的手法继承了中国传统按摩手法的特点，两者在实际操作中有很多值得互相借鉴的地方

足部按摩手法展示

点法 1

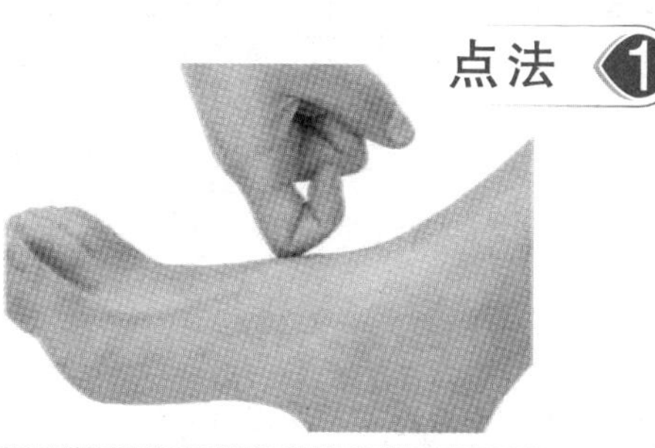

要求：用拇指指端、拇指的关节、示指关节点压穴区。

要领：准确有力、不滑动滑移，力量调节幅度较大。

适用：多用于急症、痛症、骨缝处的穴区和用力较大而区域较小的穴区。

2 按法

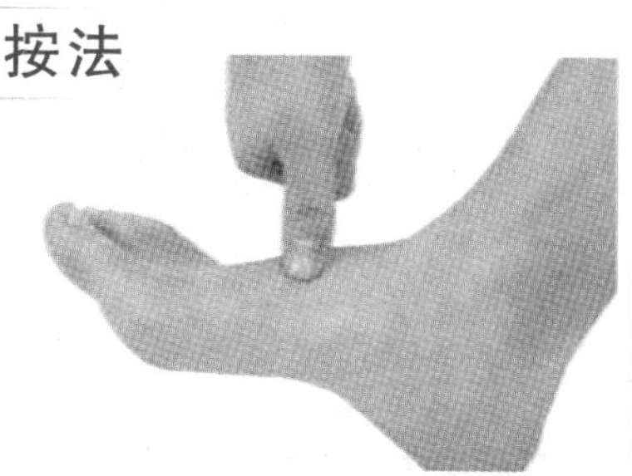

要求：用拇指指端或者指腹垂直平压皮肤。

要领：着力点要紧贴皮肤，不可移动。用力由轻而重。

适用：用于较开阔的穴区，治疗有关慢性疾病。

推法 3

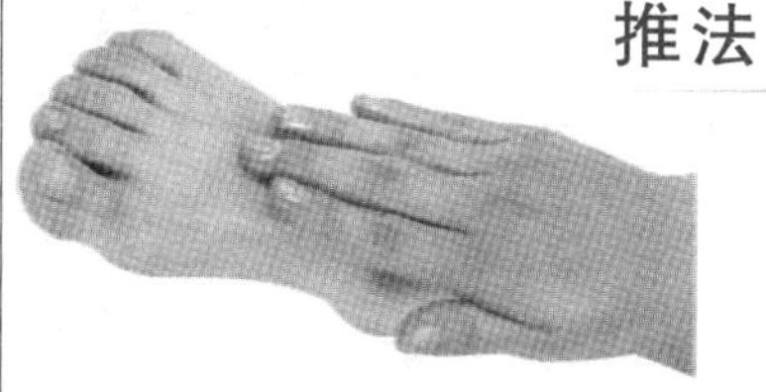

要求：用掌或指单向直线移动于一定穴区。

要领：紧贴皮肤用力稳健，速度缓慢均匀，在同一层次上推动。

适用：用于施治区域为脚底纵向长线之时，能够治疗虚寒及慢性病痛。

4 揉法

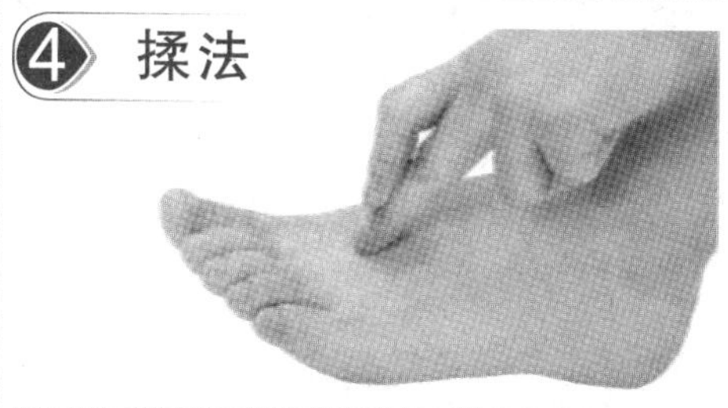

要求：指揉的手指吸定相对穴区，以肘为支点，前臂做主摆动，使力达指端。掌揉的掌根吸定于相应穴区上操作。

要领：压力要轻柔，动作协调，有节奏感。

适用：用于体表或开阔穴区，治疗慢性病症、虚症、劳损等疾病。

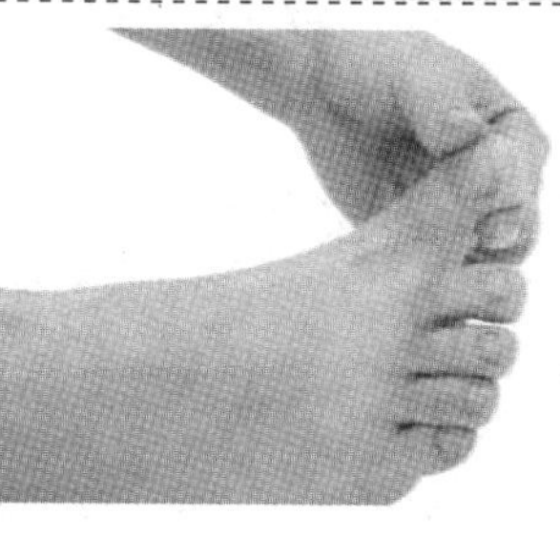

拇指捏压法 

要求：示指、拇指夹住相应穴位，两指相对做搓揉动作。

要领：动作灵活、节奏快而均匀，有一定的持续时间。

适用：用于手指和脚趾小关节的局部不适症。

掐法 ⑥

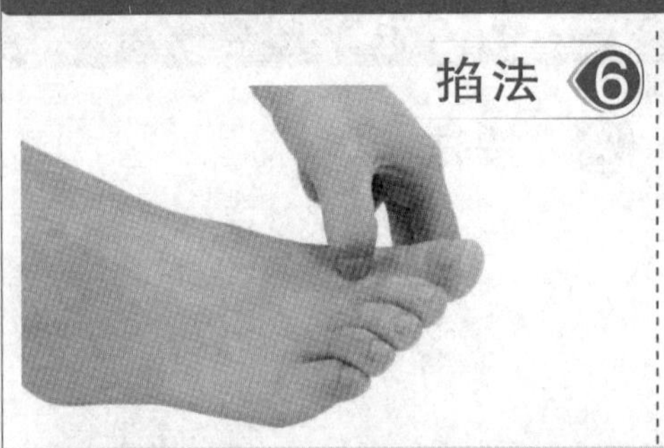

要求：用手指顶端甲缘重刺激穴区，多用拇指和其他手指配合操作。

要领：逐渐加力，时间短，不要掐破皮肤，之后再用揉法缓解不适。

适用：多用于癫狂发作，神经衰弱时需治疗的狭小穴区。

⑦ 摇法

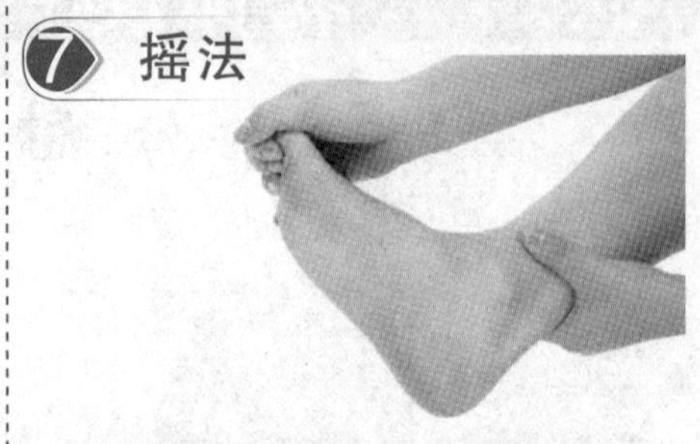

要求：以关节做均匀的环转运动。

要领：动作缓和，用力稳健，摇动范围在生理范围之内。由小到大，由快到慢，不僵不滞，灵活圆转。

适用：用于指趾及踝腕等穴区，治疗慢性病、老年病和局部伤痛。

擦法 ⑧

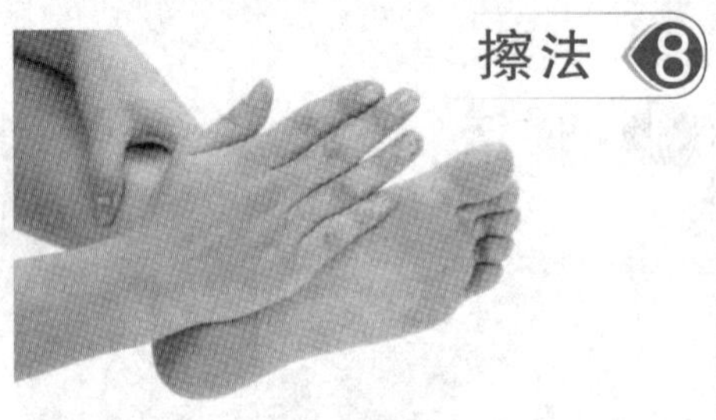

要求：用掌部附于一定穴区，紧贴皮肤进行快速直线运动。

要领：腕关节自然伸直，前臂与手水平，着力不滞，迅速往复。

适用：用于脚底各部，顺骨骼走向运动，治疗虚寒证、神经性疾病。

⑨ 摩法

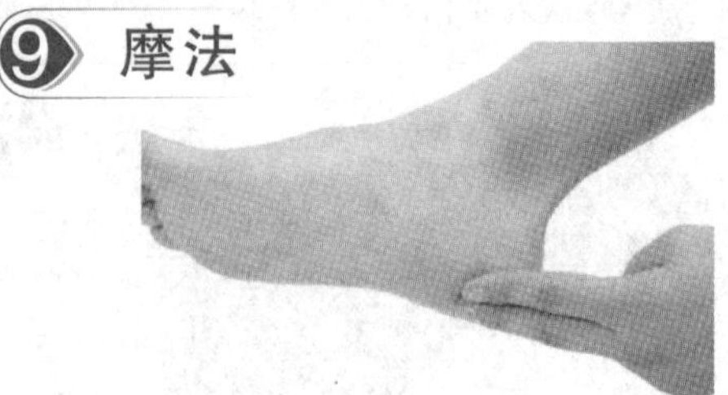

要求：用指腹附着于一定穴区，以腕同臂摆动做顺时针或逆时针环形擦动。

要领：动作轻柔，速度均匀协调，频率要快一些。

适用：用于脚底部较开阔地区，治疗老年疾病、寒证、虚证等。

拔法

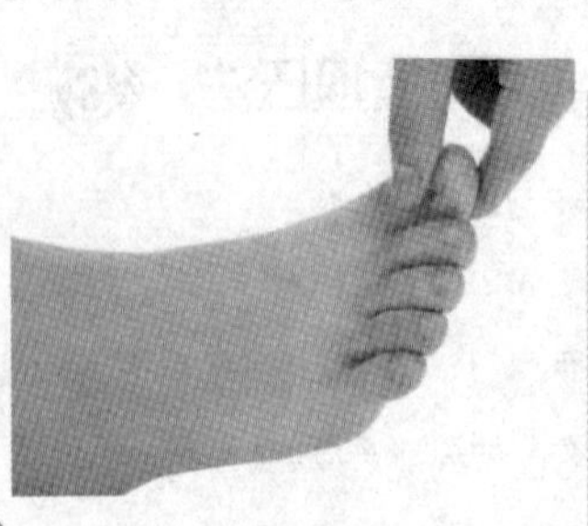

要求：固定脚底相对应关节一端，牵拉另外一端。

要领：用力适度，均匀迅速。动作灵活和谐，要沿关节连接纵轴线用力一致。

适用：用于脚部各关节。

踩法 11

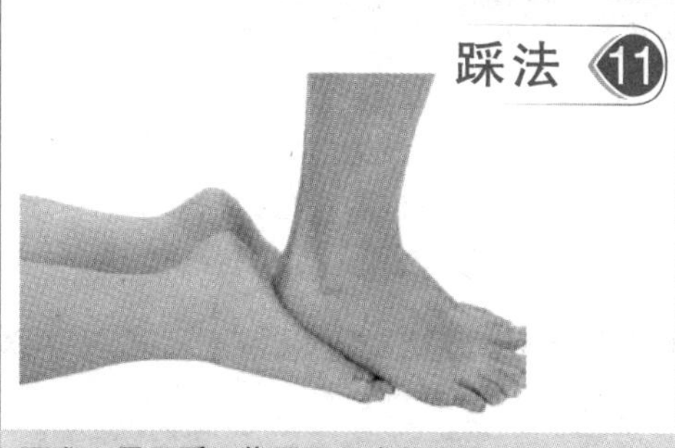

要求：用足踩压作用于足底部穴区。

要领：注重节律，不能重滞，视情况加力。

适用：用于足底部的广泛区域，特别是前足底和足趾，治疗脑血管病、周身疲乏疼痛。

12 滚法

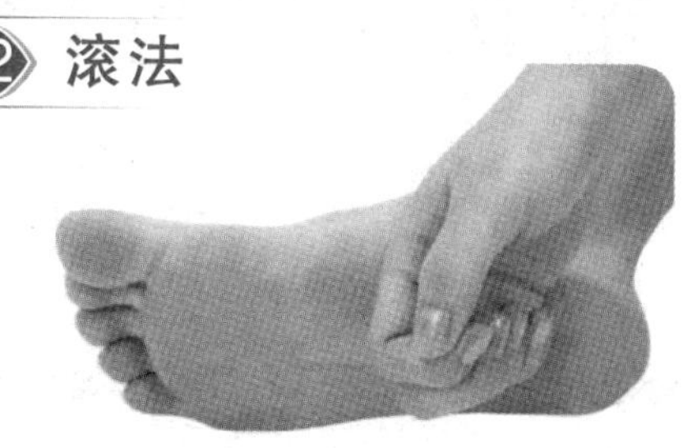

要求：手部各掌指关节略曲，以掌背指侧部位贴于治疗部位，有节奏地做腕关节的屈伸和前臂旋转的协同动作。

要领：手法吸定的部位要贴紧皮肤，不能拖动或跳动。压力、摆动幅度要均匀。

适用：用于足背、足底面积较宽处。治疗风湿疼痛、麻木不仁、肢体瘫痪等症。

捏法 13

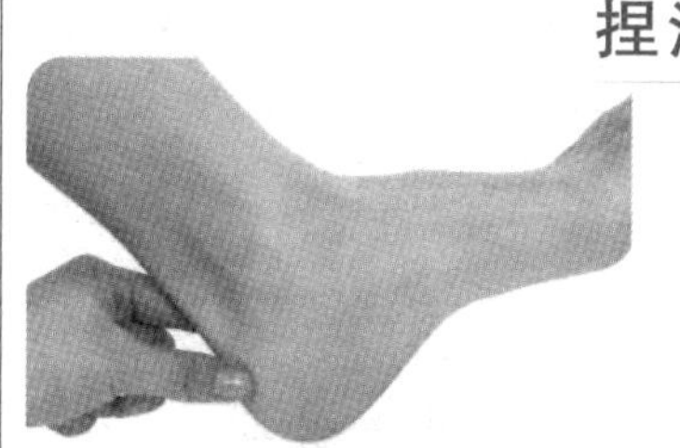

要求：用大拇指与示指、中指（或其余四指）夹住肢体，相对用力挤压。

要领：在做相对挤压动作时要循序而下，均匀而有节律性。

适用：用于整个足部或腿部，具有舒筋通络、行气活血的作用。

14 拿法

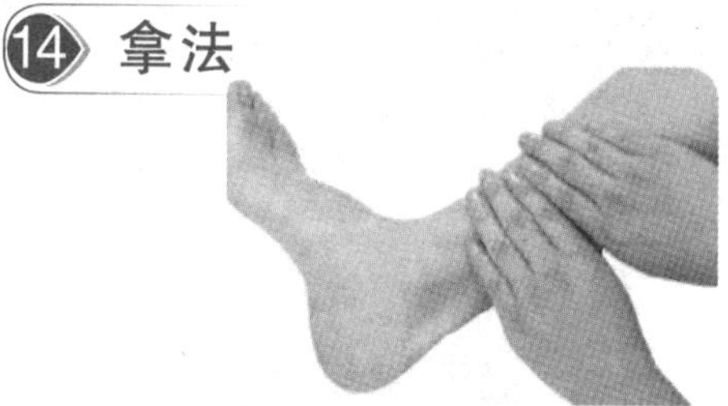

要求：用大拇指和示指、中指（或其余四指）做相对用力，在一定部位或穴位上进行节律性的提捏。

要领：用力要由轻而重，不可突然用力，动作要缓和而有连贯性。

适用：用于足部、踝部及腿部的放松治疗。

拨法 15

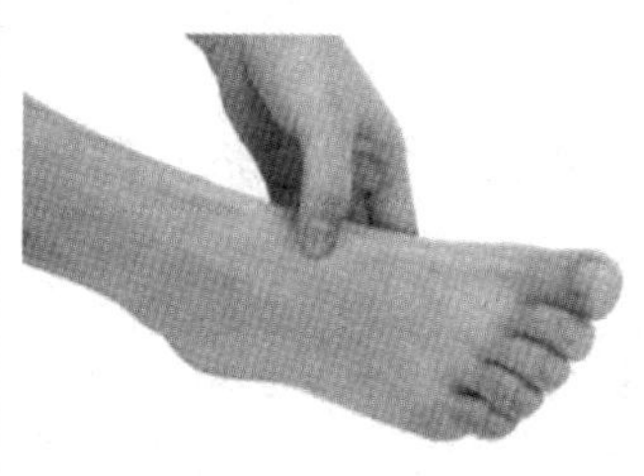

要求：用大拇指指端或指腹吸定皮肤，横向肌肉或肌腱进行点推动作。

要领：手法吸定部位不能在皮肤上移动，用力要由轻而重，沉稳而渗透。

适用：用于风湿疼痛和肌肉、韧带粘连或扭伤的后期治疗。

006 足部反射区按摩手法

在了解了传统按摩常用手法的基础上，进一步掌握足部反射区的按摩手法，可以帮助我们取得更佳的治疗效果。以下是在总结传统中医推拿按摩技巧的基础上，整理出的 11 种基本足部反射区按摩手法，可根据情况具体灵活应用。

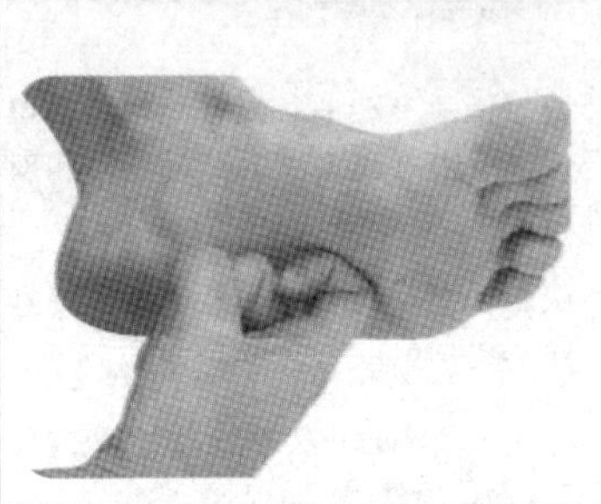

① 示指横按法

一只手持足部，另一只手握成拳状，示指微微弯曲，以示指第二指关节背侧面为着力点，进行由轻渐重的按压。本手法适用于足部胃、胰、十二指肠、斜方肌、肺及支气管等反射区。

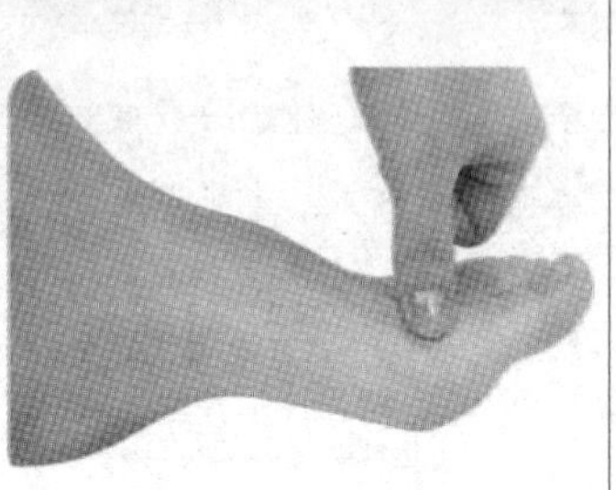

② 拇指点揉法

用拇指指端为着力点，作用于足部反射区做点揉的动作，用力要由轻渐变重，沉稳而渗透。本手法适用于足部腹股沟、肋骨、牙、上颌、下颌等反射区。

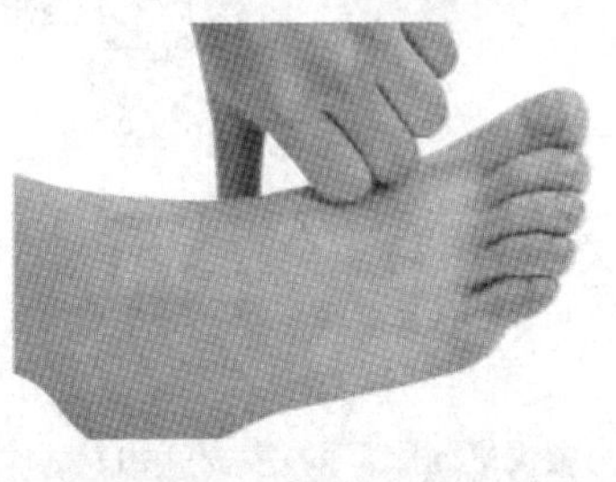

③ 示指扣拳法

一只手持足部，另一手握成拳状，示指微曲，拇指要固定，以示指近节指间关节为着力点，压刮在反射区上。适用于足部肩关节、三叉神经、肾上腺、肾、输尿管、膀胱等反射区。

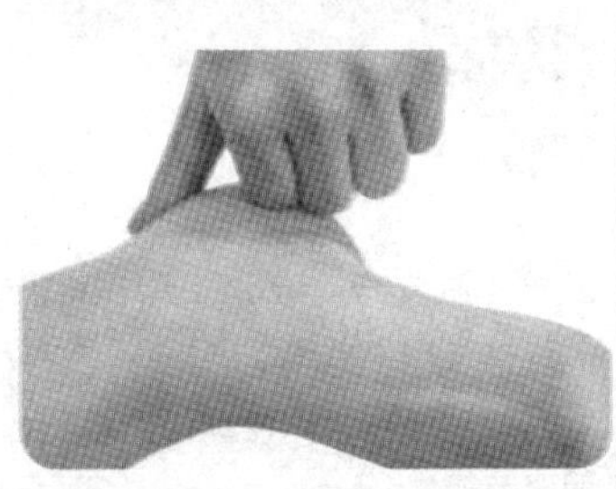

④ 示指压刮法

一只手持足部，另一手握成拳状，示指微微弯曲，拇指要固定，再以示指第二节内侧和第一关节顶点为着力点，进行由轻渐重的压刮。本手法适用于足部外侧尾骨、内侧尾骨等反射区。

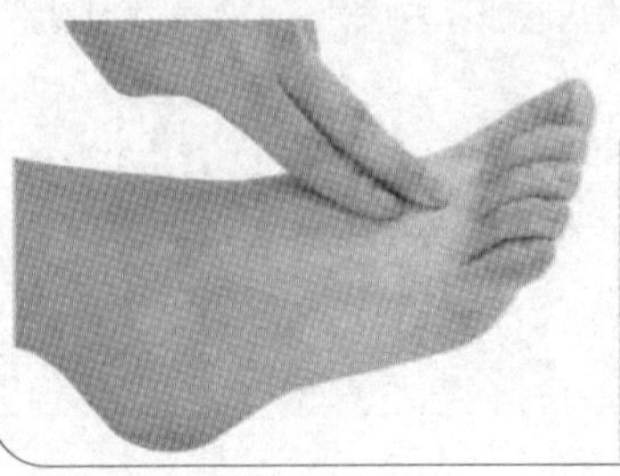

中示指捏压法 

中指指端相佐、示指指端施力捏压，以双指的指端或指腹为着力点，用由轻渐重的力度均匀沉稳地作用于足部反射区上。本手法适用于足部喉及气管、食管、胸部淋巴腺、内耳迷路等反射区。

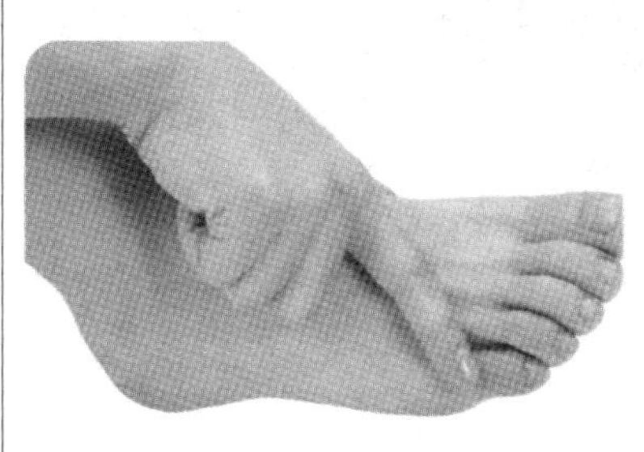

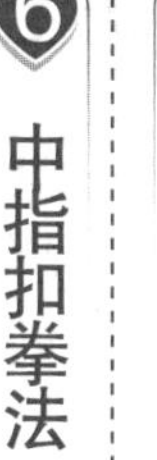

6 中指扣拳法

一只手持足部，另一手握成拳状，中指微微弯曲，拇指要固定，以中指的近节指间关节为着力点，压刮在足部反射区上。本手法适用于足部肾上腺、肾、输尿管、膀胱、三叉神经、大脑、眼、耳、脾、横结肠、降结肠、肝、胆囊、上身淋巴腺、下身淋巴腺、膝、盲肠、回盲瓣等反射区。

7 单拇指点竖刮法

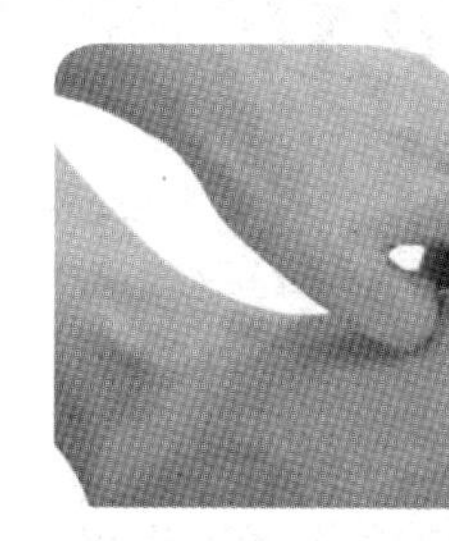

以右手拇指点第一指关节顶点处为着力点，先轻按，后力度渐渐加重，最后平稳均匀地作用于相对应足部反射区上。本手法适用于大脑、额窦、斜方肌、肺、生殖腺等对应足部反射区。

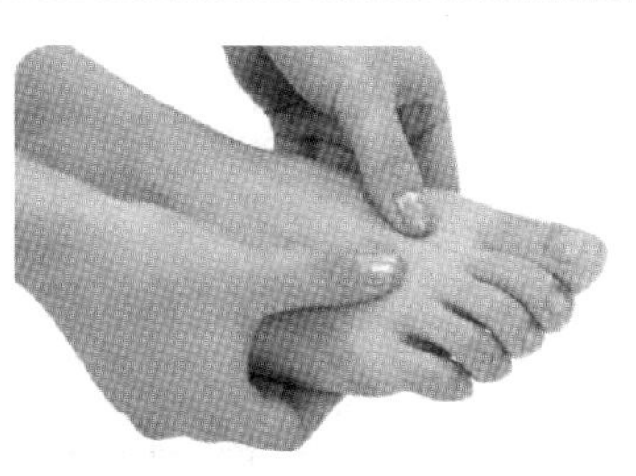

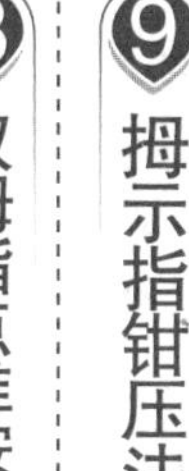

8 双拇指点推按法

以双手拇指指端为着力点，同时作用于相对应足部反射区上，用力只需中等，重要的是要平稳均匀。本按摩手法适用肩胛骨、胸、腹腔神经丛等对应足部反射区。

9 拇示指钳压法

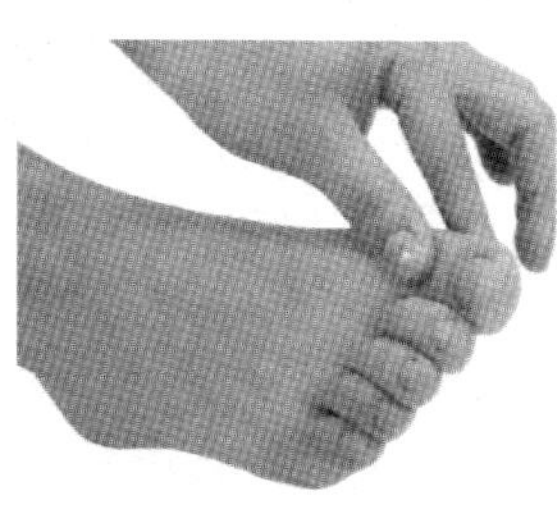

拇指指端相佐、示指指端施力钳压，以示指第一指节侧面及拇指指端为着力点，由轻渐重地、均匀沉稳地作用于足部反射区上。本手法适用于足部颈椎、甲状腺等反射区。

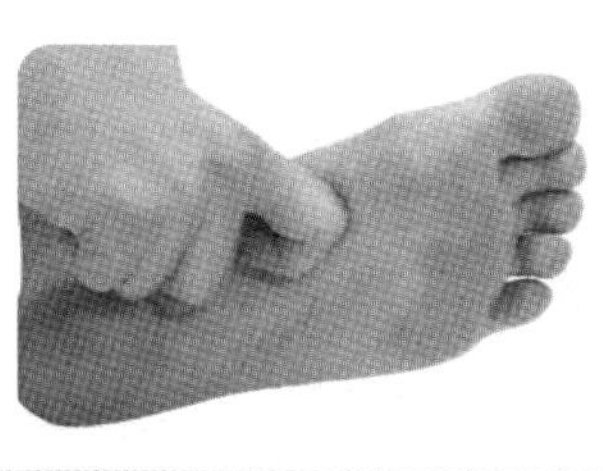

10 示指钩拳法

单手示指弯曲，形如钩状，以示指第一关节外侧缘为着力点，用由轻渐重的力度均匀沉稳地作用于足部反射区上。本手法适用于足部生殖腺、子宫或前列腺等反射区。

11 中示指刮按法

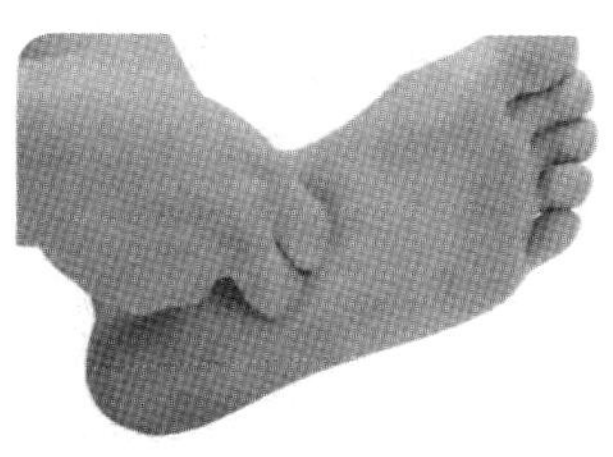

中指与示指弯曲并拢，以双指第一指关节顶点为着力点，用由轻渐重的力度均匀沉稳地作用于足部反射区上。本手法适用于小肠等相应足部反射区。

007 足部按摩相关事项

结合前人的理论和实践，我们认识到足部按摩是有一套严格的流程的，每一个环节都有其一定的规律可循。按规律严谨地操作能为实现足部按摩的最佳效果提供可靠的保障。本节将对相关知识做具体的介绍。

◉ 足部按摩前的准备

在进行足部按摩之前，为了确保按摩的有效进行，对于按摩者和接受按摩者，都要进行充分的准备。

◉ 按摩者的准备

1. 在进行按摩前，应对接受按摩者的病情和全身情况有充分的了解。这需要详细了解其病史并仔细检查诊断。

2. 让接受按摩者充分放松。如果对方过分紧张或疲劳，强行施用按摩术，不仅达不到目的，反而可能会损伤按摩者的身体。

3. 对于待按摩部位，需要充分暴露，观察是否有皮肤溃疡、擦伤等。

4. 为了利于操作，按摩环境要保持光线明亮、环境舒适、通风良好、清洁干净等。

5. 对初次接受按摩治疗的病人，应注意其心理特点，耐心解释每项操作的方法和意义，争取患者的最大配合。

6. 整个操作过程要有节奏，应由慢到快、由轻至重，循序渐进。

◉ 接受按摩者的准备

1. 尽量地与按摩者配合，向按摩者详细提供自己的病史，并将自己的症状尽量详尽地告诉按摩者。

2. 按要求完成术前浸泡等预备程序。

3. 对按摩治疗有一定的心理准备，认真听取按摩者对治疗方法和过程的描述。并在操作中尽量与按摩者配合。

4. 当按摩者确定不适宜进行按摩治疗时，根据情况须向其他专科医生求治，切勿耽误病情。

按摩时间设置的注意事项

对于足部按摩的时间设置，可根据病情和具体情况而定。其目的在于能使患者达到最佳的治疗效果。下面是一些具体要求：

按摩总时间

一般在半小时左右。如病情复杂或病症较重，可适度延长至 40 分钟。太短则达不到治疗效果，过长则易引起疲劳。

按摩总次数

要根据具体情况判断，因为影响疾病治愈的因素很多，如患者病情轻重、病史长短，患者自身对该治疗方法的反应及效果等。

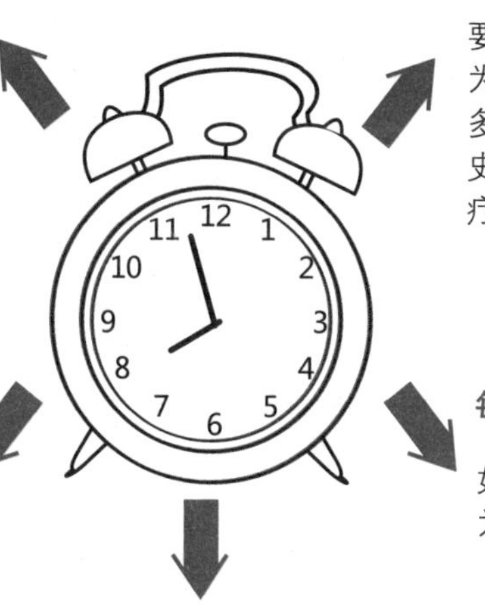

按摩反射区时间

主要根据病变反射区的变化而调整。主要病症反射区，手力按摩 5 ~ 15 分钟，对于踏板按摩，一般为 5 分钟。

每日按摩的次数

如条件允许，2 次或 3 次为佳。

按摩最佳时间

睡前 30 分钟以内。

足疗治病小贴士之“望足疗病”

足部保健按摩的望诊，古人称为“观趾法”。主要指通过观察足的外形及足底的关节活动诊断病症。这里将一些常见脚底异常的诊断方法记述如下，仅供参考。

踇趾浮肿者	有高血压或糖尿病
踇趾翘起者	有肝或胆疾病
第二趾隆起者	有胃部疾病
第四趾翘起者	有便秘、风湿等病症
走路拖脚者	有脑动脉硬化症
脚趾甲变形者	有头部异常症
踝部水肿者	有肾脏或循环系统方面的病症

特别注意 在足部相应反射区如果发现有瘀血、变色或水肿等异常情况，则其相对的脏器或部位有可能有异常病症。

◉ 足部按摩时应依循的规律

根据人体病理解剖的规律，要求我们在按摩治疗的实际操作过程中，遵循一定的步骤，要循序渐进，才可以收到预先期望的效果。

1. 在刚开始足部按摩操作时，患者的排泄器官反射区必须先用5分钟左右的时间进行按摩。因为按摩能促使体内各种新陈代谢，使有害物质迅速进入泌尿系统，并使这些物质从这个系统中排泄到体外，而不妨碍体内循环。

2. 头部的大脑是人体中央的管理控制部门。大脑及其反应区形成对应的指挥关系。所以在一般情况下，按摩者应当重视大脑反射区的按摩。

3. 胃肠道在人体中的功能是吸收各种营养物质，并把废弃物质排出体外，从而供给全身多种营养成分。在发现部分区域出现敏感的情况下，应注意双脚的胃、十二指肠、胰腺和大小肠反射区，各用3分钟左右的时间进行踏板按摩。

4. 对人体淋巴腺的按摩，能够促进淋巴系统的各淋巴细胞迅速消灭体内的有害物质，随着淋巴液的循环而移至排泄系统。所以在实际操作中，应把双脚中有关淋巴腺的反射区，也适度地进行按摩，达到调节整体免疫功能的目的。一般的手力按摩时间为2分钟。

上述各器官反射区，如果在确诊结果无疼痛感时，一般可以不按摩。

◉ 按摩后的护理

足部按摩除了具有活血止痛、改善循环、增强免疫、疏经通络等作用以外，它的美容功效也已经越来越受到更多人的关注。足部按摩后的护理除了巩固疗效外，对美容的效果也是不言而喻的。

1. 清洁：浸泡双足可以使死皮渐渐软化，皮肤湿润光滑，应保持舒适的水温。浸泡后，用小刀把趾部已经软化的死皮慢慢刮掉，动作要轻，避免用力过大，伤害皮肤。足部的结构和皮肤相对比较特别，可以使用足部脚擦、脚形清洁刷等清洗指缝，再用天然浮石去除多余死皮、脚垫，光洁的足部才可以将养护成分吸收得更彻底。

2. 爽足：对于有病症的双足，不妨使用一些有针对性的护理产品，例如爽健天然舒缓足浴露、除臭防菌浴盐、除臭防菌喷雾、清凉薄荷爽脚粉、美足清爽足部喷雾、止汗除臭足部喷雾等。

3. 足膜：清洁后可以轻轻敷上足膜，特别的补水护理能使足部皮肤晶莹娇嫩，是足部美白的飞跃点。敷足膜时，从脚趾到足踝，保持方向一致，时间以15分钟为宜，最后用清水洗净，根据足部皮肤的干燥程度选择适宜的乳液擦拭即可。

4. 防护：脚部在过量的运动以及高跟鞋的伤害下，很容易受到损伤。日常生活中也要做好足部的防护工作：舒适鞋跟、护理脚部的护垫都可以减轻鞋子对脚的伤害。尤其在冬季，双脚有可能因为寒冷而遭到侵害，在双脚被冻之后，涂上含有凡士林成分的药膏，第二天即可恢复。

经典的足部保健按摩十大步骤

含苞未放：把脚擦干，之后涂抹润肤油。

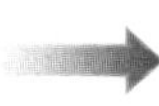

金鱼摆尾：双手横向拍打双脚外侧，起到放松小腿肌肉的作用。

隔墙有耳：双手握住一只脚，向内稍用力挤压。

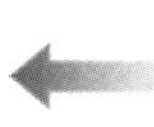

仙鹤展翅：双手在脚背处上下搓热整个足部，起到循环血液的作用。

细水长流：点住脚心轻压，有助于身体排泄废物。

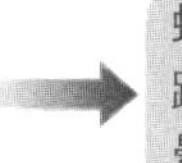

蜻蜓点水：轻刮大脚趾，能够改善头痛头晕，有助睡眠。

火烧连营：中指、示指关节按压脚底穴位，能够缓解胸闷症状。

仙人指路：示指轻刮脚趾，达到舒筋活血的作用。

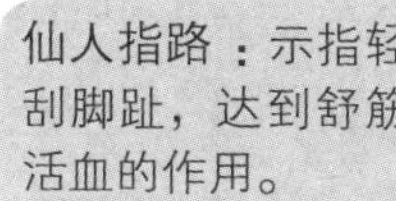

重于泰山：双手轻轻挤压脚侧，能提高人体的免疫力。

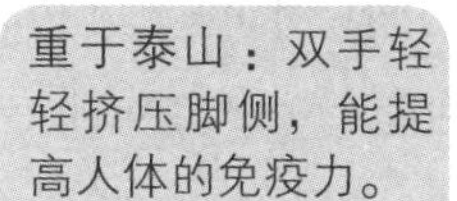

排山倒海：双手交错按压脚背与脚心。

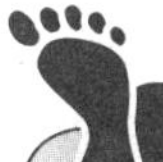

足疗治病小贴士之“听足疗病”

足部保健按摩的闻诊（听诊），主要是指通过人行走的节奏及脚步声来诊断对方的健康状况。这里将一些常见听诊方法记述如下，仅供参考。

脚步较快有规律者	一般性格开朗，聪明灵巧	最常见的健康型
脚步声缓慢而低沉者	典型的满腹心事、情绪不安的人	如果长期心情抑郁，将会导致各种身心疾病
脚步声沉重而且十分费力者	绝大多数人手脚和脚膝有虚证	
脚步声杂乱亦无规则者	身体的某个方面一定有什么病症，要特别留意健康状况，必要时询医治疗	

008 足浴：另一种足疗

足浴俗称泡脚，就是指选择好合适的药物，用水煎去渣后再兑入温水，然后将之浸泡双脚的行为。这样，让药液在水温的作用下，通过足部皮肤的渗透和黏膜的吸收进入人体血液循环系统，进而输散到人体的全身达到防病、治病的效果。从古至今，人们深谙足部保健对人体健康的意义。“足浴”，作为足疗的另一种方式，以其简便灵验的特点，盛行千载而不衰。

● 认识足浴

从广义上讲，足浴也是足疗的一种。它源于我国远古时代，是人们长期社会实践的积累和总结，至今已经有 3000 多年的历史。

足浴俗称泡脚，它是一种通过水的温热作用及借助药液熏洗的治疗作用，达到透达筋骨、理气和血、强健体魄的疗养方式。足浴疗法通常分为足热水浴疗法和足药浴疗法。足热水浴疗法是指通过水的温热和波动，对足部各穴位进行持续刺激，从而畅通经络、促进气血运行、改善新陈代谢，达到防病保健的效果；足药浴疗法是指选择合适的药物，用水煎去渣后在兑入温水，然后将之浸泡双脚的行为。这样，药液在水温的作用下，通过皮肤的渗透和黏膜的吸收进入人体血液循环系统，进而输散到人体的全身达到防病、治病的效果。

“春天洗脚，升阳固脱；夏天洗脚，暑湿可祛；秋天洗脚，肺润肠濡；冬天洗脚，丹田温灼”，这样的民间歌谣是对人们对足浴推崇的真实写照。历经了数千年演变的中华文明中，这一传统保健术的精华不但被继承下来，而且得到了更大的发展。在当代，简单、有效、方便的健康理念正在逐步深入人心，越来越多的人更加崇尚自然健康的治病保健方法。随着药物副作用的增多和药源性疾病的不断涌现，足浴这种绿色疗法也越来越受到大家的认可和欢迎。同时足浴也成为当代人缓解压力、消除“亚健康”的新型养生之道。下班后约三五好友到普通的足浴店泡脚、聊天，可以在很大程度上减轻这一天工作生活上的压力；如果是商务活动可将足浴选择在高级场所，在轻松惬意的氛围中洽谈工作。足浴正在成为大家新型的生活社交方式。商务部已经正式颁布了《足浴保健经营技术规范》，足浴疗法将迎来它更加美好的发展前景。

足浴的文献踪迹

1 殷商时期《五十二病方》中出现了“温熨”“药摩”“外洗”等内病外治的记载。

2 春秋时期《礼记》中详细记载了用中草药“熏、蒸、浸、泡”的疗法。扁鹊从中发现了用中草药热水泡脚祛病的方法，据说是中药浴足的前身。

3 最早的中医著作《黄帝内经》中把足浴疗法上升到理论高度，有关“药浴”的记载已经非常全面。

4 药物学专著《神农本草经》中有许多中药都标明“可作浴汤”。

5 东汉张仲景在《伤寒杂病论》中有“狐惑病用苦参汤熏洗，脚气冲心用矾石汤泡足”的记载。

6 唐代孙思邈的《千金要方》《千金翼方》均对足浴药方有详细记载。

7 宋代王怀隐编的《太平圣惠方》提及多种足浴治疗方法。

8 我国历史上最大的方书《普济方》中，记载了洗脚药方百余种。

9 李时珍《本草纲目》中记载的熏洗、药浴的药方达数百例之多。

10 清朝外治法祖师吴师机在《理论骈文》中说“临卧濯足，三阴皆起于足，指寒又从足心入，濯之所以温阴，而却寒也”，再一次强调了足浴的理疗保健功效。

◉ 足浴疗法的注意事项

1. 足药浴前要先用热清水洗掉足部的细菌和汗液，然后再浸泡药液。

2. 每次足浴的时间最好达到 30 分钟以上，但最好不要超过 40 分钟。

3. 足浴时水温在 40 ~ 45℃为最佳。在足浴的整个过程中水温要保持平稳。尤其进行足药浴针对疾病治疗时，只有保持一定的温度才能保证药物效力的平稳发挥，从而起到治疗疾病的最佳效果。

4. 足药浴时，如能配合适当的物理刺激，如按摩、捏脚或搓脚等，效果更佳。有条件者也可以酌情使用具有加热和按摩功能的足浴盆。

5. 足浴切忌在餐前饭后的 30 分钟之内进行，餐前足浴可能抑制胃液分泌，对消化不利；饭后足浴足部血管扩张，血容量增加，可能会导致肠胃的血容量减少，从而影响消化。

6. 足浴时由于足部及下肢血管扩张，血容量增加，导致头部供血量减少，可引起头部急性贫血，出现头晕等症状，这时应暂停足浴，让患者平卧休息或给患者冷水洗脚，以缓解症状。

7. 足药浴时由于药物作用可能会引起局部皮肤过敏，这时应立即停止足浴，严重者应该到医院就诊。

8. 足药浴所用的外治药物，剂量较大，有些药物尚有毒性，故一般不宜入口。足药治疗完毕后，应清洗患处，洗净拭干。

9. 有足癣等传染性皮肤疾病者，应注意自身传染和交叉传染的可能。同一家庭成员，为了卫生最好有各自的浴盆。

◉ 哪些人不适宜足浴

有严重心脏病的患者；脑溢血未治愈的患者；严重血栓的患者；足部有炎症、皮肤病、外伤或皮肤烫伤者；患有出血性疾病的人群；对温度感应不灵敏者；孕妇等不太适宜进行足浴治疗，小孩如要足浴，需在成人帮助下使用。

他们都爱足浴

足浴自诞生以来，以其方便、灵验、愉悦身心的特点，受到人们普遍的推崇与热爱，在中国的历史长河中更是不乏名人靠足浴养生保健的例子。

扁鹊通过亲身体会与不断总结，研制出用中草药热水泡脚祛病的治疗方法；

中国古代四大美女之一的杨贵妃用足浴的方法来达到美容养颜的效果；

宋朝大文豪苏东坡每晚都运用泡脚来强身健体。他在诗中写道：『它人劝我洗足眠，倒床不复闻钟鼓』；

药王孙思邈把足浴治病作为长寿养生秘诀之一；

陆游道：『洗脚上床真一快，稚孙渐长解浇汤』；

汉代开国皇帝刘邦就有洗脚嗜好，『沛公方踞床，使两女子洗足』就是说刘邦坐着让两个侍女替他洗脚；

近代京城名医施今墨每晚用花椒水来泡脚养生；

清朝名臣曾国藩以『读书』『早起』『足浴保健』为人生的三大快事；

贵为『天子』的乾隆皇帝，信奉『晨起三百步，晚间一盆汤』的养生之道。

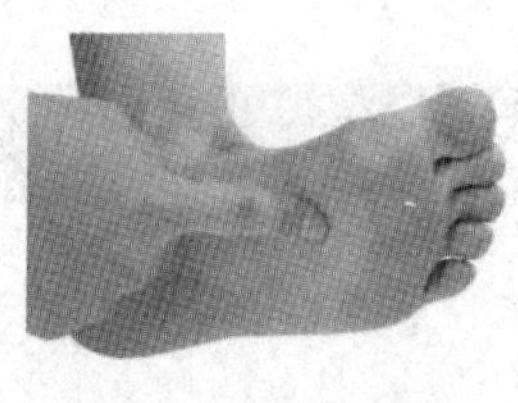

第二章

DIERZHANG

认识足部穴位及反射区

足部的组成结构有脚底、脚背、脚外侧、脚内侧、足弓。人体足部共分布着十二正经中六条经的部分经穴，其中包括传统经穴和奇穴两种，其中传统经穴33个，奇穴74个。本章主要介绍这些足底侧经穴和奇穴、足背内外穴以及足部反射区的位置及其适用证，按摩时要注意敏感点和手法的正确、细致，才能使按摩产生良好的疗效。

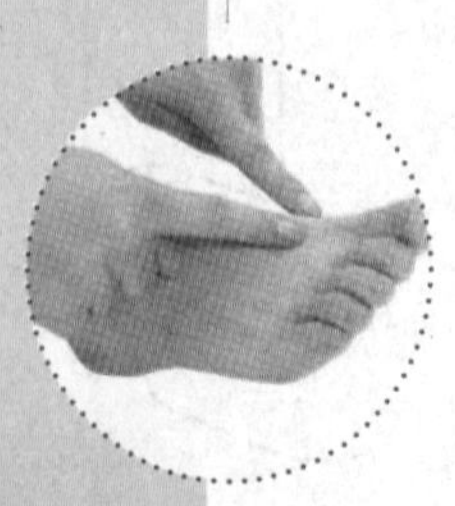

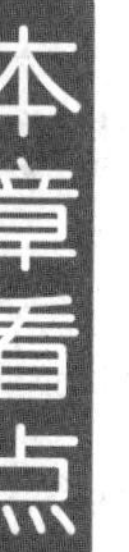

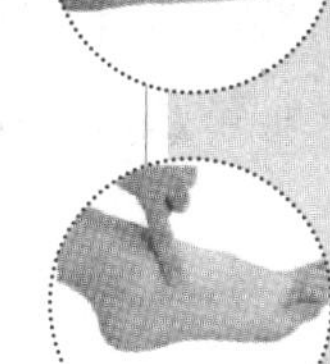

本章看点

- 足部功能与解剖学特点

解剖足部结构，对了解足部功能有辅助作用

- 足部经穴分布

足部穴位分布可以帮助直观了解穴位知识

- 足部奇穴分布

详细介绍足部 67 个奇穴位置和适应证

- 足部反射区

找到相应的足部反射区进行正确的按摩，对治疗有决定作用

009 足部功能与解剖学特点

人的足部是人直立行走的重要器官，在行走和奔跑时，足部在保持人体直立姿势的同时还要适应不同的道路状况，这就对足的解剖结构和功能提出了特殊的要求。

◉ 足部结构

人的足部结构精妙，足骨有 26 块（7 块跗骨，5 块跖骨，14 块趾骨），但能够灵活自如地行走、奔跑，也是人类经过不懈努力才获得的能力。足部之间靠关节、韧带紧密地连接，来完成足部的承重和踝关节屈伸等活动。足部具有丰富的血液循环系统，通过灵敏的神经感受器，将神经冲动很快地输入大脑，通过大脑的分析、判断，再经过神经传送，调节身体状态，以适应环境。

为适应直立行走和承重的需要，足底分布有足掌垫和致密的上皮组织及相当厚的脂肪层，这些都有助于减缓行走、奔跑时的震荡。概括地讲，足部主要包含以下几部分结构：

脚底：又称足掌、脚板等，位于身体的下肢部位最末端，是最直接接触地面的部分。脚底着地时，前掌、后跟、外侧缘三点着地支撑身体，决定一个平面，具有稳定性。

脚背：又称足背，是与脚底相对应的平面。脚底在下，脚背在上，脚底和脚背共同构成了足部。脚背常成斜坡形，由足颈逐渐向下延伸至足趾，人们通常经过对脚背的特殊训练，来达到延伸腿部肌肉的作用；经常搓揉脚背，也可促进人体血液循环。

脚外侧：位于人体下肢部位的足部，是与大腿外侧平行的侧面部位。脚外侧有脚踝骨，即小腿与脚部位的左右两侧的突起。人体立于地面时，脚外侧的外侧缘会先着地。

脚内侧：位于人体下肢部位的足部，是与大腿内侧平行的侧面部位。脚内侧有脚踝骨，即小腿与脚部位的左右两侧的突起。人体立于地面的时候，内侧缘是空虚的。脚内侧可见脚部明显的弓起的空虚部分，也就是足弓。

足弓是人类特有的身体结构，是人类进化的产物，也是人与动物最重要的区别。足弓包括纵弓和横弓。足弓的存在使足部具有弹性，可以减轻人行走、跑步及负重时，地面对人体的反冲力，并且可以减缓运动中对人体内脏器官的震荡，以免受伤。同时对足弓足底的神经血管也起到了一定的保护作用。

足部小知识

人的足部由 26 块骨骼组成。它们之间靠关节、韧带紧密地连接，来完成足部的承重和踝关节屈伸等活动。在日常行走和奔跑时，保护好自己的双脚不仅仅有益于足部的健康，更对整个身体都有益。

足部的骨骼

① 侧面观

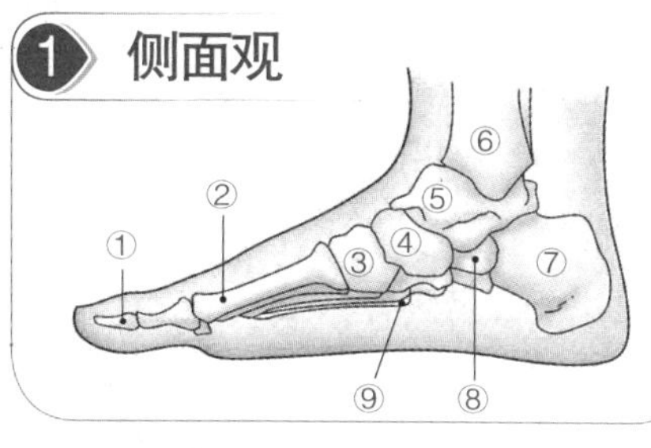

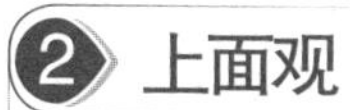

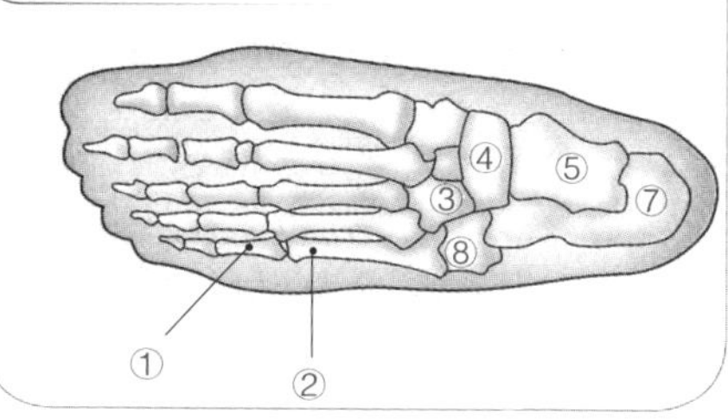

①趾骨　②跖骨　③楔骨　④舟状骨
⑤距骨　⑥胫骨　⑦跟骨　⑧骰骨
⑨第五跖骨粗隆

保护足部的走路方式

1. 脚跟最先接触地面

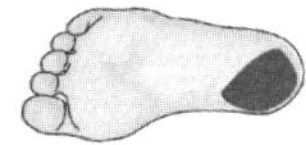

2. 让脚踇趾根部和脚掌内侧着地

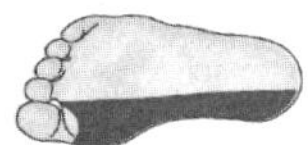

3. 连同脚趾全掌一起着地

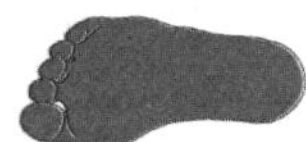

4. 将重力集中到脚趾指根部，迈出步伐

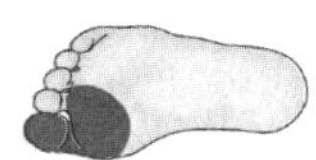

让足部舒服的鞋子

首先鞋子要轻巧，不要太重，其次是鞋码大小要合适，不要在走路的时候出现脚后跟离鞋的情况。

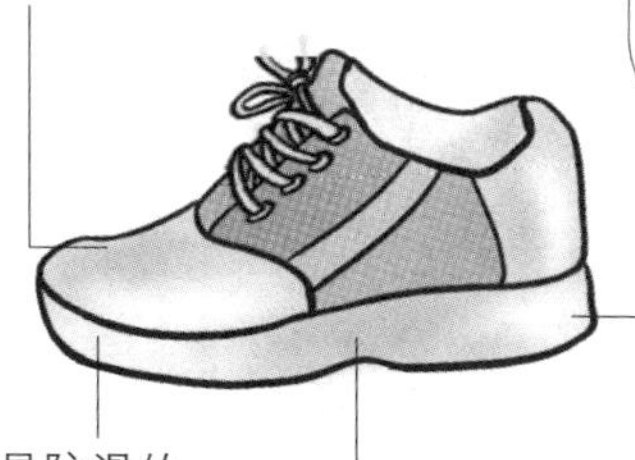

◉ 足部穴位

足部虽然位于身体最远端，事实上却与人体头部及身体各内脏器官存在着密切的联系。通过对足部的皮肤电位测试发现，足部与手部及头部的皮肤电位反应十分相近。这说明三者存在着很大的共通性和紧密的联系。

人体足部分布着十二正经中六条经的部分经穴。在中医经络理论中，与足紧密相关的经络有：足阳明胃经、足太阳膀胱经、足少阳胆经、足少阴肾经、足厥阴肝经和足太阳脾经。足部共有传统穴位 33 个。

经穴：经穴是指分布于十二经脉和督、任二脉循行路线上的穴位，又称为十四经穴，经络与皮肤交会之处即是经穴所在，是腧穴的主体部分。十二经脉左右各有一条，故十二经脉上的腧穴都是左右对称，一个穴名有两个穴位；任、督二脉是“单行线”，任、督二脉上的腧穴是单穴，一个穴名只有一个穴位。经穴在《内经》时共有 160 个穴名，清代李学川的《针灸逢源》定经穴 361 个，并延续至今。经穴分布于十四经的循行路线上，故与经脉的关系密切。中医认为经络是人体全身气血运行的通路，内脏若有疾病，在身体表面上的相关部位会有所表现，呈现异状。

足部的奇穴分布是人类长期实践总结的结果，具有十分重要的临床意义。足部的奇穴共有 74 个。

奇穴：奇穴是指未能归属于十四经脉的腧穴，它既有固定的穴名，又有明确的位置，又称“经外奇穴”，简称“奇穴”。奇穴主治范围比较单一，多数对某些病症有特殊疗效。包括即球后、上迎香、翳明、定喘、腰、眼下、腰痛点、外劳宫、阑尾、胆囊、内膝眼和膝眼等 48 处位置的经外奇穴已于 1987 年首尔会议和 1989 年日内瓦会议上通过。

奇穴被确认的标准为：

①该穴位被广泛使用；

②该穴位须对临床有效；

③有很明确的解剖位置；

④若一个奇穴与已存在的穴位同名，必须加上一个前缀。

人体经络系统的组成

经络系统总体上是由经脉和络脉组成，其中又可以细分为若干种，具体如下表：

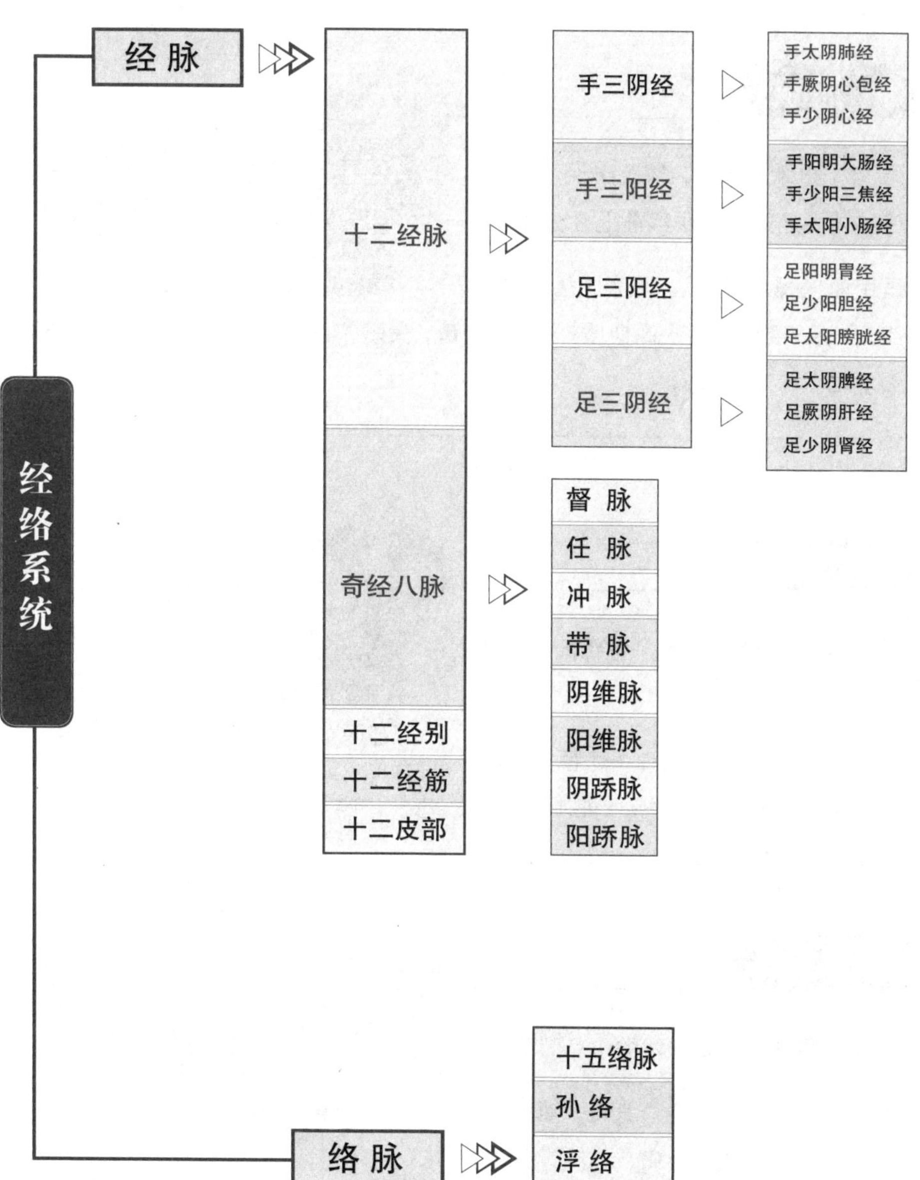

010 足部经穴分布

本节运用详细图文帮助大家具体了解人体足部的 33 个经穴。

涌泉

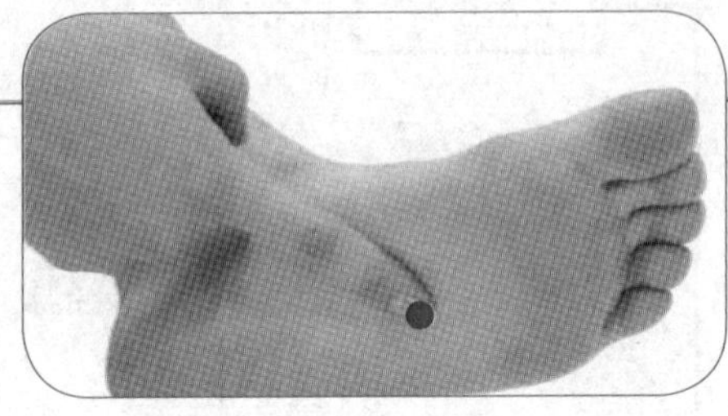

位 置：足掌前 1/3，翘趾出现“人”字凹陷处。足纵向正中线前上 3 分点处。

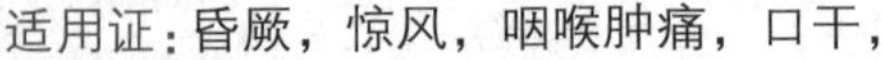

适用证：昏厥，惊风，咽喉肿痛，口干，腹泻，足干裂，休克，高血压，中风，中暑，失眠，心悸，晕眩，头痛，小便不利，大便难。

然谷

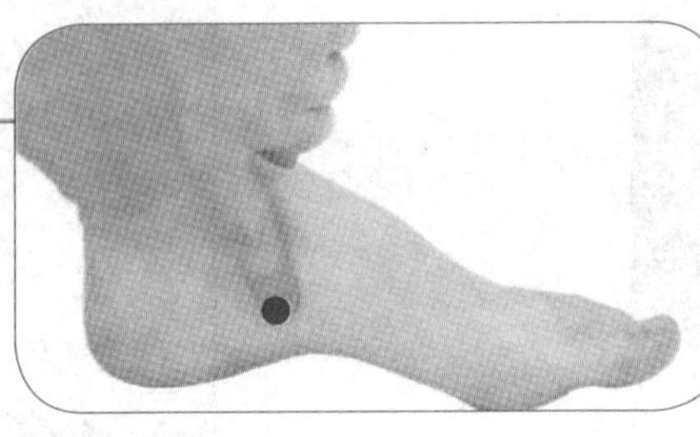

位 置：内踝前下方足舟骨粗隆前下缘凹陷中。

适用证：月经不调，咯血，遗精，阴痒，小儿脐风，消渴，足浮肿，咽喉与心肺疾患，口噤。

太溪

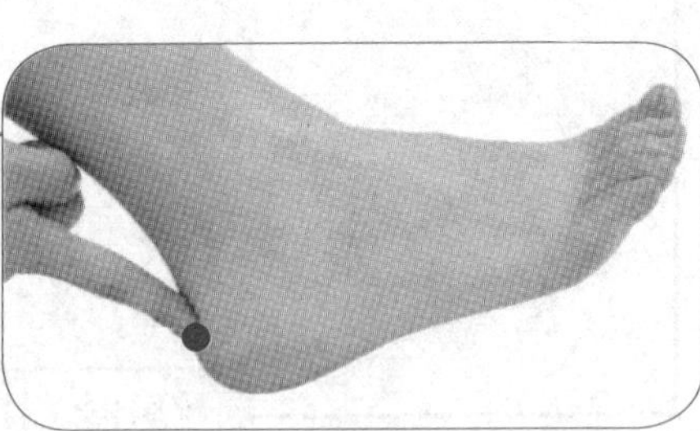

位 置：内踝与跟腱连线的中点凹陷中。

适用证：牙痛，耳鸣，消渴，咽肿痛，咯血，月经不调，腰痛，尿频，失眠，哮喘，心绞痛，遗精，阳痿，肾炎，脱发，膀胱炎。

大钟

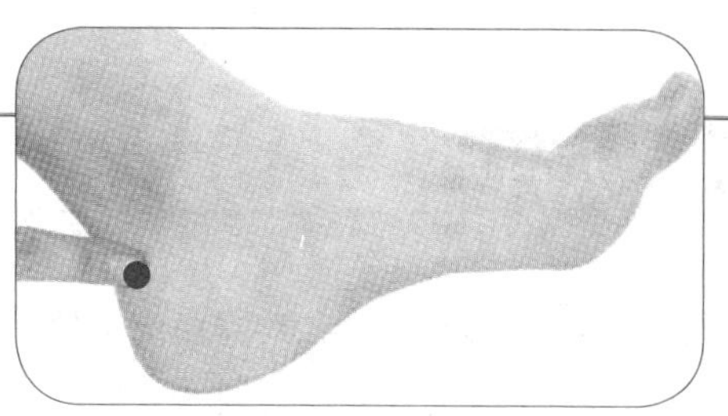

位 置:太溪穴下 0.5 寸稍后,跟腱内缘。

适用证:月经不调,咯血,遗精,痴呆,癃闭,遗尿,便秘,气喘,腰痛,足心痛。

照海

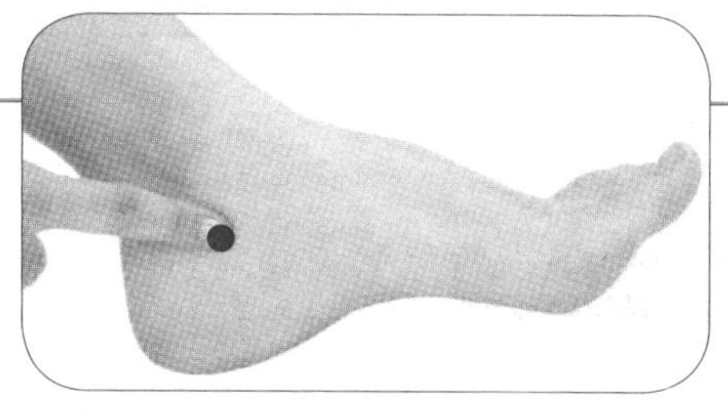

位 置:内踝高点正下缘凹陷中。

适用证:咽干,月经不调,阴挺,带下,癃闭,失眠,癫痫病。

水泉

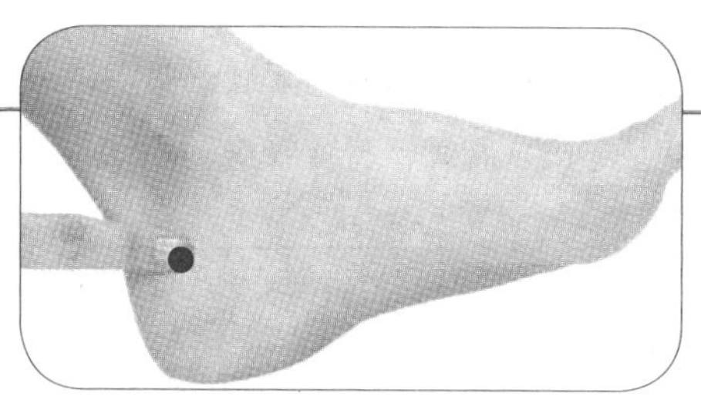

位 置:跟骨结节侧上缘中,即太溪穴直下 1 寸处。

适用证:近视,月经不调,子宫下垂,膀胱炎,尿道炎。

隐白

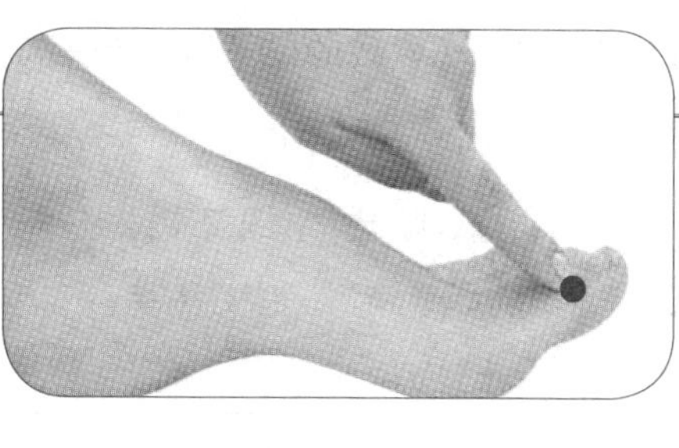

位 置:足大趾内侧趾甲根角旁约0.1寸。

适用证:腹胀,月经过多,癫狂,急性肠炎,消化道出血,慢惊风,失眠多梦等。

太白

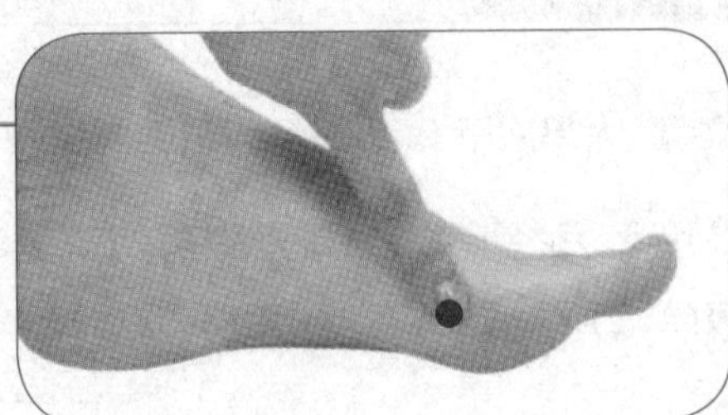

位 置:第1跖骨小头后缘,赤白肉际处。

适用证:腹胀,胃痛,呕吐,腹泻,身重,食后不化,胸胁胀满,腹鸣,痢疾,便秘,下肢神经痛及麻痹,腰腿酸痛。

大都

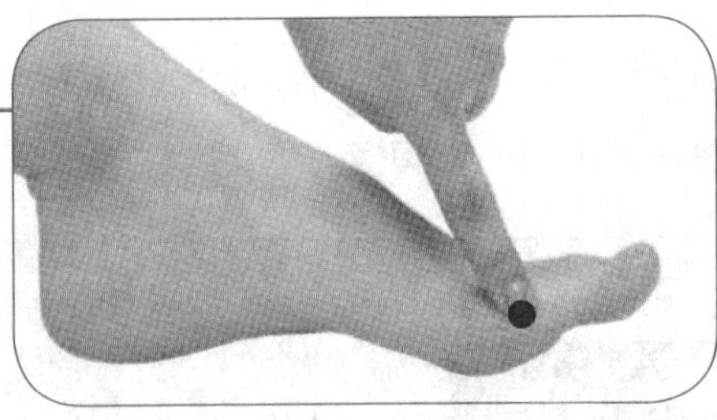

位 置:足大趾内侧,第1跖趾关节前下方,赤白肉际处。

适用证:腹胀,胃病,呕吐,腹泻,热病汗不出,胸满,身重骨痛,烦乱,小儿抽痛,手足冰冷。

公孙

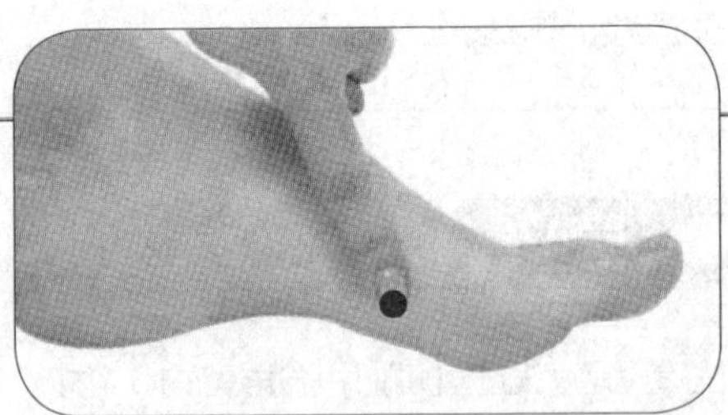

位 置:第1跖骨底的前下方,赤白肉际处。

适用证:胃痛,呕吐,消化不良,腹痛,腹泻,痢疾,癫痫,一些妇人病。

商丘

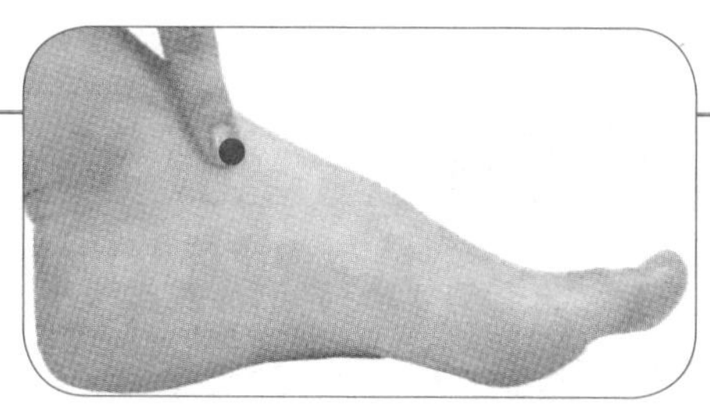

位 置：内踝前下方 0.5 寸凹陷中。

适用证：腹胀，腹泻，黄疸，饮食不化，足踝痛，小儿抽搐病。

大敦

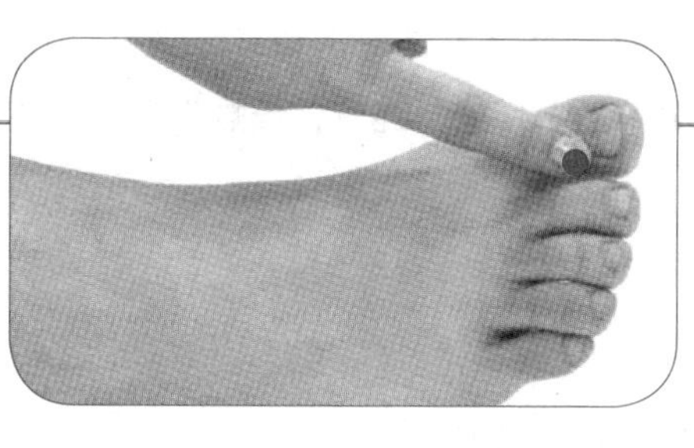

位 置：足大趾外侧趾甲根角旁的 0.1 寸。

适用证：疝气，目赤肿痛，崩漏，阴挺，遗尿，阴囊湿疹，子宫脱垂，大便不通等。

太冲

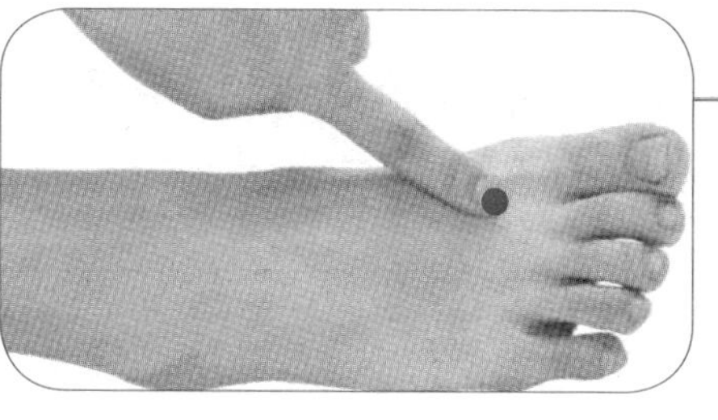

位 置：在足背第 1、2 跖骨接合部之前的凹陷处。

适用证：肝胆疾病，高血压，疝气，崩漏，癫狂，失眠，眩晕，头痛，目赤，胁痛，小儿惊风，小便不通。

解溪

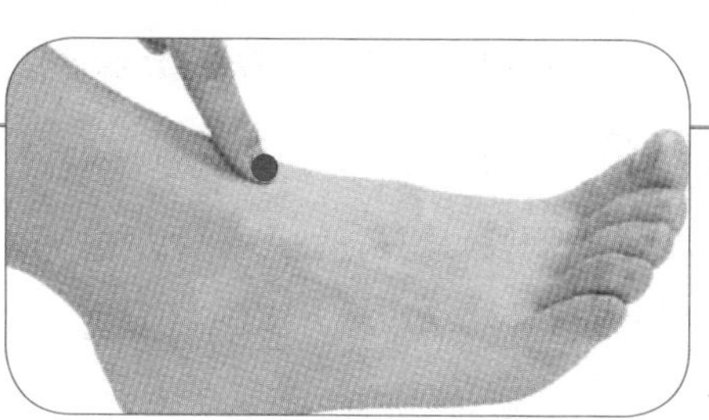

位 置：足背踝关节横纹中央凹陷处，踇长伸肌腱与趾长伸肌腱之间。

适用证：头痛，眩晕，癫狂，腹胀，便秘，下肢痿痹，足踝肿痛。

行间

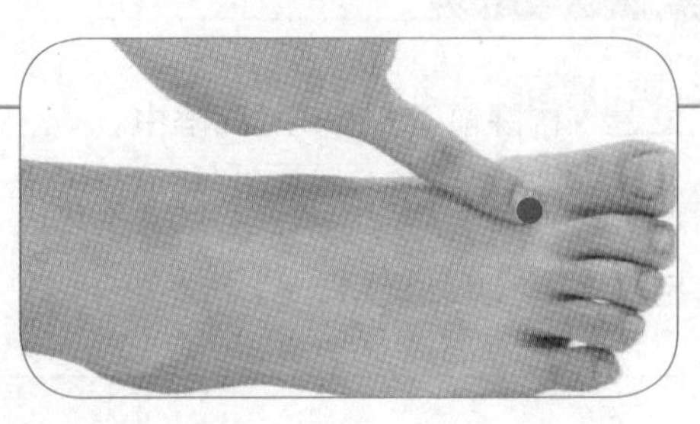

位 置：足背第 1、2 趾间的趾蹼缘上方纹头处。

适用证：头顶痛，胁痛，疝痛，雀目，癫痫，月经不调，尿道痛，遗尿，小便不通，便秘，疝气，烦热失眠，膝关节痛。

中封

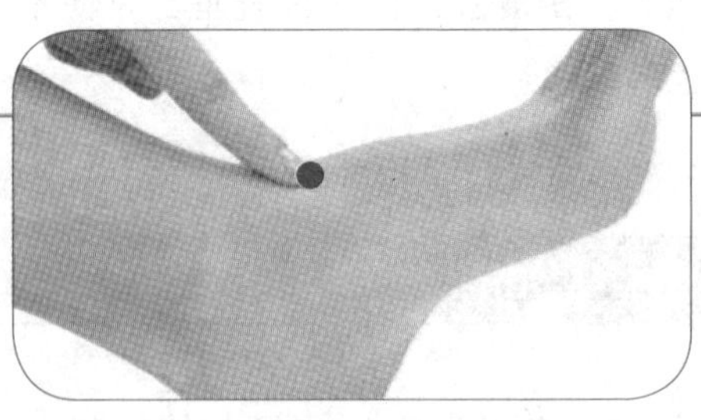

位 置：内踝前 1 寸，胫前肌腱内侧缘。

适用证：疝痛，遗精，尿闭，阴茎痛，肝炎，踝关节痛。

陷谷

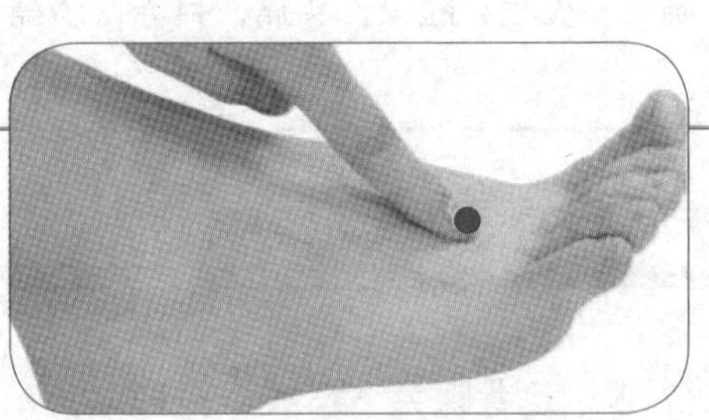

位 置：在足背第 2、3 跖骨接合部前方的凹陷中。

适用证：肠鸣，腹痛，足胫痛，足背肿痛，颜面浮肿，球结膜炎，水肿。

冲阳

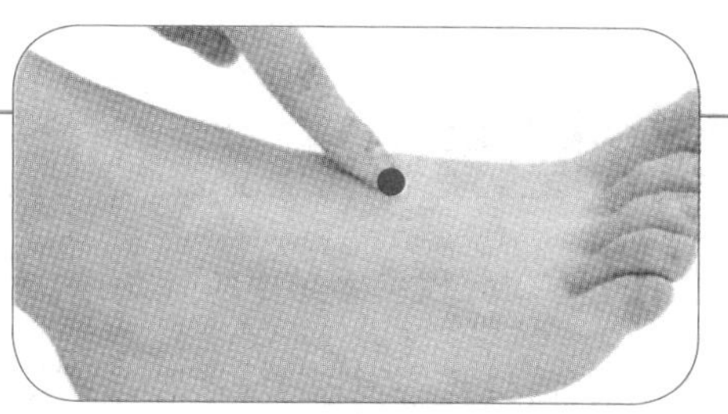

位 置：足背最高点，当踇长伸肌腱与趾长伸肌腱之间，足背动脉搏动处。

适用证：口眼歪斜，牙痛，食欲减退，呕吐，颜面神经痛及麻痹，足背肿痛。

内庭

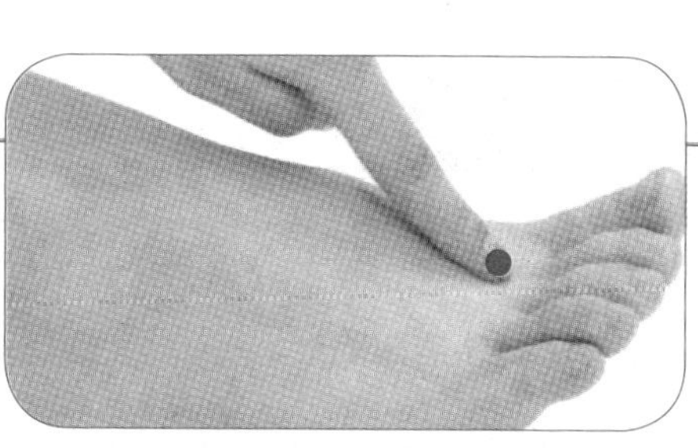

位 置：足背第 2、3 趾间，趾蹼缘后方赤白肉际处。

适用证：齿痛，口喎，腹胀，痢疾，热病，三叉神经痛，喉痹，鼻衄，胃痛，泄泻，消化不良，跖关节痛，足肿痛，肠疝痛。

丘墟

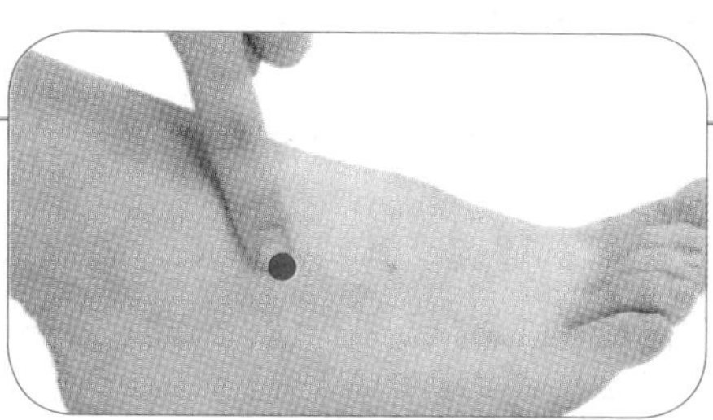

位 置：足外踝前下方处，趾长伸肌腱外侧凹陷中。

适用证：胸胁，胀痛，下肢，痿痹，外踝肿痛，脚气，痢疾。

厉兑

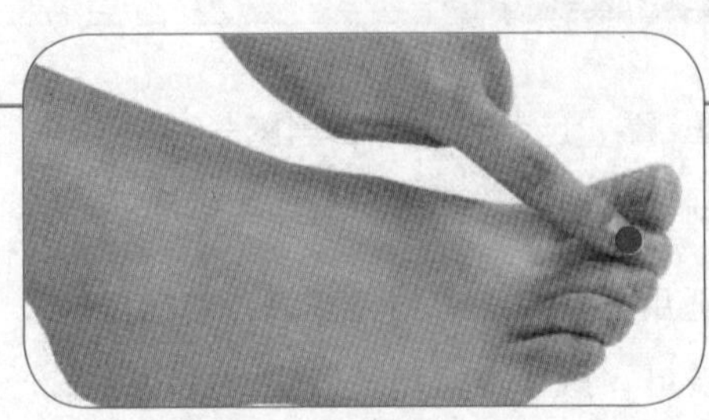

位 置：足二趾外侧，距趾甲角旁 0.1 寸。

适用证：齿龈炎，失眠多梦，面肿，热病，咽喉，肿痛，鼻衄，癫狂。

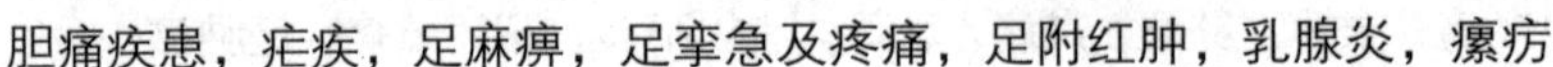

足临泣

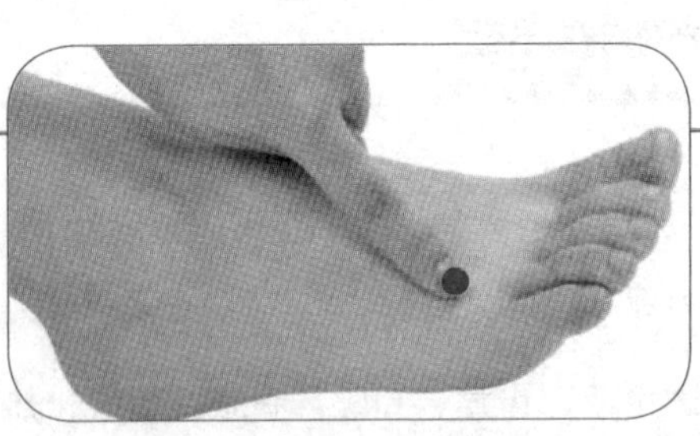

位 置：足背外侧，第 4 跖骨关节后方，小趾伸肌腱外侧凹陷处。

适用证：目疾，耳聋，偏头痛，肋胸痛，胆痛疾患，疟疾，足麻痹，足挛急及疼痛，足附红肿，乳腺炎，瘰疬。

侠溪

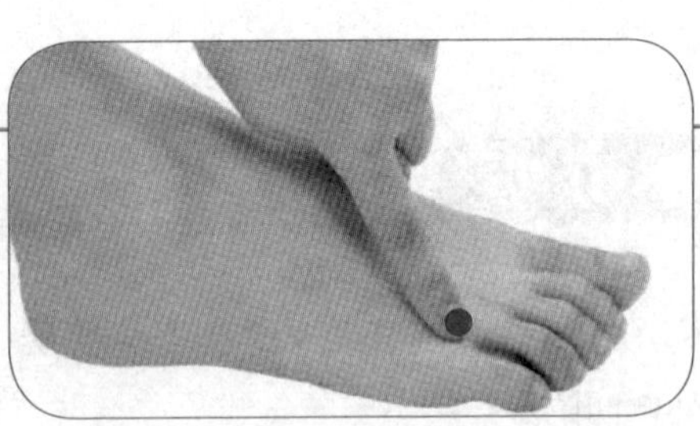

位 置：足背第 4、5 趾间的缝纹端。

适用证：目疾，耳鸣，耳聋，胁痛，热病足背肿痛，五趾拘挛，头痛，头晕，足心热。

地五会

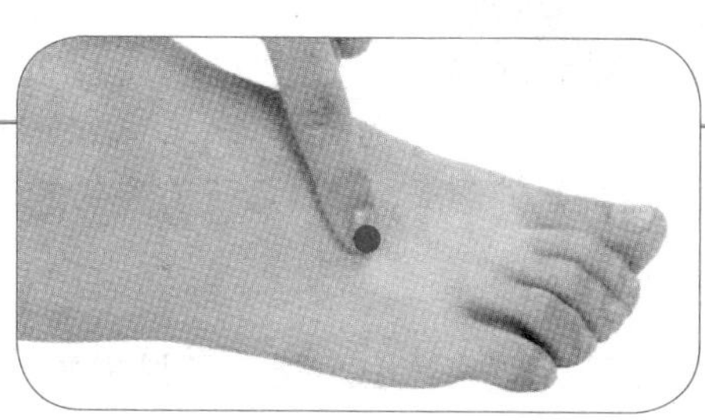

位 置：第 4、5 跖趾关节间后方，第 4、5 跖骨之间。

适用证：头痛，目赤，耳鸣，乳痛，乳胀，胁肋胀痛，足跗肿痛。

昆仑

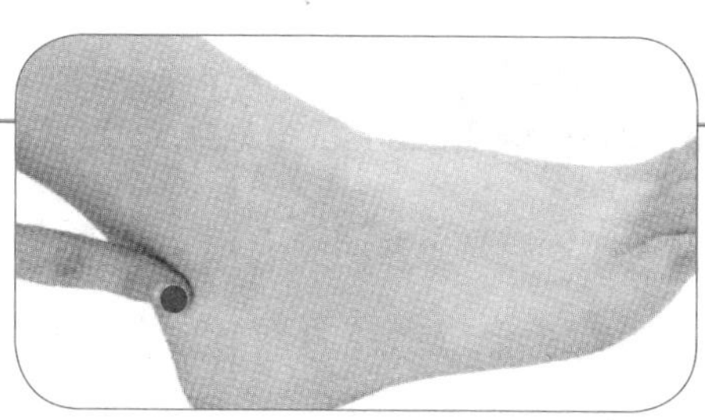

位 置：外踝与跟腱之间的凹陷中。

适用证：头痛，项强，腰背痛，足跟肿痛，滞产，胞衣不下，眩晕，鼻衄。

足窍阴

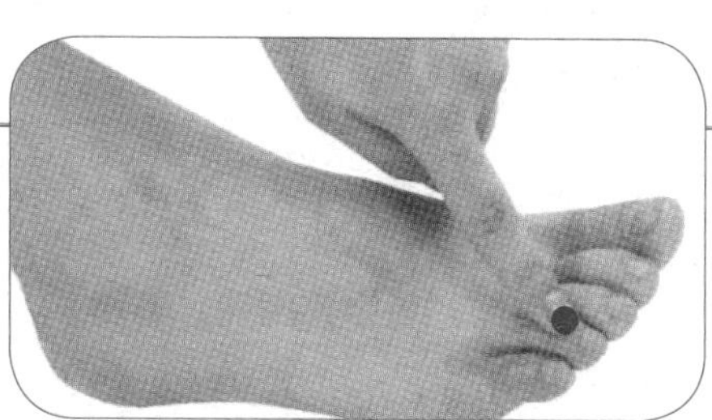

位 置：第 4 趾外侧，趾甲角旁约 0.1 寸处。

适用证：偏头痛，目痛，胁痛，热病，耳鸣，耳聋，多梦，咽喉，肿痛。

仆参

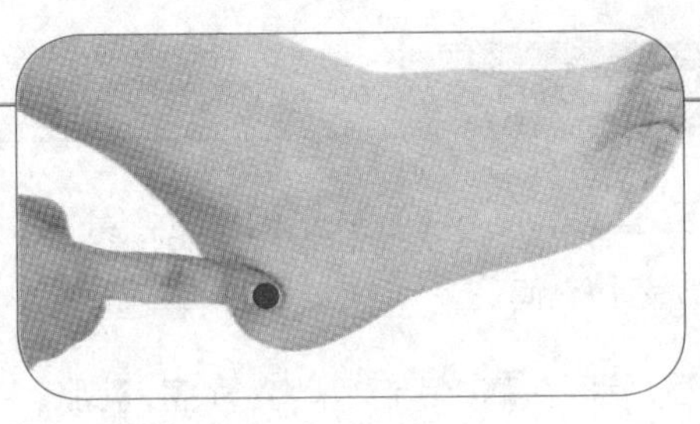

位 置：足外侧部，外踝后下方昆仑穴直下 1.5 寸处。

适用证：足跟痛，足痿不收，下肢痿痹，癫痫。

申脉

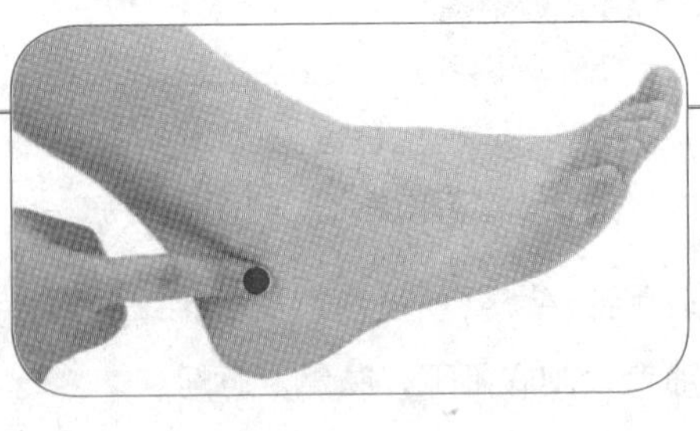

位 置：外踝直下方凹陷中。

适用证：头痛，晕眩，腰腿酸痛，癫痫，目赤痛，失眠，嗜卧，眼睑下垂，项强，足外翻。

京骨

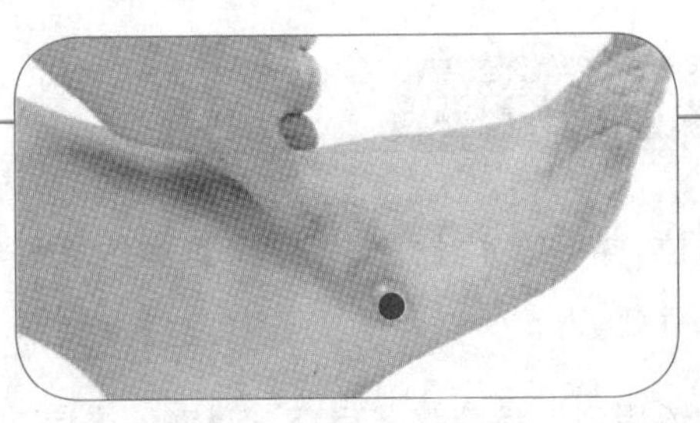

位 置：第 5 跖骨粗隆下方赤白肉际处。

适用证：头痛，项强，癫痫，腰腿痛，目翳，膝关节痛。

金门

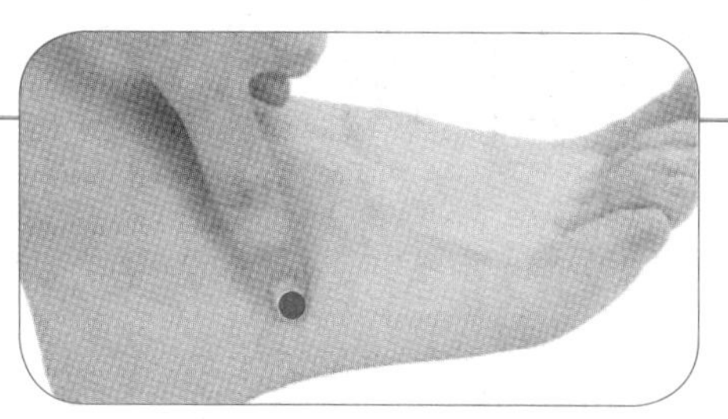

位 置：足外侧缘，外踝前缘直下，骰骨下缘处。

适用证：癫痫，腰痛，外踝肿痛，头痛，小儿凉风，下肢痹痛。

束骨

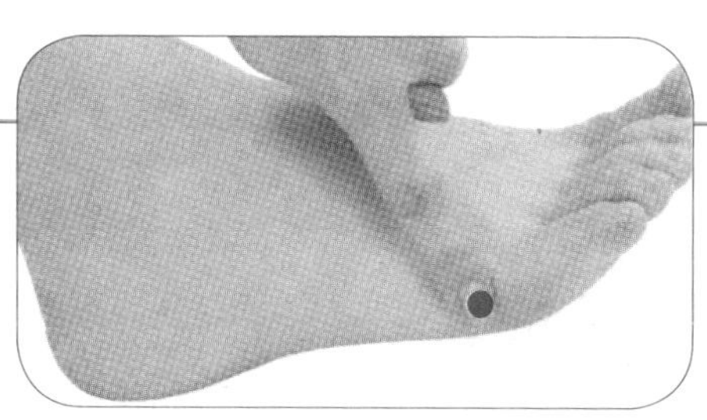

位 置：足外侧缘，足小趾后方，赤白肉际处。

适用证：癫狂，头晕，头痛，目疾，项强，腰腿痛。

足通谷

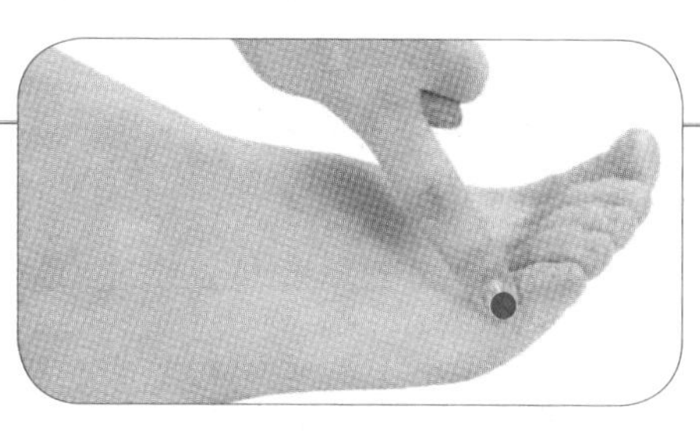

位 置：足外侧缘，第 5 跖关节的前方，赤白肉际处。

适用证：头痛，目眩，鼻衄，项强，癫狂。

至阴

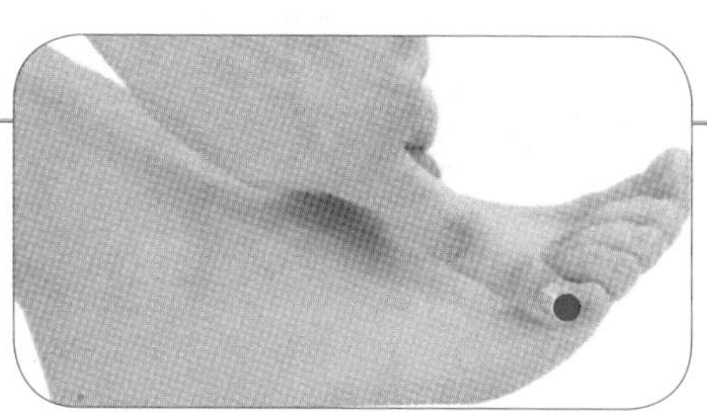

位 置：足小趾外侧，趾甲角旁约 0.1 寸处。

适用证：胎位不正，难产，胞衣不下，头痛，目痛，鼻塞，鼻衄。

011 足部奇穴分布

本节将向大家重点介绍人体足部分布的 67 个奇穴。

失眠

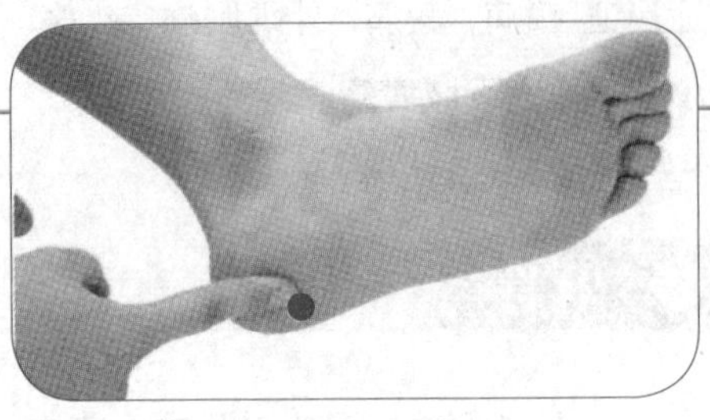

位 置：足跟部正中点。

适用证：失眠，脚底痛。

女膝

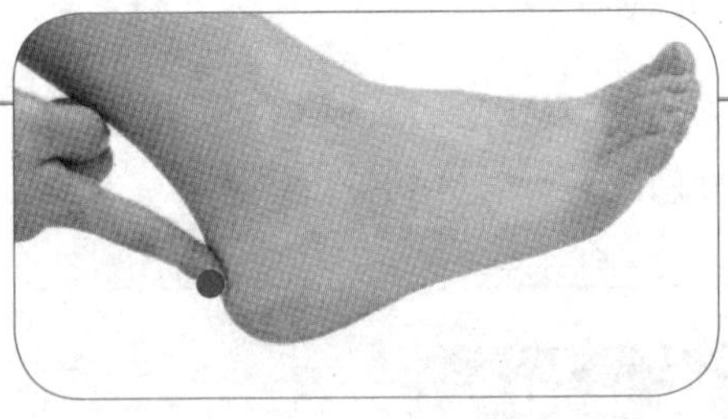

位 置：脚后跟上赤白肉际处。

适用证：惊悸，癫狂，牙槽风，霍乱转筋。

1号穴

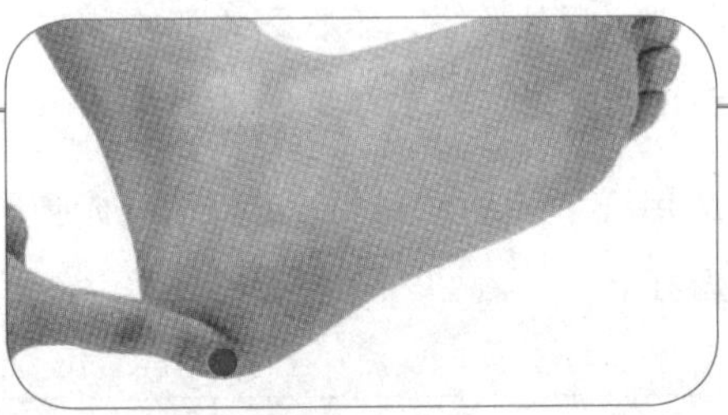

位 置：足底后缘中点上 1 寸。

适用证：感冒，头痛，上颌窦炎，鼻炎。

里内庭

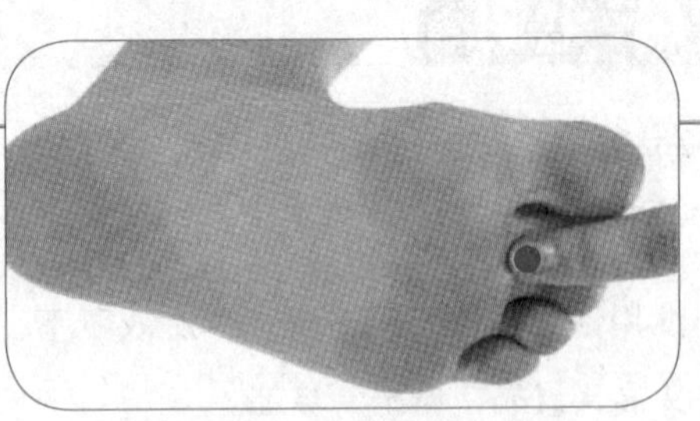

位 置：在足底第 2、3 趾趾缝之间，与内庭相对。

适用证：足趾疼痛，小儿惊风，消化不良，癫痫，急性胃痛。

2号穴

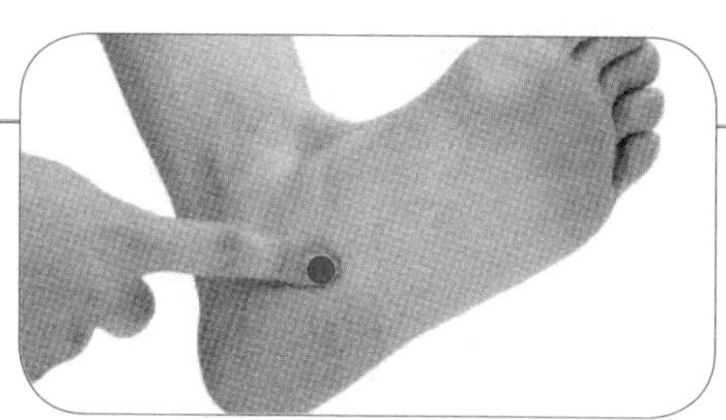

位 置：足底后缘中点直上 3 寸，内旁开 1 寸。

适用证：三叉神经痛。

3号穴

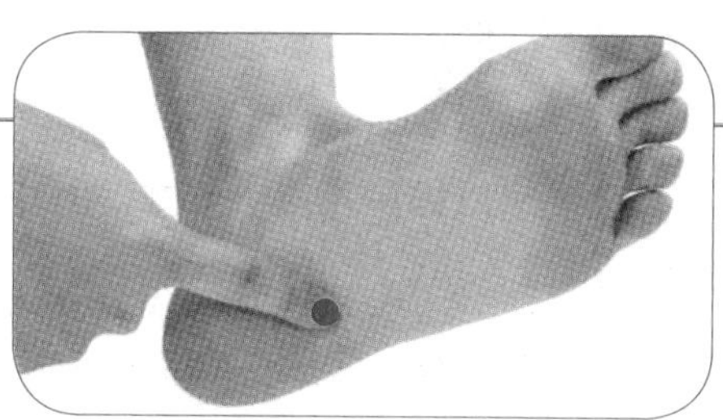

位 置：足底后缘中点直上 3 寸。

适用证：神经衰弱，失眠，低血压，昏迷。

4号穴

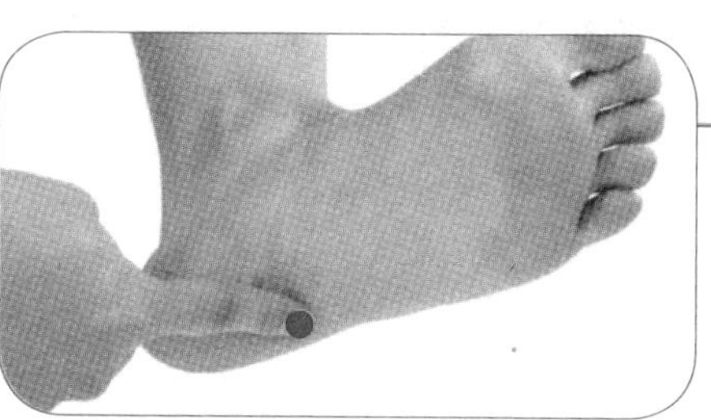

位 置：足底后缘中点直上 3 寸，外旁开 1 寸。

适用证：肋间神经痛，胸痛，胸闷。

5号穴

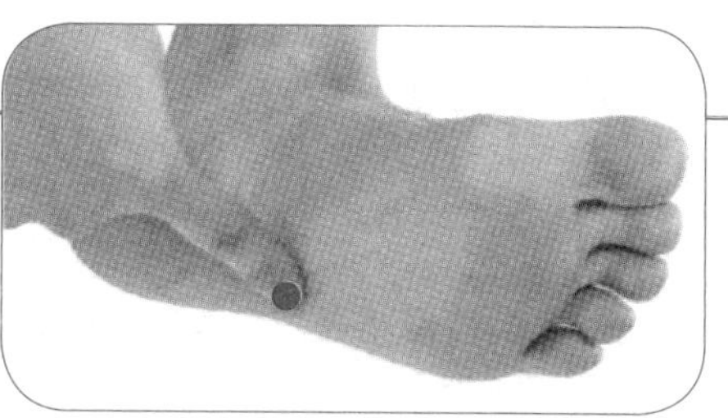

位 置：足底后缘中点直上 4 寸，外旁开 1.5 寸。

适用证：坐骨神经痛，阑尾炎，胸痛。

6号穴

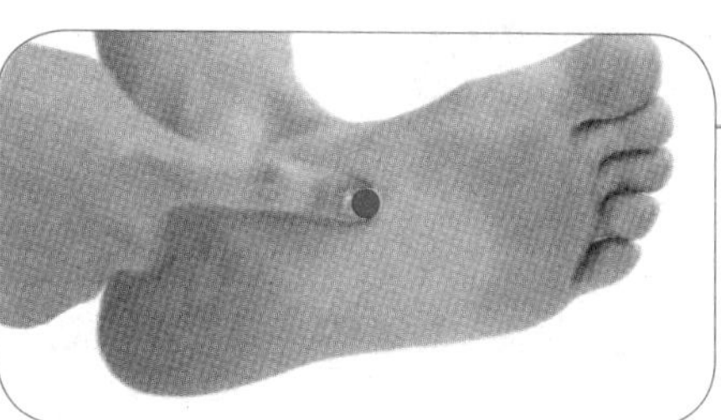

位 置：足底后缘中点直上 5 寸，内旁开 1 寸 。

适用证：痢疾，肠炎，溃疡病。

7号穴

位置：足底后缘中点直上 5 寸。

适用证：哮喘，大脑发育不全。

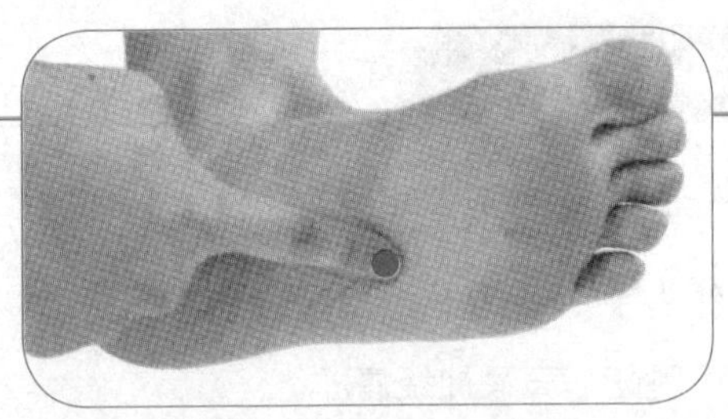

8号穴

位置：足底后缘中点直上 5 寸，向外旁开 1 寸。

适用证：神经衰弱，癫痫，神经官能症。

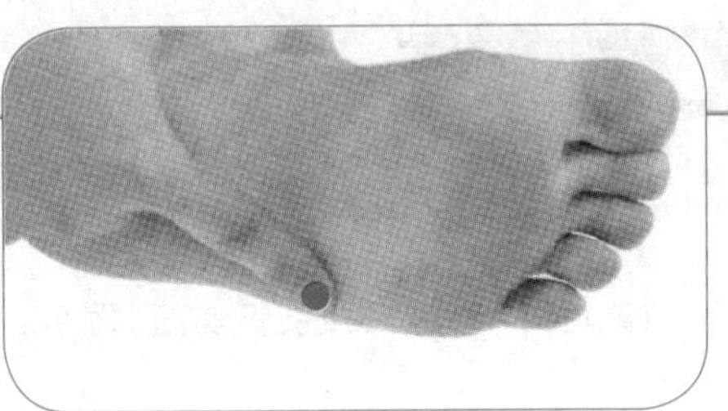

9号穴

位置：拇趾与第 2 趾间直后 4 寸。

适用证：肠炎，痢疾，子宫颈炎，子宫内膜炎。

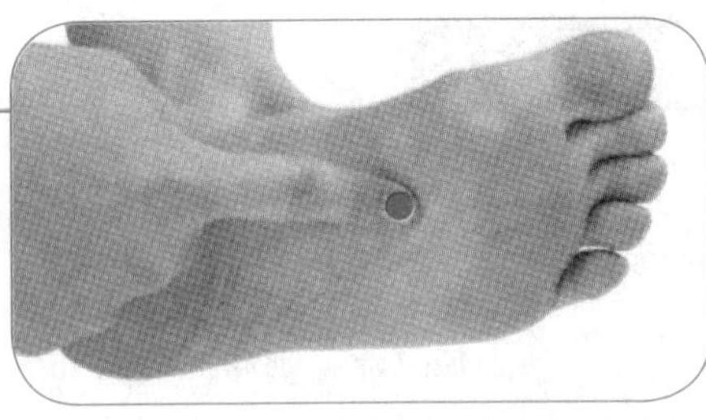

10号穴

位置：涌泉穴内旁开 1 寸。

适用证：急慢性胃肠炎，胃痉挛，腹痛。

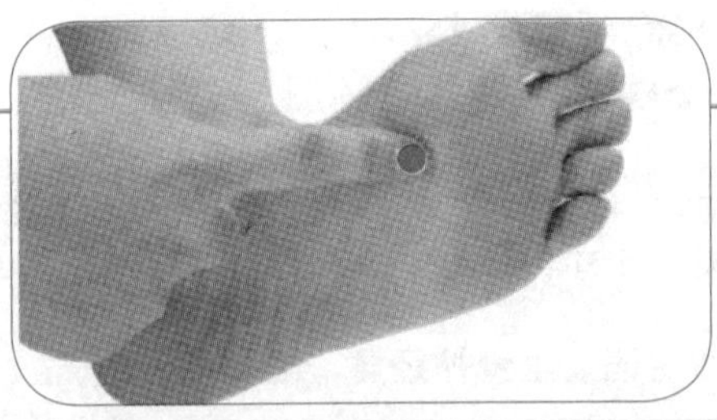

11号穴

位置：涌泉穴外旁开 2 寸。

适用证：肩痛，荨麻疹，坐骨神经痛。

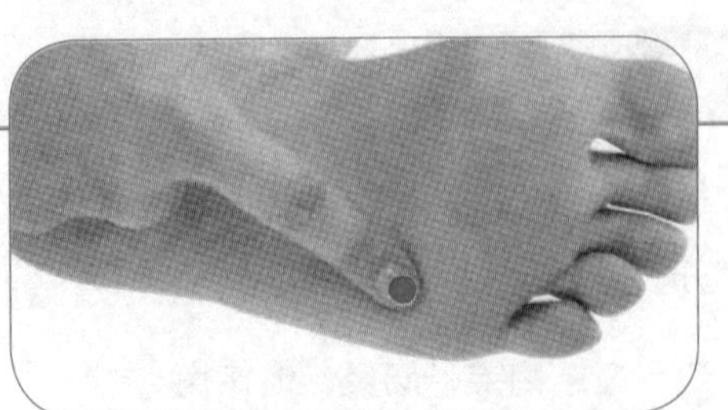

12号穴

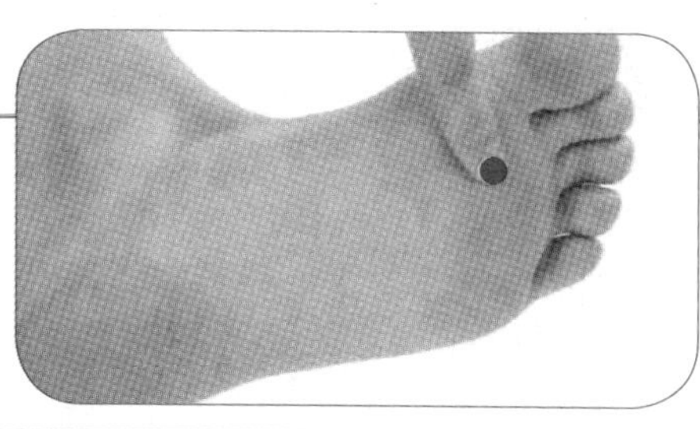

位 置：踇趾与第 2 趾趾蹼间直后 1 寸。

适用证：牙痛。

13号穴

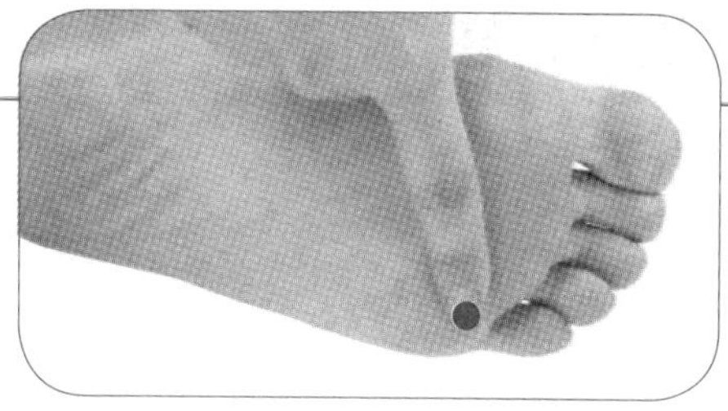

位 置：小趾跖趾关节横纹中点直后 1 寸。

适用证：牙痛。

14号穴

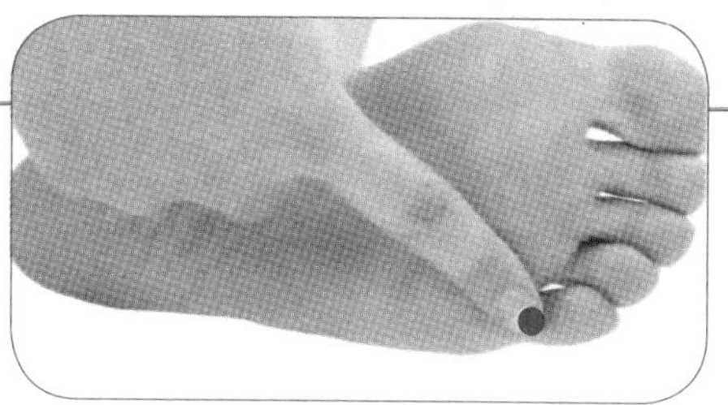

位 置：小趾跖趾关节横纹中点。

适用证：尿频，遗尿。

再生

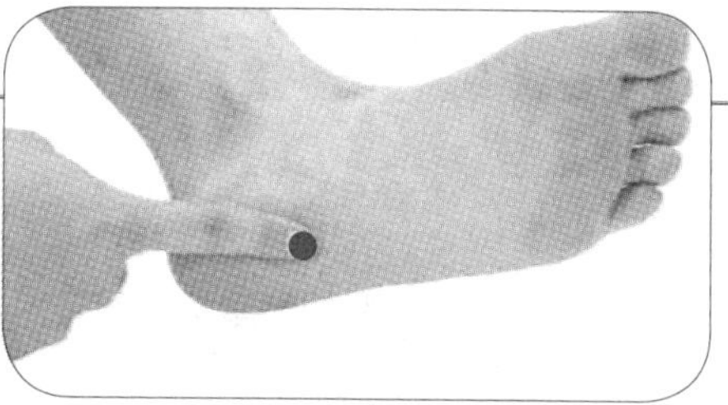

位 置：3 号穴下 0.5 寸。

适用证：脑部恶性肿瘤，鼻衄，鼻塞。

头区

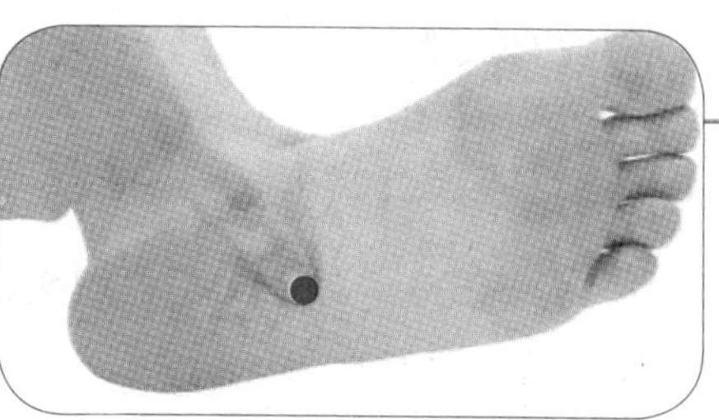

位 置：3 号穴上 0.5 寸。

适用证：头痛，失眠。

目区

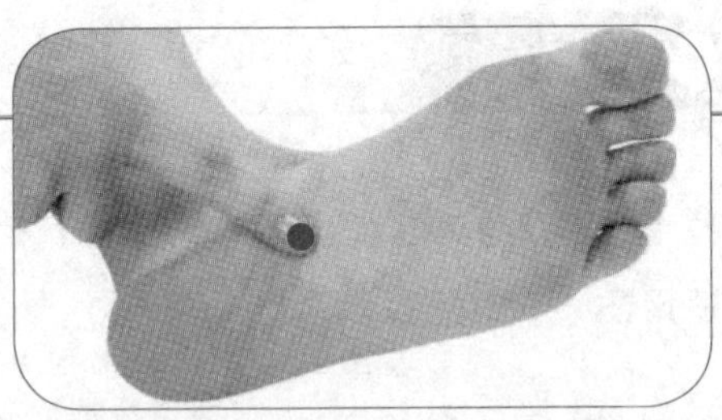

位置：2 号穴上 0.5 寸。

适用证：目赤肿痛。

耳区

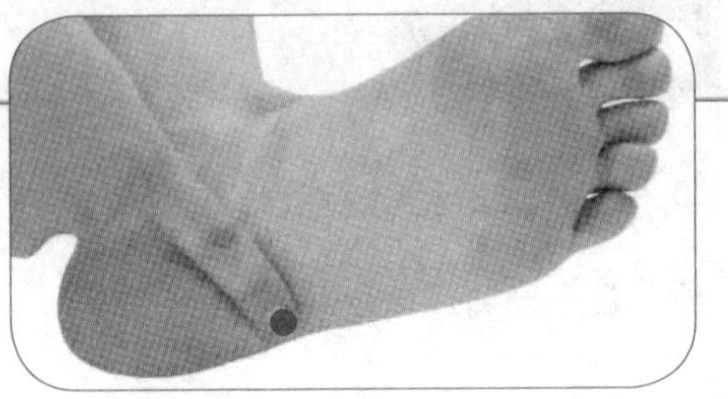

位置：4 号穴上 0.5 寸。

适用证：耳病。

大肠区

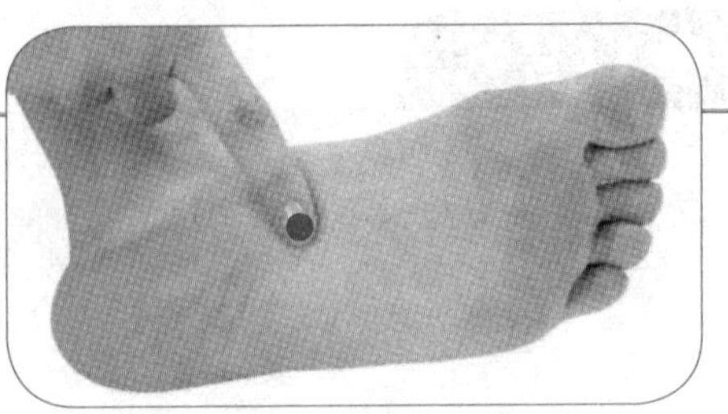

位置：然谷穴下方 1 寸处。

适用证：腹痛，泄泻，阑尾炎，急性胃痛。

小肠区

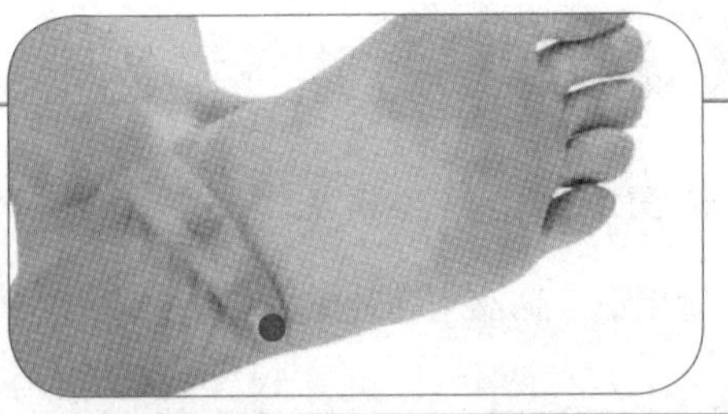

位置：胃区点外旁开 1 寸。

适用证：腹痛，腹泻，阑尾炎，尿闭。

胃区

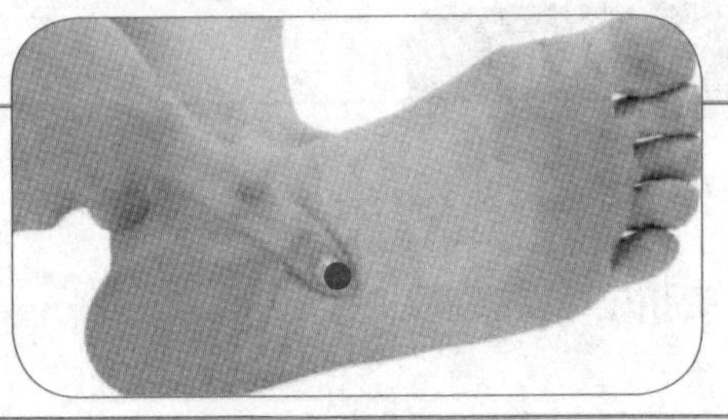

位置：大肠区点外旁开 1 寸。

适用证：癫狂症，急性胃痛，腹痛，泄泻，阑尾炎，牙痛。

脾区

位 置：大肠区点上 1 寸。

适用证：疝痛，小儿惊风，中风不语，急性胃痛，遗精，中风不语。

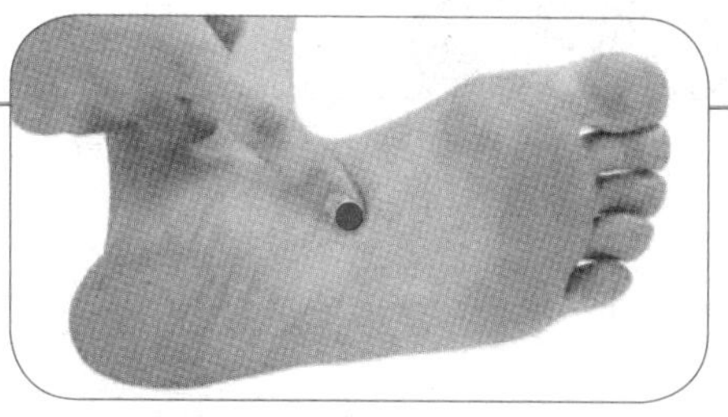

心包区

位 置：胃区点上 1 寸。

适用证：癫狂症，失眠。

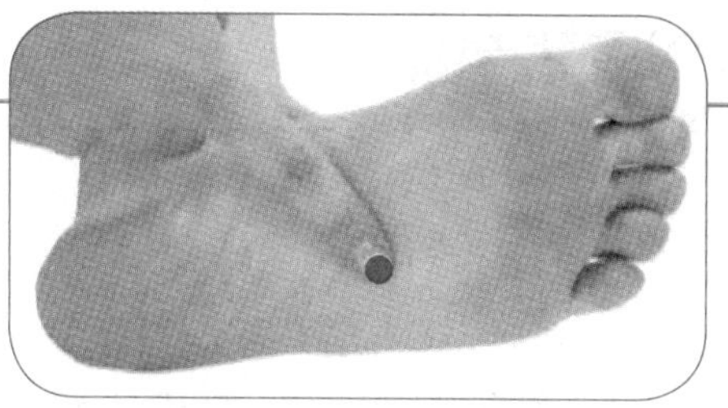

肺区

位 置：脾区点上 1 寸。

适用证：咳嗽，胸痛。

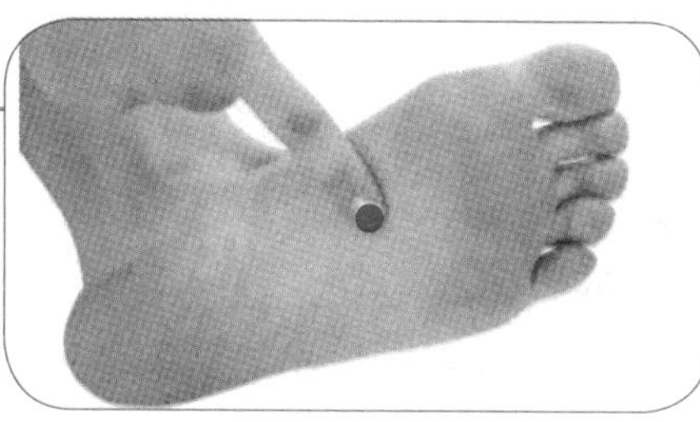

三焦区

位 置：小肠区点上 1 寸。

适用证：咳嗽，胸痛，癃闭，耳鸣。

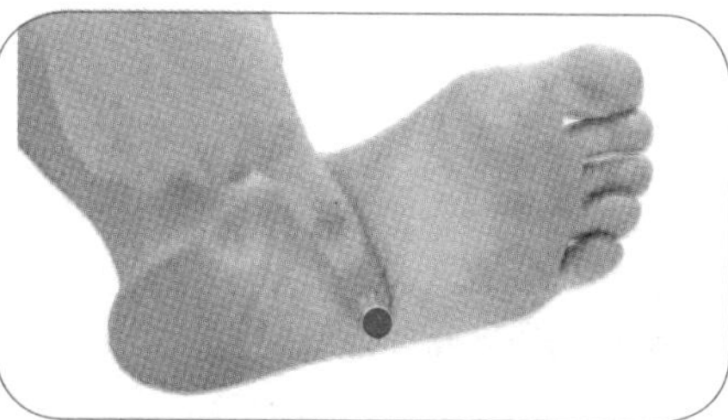

心区

位 置：心包区点上 1 寸。

适用证：高血压，癫狂症、高热昏迷，中风不语，遗精，失眠。

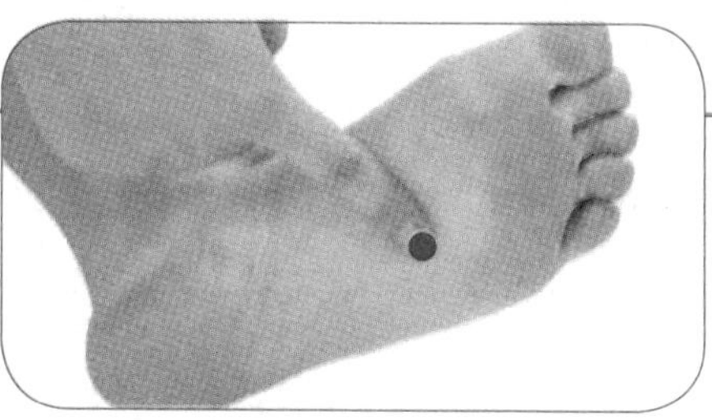

平痛

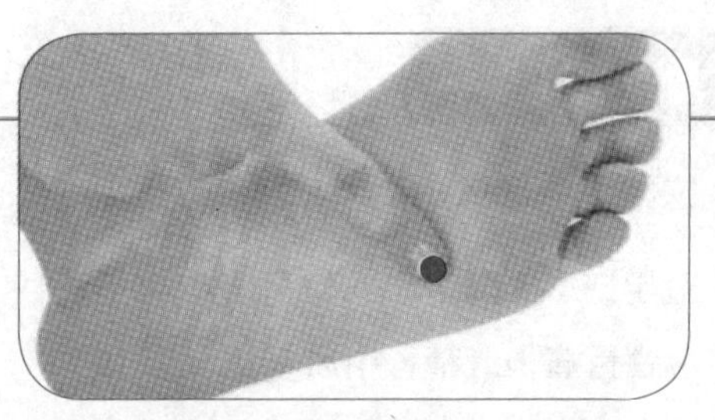

位置：11号穴内旁开1寸。

适用证：腰痛，急慢性肠胃炎，痛经。

肝区

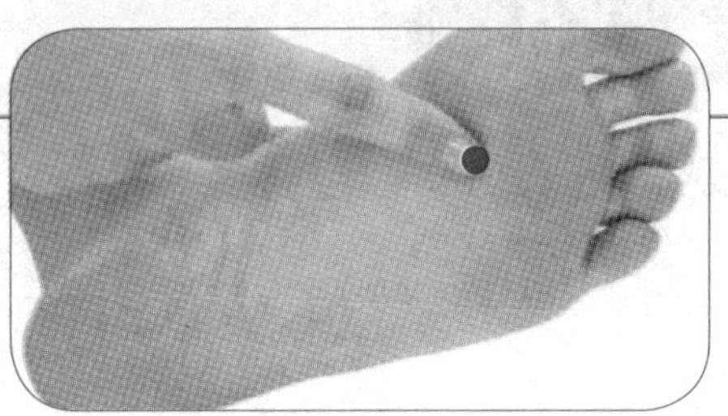

位置：肺区点上1寸。

适用证：疝痛，睾丸痛（炎），高血压，癫狂症，高热昏迷，小儿惊风，中风不语，遗精，头痛，目赤肿痛。

膀胱区

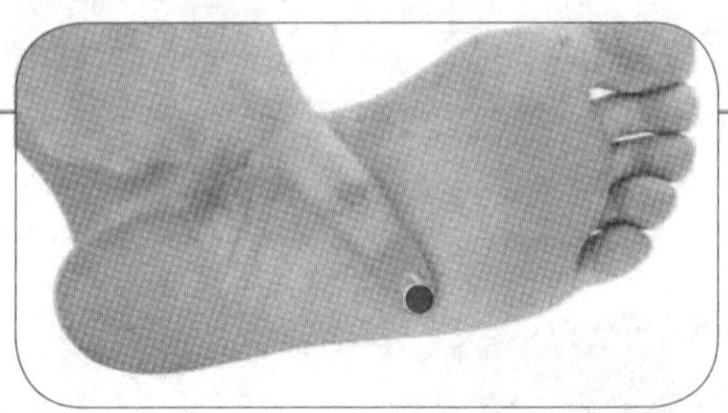

位置：11号穴下0.5寸。

适用证：癃闭，鼻衄，鼻塞，耳鸣。

肾区

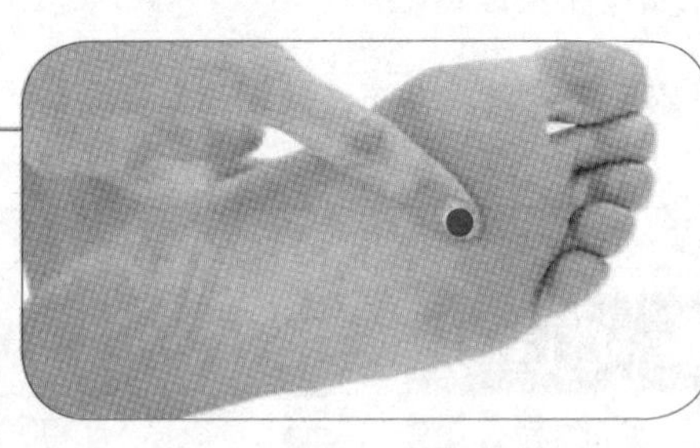

位置：足心包点上1.5寸。

适用证：疝痛，睾丸炎，高血压，高热昏迷，小儿惊风，中风不语，咳嗽，胁痛，小便癃闲，遗精，牙痛，头痛，目赤肿痛。

胆区

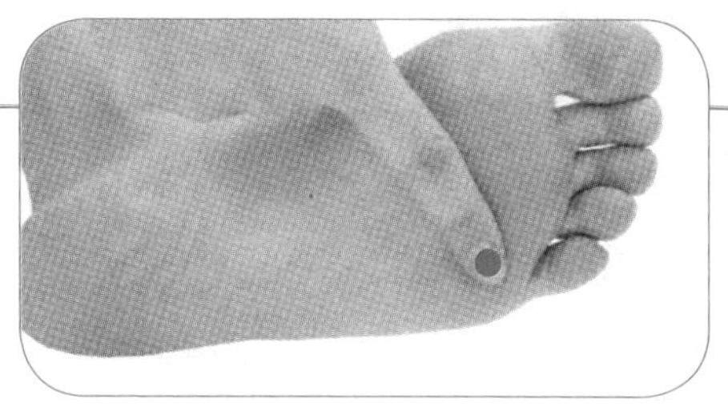

位 置：11 号穴上 0.5 寸。

适用证：高血压，高热昏迷，小儿惊风，咳嗽，肋痛，耳鸣。

癌根 1

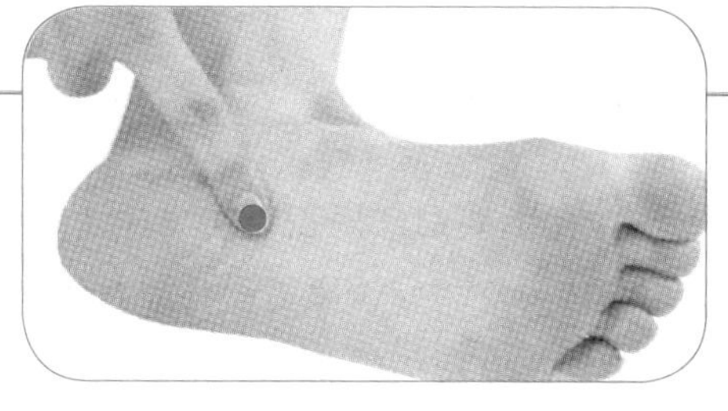

位 置：足底部第 1 跗跖关节向内过白肉际一横指，屈踇肌腱外侧。

适用证：食道癌，胃癌，肝癌，淋巴转移癌，慢粒性白血病。

癌根 2

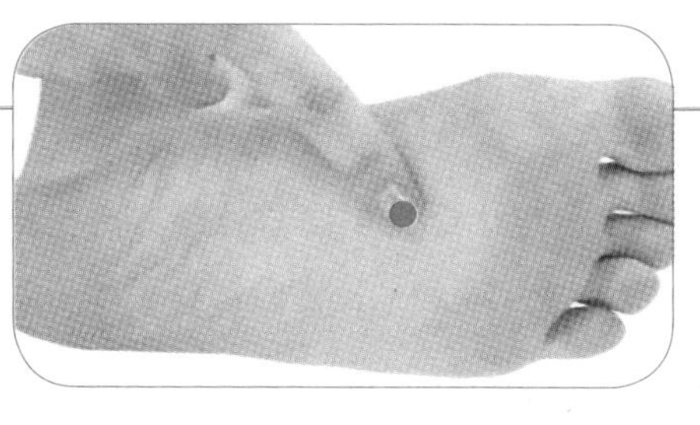

位 置：足底部跖趾关节（踇趾下）向后、向内过赤白肉际各一横指处。

适用证：食道癌，直肠癌，宫颈癌，淋巴转移癌。

炉底三针

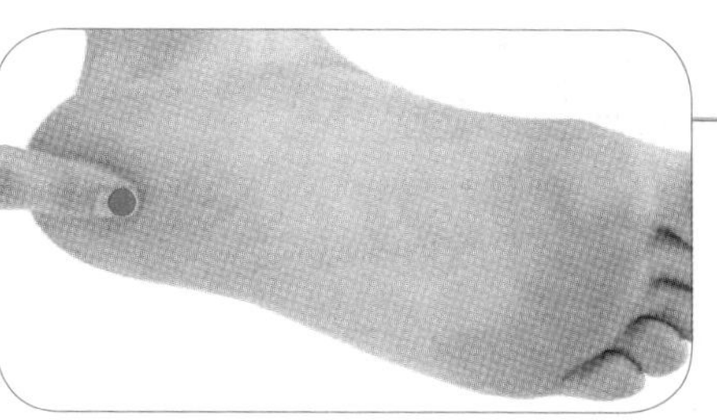

位 置：足底侧，由外踝高点与跟腱之间点引线与足底正中线之交点前 1.5 寸一穴，左右旁开 0.5 寸各一穴，计 3 穴。

适用证：高热，头痛，耳鸣，胃痛，肝脾痛，便秘，臌肠，肠炎，痢疾，腹水，乳腺炎，瘫痪。

癌根3

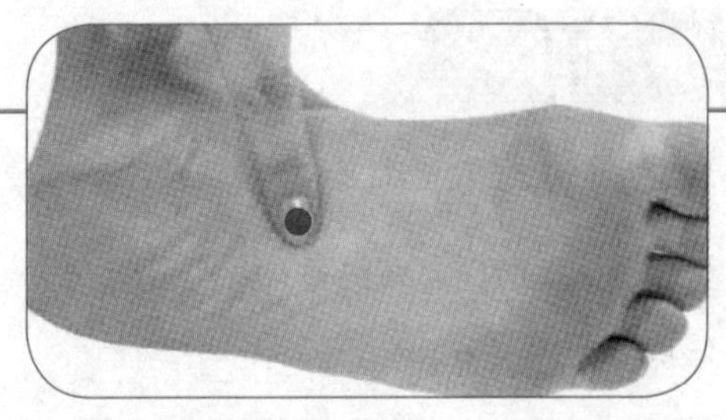

位 置：足底部，直对距跗关节向内过赤白肉际一横指处。

适用证：肝癌，鼻咽癌，乳腺癌。

内外虫曲

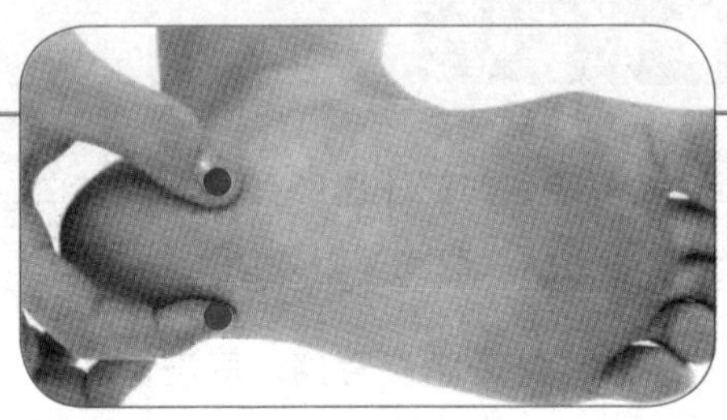

位 置：足后四白穴沿正中在线 3 寸处画一横线，线与内侧缘交点为内曲线，线与外侧缘交点为外曲线。

适用证：足内外翻，下肢瘫痪。

足后四白

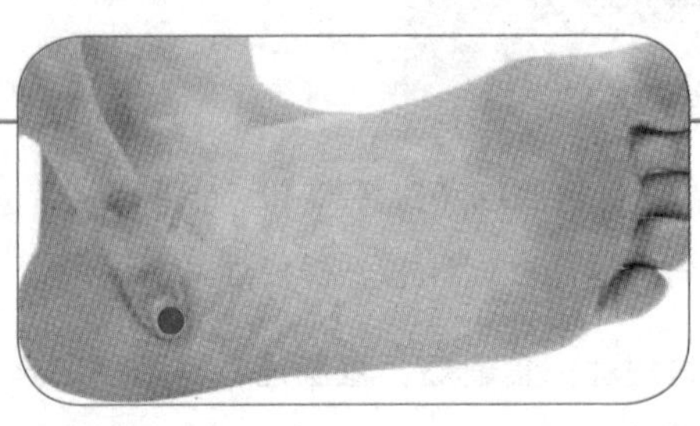

位 置：足底纵正中线与外踝高点至跟腱之间点引垂线的交点。

适用证：脱肛，夜尿，头痛，小儿惊厥，偏瘫，脑脊髓膜炎，垂足，小儿吐乳等。

内踝尖

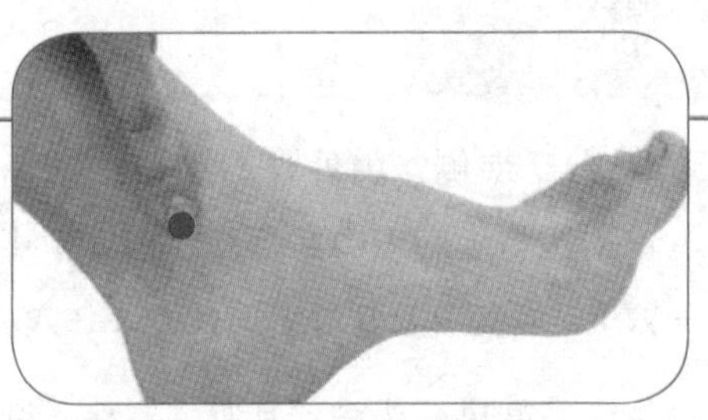

位 置：内踝骨最高点。

适用证：下牙痛，足内转筋，小儿不语，恶漏。

外踝尖

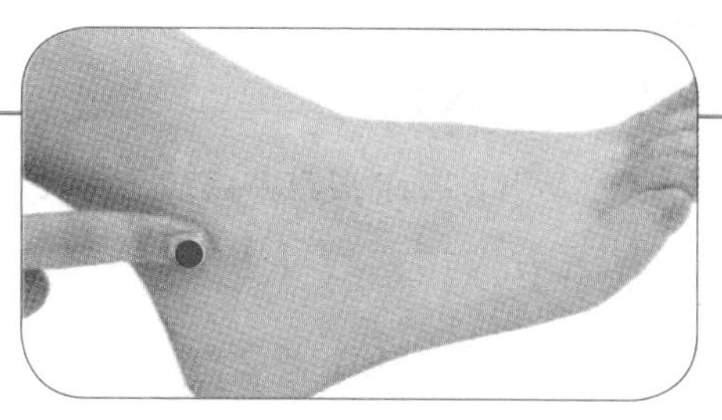

位 置：外踝骨最高点。

适用证：趾挛，牙痛，淋病，小儿重舌，脚气。

八风

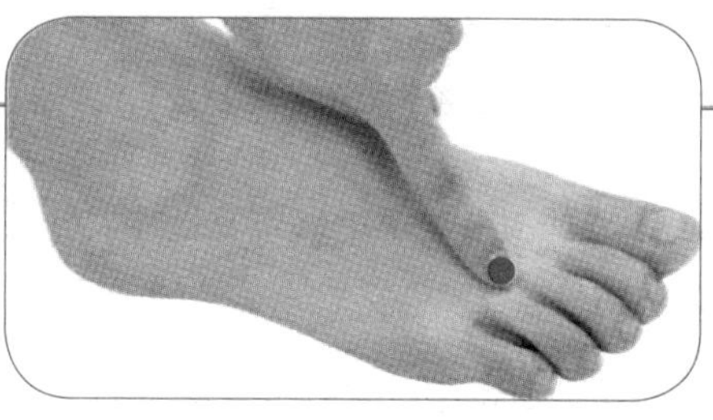

位 置：足背各趾缝端凹陷中左右共8穴。

适用证：脚背红肿，脚气，头痛，齿神经痛，间歇热，肺充血，月经不调，疟疾，蛇咬伤。

1跟平

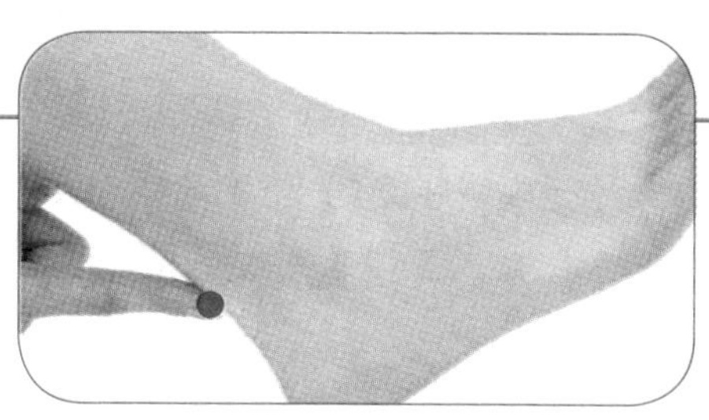

位 置：内外踝连接中点，足跟部小腿三头肌腱上。

适用证：小儿麻痹后遗症。

降压

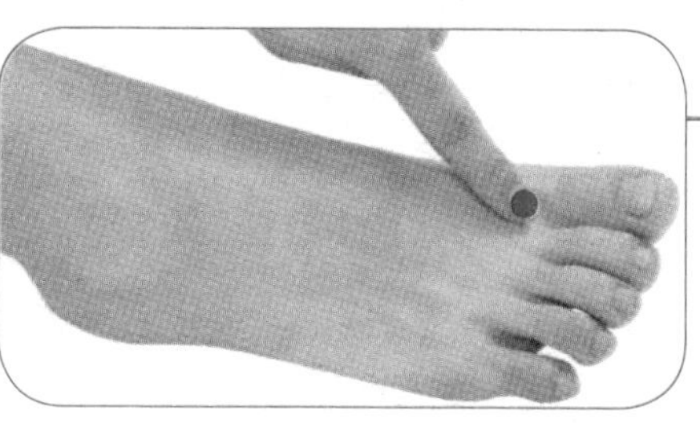

位 置：大敦穴与肝经太冲穴之间连线中点。

适用证：高血压。

趾平

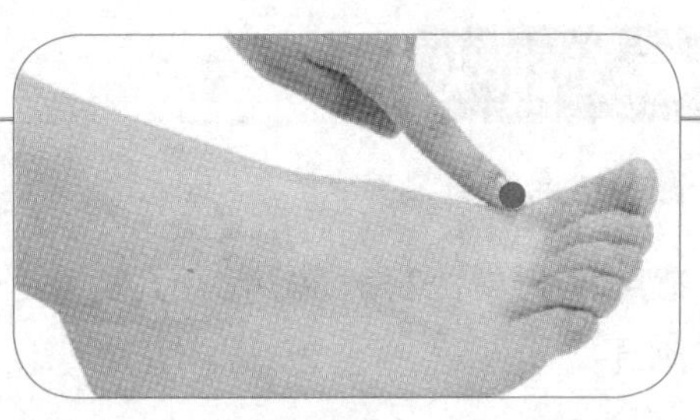

位 置：足背，各趾根三中点，跖趾关节部，左右共 10 穴。

适用证：小儿麻痹症，足下垂。

15号穴

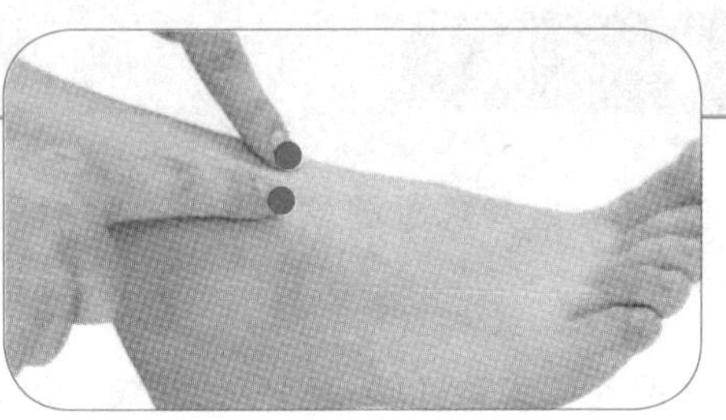

位 置：踝关节横纹中点下 0.5 寸，分两旁凹陷处各 1 穴。

适用证：腰腿痛，腓肠肌痉挛。

16号穴

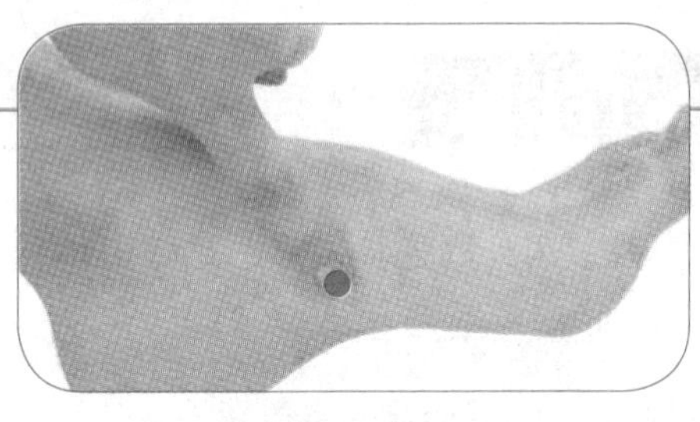

位 置：足内侧舟骨突起上凹陷处。

适用证：高血压，腮腺炎，急性扁桃体炎。

17号穴

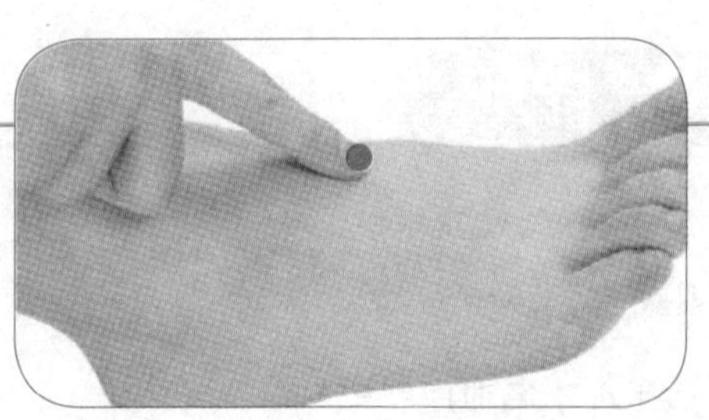

位 置：踝关节横纹中点直下 2.5 寸。

适用证：心绞痛，哮喘，感冒。

18号穴

位 置：足背第 1 跖骨头内前凹陷中。

适用证：胸痛，胸闷，急性腰扭伤。

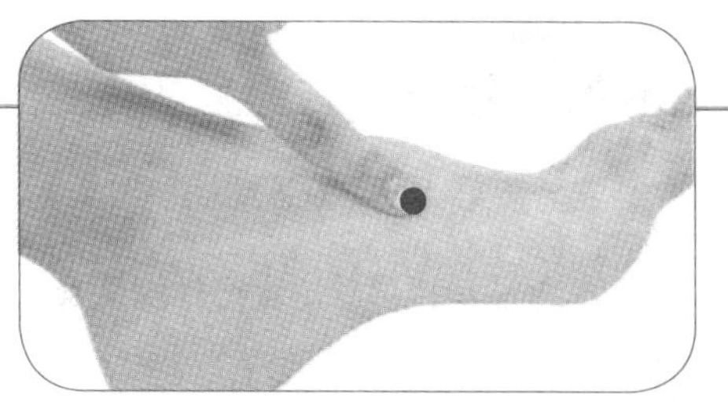

19号穴

位 置：足背第 2、3 趾间趾蹼后 3 寸。

适用证：头痛，中耳炎，急慢性胃肠炎，溃疡病。

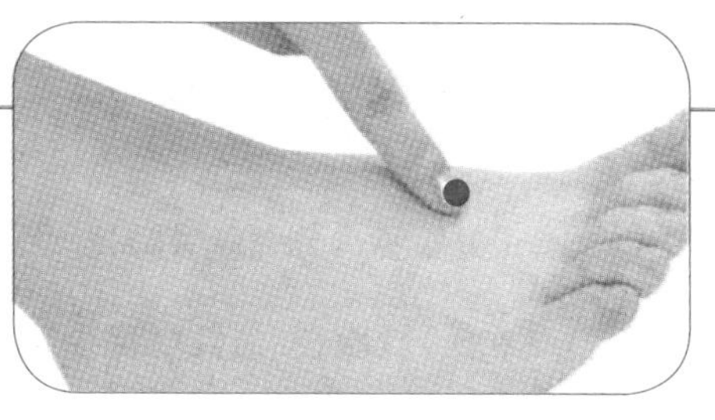

20号穴

位 置：足背第 3、4 趾间趾蹼后 2 寸。

适用证：落枕。

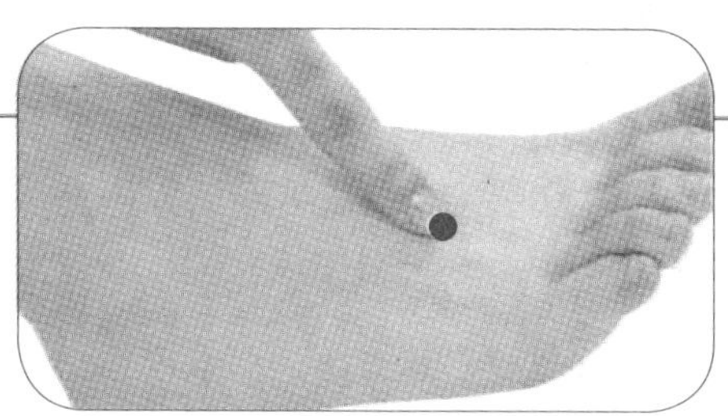

21号穴

位 置：足背第 4、5 趾间趾蹼后 0.5 寸。

适用证：坐骨神经痛，腮腺炎，扁桃体炎。

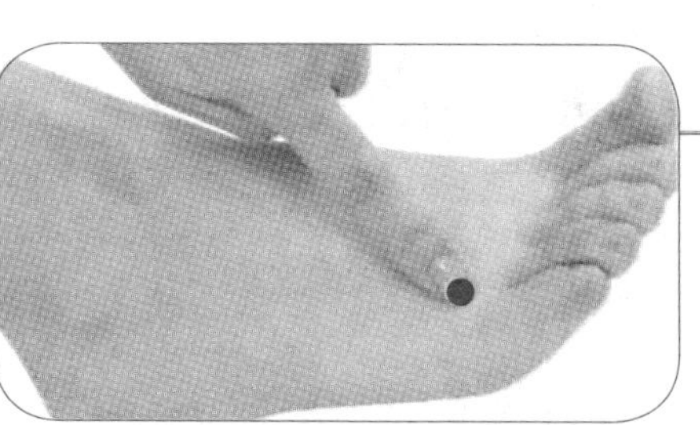

22号穴

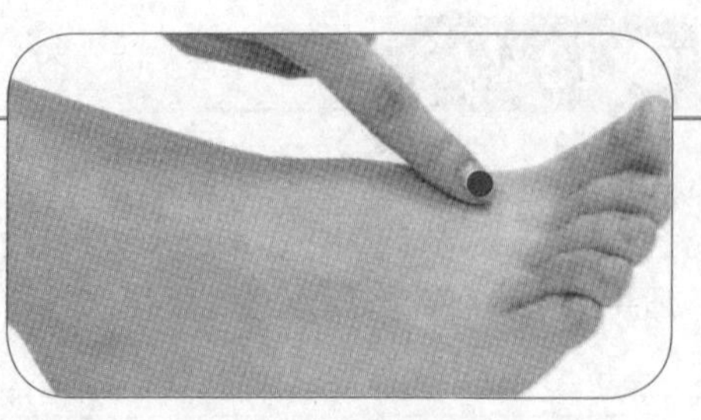

位 置：足背第 1、2 趾趾间后 1 寸。

适用证：急性扁桃体炎，流行性腮腺炎，高血压。

23号穴

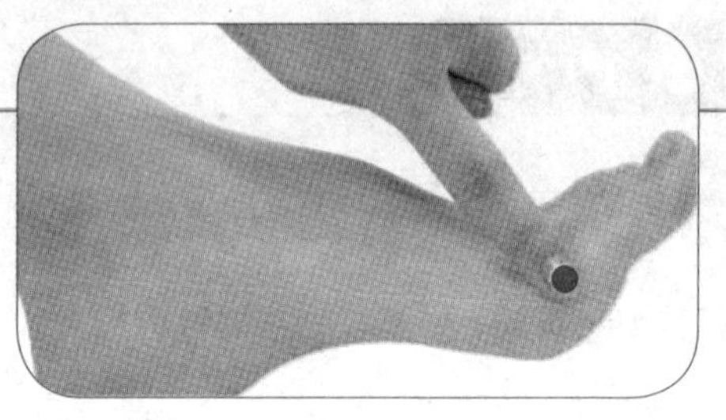

位 置：踇长伸肌腱内侧跖趾关节处。

适用证：高血压，腮腺炎，急性扁桃体炎。

24号穴

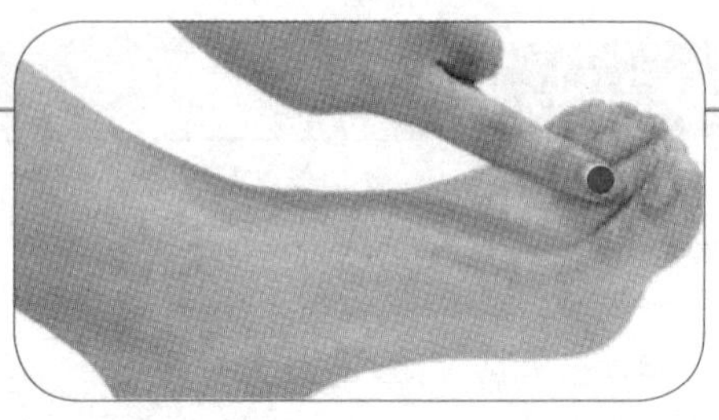

位 置：第 2 趾的第 2 趾关节内侧赤白肉际处。

适用证：头痛，中耳炎。

25号穴

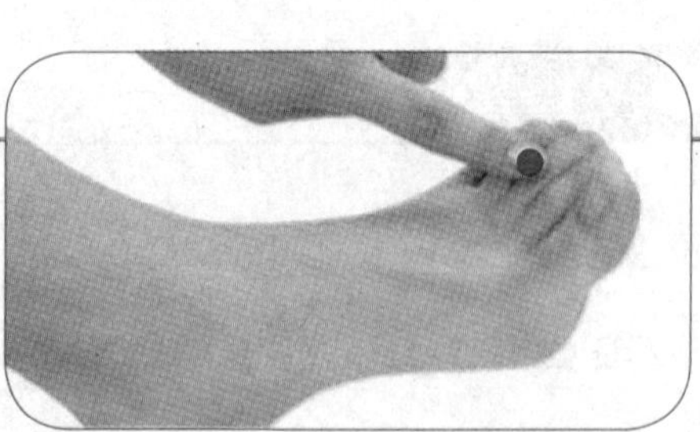

位 置：第 3 趾的第 2 趾关节内侧赤白肉际处。

适用证：头痛。

26号穴

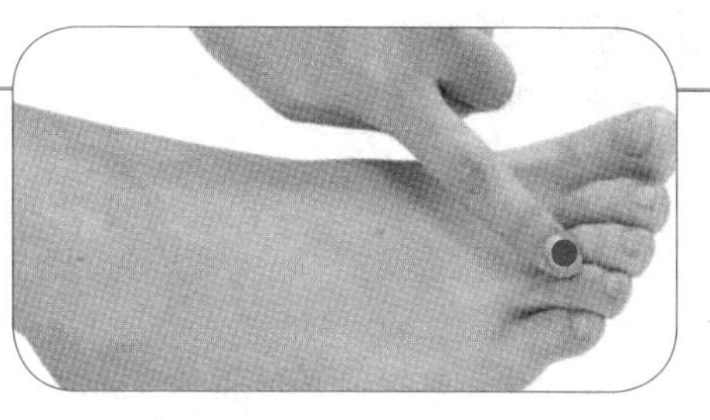

位 置：第 4 趾的第 2 趾关节内侧赤白肉际处。

适用证：头痛，低血压。

27号穴

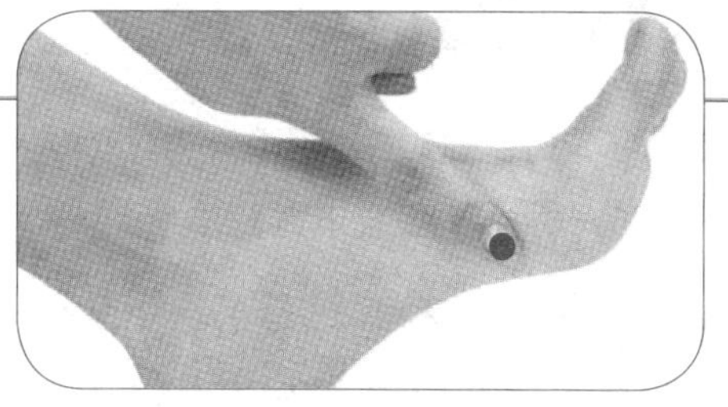

位 置：太白穴与公孙穴连接中点。

适用证：癫痫病，神经衰弱，癔症。

28号穴

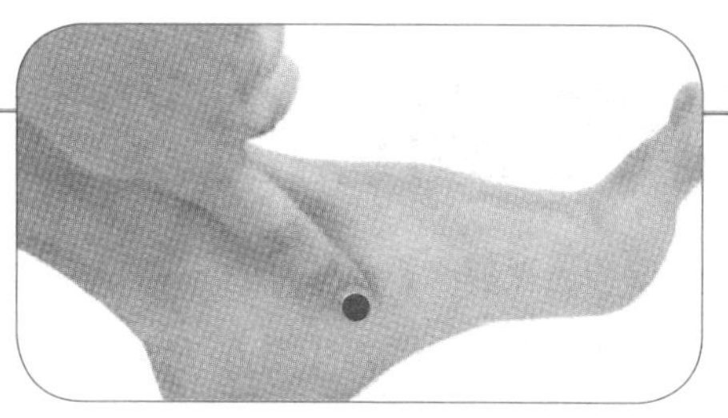

位 置：足内侧舟状骨突起下后凹陷中。

适用证：痛经，功能性子宫出血，附件炎。

29号穴

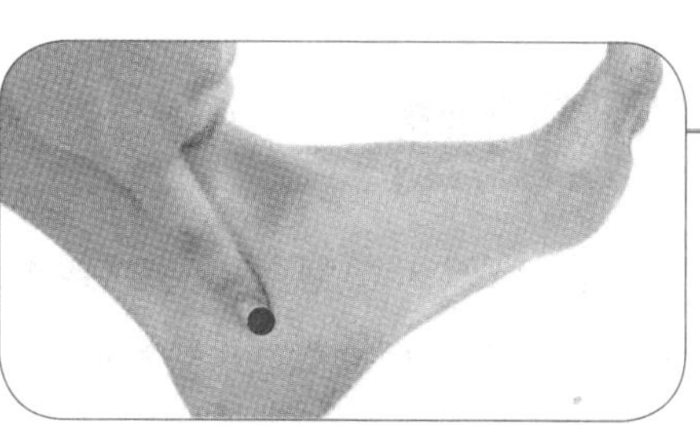

位 置：内踝正中直下 2 寸处。

适用证：功能性子宫出血，支气管炎，支气管哮喘。

30号穴

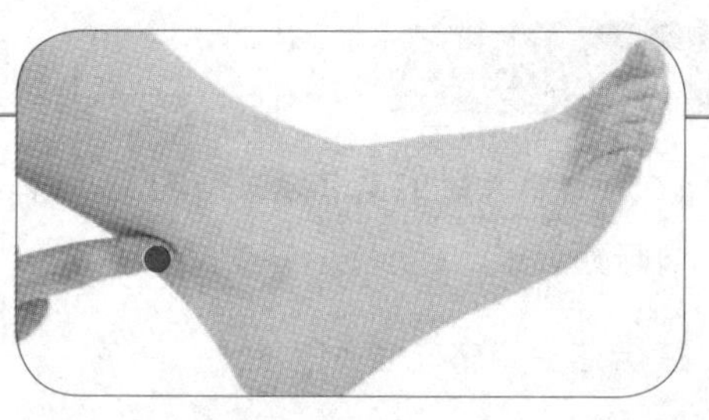

位 置：足外踝后下方，昆仑穴直上 1 寸处。

适用证：坐骨神经痛，腰痛，头痛。

截癌

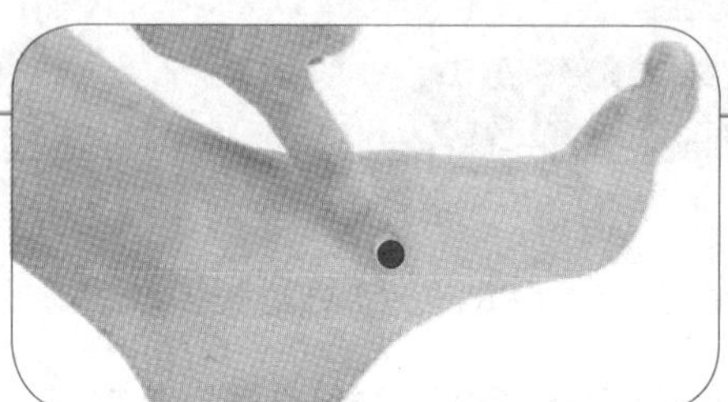

位 置：在足内侧舟骨粗隆下方凹陷直下 0.5 寸处，然谷穴下方 0.5 寸。

适用证：喉癌，鼻咽癌，食道癌，胃癌，乳腺癌，子宫内膜癌，子宫颈癌，肝癌，直肠癌，肺癌等各种癌症。

重肾

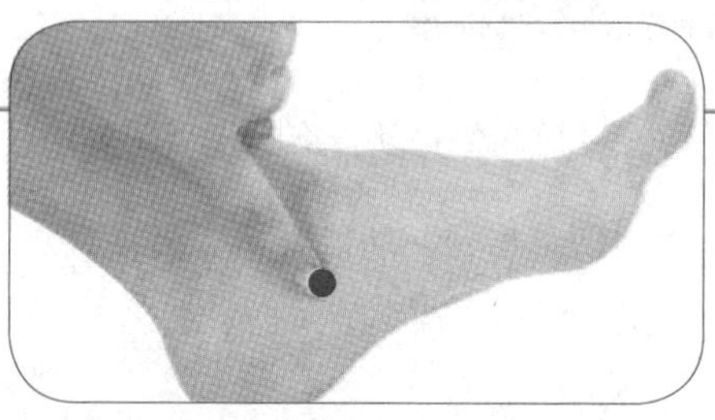

位 置：足踝前缘前 0.5 寸直下，足内侧下缘向足跖移行部，照海穴下 0.5 寸前 0.5 寸处。

适用证：小儿腹股沟疝。

松腹

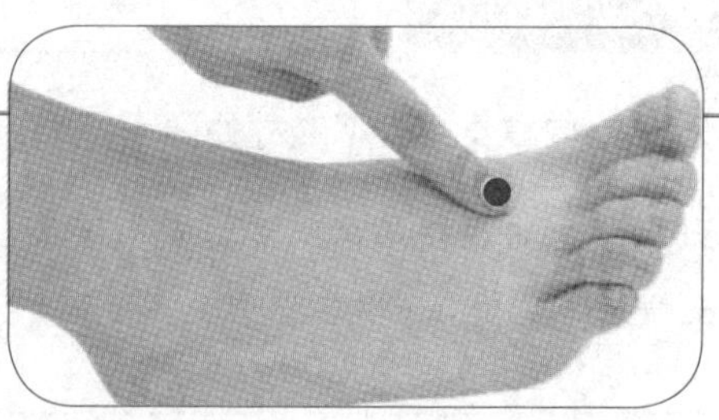

位 置：足背第 2、3 趾骨小头之后缘凹陷稍近内侧处，内庭穴与胃经陷谷穴之间稍近内侧。

适用证：用于阑尾切除手术后麻醉腹肌紧张与疼痛。

旁谷

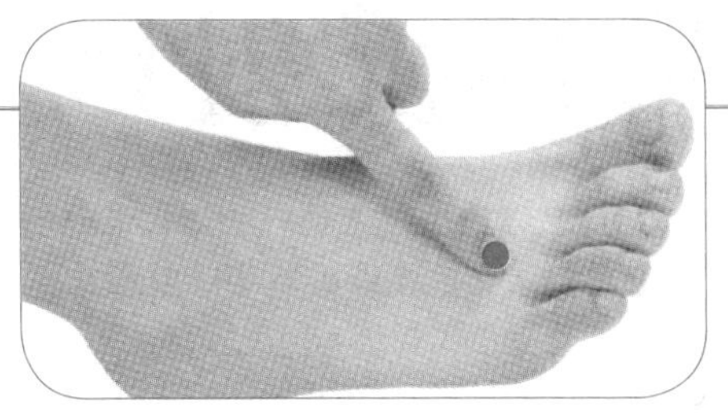

位 置：在足背第 3、4 跖骨间前 1/2 段的中点处。陷谷穴处侧，相隔第 3 胯骨。

适用证：小儿麻痹后遗症。

足中冲

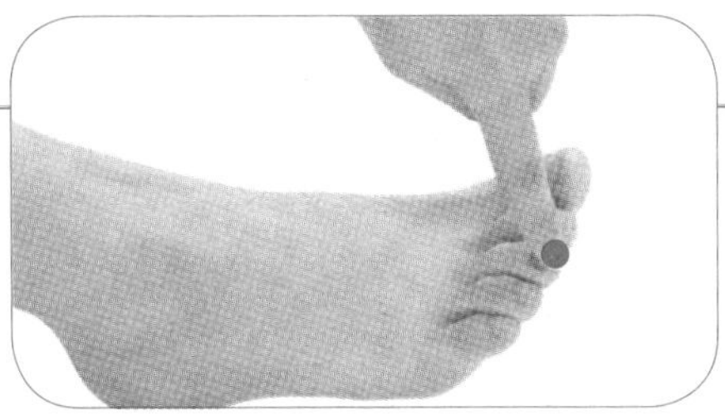

位 置：足第 3 趾趾腹顶端。

适用证：癫痫，心力衰竭，头痛。

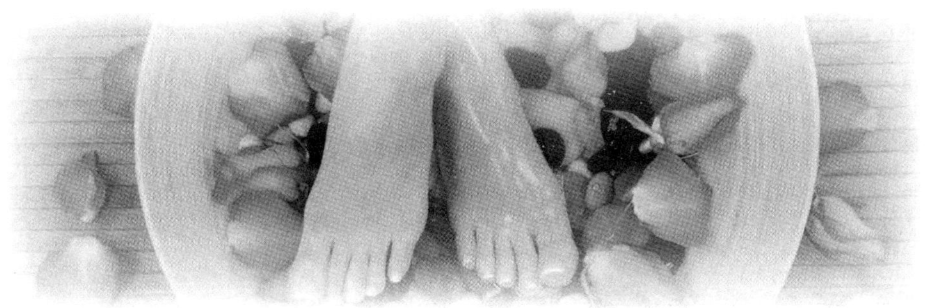

足部按摩师的要求

要刺激足部的反射点，正确的足部保健按摩手法很重要，足疗按摩是通过正确的手法在准确的反射区上进行按摩，以取得消除疲劳或治疗疾病的效果。人的脚上有 60 多个反射点，与人体的主要脏器相对应，受过专业训练的按摩师推拿手法得当，就可以取得应有的效果，反之，则会带来诸多弊端。因此，足底按摩对按摩师的要求比较高。

012 足部反射区

足部按摩是通过正确的手法在准确的反射区进行按摩，人体足部有 60 多个反射点，它们与人体的主要脏器相对应，准确地对应反射点，对取得应有的治疗效果具有决定性的意义。

肾上腺反射区

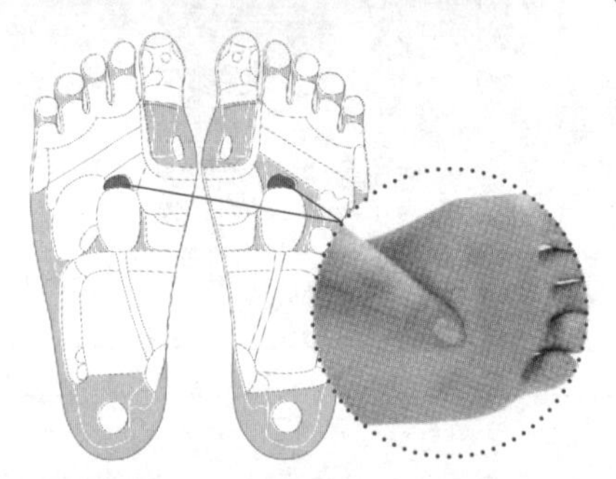

位　置：位于双足足底第 2、3 跖骨体之间，距跖骨头近心端一拇指宽处。

适用证：肾上腺皮质功能亢进或低下、各类感染、炎症、心律不齐、疼痛、过敏性疾病、哮喘、风湿、关节炎、高血压症。

操　作：用中指扣拳法寻找敏感点，向深部多次按压。以出现痛胀或酸麻为佳。

肾反射区

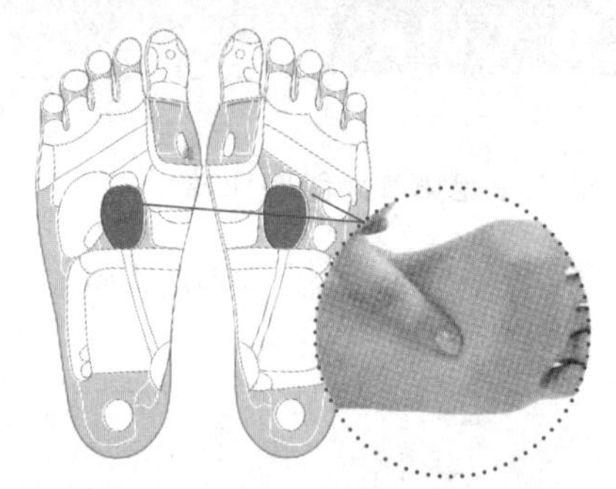

位　置：双足足底第 2、3 跖骨体之间，近跖骨底处（肾上腺反射区下一横指）。

适用证：各种肾脏疾病、水肿、风湿症、关节炎、泌尿感染、高血压、低血压、贫血、动脉硬化、静脉曲张、耳鸣、湿疹。

操　作：示指或中指第一指间关节面施力，由脚趾向足跟方向稍慢推至输尿管区。

输尿管反射区

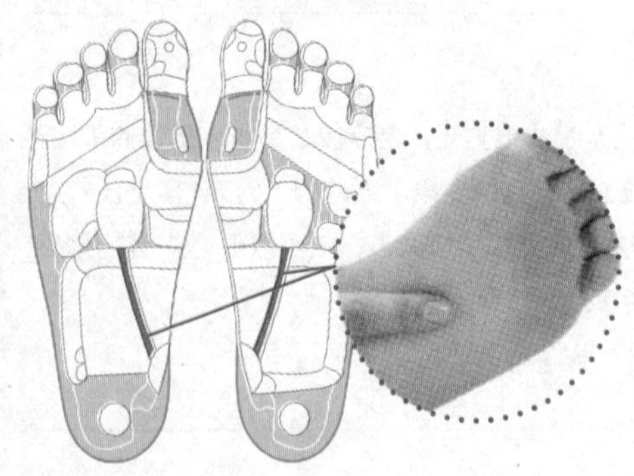

位　置：位于双足掌中膀胱反射区和肾反射区之间，呈线弧形状的片区。

适用证：排尿困难、泌尿系统感染、输尿管结石、输尿管狭窄、高血压、动脉硬化、关节炎、肾盂积水、毒血症、尿毒症。

操　作：用示指和中指第一指间关节面施力，从足趾往足跟方向推至膀胱区。

膀胱反射区

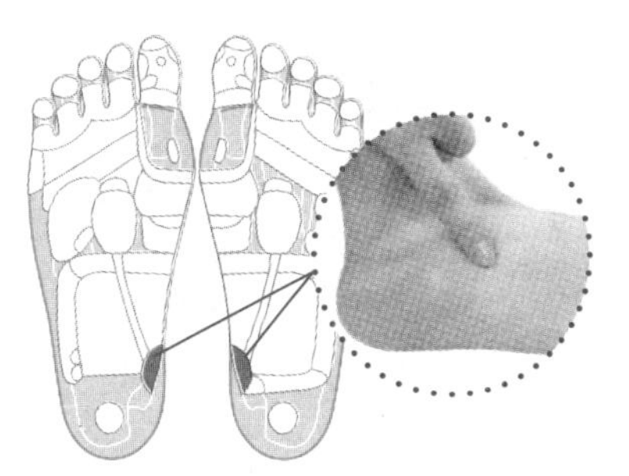

位　置：位于双足内踝前下方，内侧舟骨下方，拇展肌内缘旁。

适用证：泌尿系统疾患、高血压、各种结石、动脉硬化等。

操　作：示指或中指第一节关节顶点定点按压，3 次以上，6 次以下。

额窦反射区

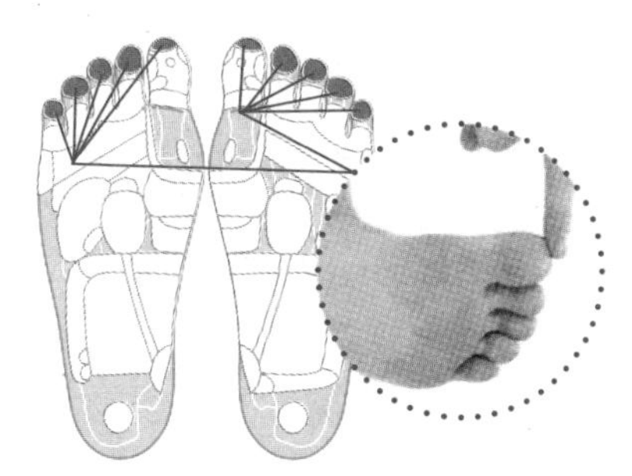

位　置：位于十趾趾端，左额窦反射区在右足上，右额窦反射区在左足上。

适用证：头痛、失眠、发热、感冒及眼、耳、鼻疾患等。

操　作：一手握脚固定，一手示指、中指弯曲，以中指关节施压 6 次以下。

脑垂体反射区

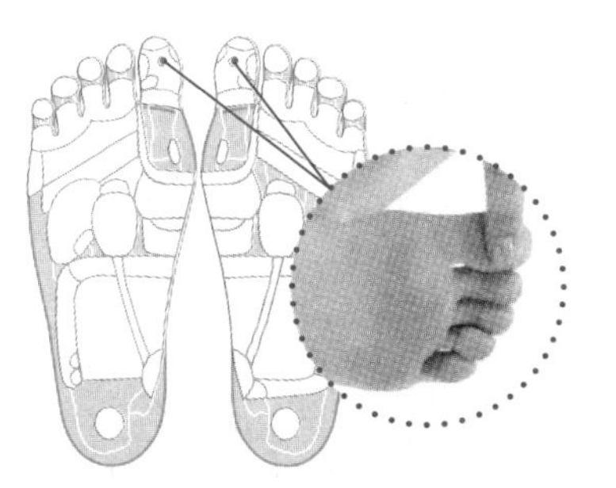

位　置：位于双足踇趾趾腹的中央。

适用证：内分泌失调症、小儿生长发育不良、遗尿、更年期综合征等。

操　作：一手四指挟足背以固定脚踇趾，手腕轻抬施力深入压按或揉，宜揉按。

小脑及脑干反射区

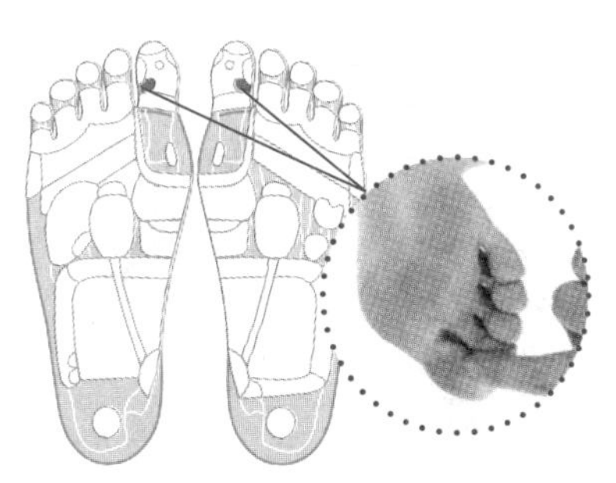

位　置：位于双足踇趾根部靠近第二趾骨处。左、右部分小脑及脑干反射区分别在右、左足。

适用证：脑萎缩、脑震荡、脑肿瘤、心律不齐、心跳过缓、心跳过速、痴呆症、头痛、失眠、头晕、高血压、肌腱关节疾病等。

操　作：使用扣指法或中指扣拳法，定点按压，节奏稍缓，力度均匀。

三叉神经反射区

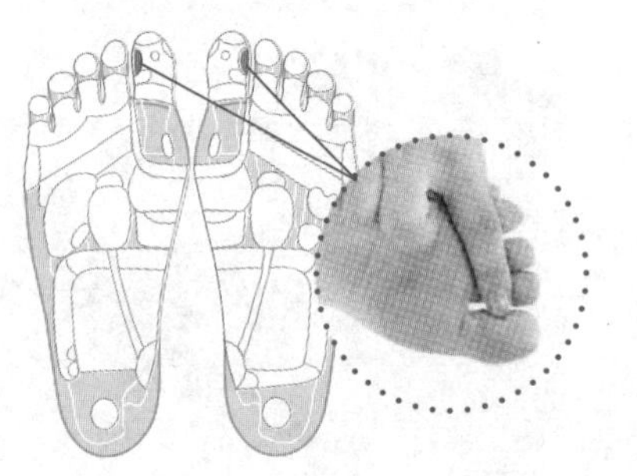

位　置：位于双足跗趾趾腹外侧（靠近第2趾一侧）。左、右侧三叉神经反射区分别在右、左足上。

适用证：头面部及眼、耳、鼻、牙疾患，偏头痛，眼眶痛，面神经瘫痪，中风，斜视，腮腺炎，失眠等。

操　作：使用拇指点揉按法，以拇指点端施力，揉按。

鼻反射区

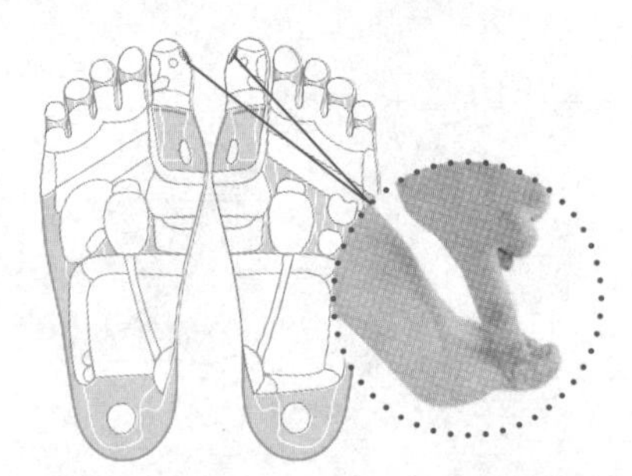

位　置：双脚跗趾远节趾骨内侧自跗趾趾腹边缘延伸到跗趾趾甲根部呈L形。左、右鼻反射区在右、左足上。

适用证：急、慢性鼻炎、鼻塞、过敏性鼻炎、鼻衄、鼻窦炎及上呼吸道疾病等。

操　作：使用拇指点揉按法，以拇指点端揉按施力，节奏稍缓。

颈项反射区

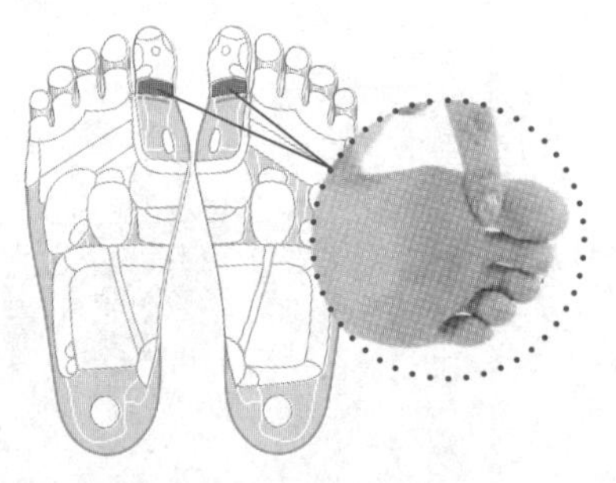

位　置：位于双足跗趾趾根的区域，左、右颈项反射区分别在右，左足上。

适用证：颈部酸痛、颈部损伤、高血压、落枕、颈椎病、消化道疾病等。

操　作：示指端沿着脚背面拇趾根部，由内向外侧推压，均向心施力。

颈椎反射区

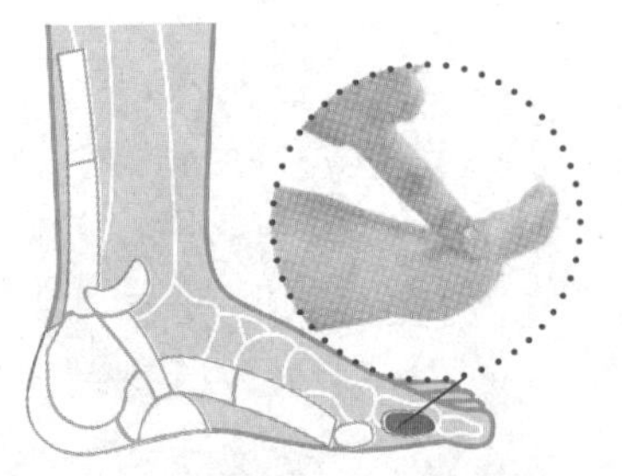

位　置：位于双足跗趾根部内侧横纹肌尽头处。

适用证：各种颈椎病变、颈项僵硬、疼痛等。

操　作：以示指第二节指骨内侧固定于反射区位置，拇指点在其上施力，定点按压。

甲状旁腺反射区

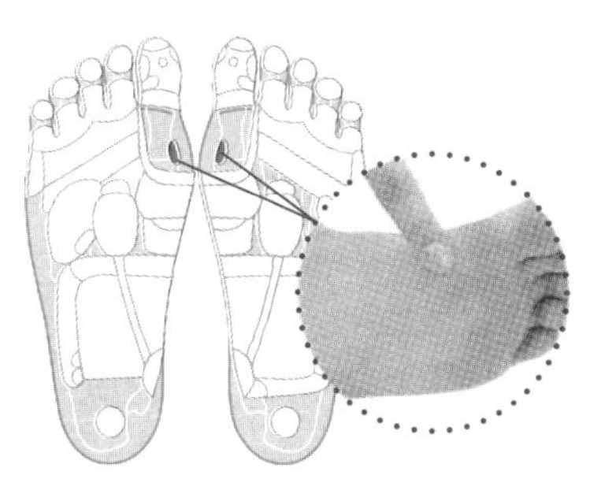

位　置：位于双足掌内侧缘第 1 跖趾关节前方凹陷处。

适用证：甲状腺功能低下及功能亢进引起的病症、失眠、喉及气管痉挛、惊厥等。

操　作：拇指点在其上施力，中指置拇趾与第 2 趾间不施力，节奏缓。

甲状腺反射区

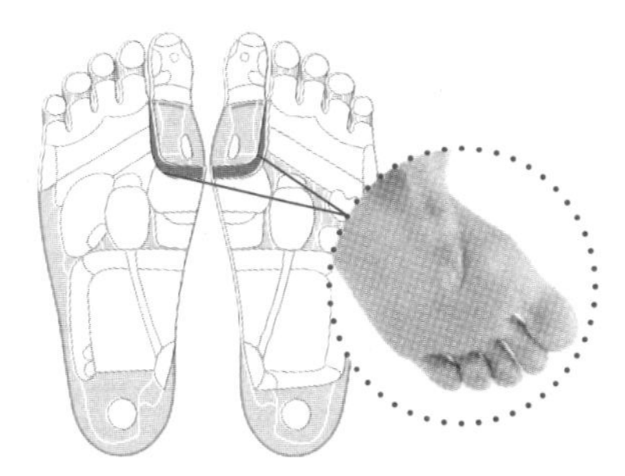

位　置：双足足底踇趾与第 2 趾蹼处沿第一跖骨头向内呈“L”形带状。

适用证：甲状腺炎、心悸、失眠、情绪不稳、消瘦、肥胖症、甲状腺肿大、甲状腺功能亢进或低下等。

操　作：一手握足背，一手点端推按，由内向外拐弯处直推按至指缝施力。

眼反射区

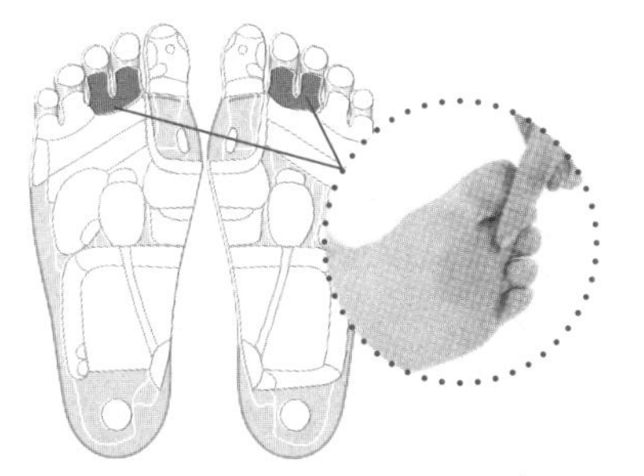

位　置：位于双足足底第 2 趾和第 3 趾，额窦反射区至中节趾骨根部之间的范围。左、右眼的反射区在右足、左足上。

适用证：结膜炎、视神经炎、青光眼、白内障、近视、远视、斜视，迎风流泪等。

操　作：用示指或中指第 1 指关节在趾根部、横纹处取四个方向施力按压。

耳反射区

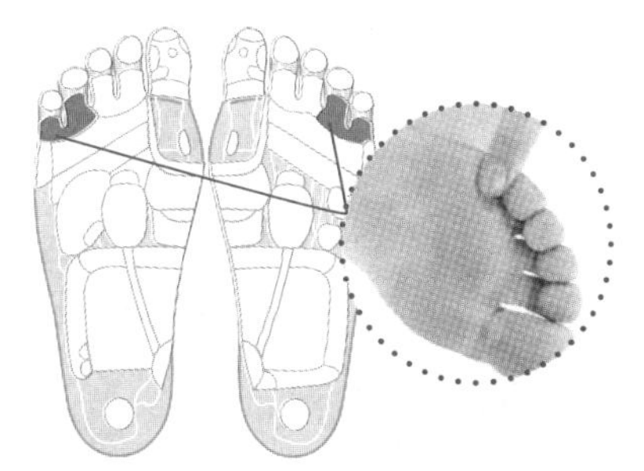

位　置：双足足底第 4、5 趾，额窦反射区至中节趾骨根部之间的范围。左耳的反射区在右足上，右耳的反射区在左足上。

适用证：耳疾、鼻咽癌、晕眩、晕车、晕船等。

操　作：一手示指、中指关节在反射区足底趾根、横纹处取三个方向按压。

斜方肌反射区

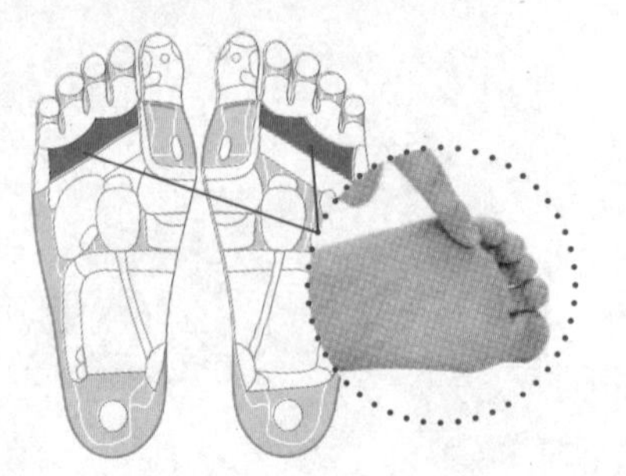

位　置：位于双足底耳、眼反射区下一指，自甲状腺反射区到肩反射区之间约一拇指宽的横带状。

适用证：肩、颈、上肢及背部疼痛，手无力酸麻，肩活动受限，落枕等。

操　作：使用中指横按法，施力点为示指第 2 指关节侧面。

肺及支气管反射区

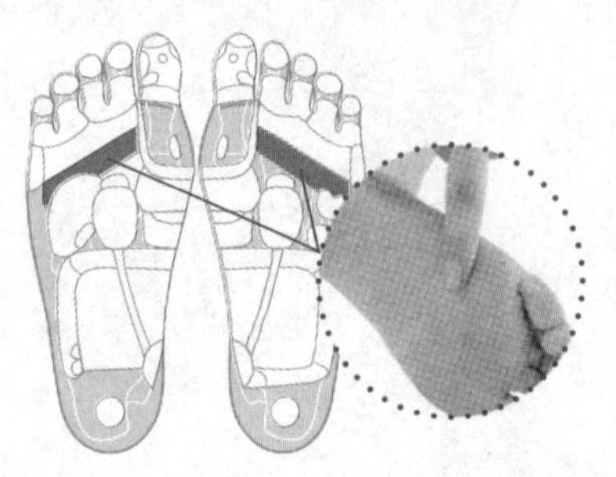

位　置：位于双足斜方肌反射区下方一拇指宽处，支气管反射区为肺反射区的中部向第 3 脚趾延伸。

适用证：上呼吸道炎症、胸闷、肺炎、肺结核、支气管炎、肺气肿等。

操　作：使用示指横按法，一手持足背，另一手示指第二节向内和向外推刮。

胃反射区

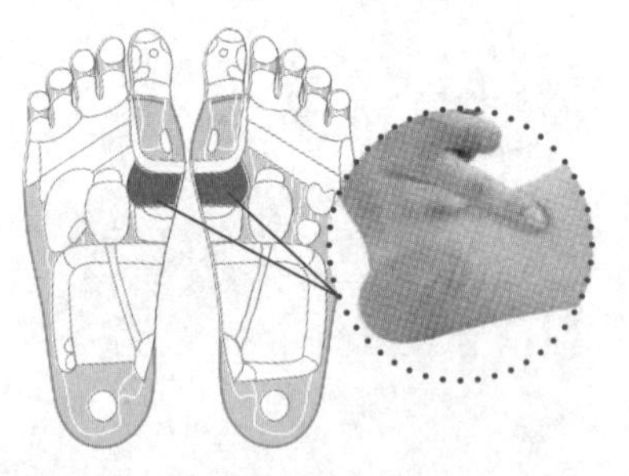

位　置：位于双足掌第 1 跖趾关节后方，约一横指宽。

适用证：胃部疾病、消化不良、糖尿病、胰腺炎、胆囊疾病等。

操　作：示指横按法，一手握足，另一手示指第 2 指节背面横着施力，足趾往足跟推按。

脾反射区

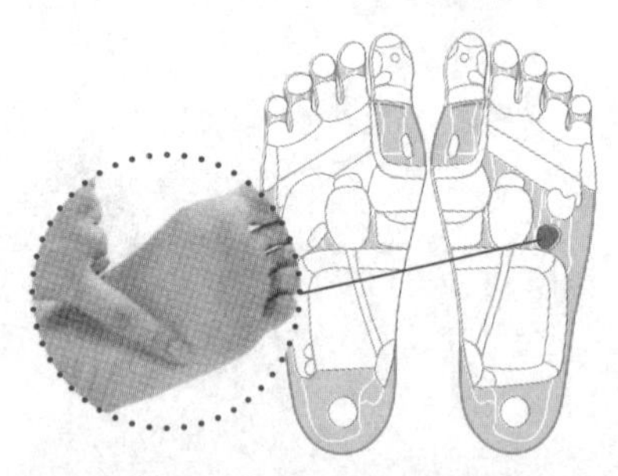

位　置：左足掌第 4、5 趾骨之间，心脏反射区下一拇指处。

适用证：消化系统疾病、发热、炎症、高血压、肌肉酸痛、皮肤病、增强免疫力及抗癌能力等。

操　作：示、中指扣拳法，一手握足背，另一手的示、中指第 1 指间关节顶点揉压。

降结肠反射区

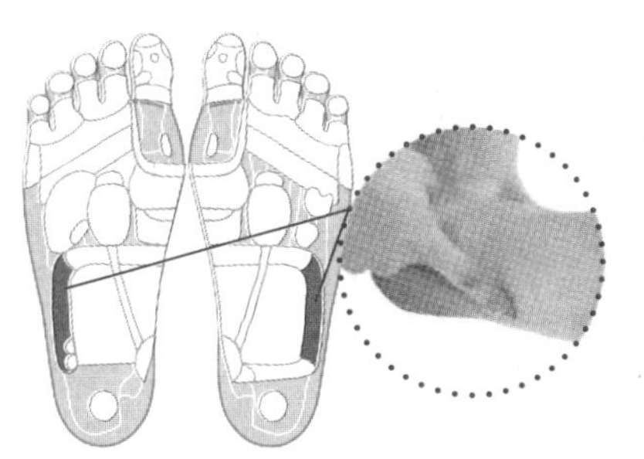

位　置：位于左足掌跟前外侧相对于第 4、5 跖骨间竖带条状区域。

适用证：便秘、腹泻、慢性肠炎等。

操　作：示、中指扣拳法，一手握足背，一手示、中指第 1 指间关节顶点施力从足趾到足跟推按。

胰反射区

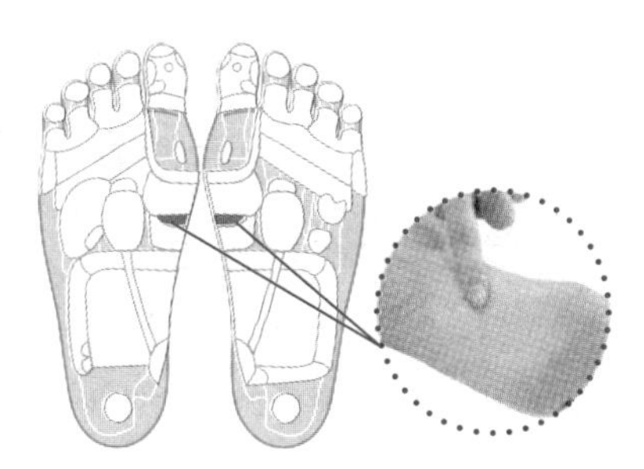

位　置：位于双足掌内部一侧第 1 跖骨中下段，在十二指肠和胃反射区之间。

适用证：胰腺炎、胰腺肿瘤、糖尿病、消化系统疾患，胰腺功能低下及亢进。

操　作：示指横按法，一手握足，一手示指第 2 指节背面横着施力，足趾向足跟推按。

十二指肠反射区

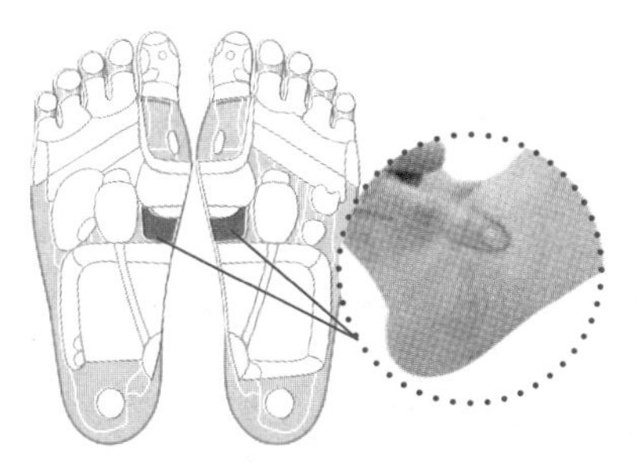

位　置：位于双足掌第一跖骨最后一段，胰反射区的后方。

适用证：十二指肠疾病、消化不良、腹胀、食欲不振、发育不良、食物中毒等。

操　作：一手握足，另一手示指第 2 指节背面横着施力，足趾往足跟推按，3 次以上，6 次以下。

小肠反射区

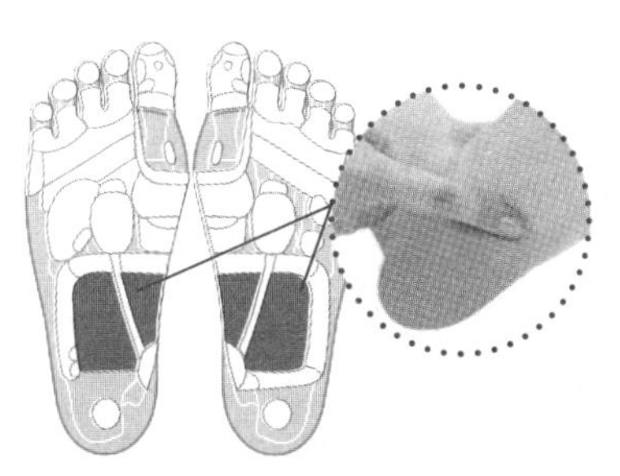

位　置：位于双足掌足弓凹入区，被开结肠、横结肠、降结肠、乙状结肠及直肠等反射区包围的部分。

适用证：小肠炎症、胃肠胀气、腹泻、腹痛、免疫功能低下、发热、心脏病。

操　作：一手握足背，一手半握拳，示、中指顶点竖起垂直施力，往足跟方向刮按。

横结肠反射区

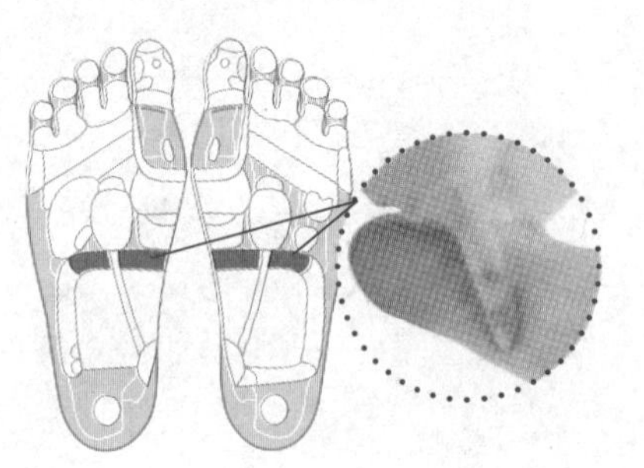

位　置：位于双足掌中间，横越足掌呈横带状。

适用证：腹痛、腹泻、便秘、结肠炎等。

操　作：示、中指扣拳法，一手握足背，另一手的示、中指第 1 指间关节外端施力。

乙状结肠及直肠反射区

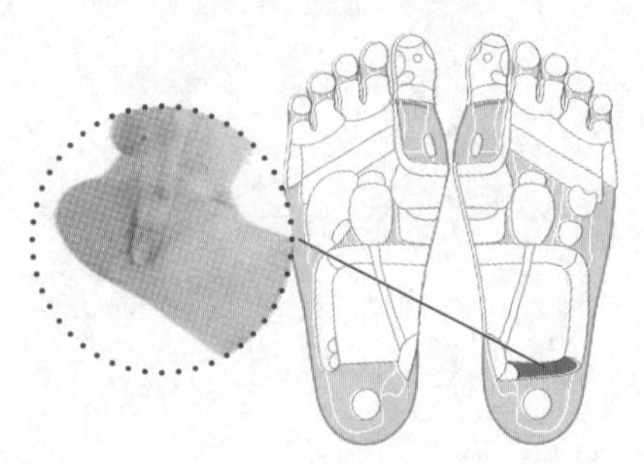

位　置：左足掌跟骨前缘成一横带状区域。

适用证：直肠疾病、结肠炎、肛裂、肠息肉、便秘、痔疮等。

操　作：示、中指扣拳法，一手握足背，一手示、中指中节内侧缘顶点施力由外向内侧推按。

肛门反射区

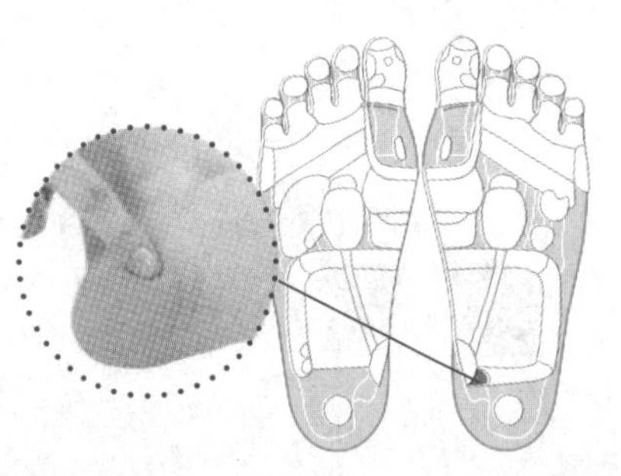

位　置：直肠反射区末端，与膀胱反射区相邻，在左足掌跟骨前缘。

适用证：痔疮、肛周围炎、直肠癌、便秘、肛裂、脱肛等。

操　作：示、中指扣拳法，一手握足背，一手示、中指第一指间顶点施力垂直定点按压。

肝反射区

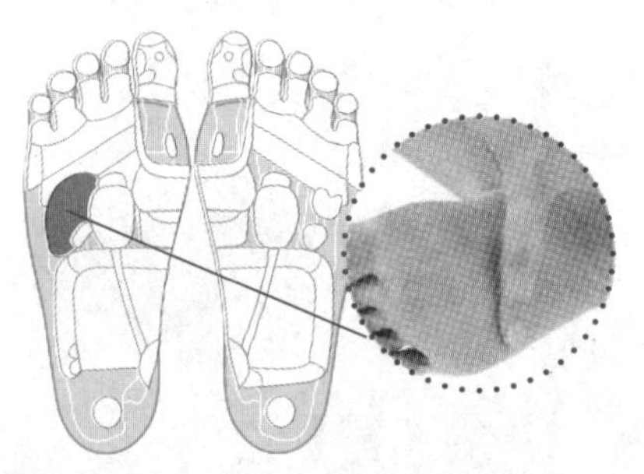

位　置：右足掌第 4、5 跖骨间。

适用证：肝脏疾病、血液疾病、高血脂、中毒、消化不良、眼病、胆囊炎、肾脏疾病。

操　作：示、中指扣拳法，一手握足背，另一手示、中指中节顶点施力垂直定点按压。

胆囊反射区

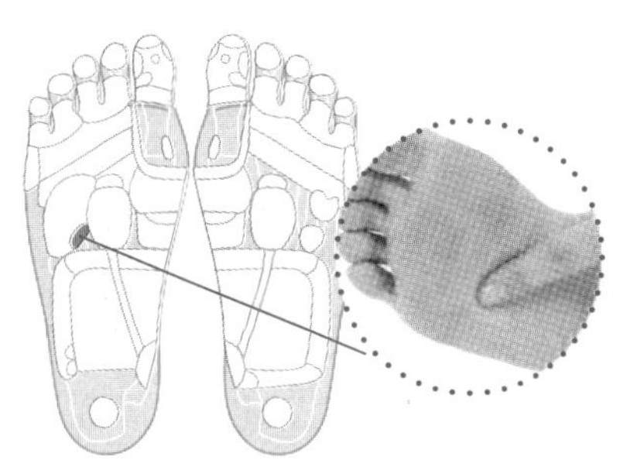

位　置：右足掌第 4 跖骨与第 5 跖骨间肝脏反射区内下方反射区深部。

适用证：胆囊疾病、肝脏疾病、黄疸、消化不良、失眠、皮肤病、痤疮等。

操　作：使用示、中指扣拳法，一手握足背，另一手示、中指中节侧缘顶点施力定点按压。

盲肠及阑尾反射区

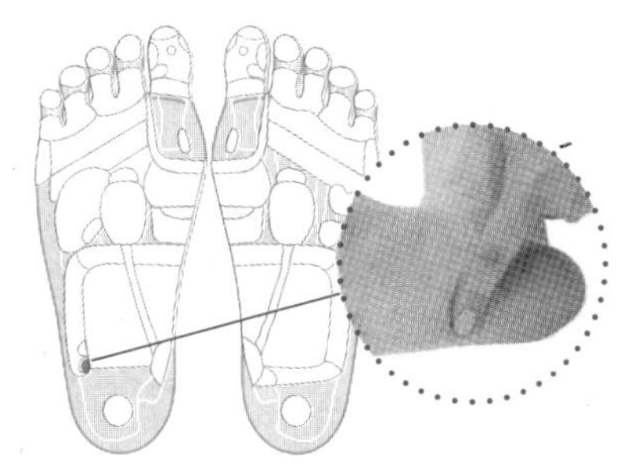

位　置：右足掌跟骨前方，第 4、5 趾间的垂直线上。

适用证：阑尾炎、下腹部胀痛等。

操　作：示、中指扣拳法，一手持足背，一手示、中指第 1 指间关节顶点施力定点按压。

回盲瓣反射区

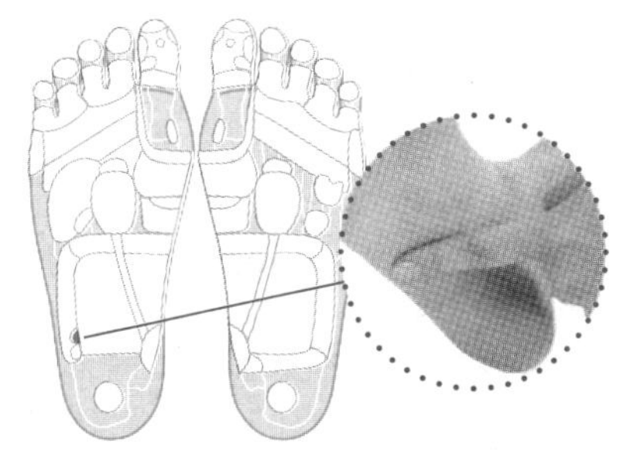

位　置：右足掌跟骨前方位置，靠近外侧部位，在盲肠反射区的上方。

适用证：回盲瓣功能失常、下腹胀气等。

操　作：示、中指扣拳法，一手持足背，一手示、中指第一指间关节顶点施力定点按压。

升结肠反射区

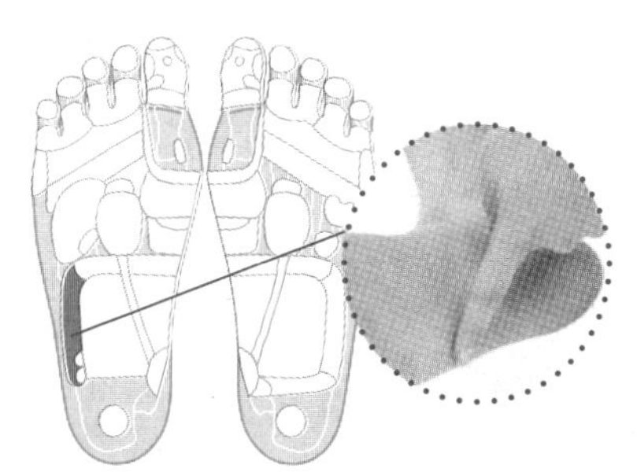

位　置：右足掌小肠反射区外侧、起始跟骨前缘、骰骨外侧上至第 5 跖骨底部，呈竖带状的区域。

适用证：肠炎、腹泻腹痛、便秘便血等。

操　作：示、中指扣拳法，一手持足背，一手示、中指第一指间关节垂直顶点施力，从足跟向足趾缓慢推按。

腹腔神经丛反射区

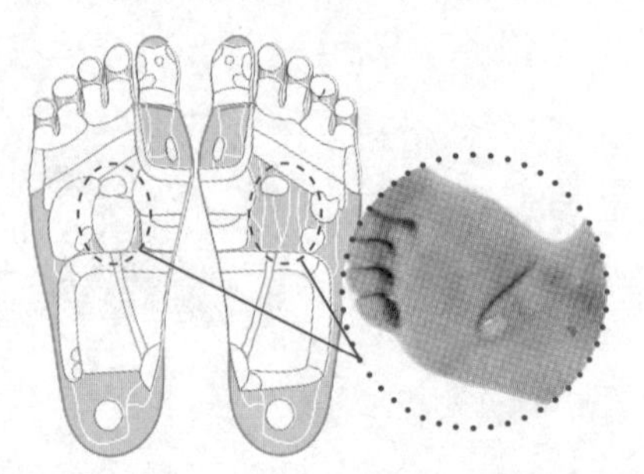

位　置：肾与胃反射区周围，足掌中心区。

适用证：神经性胃肠疾患、胸闷、腹胀、腹疼、胃痉挛、烦躁等。

操　作：双拇指点推按法，双拇指点端沿着肾边缘多次推按。

足底部生殖腺反射区

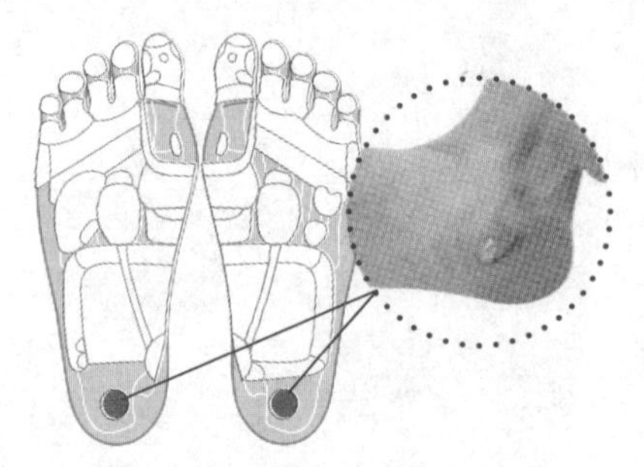

位　置：双足掌的跟骨中央深凹部位。

适用证：性功能低下、子宫肌瘤、不孕症、月经不调、痛经、更年期综合征、阳痿、前列腺肥大、痴呆症、抗衰老。

操　作：示、中指扣拳法，一手握足跟，一手示、中指第一指间关节顶点施力，垂直定点缓慢按压。

足外侧生殖腺反射区

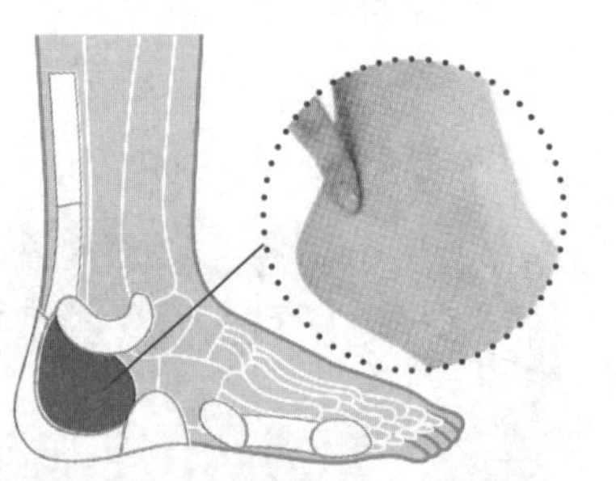

位　置：双足外踝后下部分，呈三角形的区域，敏感点在踝关节靠后。

适用证：性功能低下、不孕症、月经不调、痛经、阳痿、前列腺肥大、痴呆症、子宫肌瘤、卵巢囊肿、抗衰老。

操　作：示指扣按法，一手握足，一手拇指点固定足底，示指第二指节侧缘由上而下刮压。

胸椎反射区

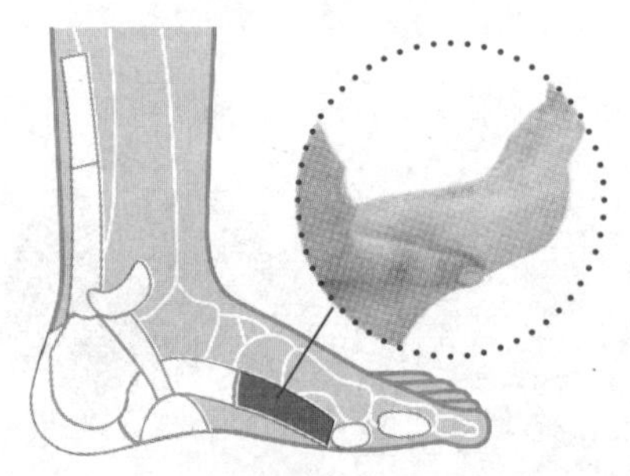

位　置：双足弓内侧部分边缘，从趾关节起到楔骨关节止的区域。

适用证：胸背部酸痛、胸椎椎间盘突出、胸腔脏器病变、胸椎增生、胸椎神经分布的相关脏器病变。

操　作：拇掌指压推法，一手揣足，一手拇指点腹施力，从足趾至足跟推压。

●腰椎反射区

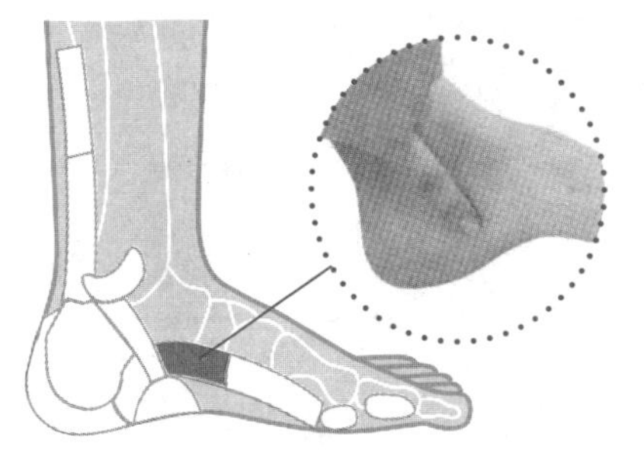

位　置：双足弓内侧部分边缘，第一楔骨至舟骨，上接胸椎反射区下连骶骨反射区。

适用证：腰背酸痛、腰椎骨刺、腰椎间盘突出、腰肌劳损、腰椎神经相关脏器病症、腰腹腔脏器病变、坐骨神经痛等。

操　作：拇掌指压推法，一手揣足趾，另一手拇指点腹施力，由足趾向足跟多次推压。

●骶椎反射区

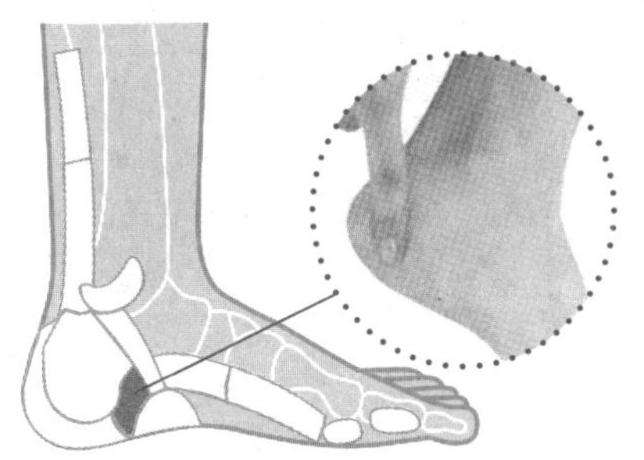

位　置：双足足弓内侧部分边缘，沿距骨后方到跟骨止的区域。

适用证：骨质增生、髋关节伤痛、坐骨神经痛、盆腔脏器病变。

操　作：拇掌指压推法，一手揣足趾，另一手拇指点施力，由足趾向跟骨多次推压。

●内侧尾骨反射区

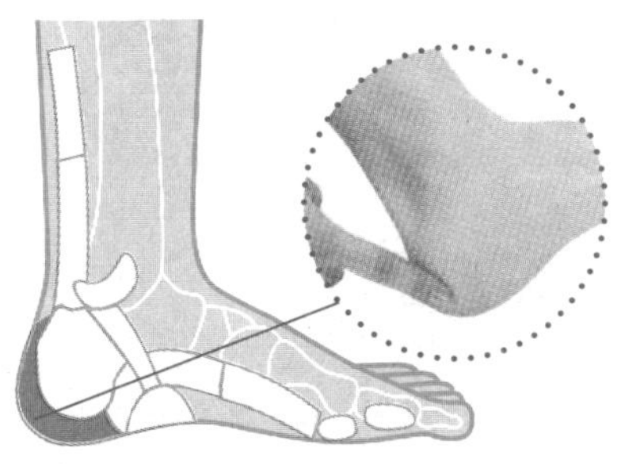

位　置：双足足掌内侧、内踝跟部，呈“1”形区域。

适用证：坐骨神经痛、尾骨受伤后遗症、生殖系统病变等。

操　作：一手握足外侧，另一手点固定足底，示指第二关节内缘施力，由上至跟底。

●外侧尾骨反射区

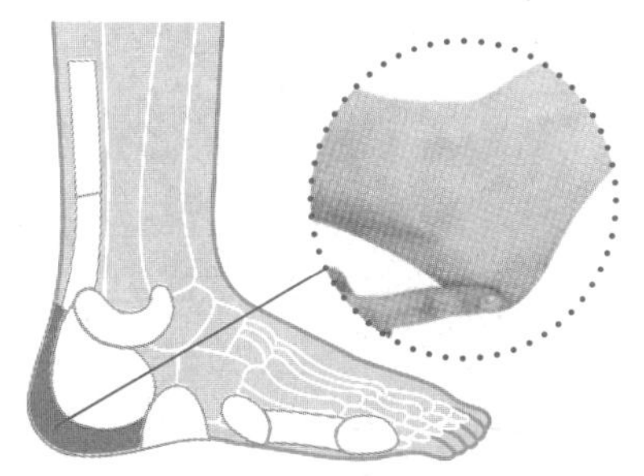

位　置：在双足掌外后侧，呈“L”形区域。

适用证：尾骨受伤后遗症、下身酸痛、坐骨神经痛等。

操　作：一手握足外侧，示指第一指间关节垂直顶点施力，沿足跟底内缘刮压。

内侧坐骨神经反射区

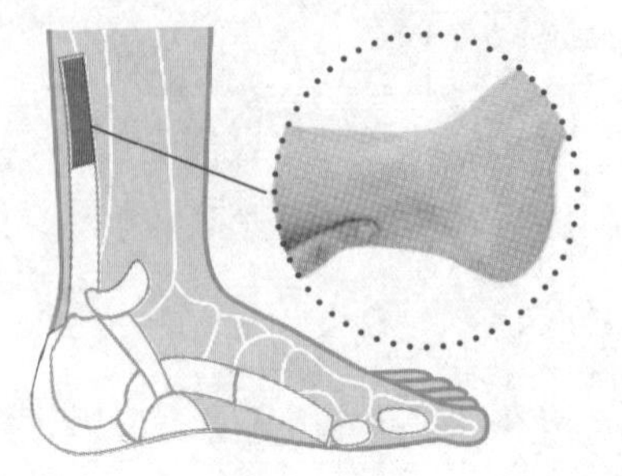

位　置：位于双足足内踝关节后方，沿胫骨后缘上行至胫骨内髁下。

适用证：坐骨神经痛、坐骨神经炎、膝部和小腿部疼痛、糖尿病、下肢循环障碍症等。

操　作：拇掌指压推法，一手握足，一手拇指指端施力，由踝关节上 1 寸凹陷处向上多次推按。

外侧坐骨神经反射区

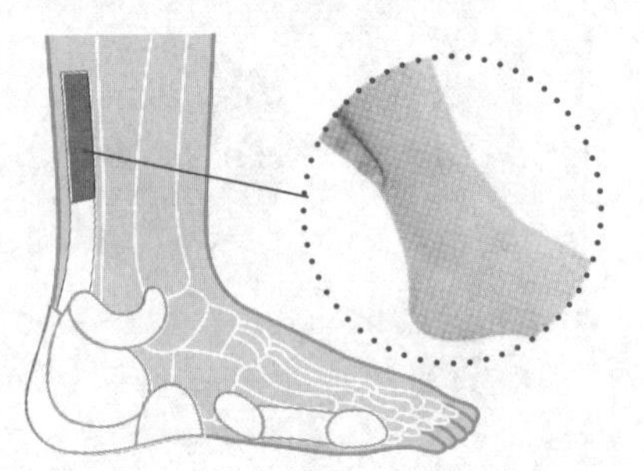

位　置：位于足外踝前缘沿腓骨前面向上至腓骨小头处。

适用证：坐骨神经痛、坐骨神经炎、膝部和小腿部疼痛、糖尿病、下肢循环障碍症等。

操　作：使用拇掌指压推法，一手持足，另一手拇指点腹指端施力推按。

尿道及阴道反射区

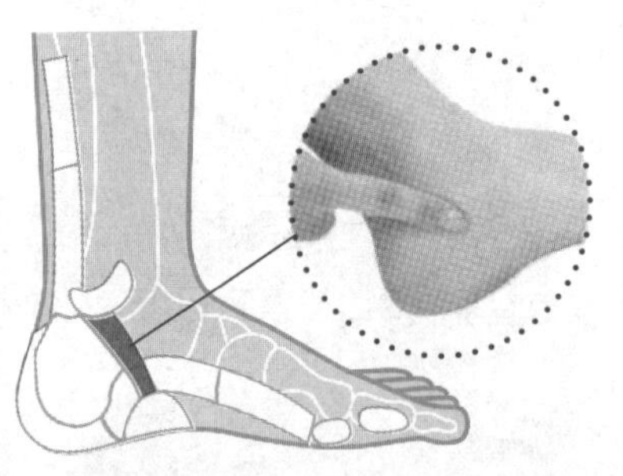

位　置：自膀胱反射区斜向上，延伸经距骨止于内踝后，在双足跟内侧。

适用证：尿道感染、尿道炎、尿道肿瘤、排尿困难、尿频、尿失禁、阴道炎、阴道肿物、生殖器官系统疾病等。

操　作：一手握脚，一手示、中指第一指间关节侧缘施力，由子宫向膀胱推按。

髋关节反射区

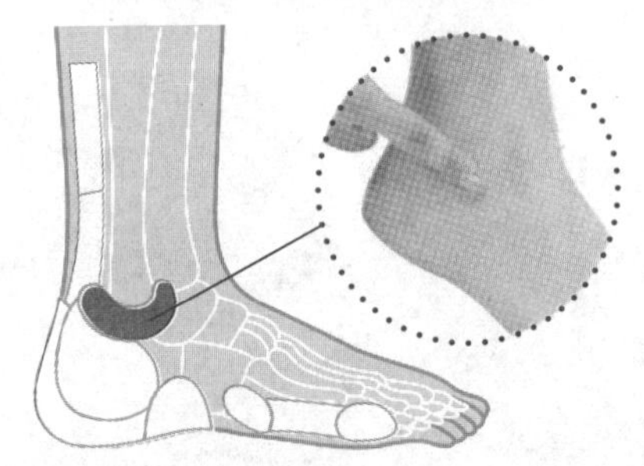

位　置：双足外、内踝关节下侧边缘，呈弧形区域，共四个位置。

适用证：髋关节疾病、股骨骨折、股骨坏死、坐骨神经痛、腰背酸痛等。

操　作：拇掌指压推法，一手握足，一手拇指点端施力，在内踝、外踝下缘从前向后多次推按。

直肠及肛门反射区

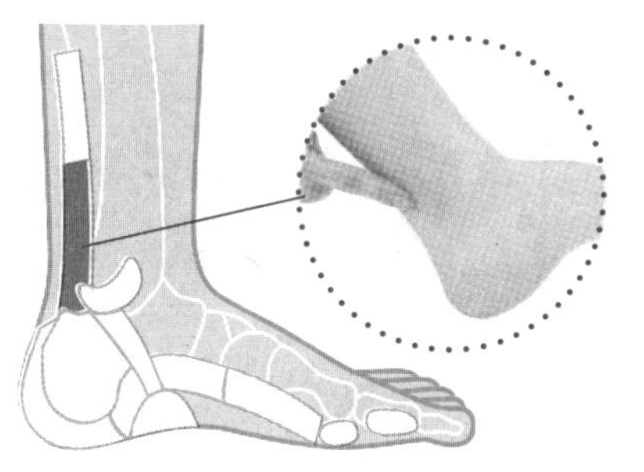

位　置：双小腿胫骨内侧及踝后沟内从内踝后方向上延伸 4 横指的带状区域。

适用证：痔疮、直肠炎、直肠癌、便秘、腹泻、肛裂、静脉曲张等。

操　作：拇掌指压推法，一手握足，一手拇指点端微施力，沿踝骨后方向上多次推按。

腹股沟反射区

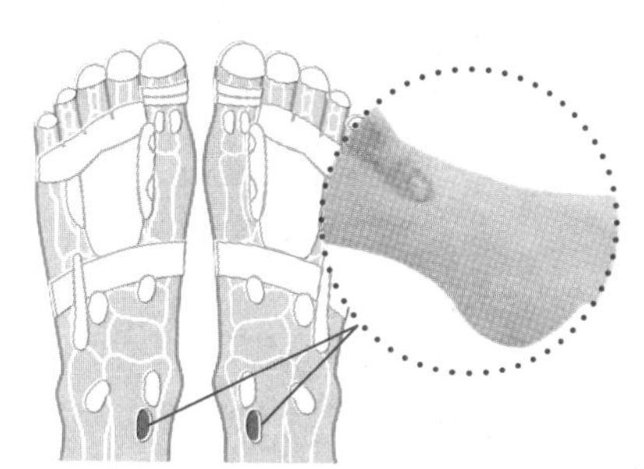

位　置：双足内踝尖上二横指胫骨内侧处。

适用证：生殖系统病变、前列腺肥大、性功能低下等。

操　作：拇指点按法，一手轻轻持足，另一手拇指点腹股沟反射区定点多次揉按。

前列腺或子宫反射区

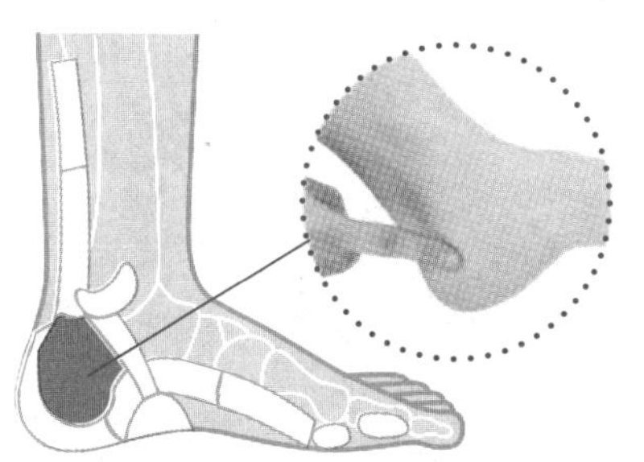

位　置：足跟内侧，内踝后下方，呈三角区域。

适用证：前列腺炎、痛经、月经不调、尿频、排尿困难、尿血、下肢乏力、子宫肌瘤、子宫下垂、子宫内膜炎、白带过多等。

操　作：示指刮压法，一手握足内侧，一手示指第二指节侧缘从髂关节区后缘向足跟多次刮压。

下腹部反射区

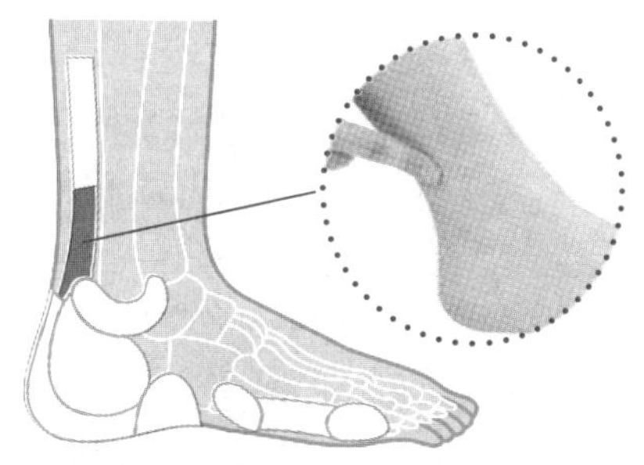

位　置：双小腿腓骨外侧后方，向上延伸四横指呈一带状凹陷区域。

适用证：膀胱炎、前列腺炎、疝气、便秘、直肠炎、痛经、闭经、盆腔炎等。

操　作：拇掌指压推法，一手揣足趾，一手拇指点端施力，由踝关节节后往上多次推按。

膝反射区

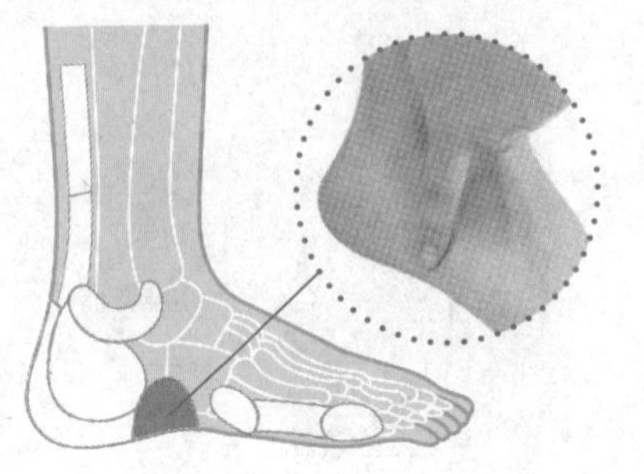

位　置：双足外侧骰骨与跟骨间凹陷处。

适用证：膝关节痛、膝关节炎、膝关节受伤、肘关节病变。

操　作：示指扣拳法，一手握足，另一手示指间关节顶点绕反射区周边揉按。

肘反射区

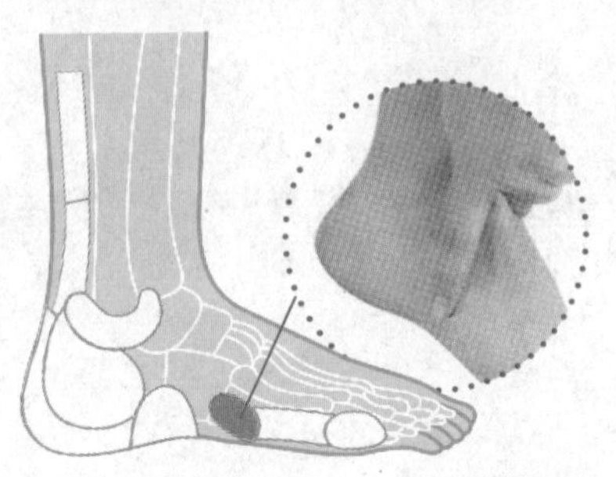

位　置：双足外侧第 5 跖骨粗隆前后凹陷处。

适用证：肘关节炎、肘关节酸痛、肘关节损伤、膝关节痛等。

操　作：中示指扣按法，一手握脚内侧，一手示、中指第一指间关节顶点施力多次按压。

肩反射区

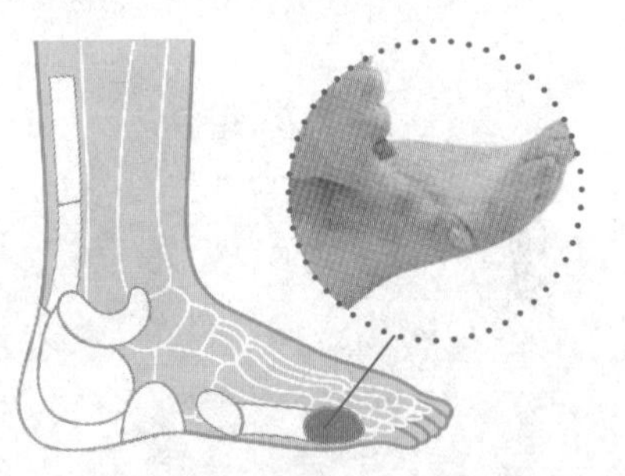

位　置：双足外侧第 5 跖趾关节后方凹陷处。

适用证：手臂乏力、手麻、肩背酸痛、肩关节脱臼等。

操　作：一手持足内侧，另一手示指第 1 指间关节从外足背、足底向趾端多次推按。

肩胛骨反射区

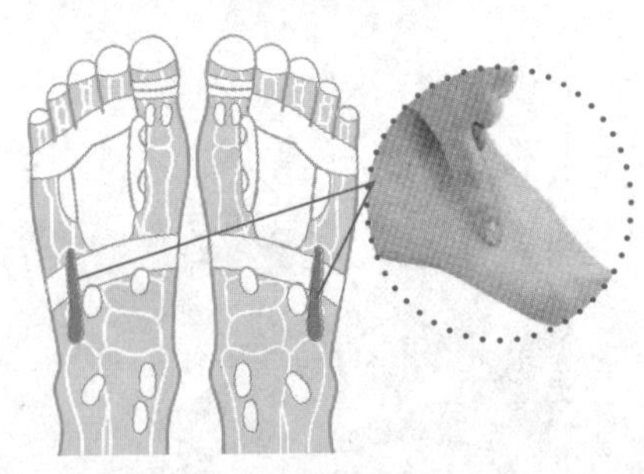

位　置：双足中背第 4、5 跖骨间延伸到骰骨处，并稍向两侧分开的带状区域。

适用证：肩背酸痛、颈肩综合征、肩关节活动受阻、胸椎病变等。

操　作：双拇指点推按法，双拇指点端自足趾沿足背至骰骨处，分开多次推按。

上颌反射区

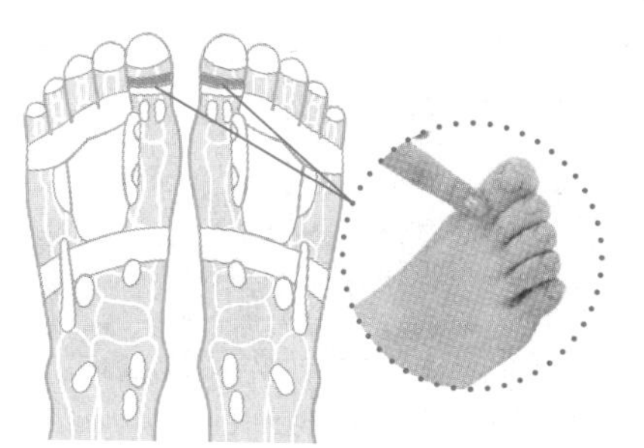

位　置：双足背踇趾趾关节横纹前方的带状区域。

适用证：上牙周病、牙痛、龋牙、口腔溃疡、打鼾、上颌关节紊乱、上颌感染等，味觉障碍。

操　作：使用拇指点指端中力揉按。

下颌反射区

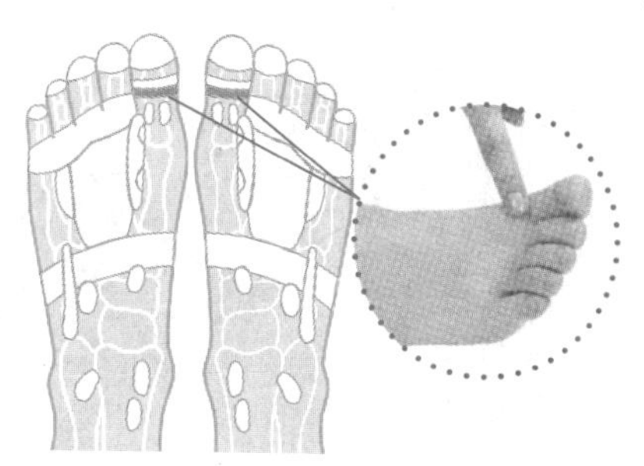

位　置：双足足背踇趾趾关节横纹后方的带状区域。

适用证：下颌关节紊乱、下牙周病、牙痛、龋牙、下颌窦炎症、打鼾等，味觉障碍。

操　作：使用拇指点指端中力揉按。

扁桃体反射区

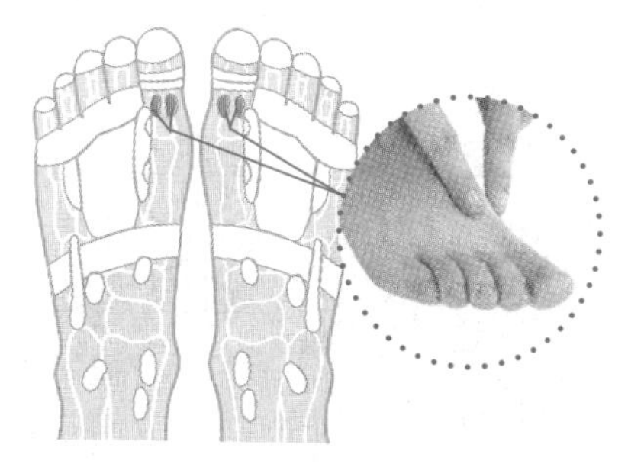

位　置：足背踇趾近节趾骨，踇长伸肌的左，右两侧。

适用证：上呼吸道感染、扁桃体疾病、发热、感冒、抗消炎、增加抵抗力、抗癌。

操　作：双拇指点扣拳法，双拇指点指端揉压，节奏缓慢，力度中等。

喉及气管反射区

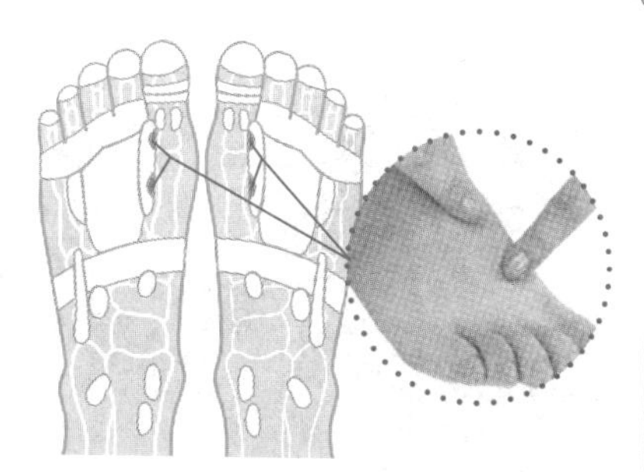

位　置：双足足背第1、2跖趾关节缝处区域。

适用证：咽喉痛、咽喉炎、气管炎、咳嗽、气喘、失声、声音沙哑、感冒等。

操　作：中示指捏压法，中指端相佐，示指端中等力度捏压施力。

胸部淋巴腺反射区

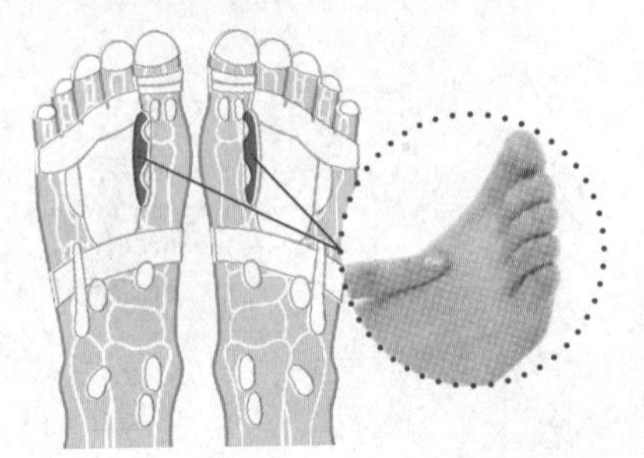

位　置：双足背第 1、2 跖骨间缝深处，呈条状的区域。

适用证：各种炎症、肿瘤、乳房或胸部肿块、胸痛、免疫力低下等。

操　作：中示指捏压法，中指端相辅、示指端多次捏压施力，沿第 1 跖骨外侧向足趾捏按。

内耳迷路反射区

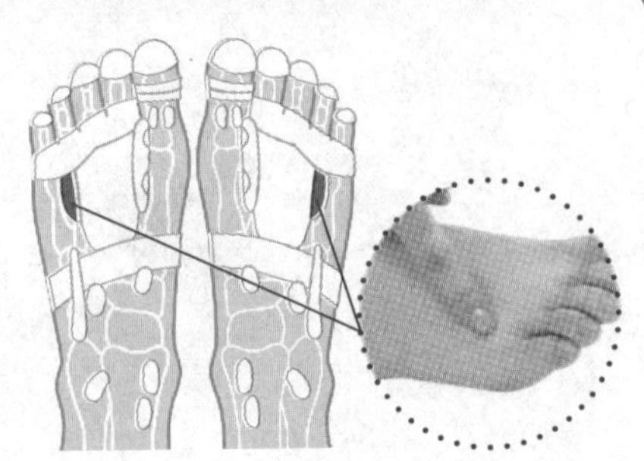

位　置：双足背第 4、5 跖骨间凹陷较深的部位，微微靠近一面。

适用证：头晕、眼花、晕车船、昏迷、梅尼埃病、高血压、低血压、平衡障碍等。

操　作：使用中示指捏压法，中指端相辅、示指端以中等力度多次捏压施力。

胸及乳腺反射区

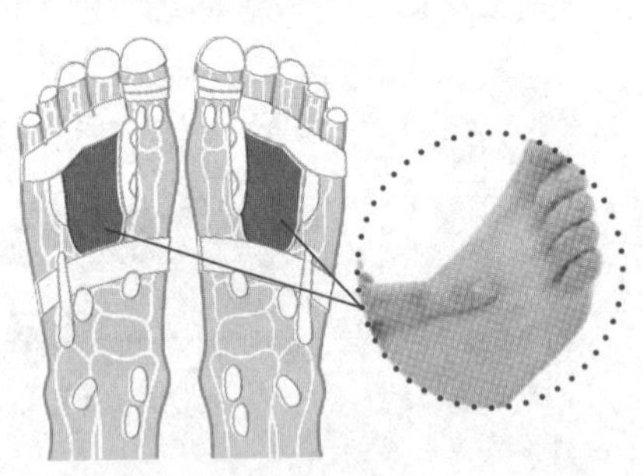

位　置：在双足背第 2、3、4 跖骨面之间的区域。

适用证：胸部疾病、乳腺疾病、结核病、感冒、气喘等。

操　作：使用双拇指点推按法，双拇指指腹前后紧靠从足趾向心方向多次推按。

膈（横膈膜）反射区

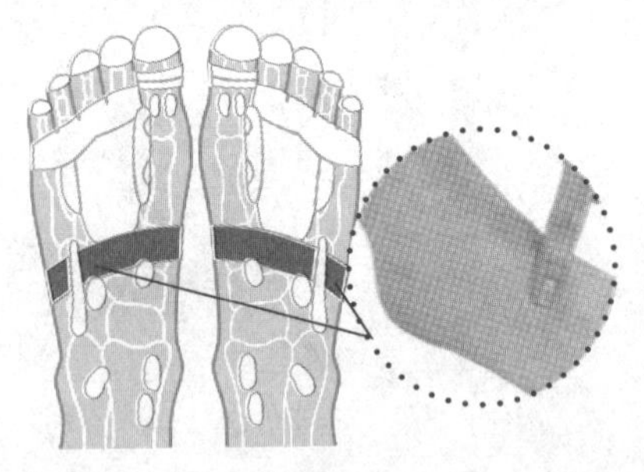

位　置：双足背跖骨、楔骨关节处，横跨脚背的带状区域。

适用证：打嗝、恶心呕吐、腹胀腹痛、膈肌痉挛、老年消化不良、神经紊乱。

操　作：双示指刮压法，双手示指侧缘自足背凸起处向两侧多次刮压。

内侧肋骨反射区

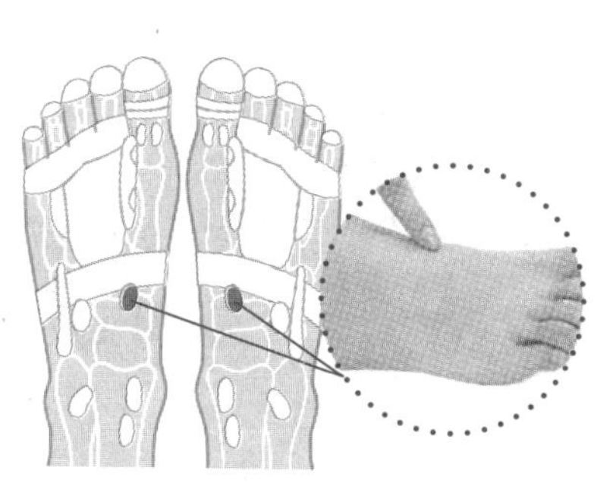

位　置：双足背第 1、2 楔骨与足舟骨间凹处。

适用证：肋骨病变、胸闷、胸膜炎、肩背痛等。

操　作：双拇指点扣拳法，双拇指点端同时多次揉按，力度中等，节奏稍缓。

外侧肋骨反射区

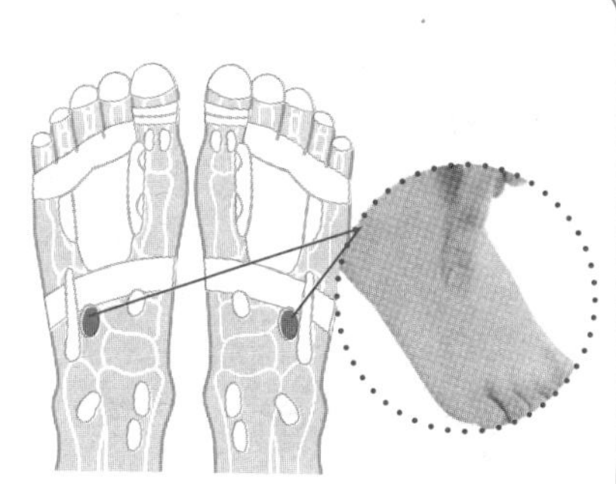

位　置：骰骨、足舟骨与距骨之间。

适用证：肋骨病变、胸闷、肋膜炎、肩背痛等。

操　作：双拇指点扣拳法，双拇指点端同时多次揉按，力度中等，节奏稍缓。

上身淋巴腺反射区

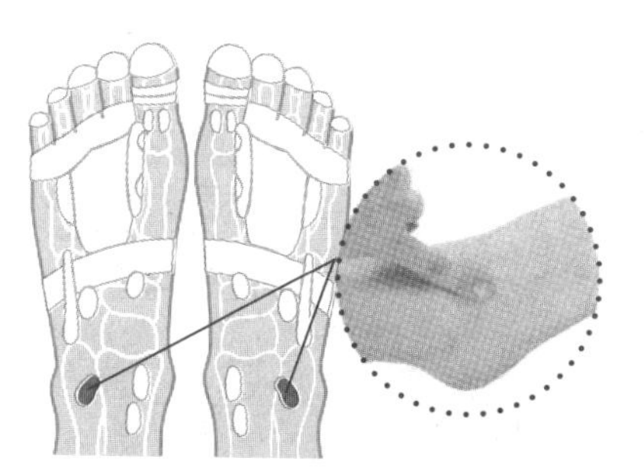

位　置：双足外踝与腓骨距骨间形成的凹陷部位。

适用证：各种炎症、发热、水肿、肌瘤、全身循环障碍、血管硬化、帕金森综合征等。

操　作：示指扣拳法，双手示指第 1 指间关节顶点施力，同时多次按压。

下身淋巴腺反射区

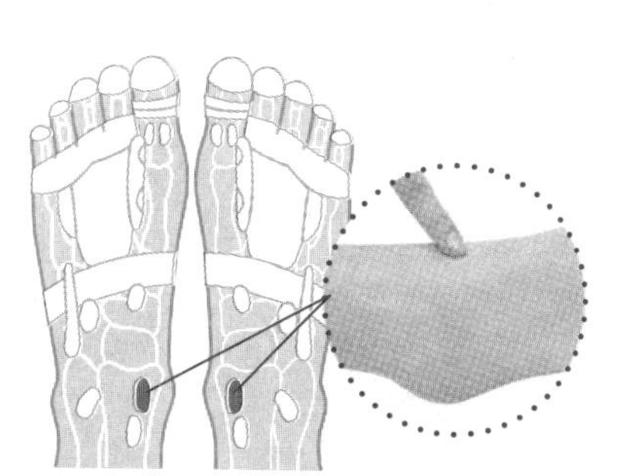

位　置：双足内踝与胫骨前的肌腱形成的凹陷部位。

适用证：各种炎症、发热、水肿、肌瘤、蜂窝织炎、全身循环障碍、血管硬化、帕金森综合征等。

操　作：示指扣拳法，单只手示指第 1 指间关节顶点施力，同时多次按压。

舌反射区

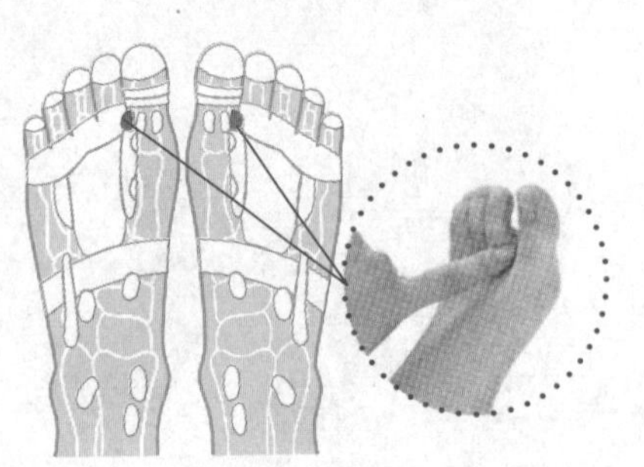

位　置：双足第一跖趾关节前方的凹陷处，在踇趾内侧下缘。

适用证：舌红、舌干、舌裂、舌质肿胖等。

操　作：拇指点按法，以拇指点端按住踇趾内侧下缘以中等力度施力，多次揉按。

血压区反射区

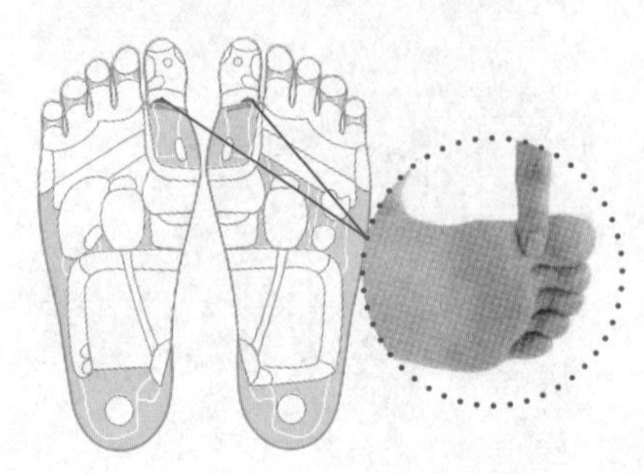

位　置：足底颈项反射区下方正中，在踇趾第 2 节近趾骨端。

适用证：高、低血压，颈椎病，头晕等。

操　作：拇指点按法，拇指点端按住踇趾第 2 节近趾骨端处施力，多次揉按。

上肢反射区

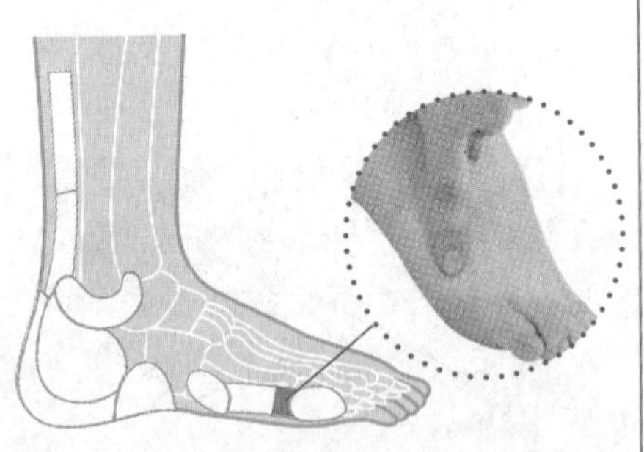

位　置：双足底第 5 跖骨的外侧，呈竖条带状形的区域处。

适用证：上臂受伤、肘关节受伤、腕关节受伤等。

操　作：示、中指扣拳法，示、中指第 1 指关节顶点施力，中等力度。

下肢反射区

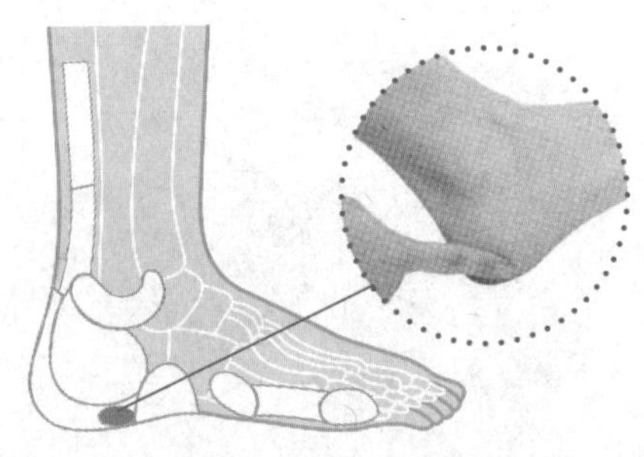

位　置：双足底后跟外缘，第 5 跖骨后边骰骨与跟骨旁边呈竖带状的区域处。

适用证：下肢风湿病、坐骨神经痛、股骨损伤、踝关节扭伤等。

操　作：示、中指扣拳法，示、中指第 1 指关节顶点施力，中等力度。

失眠区反射区

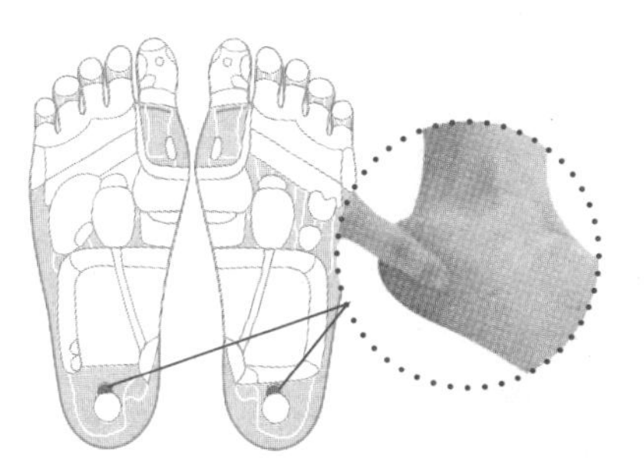

位　置：位于双足底跟骨中央生殖腺反射区稍前处。

适用证：失眠、神经衰弱、精神疾患等。

操　作：示、中指扣拳法，示、中指第 1 关节顶点施力，中等力度。

骨盆腔反射区

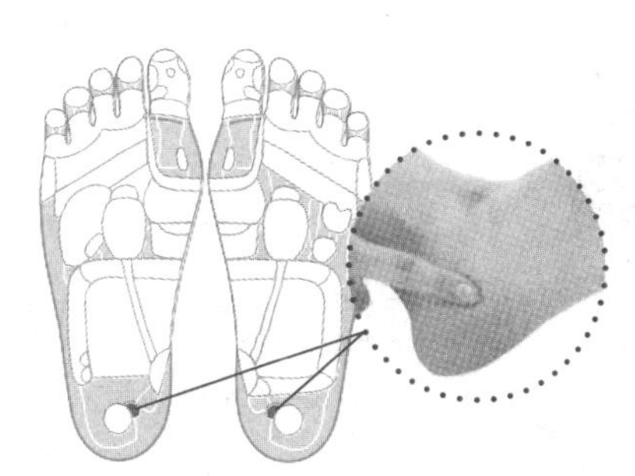

位　置：位于双足底跟骨中央生殖腺反射区靠前的向内处。

适用证：盆腔部位发生的疾患等。

操　作：中指扣拳法，中指第 1 指间关节施力，中等力度。

头部（大脑）反射区

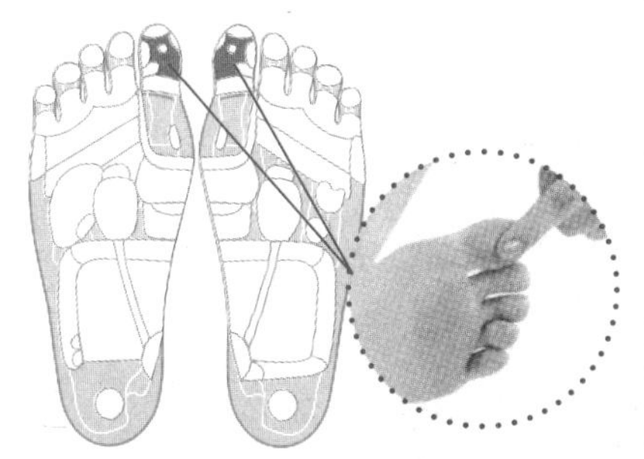

位　置：双足踇趾的趾腹全部区域。左、右侧大脑的反射区分别在右、左足上。

适用证：脑萎缩、中风、头晕、头痛、失眠、脑血栓、高低血压、视觉受损、神经衰弱、大脑发育不良等。

操　作：用示指或中指第 1 指间关节面竖着施力，由拇趾点端向趾根推按。

心脏反射区

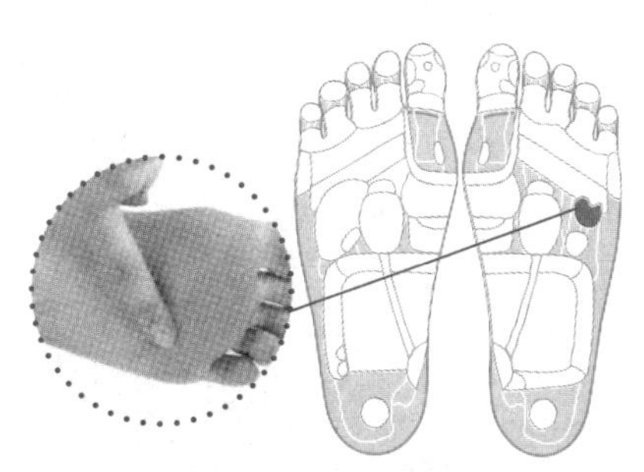

位　置：左足掌第 4、5 跖骨间，肺及支气管反射区的后方。

适用证：心脏疾病、血管病、高血压、低血压、休克及肺部疾病等。

操　作：拇指点推掌法，一手握足背，一手拇指点腹内侧面从足跟向足趾推按。

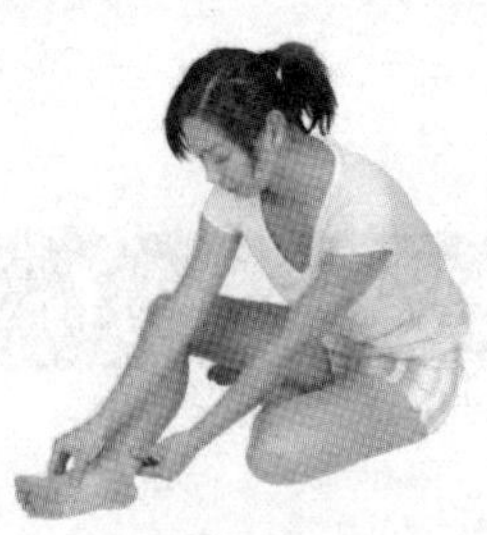

第三章

DISANZHANG

呼吸系统疾病的足部保健按摩疗法

根据我国二零零五年的死因调查结果显示，呼吸系统疾病（不包括肺癌）在城市的死亡率中占第二位，而在农村占首位，又由于大气污染、吸烟等因素，呼吸系统疾病的发病率不断增加，成为困扰人们生活的主要疾病之一。本章主要介绍一些呼吸系统疾病的足部保健按摩疗法，帮助读者轻松治疗疾病症状。

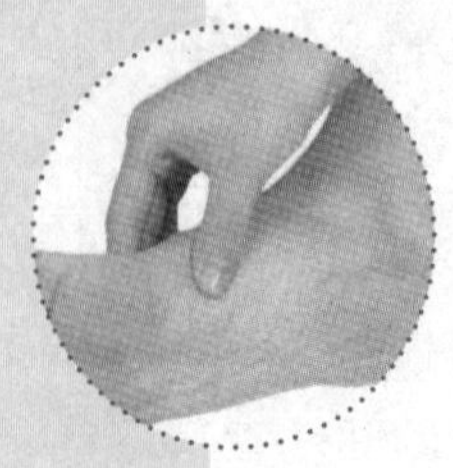

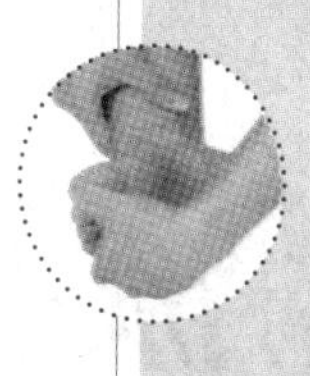

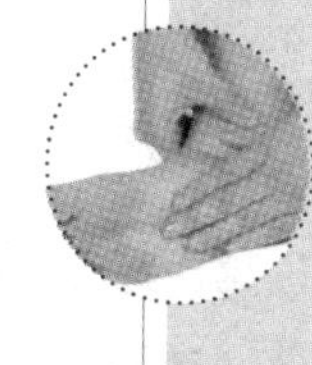

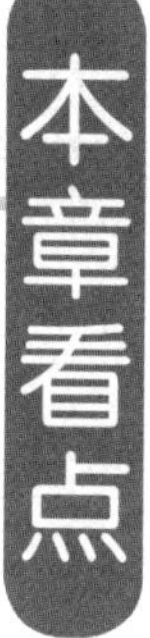

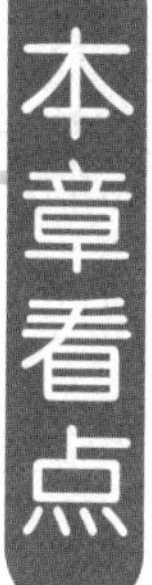

本章看点

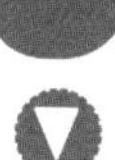

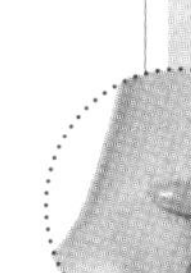

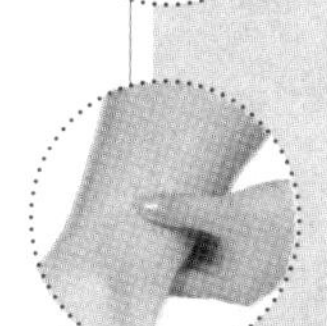

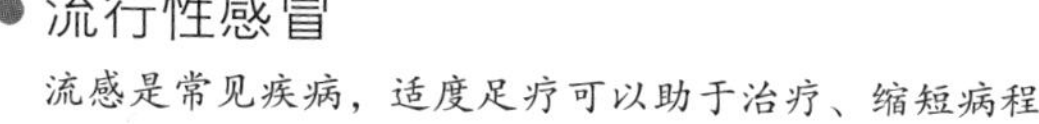

- 流行性感冒

  流感是常见疾病，适度足疗可以助于治疗、缩短病程

- 咳嗽

  咳嗽分为好几种，针对病灶进行对应足疗，可减缓症状

- 肺炎

  肺炎患者在积极治疗的同时，如果能配合足疗，可加快痊愈

013 流行性感冒

简称“流感”，是春、冬季常见疾病，常由流行性感冒病毒感染引起。主要表现为头痛、高热（有时可达40℃左右），并伴有肌肉的酸痛、鼻塞、打喷嚏、流鼻涕、咽肿痛、干咳、少量黏痰等现象。幼儿有慢性肺病及年老体弱者常会并发肺炎，严重影响人体健康。这是一种自愈性疾病，1周左右可自动痊愈。适度足部保健按摩可减轻症状，明显缩短病程。

按摩取穴

经穴：内庭、大都、太溪、复溜、侠溪、太冲、公孙

奇穴：1 号穴、17 号穴、24 号穴、25 号穴

有效反射区

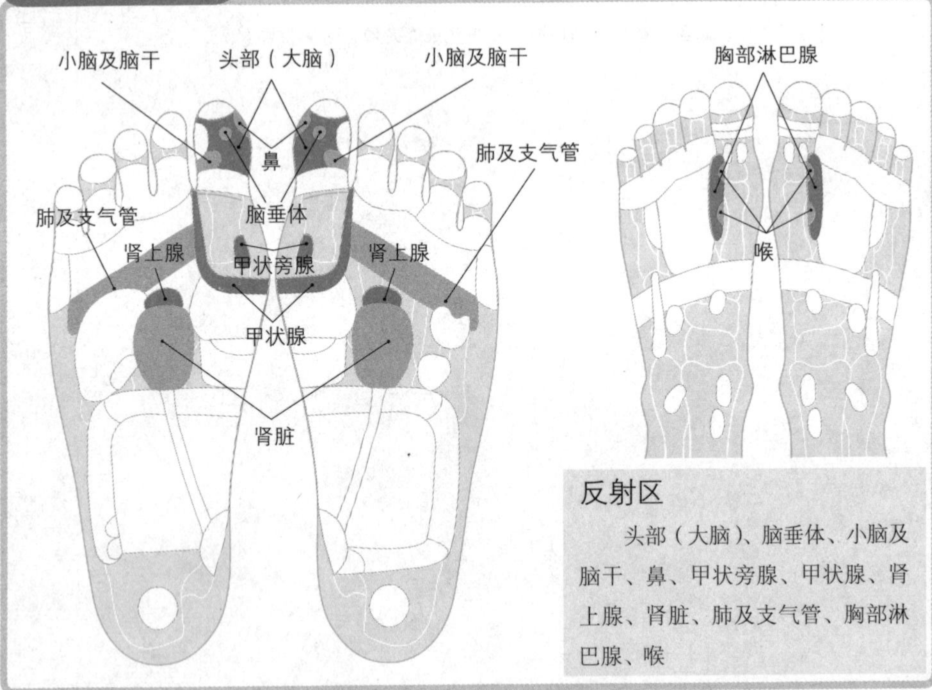

反射区

头部（大脑）、脑垂体、小脑及脑干、鼻、甲状旁腺、甲状腺、肾上腺、肾脏、肺及支气管、胸部淋巴腺、喉

足浴治疗感冒的配方

贯众叶100克，荆芥、苏叶、防风各30克，薄荷20克。水煎取汁混入水中浴足，用于发汗解表。

操作手法与步骤

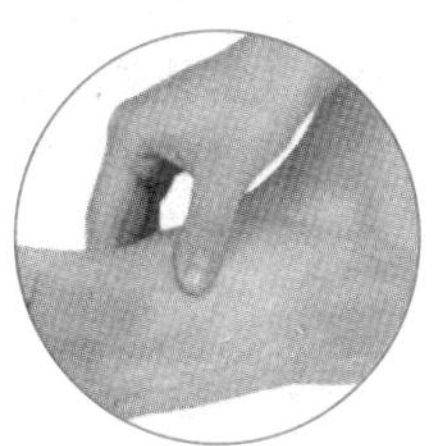
公孙

点揉内庭、大都、太溪、复溜、侠溪、太冲、公孙、1号穴、17号穴、24号穴、25号穴等穴位，各1～2分钟，以局部胀痛为宜。

1

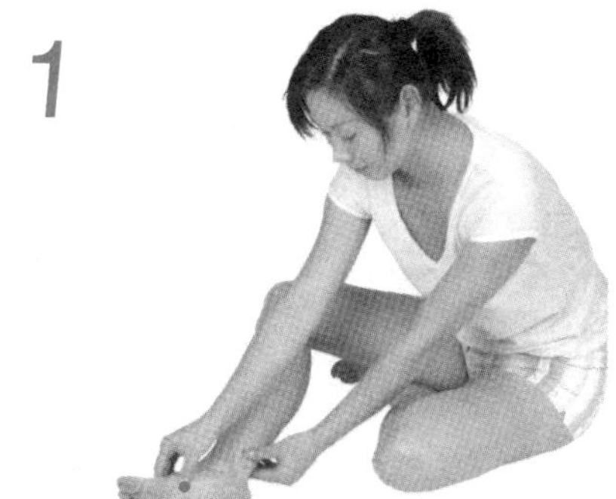

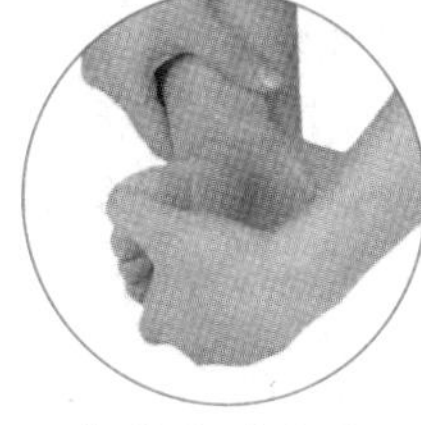
拇指指端点法

用拇指指端点法、示指指间关节点法、拇指关节刮法、按法、示指关节刮法、双指关节刮法、拳刮法、拇指推法、擦法、拍法等作用于相应反射区，各操作2分钟，以局部酸胀为佳。

2

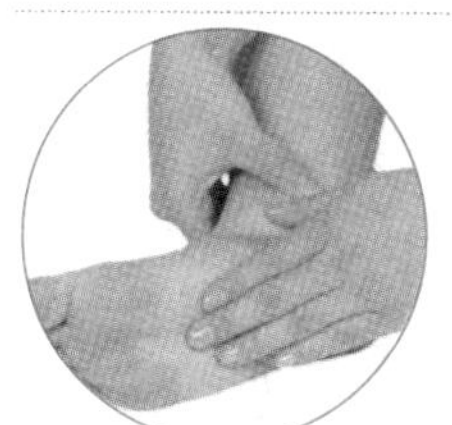

用放松休闲手法进行足部放松，擦足心，致局部发烫。

3

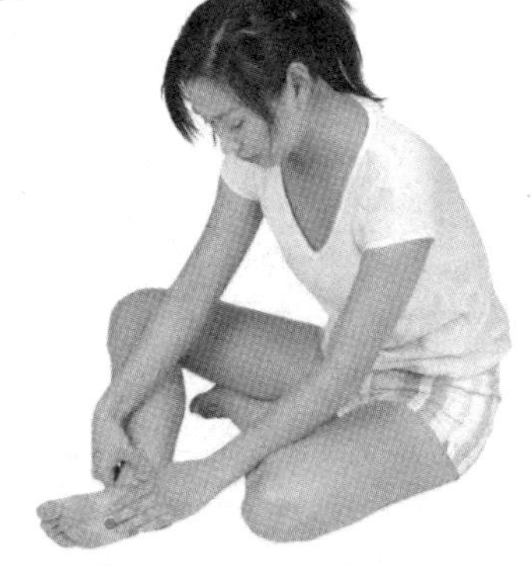

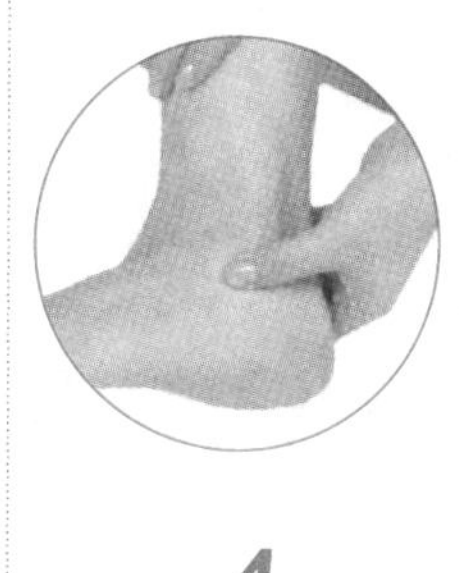

可用力按1号穴或净水按，要求浴足，手法宜使局部温热，按后迅速保温。

4

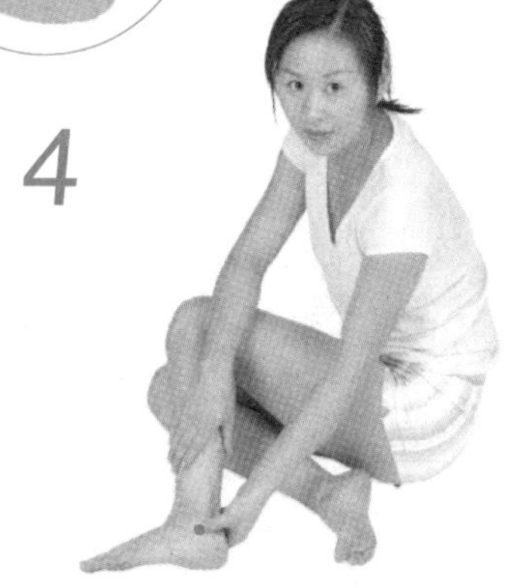

注意事项

在接受按摩治疗的同时，患者要注意防寒保暖，多饮开水，避免过度劳累。由于按摩治疗一般无不良反应，所以这种方法尤其适合小孩、老人和孕妇。

014 咳嗽

咳嗽是肺系疾病的主要症候之一。由六淫外邪侵袭肺系或脏腑功能失调，内邪扰肺，肺气上逆所致。其中有声无痰为咳，有痰无声为嗽，往往同时并有气喘、咽痛、声音沙哑、咳痰或低气怯声等症状。适当进行足部按摩可以明显减轻咳嗽症状。

◉ 按摩取穴

经穴：大钟、太溪、涌泉、然谷、太冲、三阴交

奇穴：1 号穴、7 号穴、17 号穴、29 号穴

有效反射区

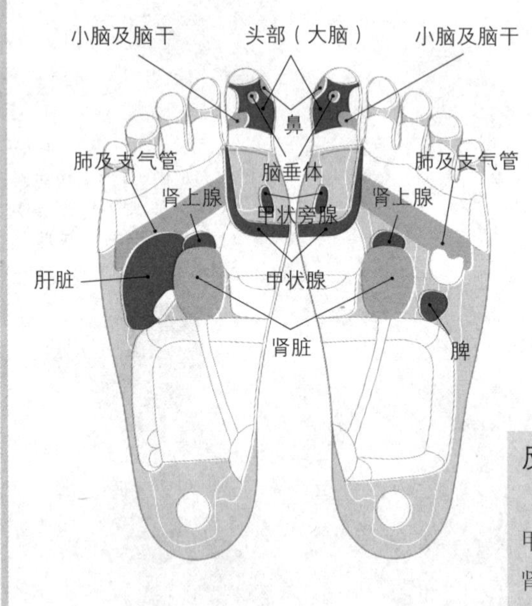

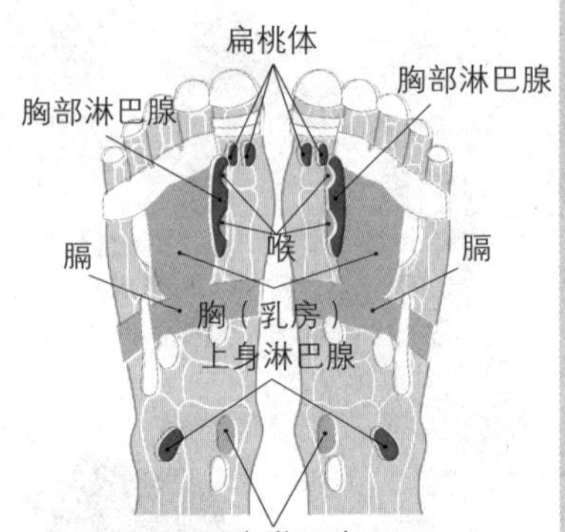

反射区

头部（大脑）、脑垂体、小脑及脑干、鼻、甲状腺、肺及支气管、肝脏、脾、肾上腺、肾脏、喉、上身淋巴腺、下身淋巴腺、胸（乳房）、胸部淋巴腺、膈、扁桃体

◉ 足浴治疗咳嗽的配方

鱼腥草150克，杏仁100g，桑叶100g，菊花100g，桔梗80g，甘草50g，麻黄30克。水煎后浴足，用于清热化痰，宣肺理气，适用于痰热咳嗽。

操作手法与步骤

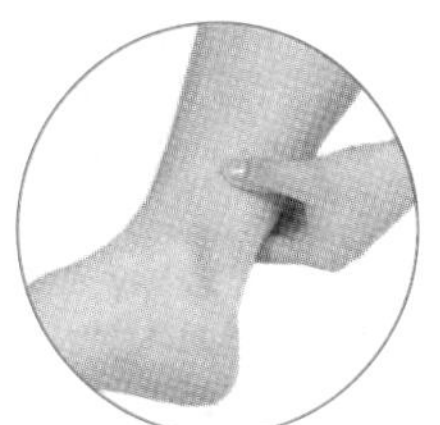

三阴交

依次点按大钟、太溪、涌泉、然谷、太冲，三阴交、1号穴、7号穴、17号穴、29号穴各2~3分钟，力度中等。

1

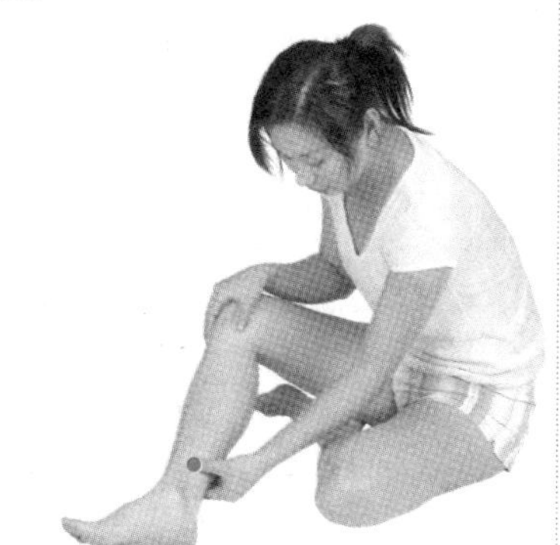

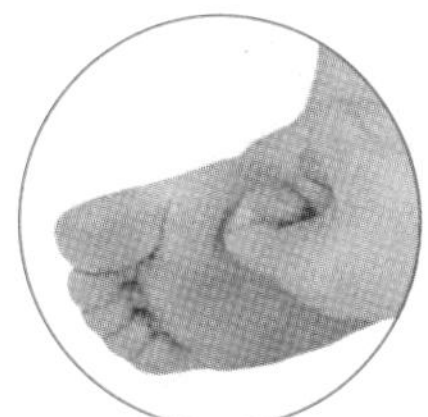

示指指间关节点法

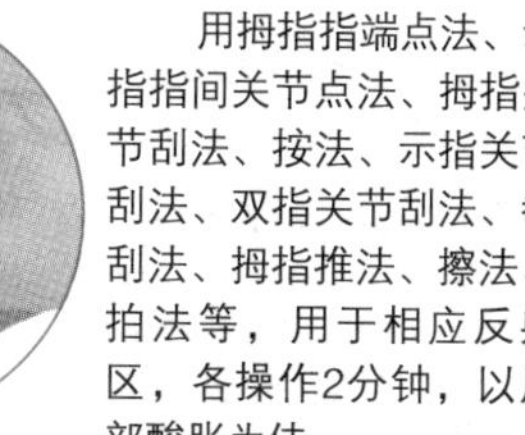

用拇指指端点法、示指指间关节点法、拇指关节刮法、按法、示指关节刮法、双指关节刮法、拳刮法、拇指推法、擦法、拍法等，用于相应反射区，各操作2分钟，以局部酸胀为佳。

2

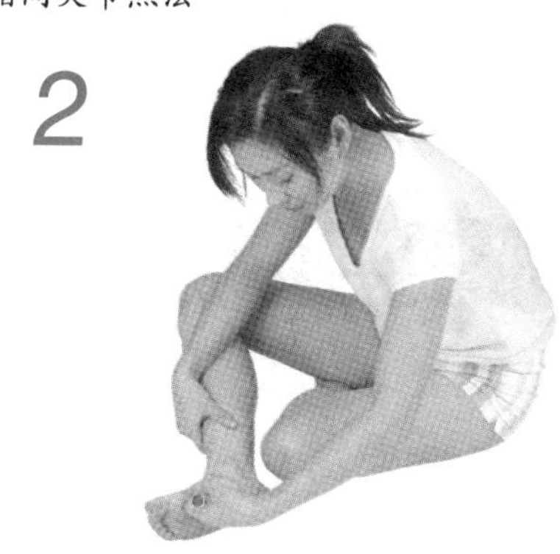

使用放松休闲手法进行局部放松，用力擦足跟部。

3

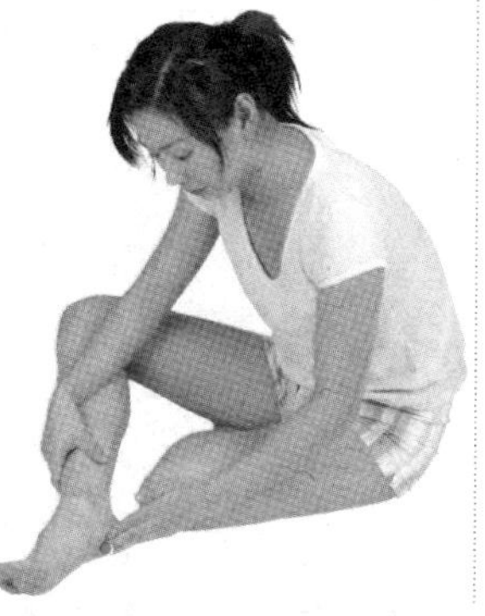

可用热净水浴足后施按，注意保温；点揉宜深透，擦摩宜发红微热。

4

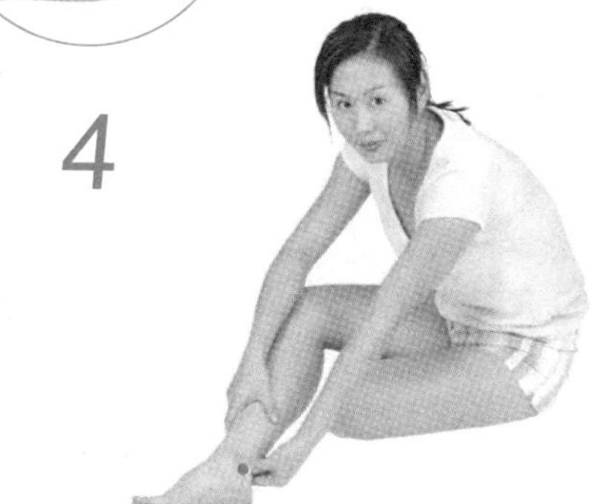

注意事项

重点按摩双脚背面（不是脚底，大踇趾根部两侧的部位，即扁桃体的反射区，只要扁桃体发炎时，这个部位就会很疼，所以很容易找到。左、右大脚趾都要按摩，一只脚趾按摩5分钟，两个大脚趾共按摩10分钟）。重点按摩扁桃体反射区后，患者咽喉肿痛的现象会明显减轻。

015 肺炎

肺炎是由肺炎球菌引起的肺部炎症。临床上以突发寒战、高热、胸痛、咳嗽、咳痰为主要症状。患者多见于20～40岁之间，冬、春季发病率较高；选用有效抗生素抗菌治疗，配合相应的足部保健按摩，可减轻患者症状，加快疾病治愈。

按摩取穴

经穴：太溪、太冲、涌泉、然谷、公孙、丘墟、足临泣、解溪、昆仑

奇穴：4 号穴、5 号穴、18 号穴

有效反射区

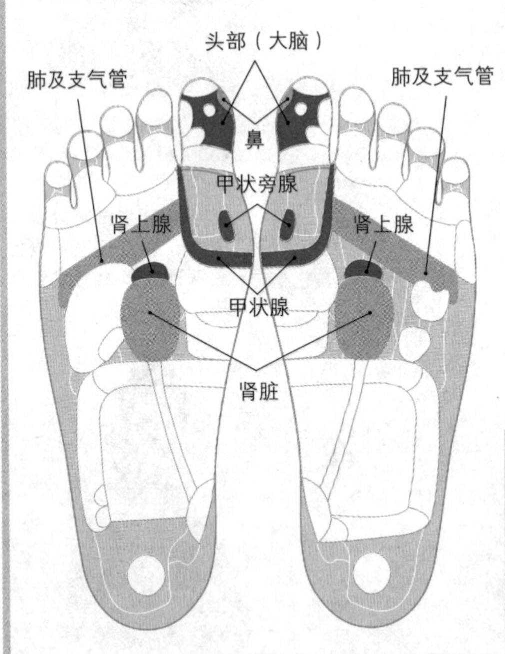

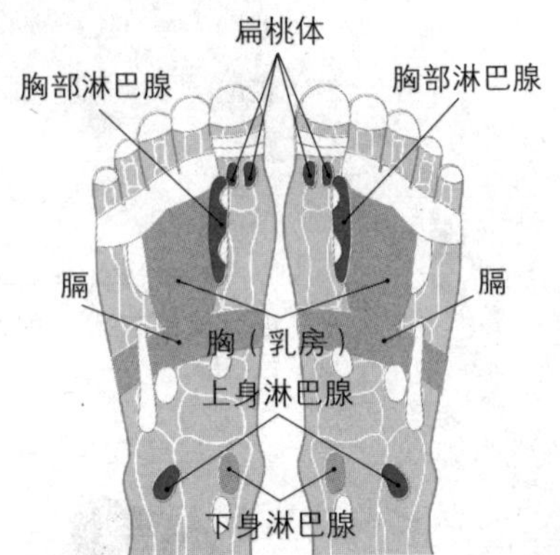

反射区

头部（大脑）、鼻、甲状腺、肺及支气管、肾脏、肾上腺、上身淋巴腺、下身淋巴腺、胸（乳房）、胸部淋巴腺、膈、扁桃体

足浴治疗肺炎的配方

组成：金银花、黄芩、桑白皮各15克，葶苈子30克，薄荷、鱼腥草、桔梗各6克。

用法：上药加清水500~1000毫升，煎沸后，取药液倒入脚盆内，待水温稍凉后，浸泡双足30分钟。每日1~2次。

操作手法与步骤

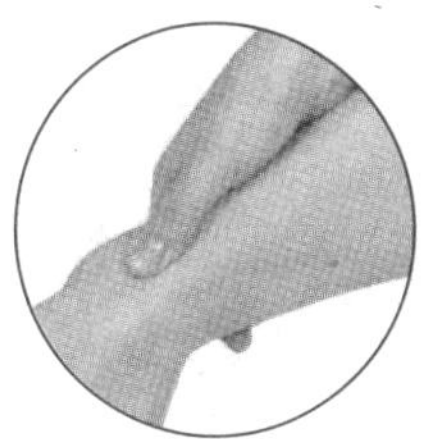

解溪

中等力度点揉太溪、太冲、涌泉、然谷、公孙、丘墟、足临泣、解溪、昆仑、4号穴、5号穴、18号穴，各1～2分钟。

1

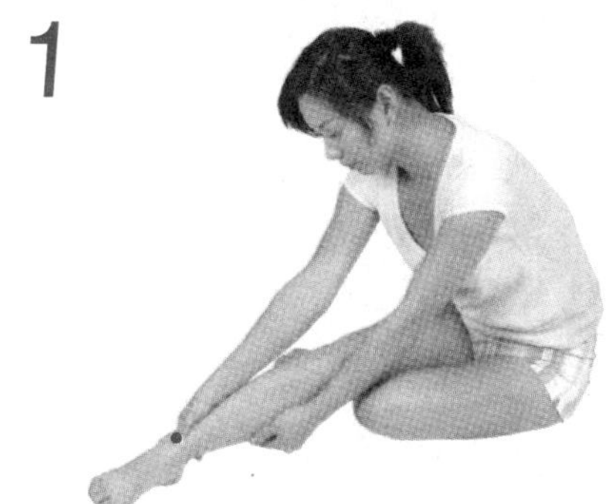

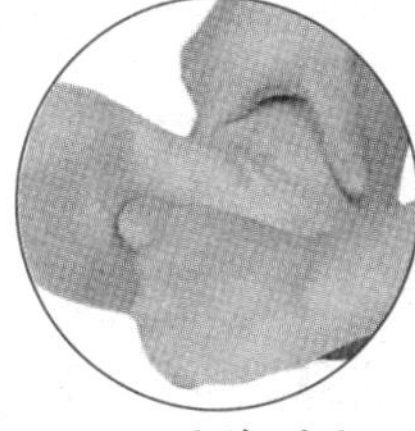

示指关节刮法

用拇指指端点法、示指指间关节点法、拇指关节刮法、按法、示指关节刮法、双指关节刮法、拳刮法、拇指推法、擦法、拍法等手法作用于相应反射区，各操作2分钟，以局部酸痛为佳。

2

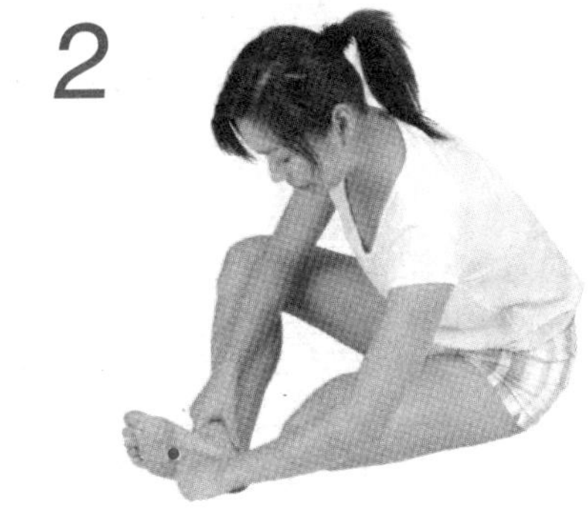

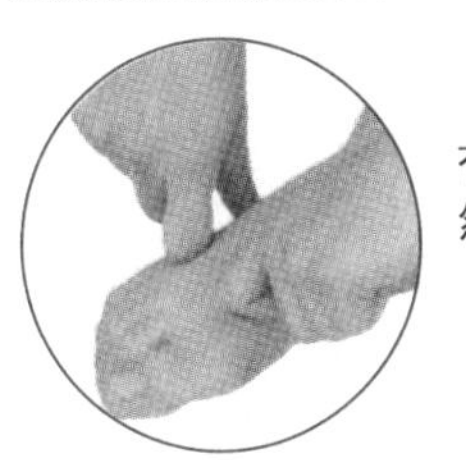

可在按摩前先用混有相关药水的热水浴足，然后再进行按摩操作。

3

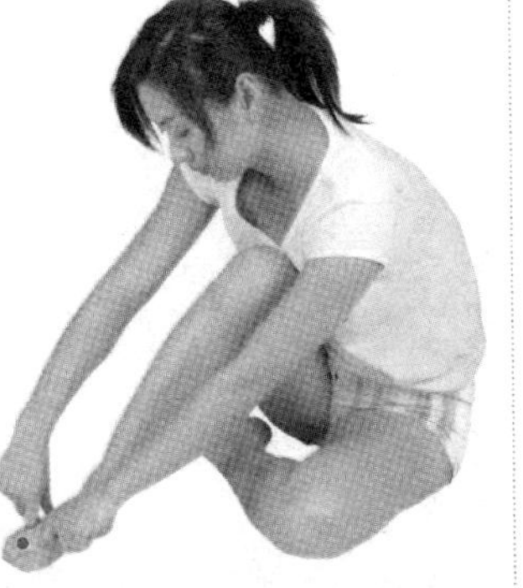

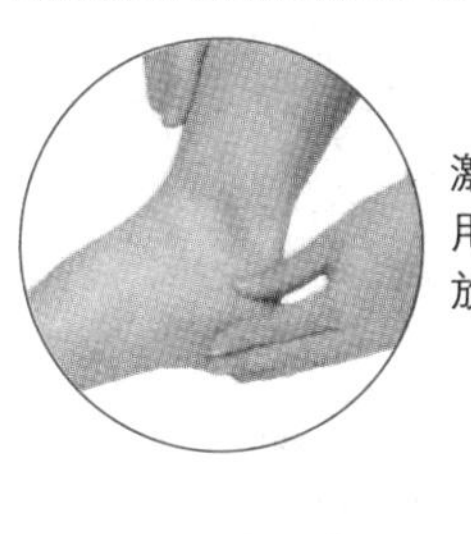

敏感点用重手法刺激，或借助于按摩工具；用放松休闲手法进行局部放松，用力擦足跟部。

4

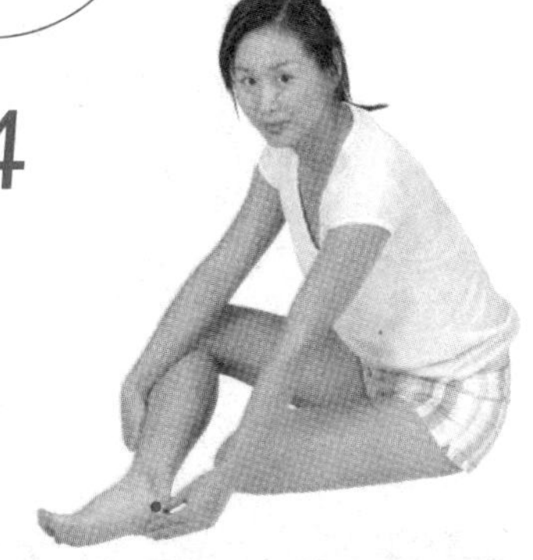

注意事项

1．按摩治疗小儿支气管肺炎主要起辅助治疗作用，本法对轻症患儿有一定疗效。

2．重症患儿必须到医院就诊，以免延误病情，出现危险。

3．患儿所住房间要保持空气新鲜，温度适宜。

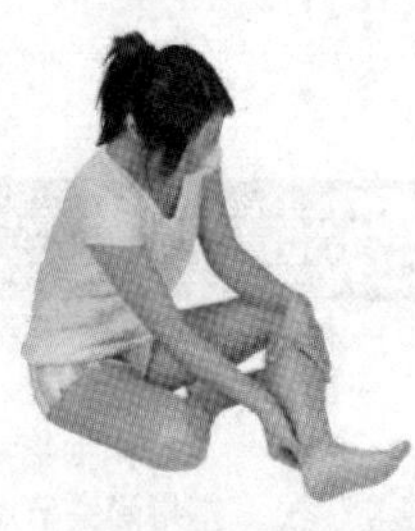

DISIZHANG

第四章 心血管系统疾病的足部保健按摩疗法

心血管疾病，通常也被称为循环系统疾病。这类病症主要是由人体内运送血液的器官和组织发生异常所引发的，主要包括心脏、血管（动脉、静脉、微血管）疾病，有急性和慢性病症之分，往往都与动脉硬化有关。心血管疾病都有着相似的病因、病发过程，所以在治疗方法上也有一定的相似性，本章主要介绍一些相关的足部保健按摩疗法和足浴小知识。

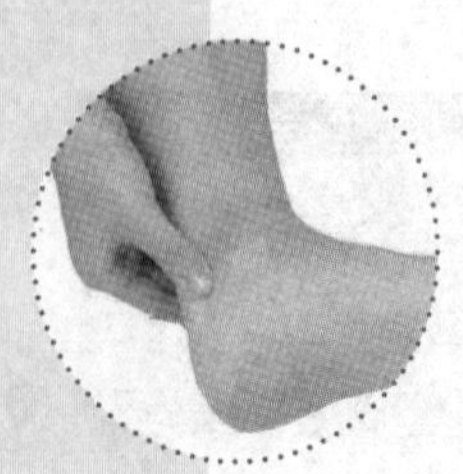

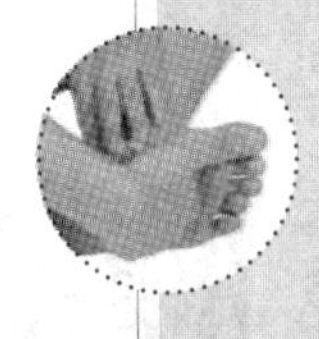
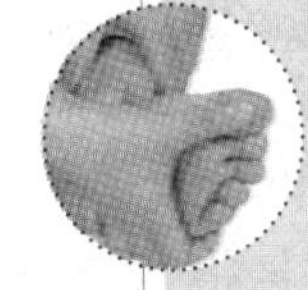
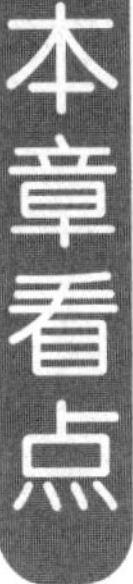
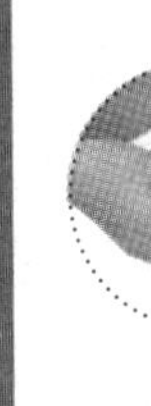
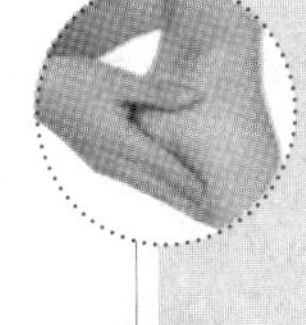

本章看点

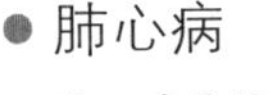

- 肺心病

  肺心病是慢性疾病，长期坚持足疗有很好的治疗作用

- 高血压

  通过长期足浴治疗，可以有效控制血压升高

- 低血压

  低血压者要注意休息和营养的补充

- 心悸

  常心悸者要适度运动，足疗辅助可缓解症状

- 中风后遗症

  中风后3个月内是治疗的最佳时期，及时治疗

016 肺心病

肺心病是常见的慢性心脏病。多在寒冷季节发病，临床表现为长期慢性咳嗽、咳痰或哮喘，并逐步出现乏力、呼吸困难、心悸、头痛、嗜睡、少尿等症状。原因在于慢性肺病而导致心功能受损，心脏不能堪负重压，表现出多种心脏症状。

按摩取穴

经穴：涌泉、太溪、然谷、太冲

奇穴：7 号穴、17 号穴、29 号穴

有效反射区

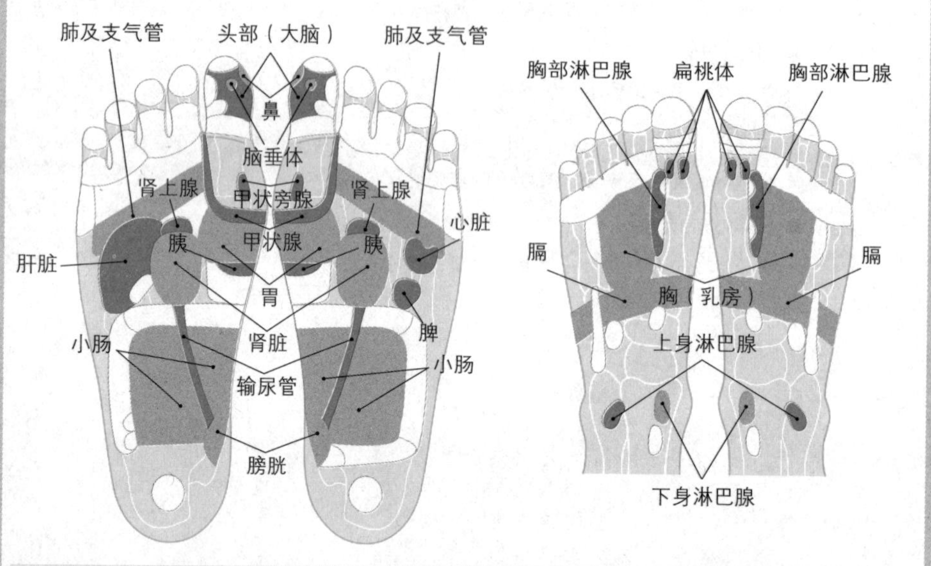

反射区

头部（大脑）、脑垂体、鼻、甲状腺、肺及支气管、心脏、肝脏、脾、肾上腺、肾脏、输尿管、膀胱、胃、小肠、胰、上身淋巴腺、下身淋巴腺、胸（乳房）、胸部淋巴腺、膈、扁桃体

足浴治疗肺心病的配方

组成：艾叶15克。

用法：加水煮5分钟，但禁忌天天泡艾叶。1周1～2次即可。

操作手法与步骤

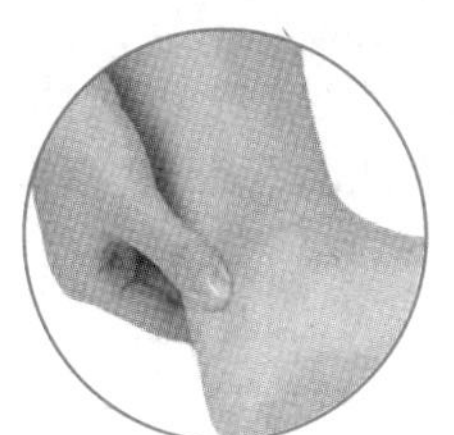

太溪

按揉涌泉、太溪、然谷、太冲、7号穴、17号穴、29号穴，各1～2分钟。

1

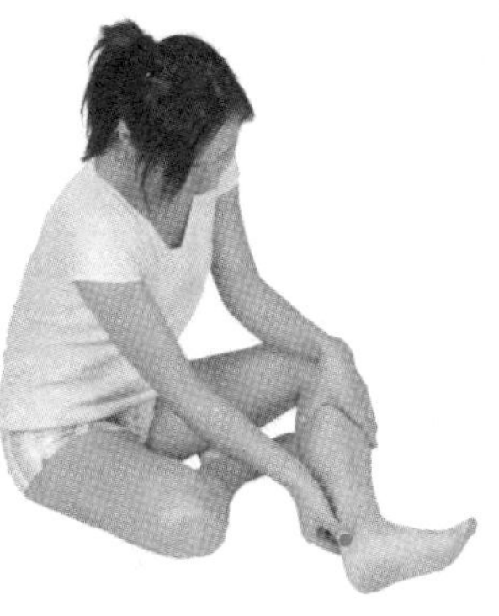

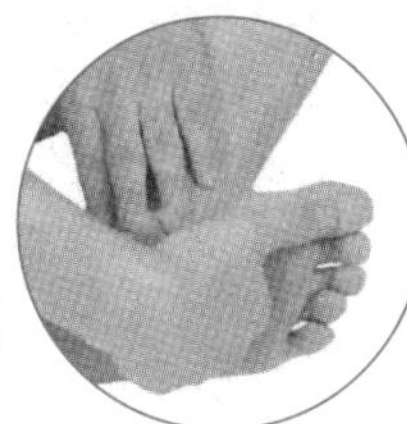

拇指指端点法

用拇指指端点法、示指指间关节点法、拇指关节刮法、按法、示指关节刮法、双指关节刮法、拳刮法、拇指推法、擦法、拍法等手法作用于相应反射区，各操作2分钟，以局部酸痛为佳。

2

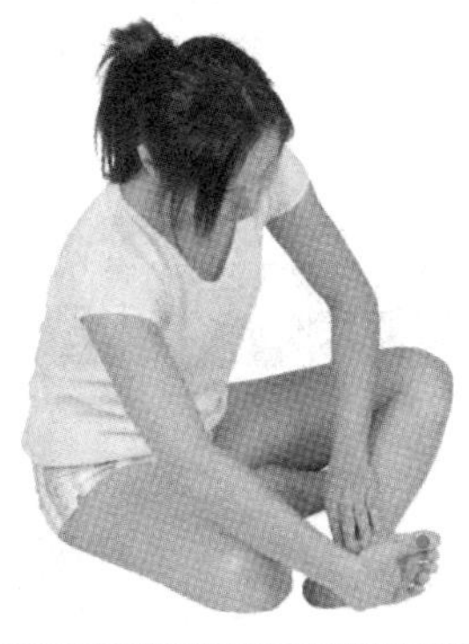

擦足心足跟，拔摇各趾；推足底踇趾腹，及第一跖趾关节。

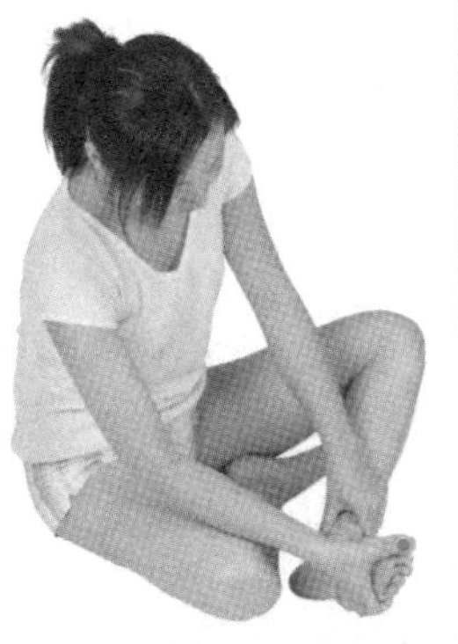

按摩前可先用混有相关药水的热水浴足，也可以视情况加用壮肾健脾或急救的穴区。手法多以中度为佳。

4

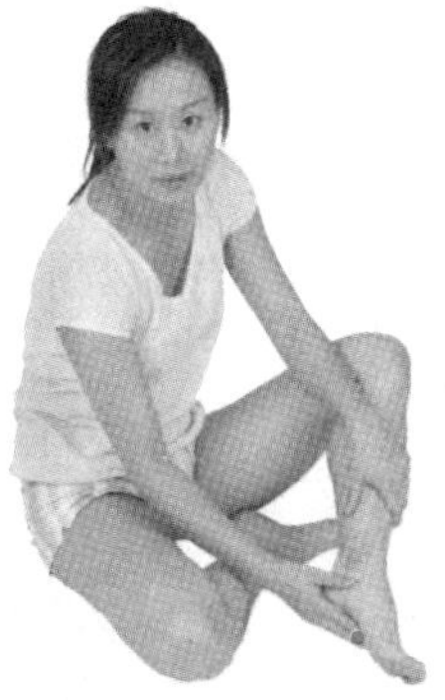

注意事项

1．平时宜多吃萝卜、梨、枇杷、冬瓜、西瓜等新鲜蔬菜水果，有助于养肺清痰。必须戒烟。忌食辛辣、发物、肥肉、酒类等刺激性和不易消化的食物。

2．改善环境，消除有害烟雾、粉尘和有害气体对呼吸道的刺激。

3．按时休息，慎防劳累过度。保持居室清洁温暖、空气流通。注意季节变化，及时添加衣被，预防呼吸道感染。

017 高血压

高血压是一种以动脉血压升高为主要表现的疾患。一般临床表现为血压持续地超过140/90mmHg，多伴有晕眩、头痛、头涨、耳鸣、心慌、手指发麻、面红、烦躁、失眠等症，临床治疗为服用各种降压药物，但多有不同程度的副作用影响治疗效果。

按摩取穴

经穴：涌泉、侠溪、太冲、解溪、太溪、行间、至阴

奇穴：16 号穴、22 号穴、23 号穴

有效反射区

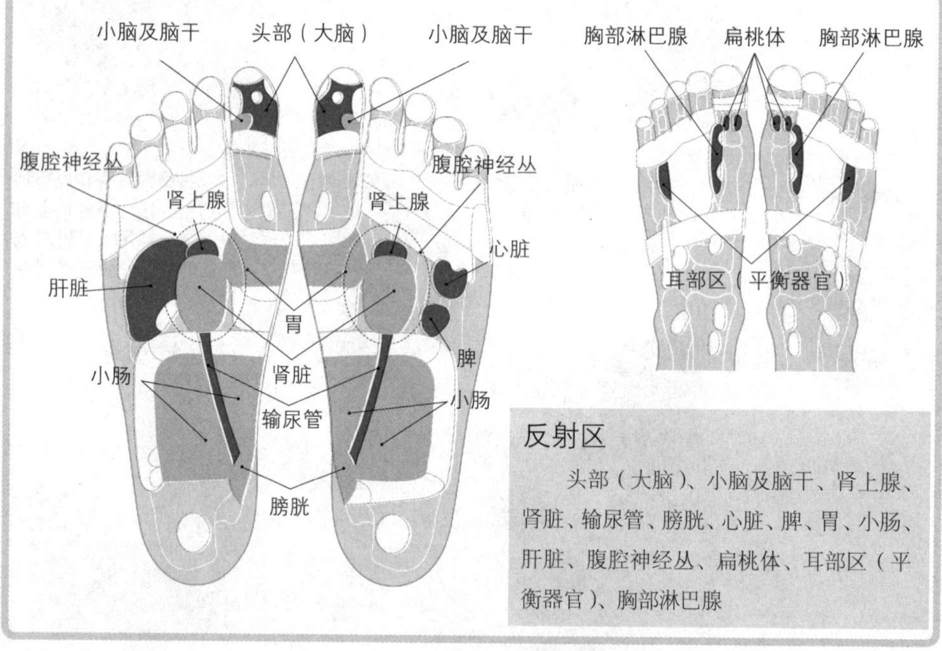

反射区

头部（大脑）、小脑及脑干、肾上腺、肾脏、输尿管、膀胱、心脏、脾、胃、小肠、肝脏、腹腔神经丛、扁桃体、耳部区（平衡器官）、胸部淋巴腺

足浴治疗高血压的配方

(1)桂枝15克，桑枝30克，桑叶15克，水煎取汁混入水中浴足，每日1次，每次1剂。可清热平肝，活血通脉。适用于高血压、头疼、头晕、耳鸣。

(2)桑叶、桑枝各50克，芹菜100克。水煎取汁约半盆，临睡前趁温浸脚，泡至水冷为止，每日浸用1次，适用于各种高血压。

(3)白矾100克。研为细末，溶于开水内，候温，浸足。1次30～60分钟，每日3次。

操作手法与步骤

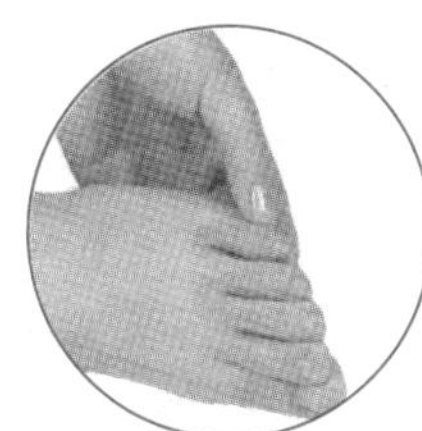

至阴

用力点揉涌泉、侠溪、太冲、解溪、太溪、行间、至阴、16号穴、22号穴、23号穴，各2～3分钟。

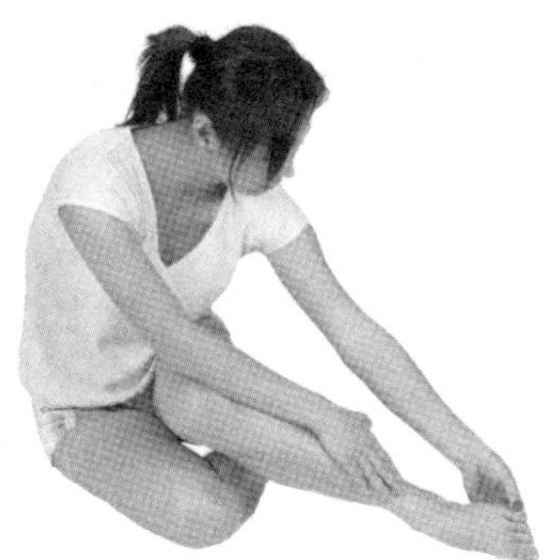

1

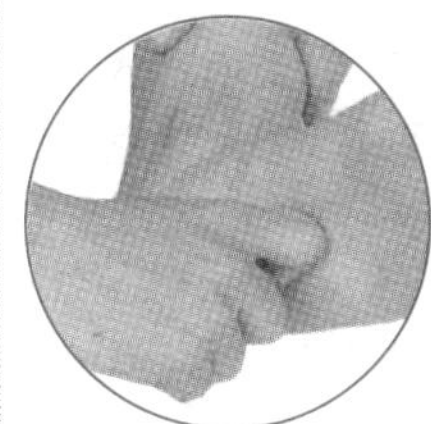

示指指间关节

用拇指指端点法、示指指间关节点法、拇指关节刮法、按法、示指关节刮法、双指关节刮法、拳刮法、拇指推法、擦法、拍法等手法作用于相应反射区，各操作3～5分钟，以局部酸痛为佳。

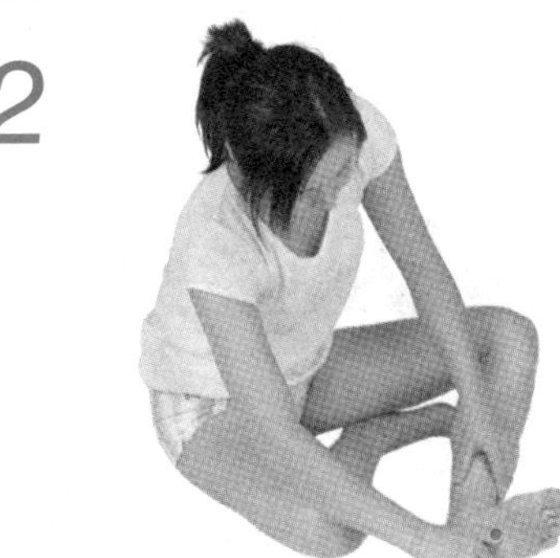

2

摇拔各趾，擦足心摩足跟；推第1、2趾滑背侧间隙。

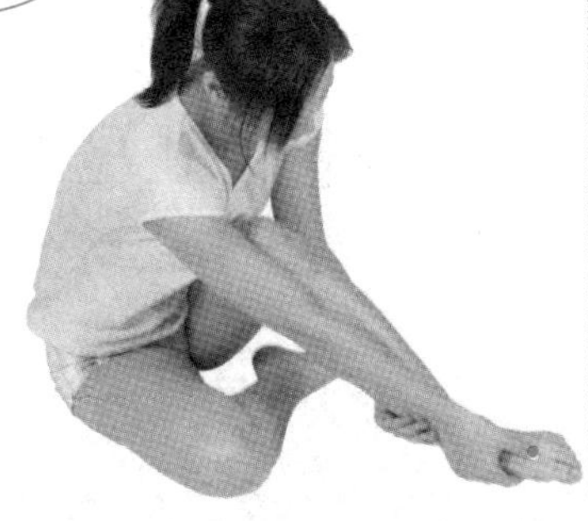

3

按摩前可先用混有相关药水的热水浴足，然后也可根据情况的不同加用肾、腹等穴区。

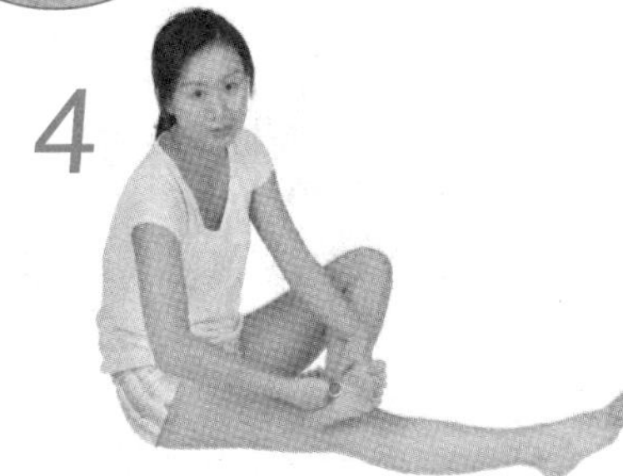

4

注意事项

俗话说：双脚如命根，治疗治全身。运用卵石磨脚，来刺激其皮肤神经末梢感受器，通过中间神经来调节器官的作用，促进血液循环，加强新陈代谢。足疗脚卵石对高血压有益。病人可赤脚在凹凸不平的鹅卵石小径上踩踏或行走。踏鹅卵石的时间可安排在早上进行，每次15分钟以上，踩踏需防跌倒，天亮时要防止感冒。

018 低血压

如果收缩压持续低于90mmHg，舒张压低于60mmHg，即称为低血压。患有低血压的人经常会有头晕耳鸣、目眩、乏力气短、脚底发冷、自汗、盗汗等症状，严重者会出现恶心、呕吐、晕厥等症状。

◉ 按摩取穴

经穴：涌泉、三阴交、隐白、太白、冲阳、内庭

奇穴：3 号穴、26 号穴

有效反射区

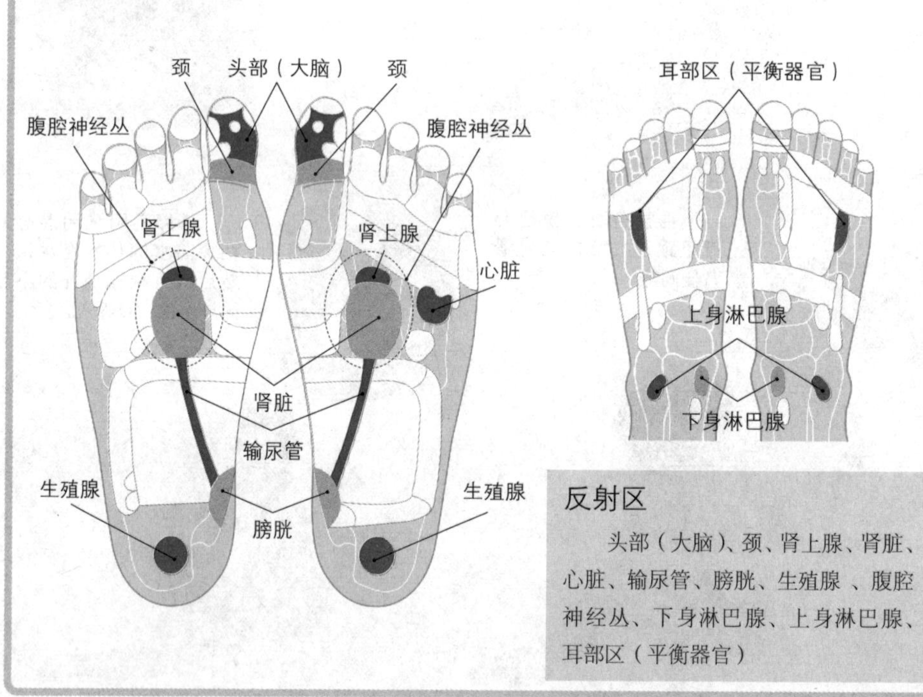

反射区

头部（大脑）、颈、肾上腺、肾脏、心脏、输尿管、膀胱、生殖腺 、腹腔神经丛、下身淋巴腺、上身淋巴腺、耳部区（平衡器官）

◉ 足浴治疗低血压的配方

组成：桂枝、肉桂各30克，炙甘草15克。

用法：每日2剂。1剂水煎服，日服2次或顿服，或频频饮服。1剂煎水泡足，每日1~2次，每次浸泡双足30分钟。

操作手法与步骤

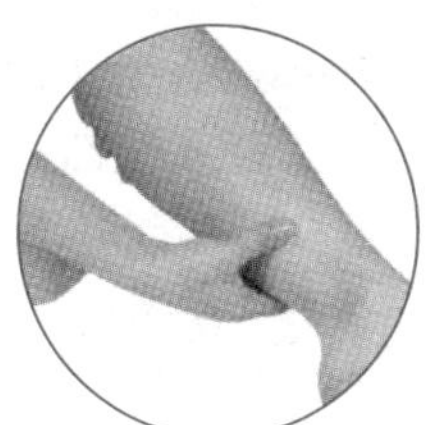
三阴交

点按涌泉、隐白、太白、冲阳、内庭、三阴交、3号穴、26号穴等穴，各2~3分钟。

1

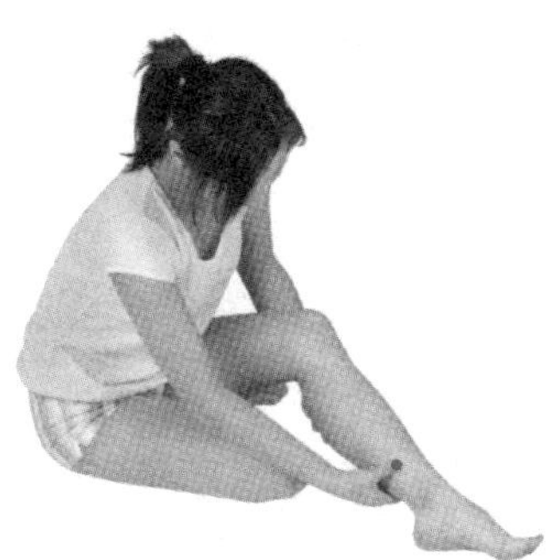

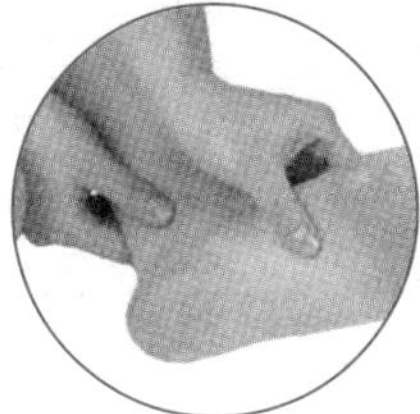
按法

用拇指指端点法、示指指间关节点法、拇指关节刮法、按法、示指关节刮法、双指关节刮法、拳刮法、拇指推法、擦法、拍法等手法作用于相应反射区，各操作3~5分钟，以局部酸痛为佳。

2

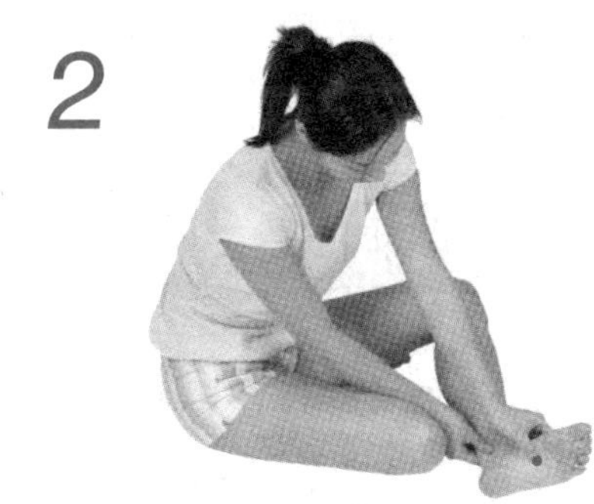

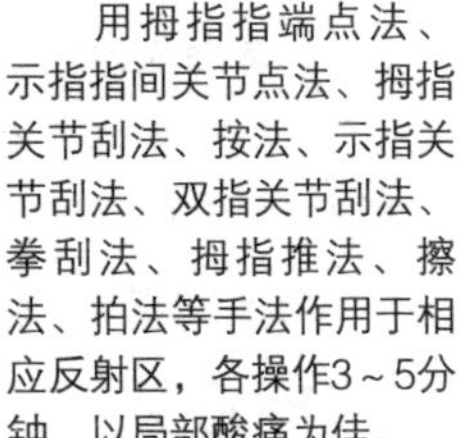

揉足跟、擦足心、足跟及内外踝部至热，可用足部踩法施于足跟等部位。

3

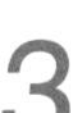

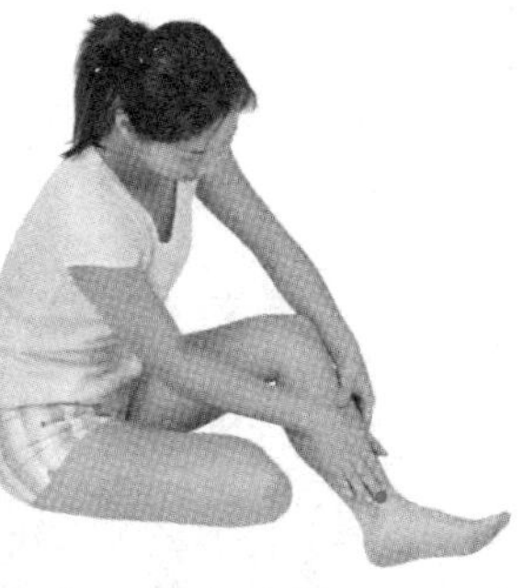

按摩前可先用混有相关药水的热水浴足。如感到乏力气短、脚底心凉者可加用肾、脾等穴区操作。手法上，应根据症状以选择轻重。

4

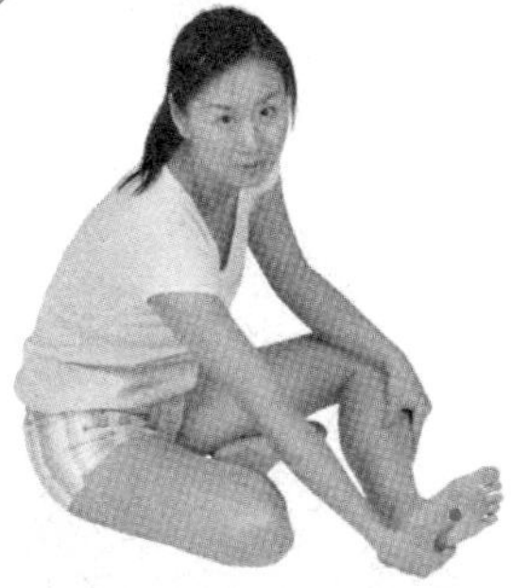

注意事项

1．及时看医生，确定造成低血压的原因。
2．增加饮食营养、多食温补脾肾的食物。
3．适当多吃食盐，可提升血压，改善头晕、困倦无力等症状，但食盐摄入量不可太高。
4．常吃生姜，能促进消化、健胃、升高血压。可将姜末撒于菜汤中或用姜末泡水代茶。
5．少吃冬瓜、西瓜、芹菜、山楂、苦瓜、绿豆、大蒜、海带、洋葱、葵花子等具降压效应的食品。
6．积极参加体育锻炼，增强体质。

019 心悸

心悸是病人自觉心中悸动不安，甚至不能自主的一种病症。临床主要表现为经常伴有失眠、健忘、晕眩、多梦、耳鸣等症状。不仅听诊心率常超过140次/分钟，而且心电图显示多为心跳过速。

● 按摩取穴

经穴：涌泉、太冲、公孙、太溪

奇穴：失眠、3号穴

有效反射区

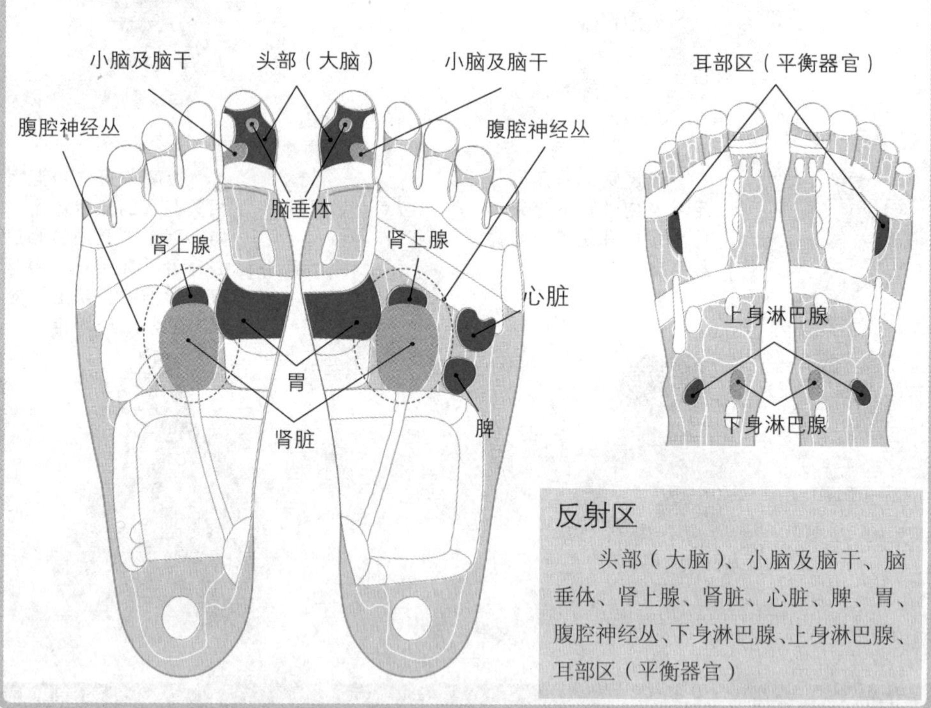

反射区

头部（大脑）、小脑及脑干、脑垂体、肾上腺、肾脏、心脏、脾、胃、腹腔神经丛、下身淋巴腺、上身淋巴腺、耳部区（平衡器官）

● 足浴治疗心悸的配方

芥末200～500克，以少量水调成糊状，直至出现芥子油气味，混入水中浴足，每日1次，可活血通络，适用于冠心病、心悸、心绞痛等。

操作手法与步骤

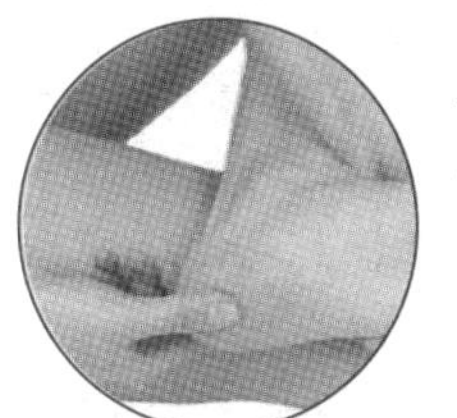

失眠

点揉涌泉、太冲、公孙、太溪、失眠、3号穴各2分钟。

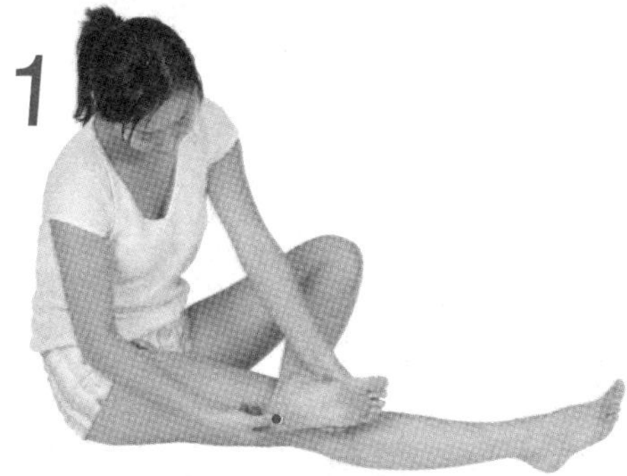

1

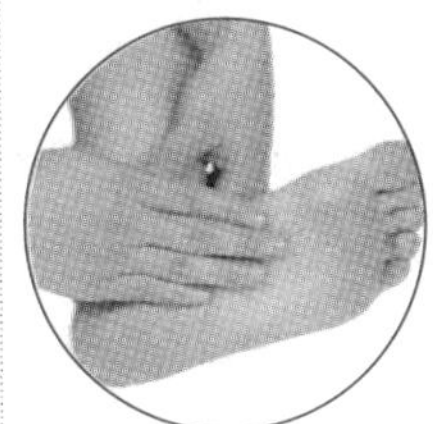

擦法

用拇指指端点法、示指指间关节点法、拇指关节刮法、按法、示指关节刮法、双指关节刮法、拳刮法、拇指推法、擦法、拍法等手法作用于相应反射区，各操作3～5分钟，以局部酸痛为佳。

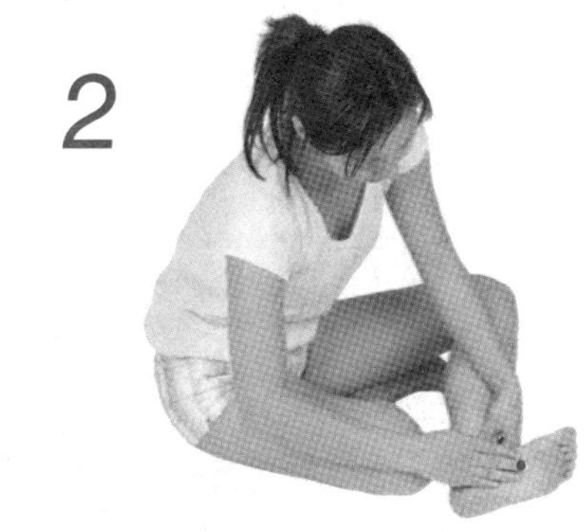

2

重擦足底，点揉心区、肾区、胸膈区等；拔摇各趾，掐跖趾关节。

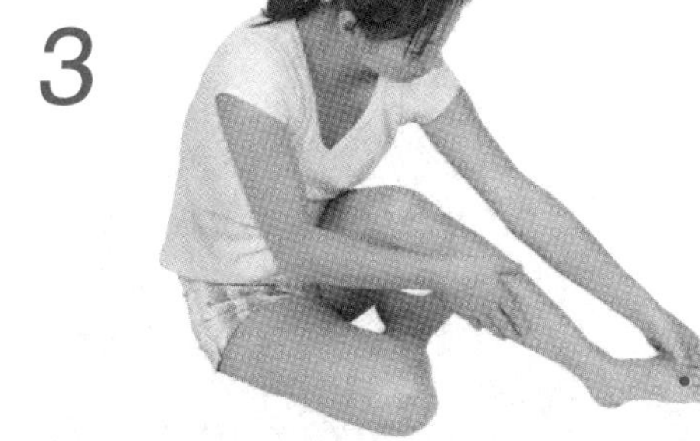

3

根据情况可再加用相关症状的反应穴区；操作宜和缓持续，按摩后可暖身安睡。

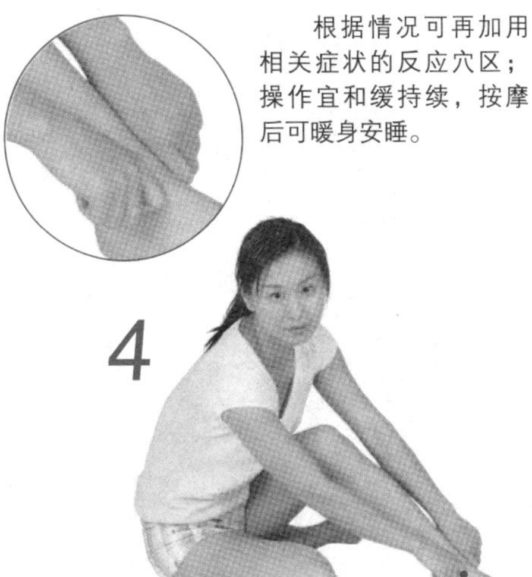

4

注意事项

1．平时注意营养，少吃动物脂肪或胆固醇含量较高的食物，如蛋黄、鱼子、动物肝脏等，少吃肉，多吃鱼和豆制品，多吃蔬菜和水果。

2．保证充足睡眠，不能过度劳累。

3．做适量运动，饭后慢慢散步，或者打太极拳。

4．洗澡的时候注意时间不要太长，温度要适度，最好在家人的陪伴下洗澡。

020 中风后遗症

中风后遗症是急性脑血管病所遗留的一种病症。在临床上主要表现为半身不遂、口眼歪斜、语言蹇涩、口角流涎、吞咽困难、脚底麻木等症状。

● 按摩取穴

经穴：太冲、仆参、解溪、金门、丘墟、中封、昆仑

奇穴：心区点、肝区点、肾区点、足后四白

有效反射区

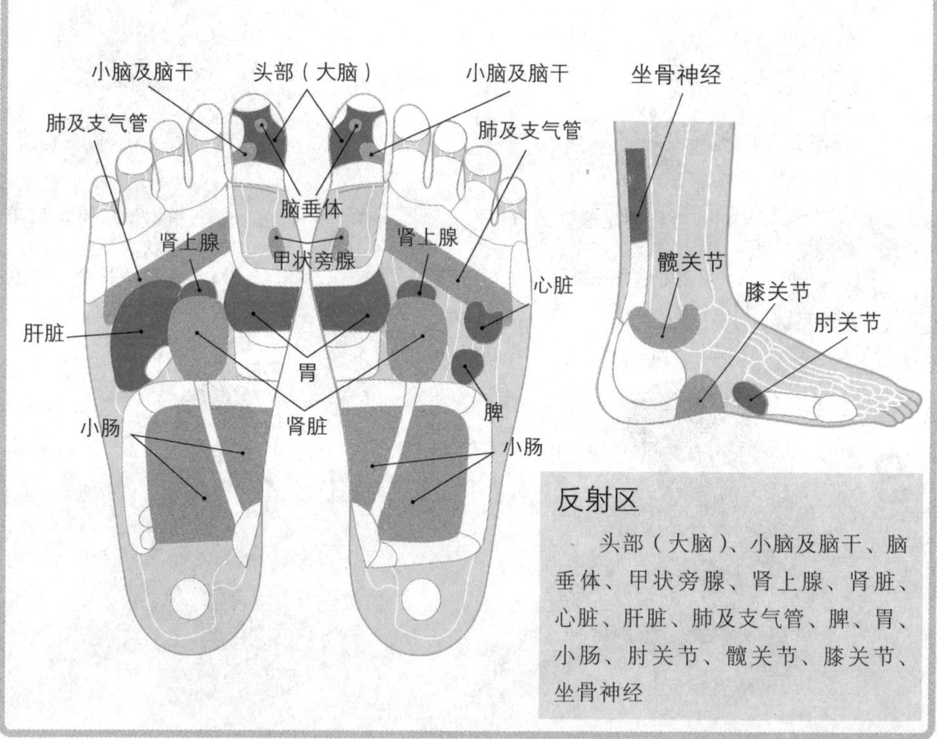

反射区

头部（大脑）、小脑及脑干、脑垂体、甲状旁腺、肾上腺、肾脏、心脏、肝脏、肺及支气管、脾、胃、小肠、肘关节、髋关节、膝关节、坐骨神经

● 足浴治疗中风的配方

伸筋草、透骨草、红花各3克，加水2000毫升煮沸10分钟，混入水中泡手和浴足，每日3次，连续2月。可舒筋活络，活血化瘀，用于中风手足痉挛者。

操作手法与步骤

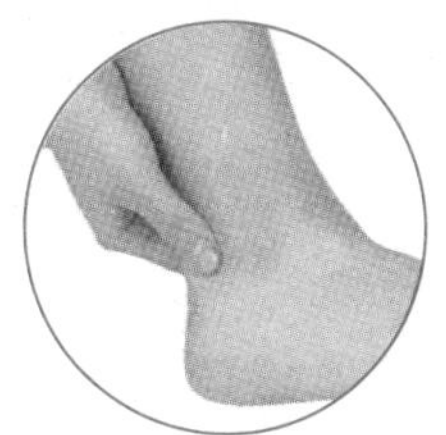

昆仑

重手法点按仆参、金门、太冲、解溪、丘墟、中封、昆仑、心区点、肝区点、肾区点、足后四白等穴，各2～3分钟。

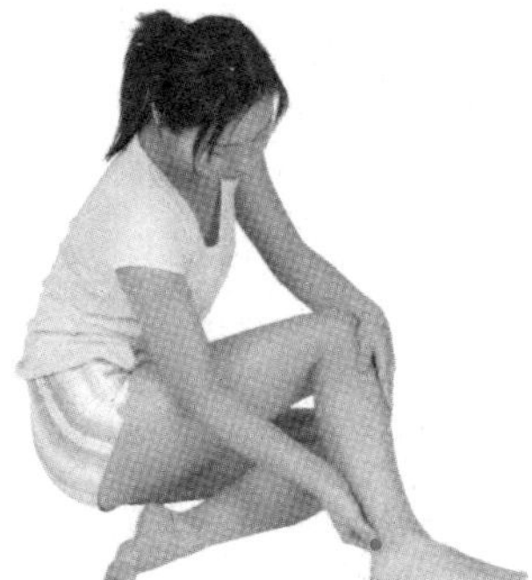

1

拍法

用拇指指端点法、示指指间关节点法、拇指关节刮法、按法、示指关节刮法、双指关节刮法、拳刮法、拇指推法、擦法、拍法等手法作用于相应反射区，各操作3～5分钟，力度可逐渐加重。

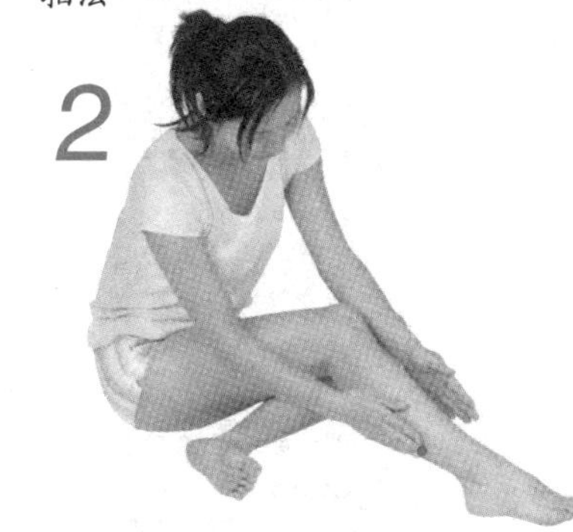

2

捻拔、活动各关节。患病一侧加强操作。

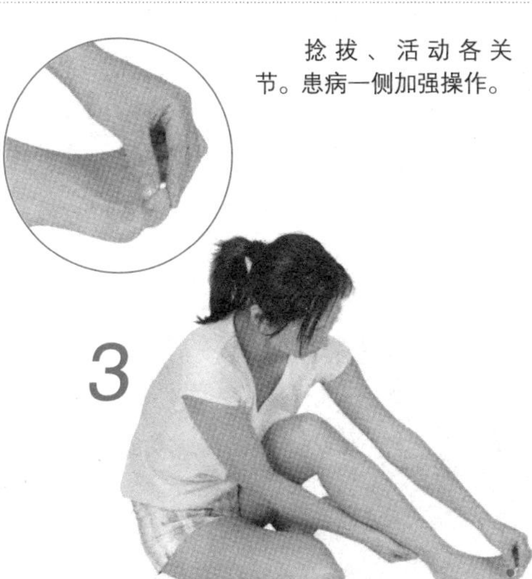

3

按摩前可先用混有相关药水的热水浴足。另外，脚底各趾甲根缘亦可掐点，或也可根据情况配合其他相应穴区。

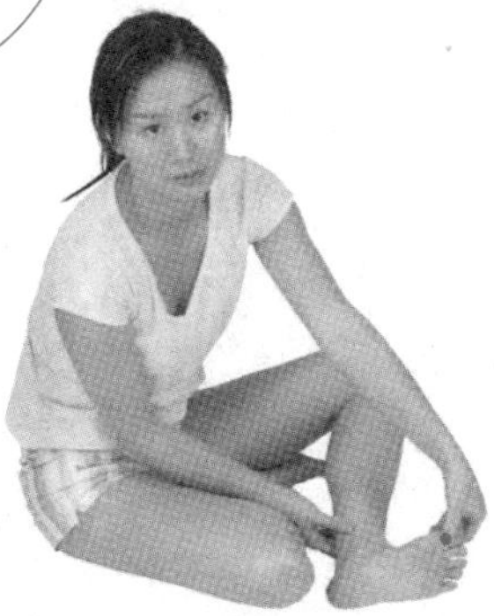

4

注意事项

点按肝脏、肺脏可以调气理经，点按风池穴可以息风通络，点按肩井穴可以调理周身的阳气，配合局部穴位可达到治疗本病的功效。

如果患者阴火旺则需加按涌泉穴、曲池穴，治疗的时候疗效至关重要。对中风后遗症患者必须争取早日康复，尤其是在发病后的前3个月里，积极治疗是康复的最佳时机。

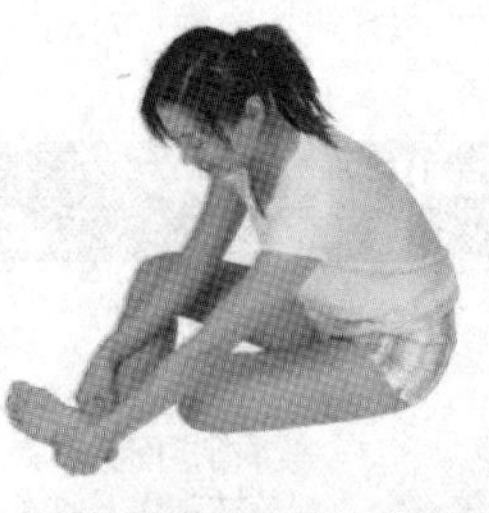

第五章

DIWUZHANG

保健按摩疗法消化系统疾病的足部

消化系统疾病是发生在口腔、唾液腺、食管、胃、肠、肝、胆、胰腺、腹膜及网膜等脏器的疾病。本章就一些日常生活中常见的消化系统疾病，如慢性胃炎、腹泻、胃下垂、呕吐、慢性肠炎、消化不良等，详细介绍相关的足部保健按摩治疗方法，让读者自己就可以轻松治疗这些疾病。另外还附加了一些足浴方法和病症的注意事项，让读者防护治疗相结合。

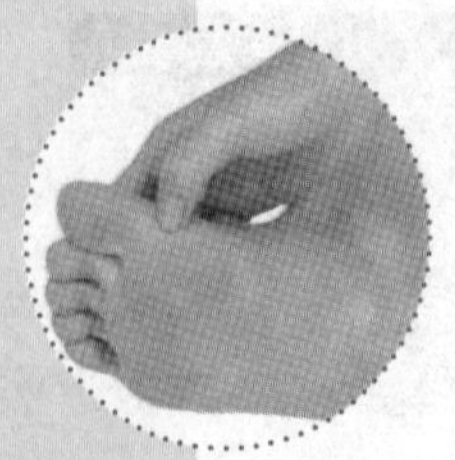

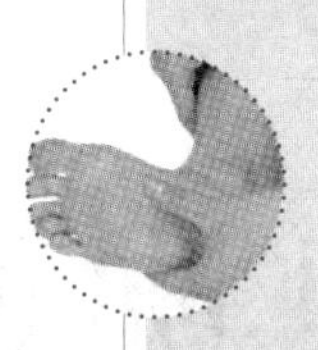

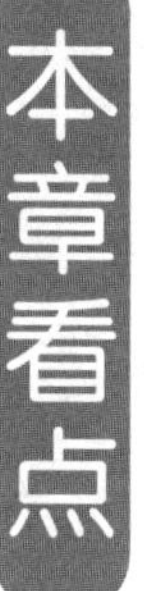

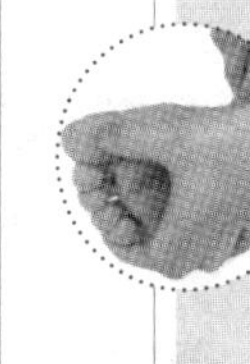

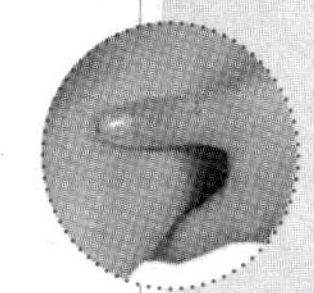

- **呃逆**

  呃逆也叫痉挛，可对照相关反射区进行治疗

- **呕吐**

  呕吐时按摩正确反射区配以足浴，可缓解该症状

- **腹泻**

  腹泻若不及时治疗容易有脱水、晕厥等严重症状发生

- **便秘**

  精神紧张或作息不规律时容易引起便秘

- **消化不良**

  儿童消化不良时，要注意力度轻重进行足疗

- **慢性胃炎**

  慢性胃炎是长期饮食不规律造成的，持久治疗才可见效

- **慢性肠炎**

  慢性肠炎得病之初就要重视

- **胃下垂**

  患有胃下垂症者要控制饮食，适度运动

- **痢疾**

  痢疾是肠道传染疾病，患者要注意饮食卫生

021 呃逆

呃逆亦称膈肌痉挛，是由于迷走神经和膈神经受到刺激后，使膈肌产生间歇性的收缩运动所致。以气逆上冲，呃声频频短促，使人不能自主为典型表现。难治性呃逆可使患者十分难受，常提示膈肌周围有病变。

按摩取穴

经穴：涌泉、大都、冲阳、太白、公孙、足窍阴

奇穴：10 号穴、19 号穴、27 号穴

有效反射区

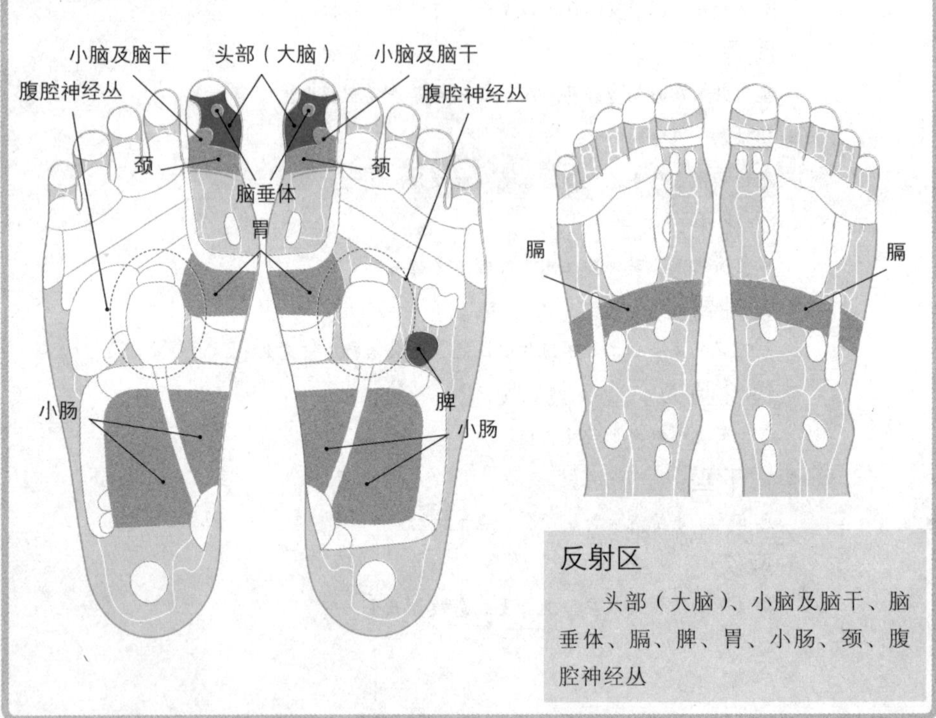

反射区

头部（大脑）、小脑及脑干、脑垂体、膈、脾、胃、小肠、颈、腹腔神经丛

足浴治疗呃逆的配方

陈皮、法半夏、吴茱萸、干姜、川椒各10克，香菜50克。将诸药择净，放入药罐中，加清水适量浸泡5～10分钟后，水煎取汁，放入浴盆中，待温时浴足。

操作手法与步骤

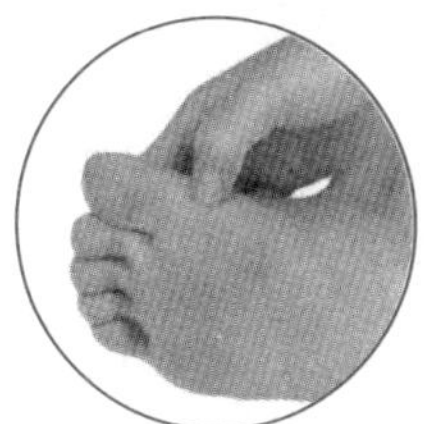

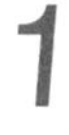

大都

掐点足窍阴2分钟，点揉涌泉、大都、冲阳、太白、公孙、10号穴、19号穴、27号穴，各1～2分钟。

1

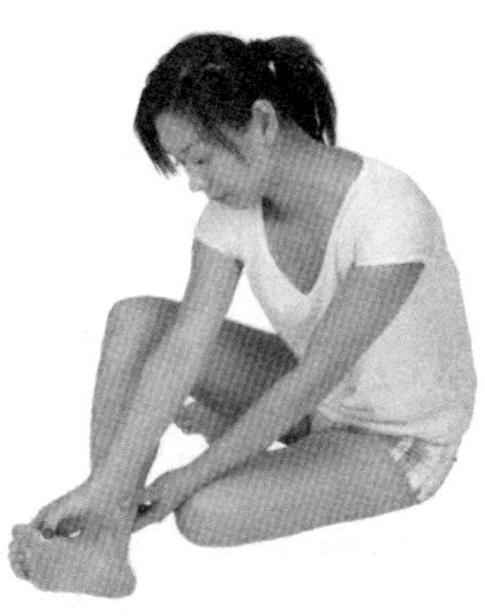

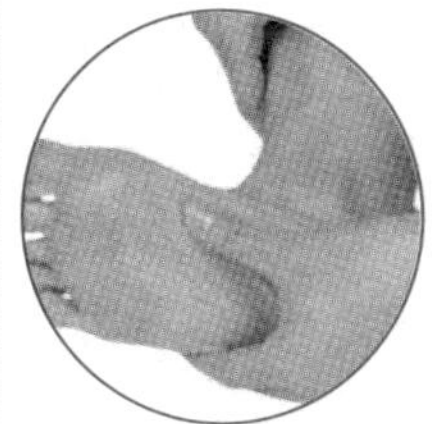

拇指推法

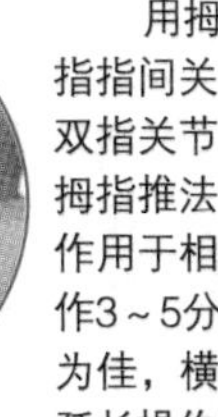

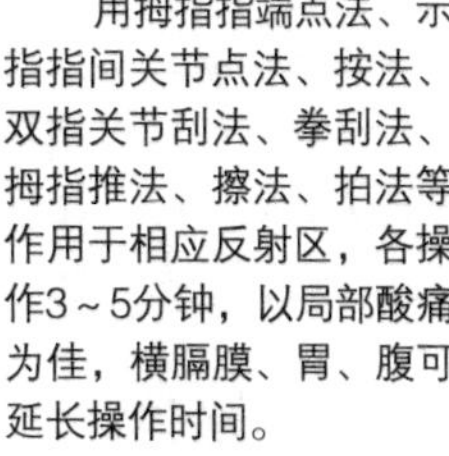

用拇指指端点法、示指指间关节点法、按法、双指关节刮法、拳刮法、拇指推法、擦法、拍法等作用于相应反射区，各操作3～5分钟，以局部酸痛为佳，横膈膜、胃、腹可延长操作时间。

2

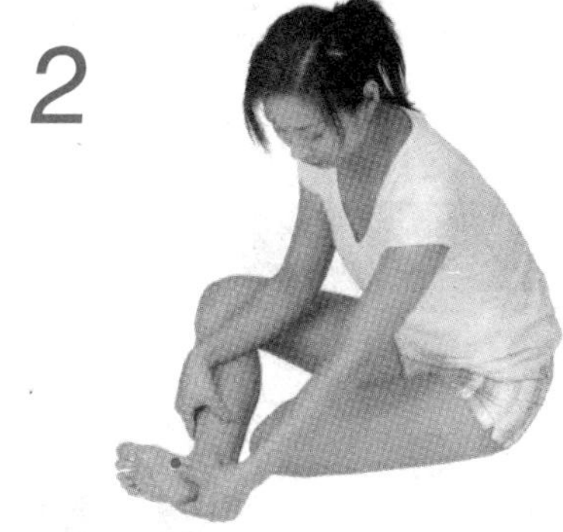

在第1、2跖骨与第2、3跖骨足底缝隙中深推，推擦足底内侧。

3

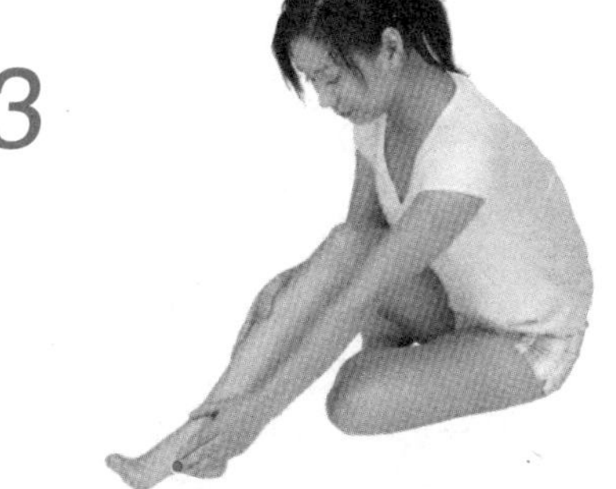

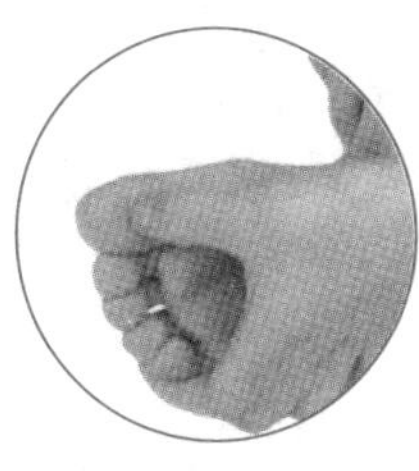

按摩时手法宜由轻到重，如果长时间反复呃逆或伴吐射、舌强等，应立即去医院检查。

4

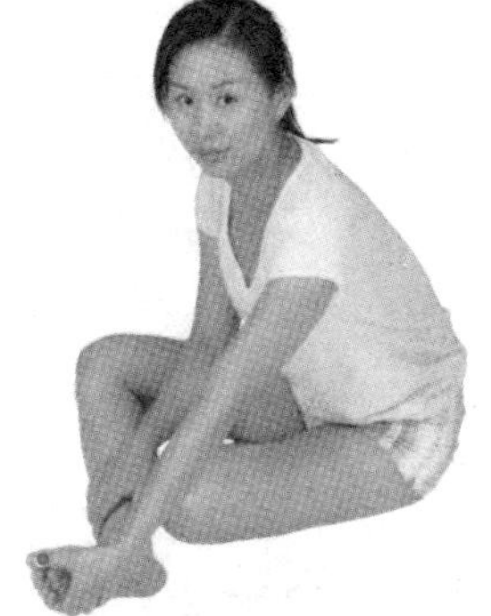

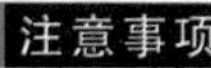

注意事项

1．培养良好的饮食习惯，避免暴饮暴食，按摩期间禁食冷饮及酸、辣等刺激性食物。
2．要注意保暖，避免寒凉的刺激。
3．按摩治疗本病时，应采用较重手法，但不可太用力，要由轻到重，让患者可以忍受。

022 呕吐

神经性呕吐多由于疾病或创伤刺激呕吐中枢所引起。常见于脑震荡、晕车船、颅内占位性病变高血压、梅尼埃病等疾患。亦可因酒醉后反复呕吐，或因为减肥等长期不正常进食而厌食所造成。在临床上尚无有效的治疗方法。

按摩取穴

经穴：大都、公孙、太白、冲阳

奇穴：8 号穴、10 号穴、19 号穴

有效反射区

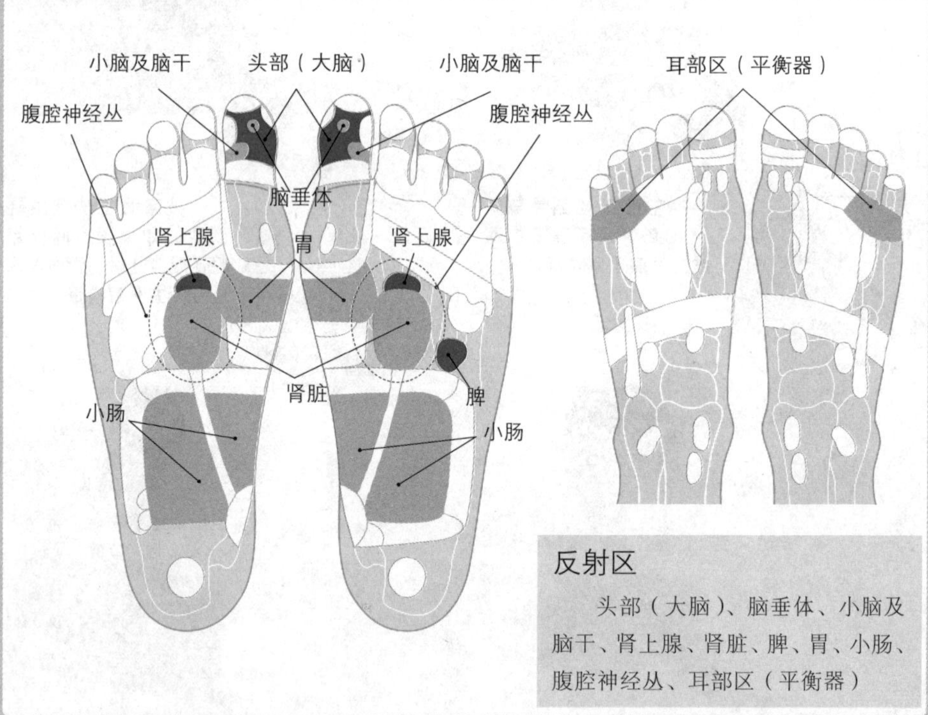

反射区

头部（大脑）、脑垂体、小脑及脑干、肾上腺、肾脏、脾、胃、小肠、腹腔神经丛、耳部区（平衡器）

足浴治疗呕吐的配方

萝卜菜150克，大葱、生姜各30克。将萝卜菜、葱姜择净，切细，放入药罐中，加清水适量浸泡5～10分钟，每日1次，连续使用1周。

操作手法与步骤

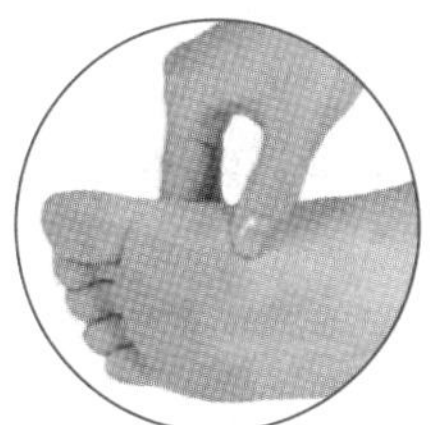

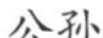

公孙

重手法点揉冲阳、大都、公孙、太白穴、8号穴、10号穴、19号穴，各2分钟。

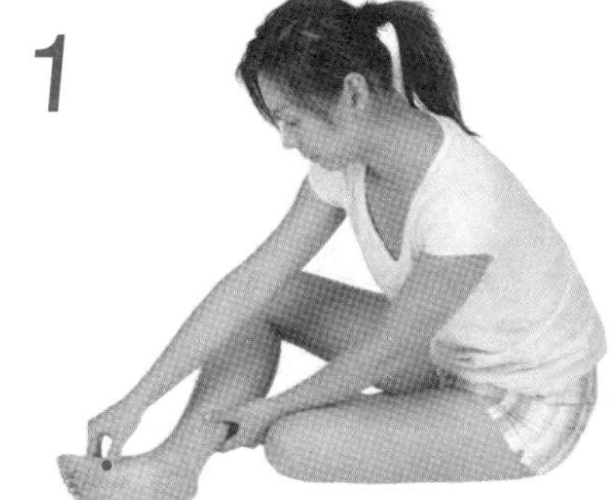

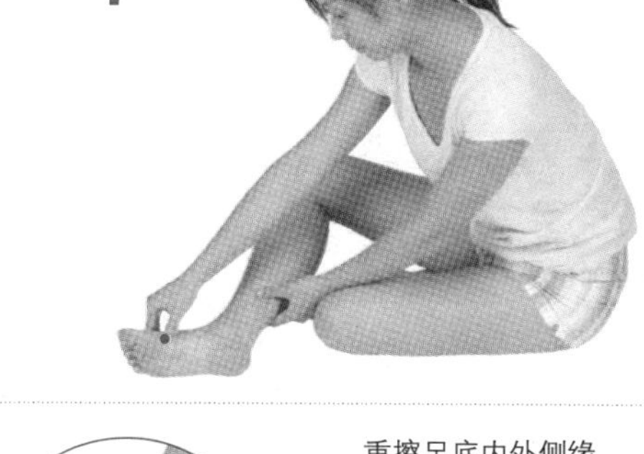

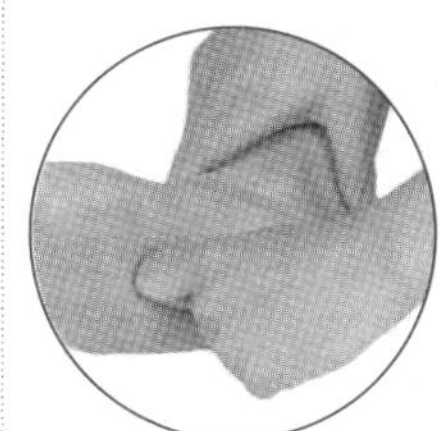

示指指间关节点法

用拇指指端点法、示指指间关节点法、拇指关节刮法、按法、示指关节刮法、双指关节刮法、拳刮法、拇指推法、擦法、拍法等手法作用于相应反射区，各操作3～5分钟，以局部酸痛为佳。

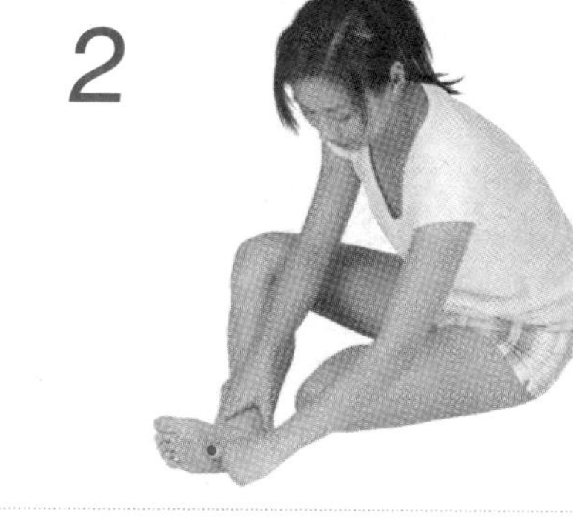

重擦足底内外侧缘，足中线。

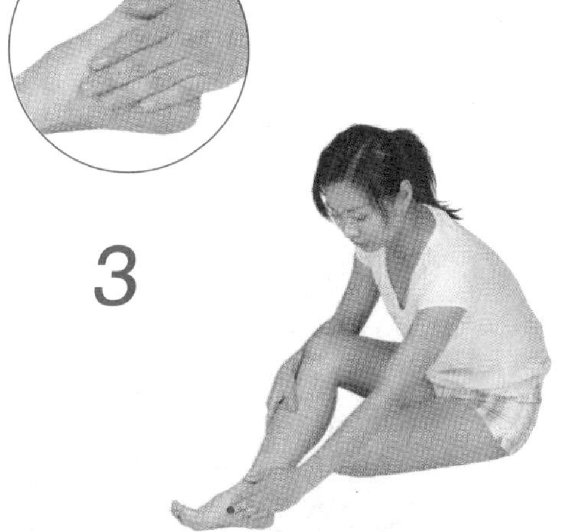

急发重手法刺激，并可配合脚底相应穴区按摩，达到治本的目的。

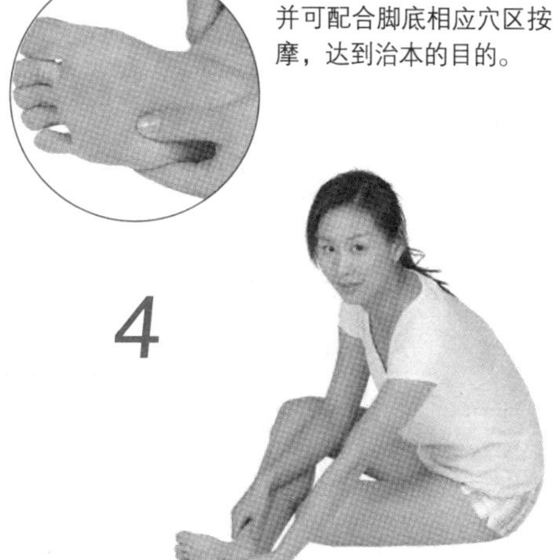

注意事项

1．呕吐时，家长应立即将小儿的头侧向一旁，以免呕吐物吸入气管造成吸入性肺炎。

2．患儿呕吐时不要随便用药，也不要随意晃动。

3．注意饮食调节，平时饮食要注意定时定量，多服各种维生素和蛋白质，少摄取脂肪，哺乳前后要逐渐增加饮食。

4．严重呕吐会导致体液失衡，代谢紊乱，可配合静脉输液。

023 腹泻

腹泻是一种胃肠疾病的常见症状，临床乏力主要表现为排便次数增多，便质稀薄，水样或带有脓血，可兼见腹鸣、腹痛、食少、神疲及脱水症状等。小儿严重腹泻必须进入医院输液治疗，及时纠正脱水症状，否则会有生命危险。

按摩取穴

经穴：内庭、大都、公孙、隐白、太白、商丘

奇穴：6号穴、9号穴、10号穴、19号穴、27号穴

有效反射区

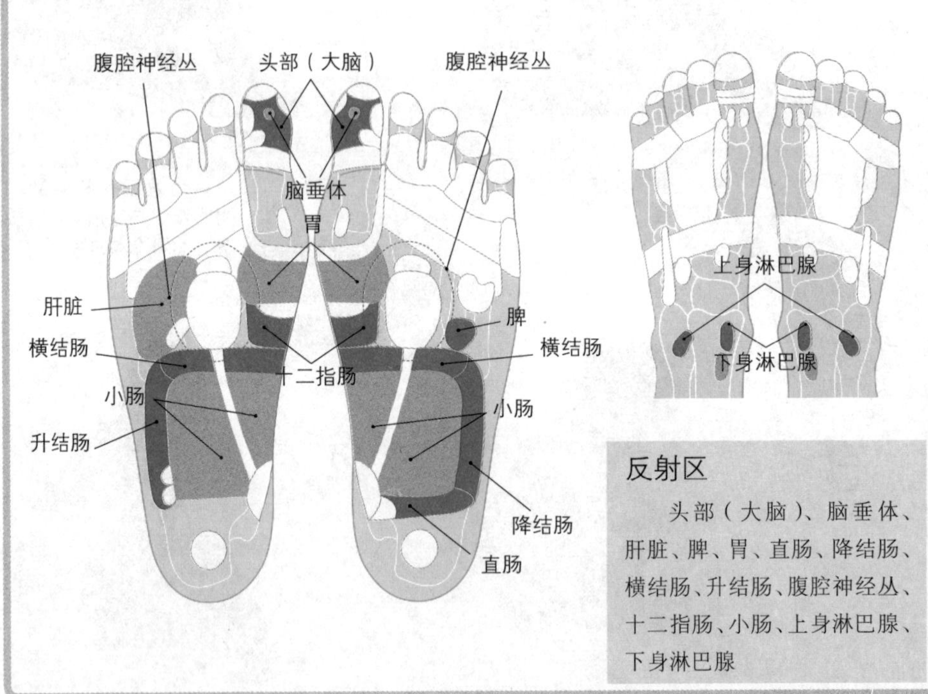

反射区

头部（大脑）、脑垂体、肝脏、脾、胃、直肠、降结肠、横结肠、升结肠、腹腔神经丛、十二指肠、小肠、上身淋巴腺、下身淋巴腺

足浴治疗腹泻的配方

白扁豆、车前草各150克。水煎浴足，每日2～3次，连续3天，1天1剂，用于清热利湿。

操作手法与步骤

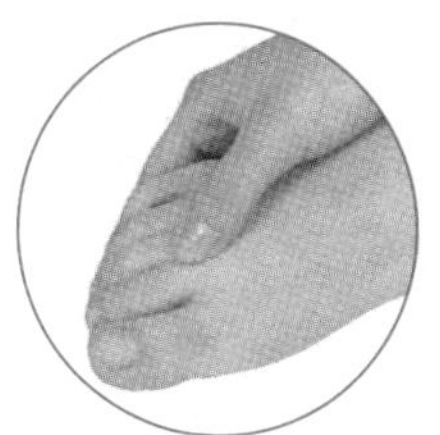
内庭

按揉内庭、大都、公孙、隐白、太白、商丘、6号穴、9号穴、19号穴、27号穴、10号穴等穴，各1～2分钟。

1

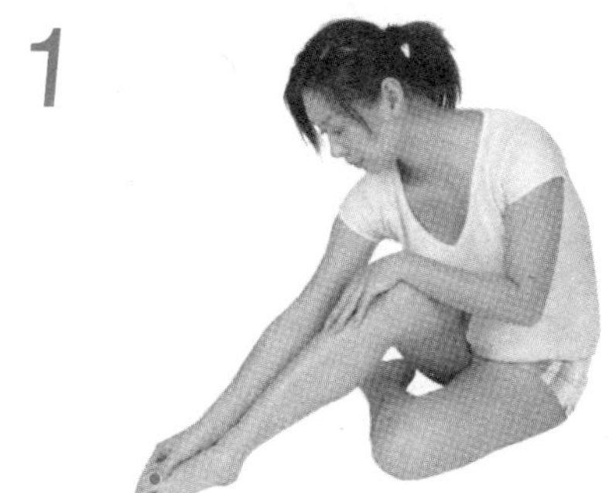
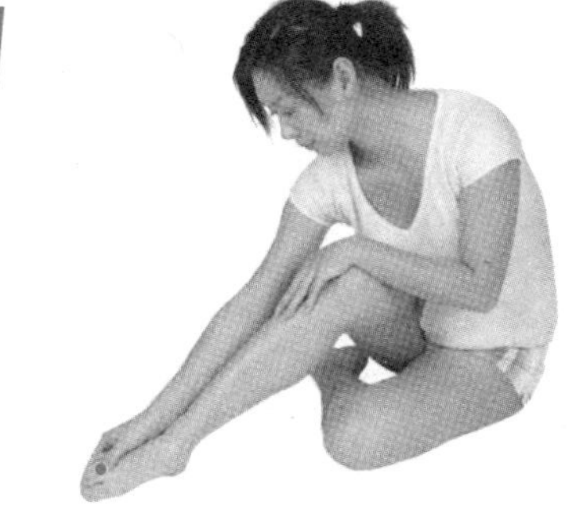

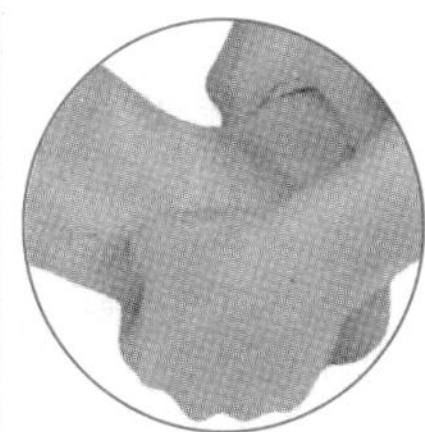
拇指关节刮法

用拇指指端点法、示指指间关节点法、拇指关节刮法、按法、示指关节刮法、双指关节刮法、拳刮法、拇指推法、擦法、拍法等手法作用于相应反射区，各操作3～5分钟，以局部酸痛为佳。

2

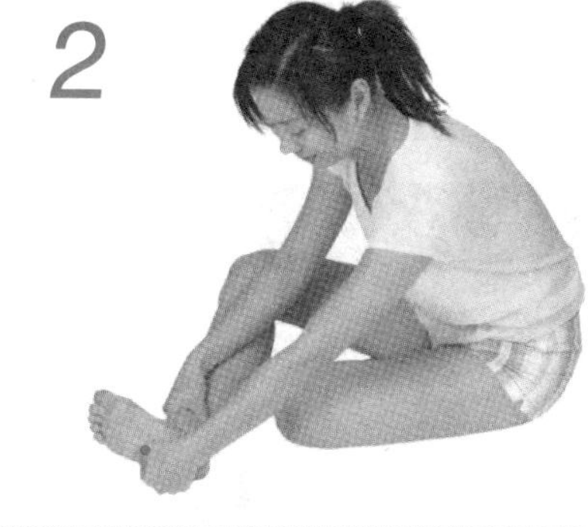

擦足底正中线及内外踝等部位。

3

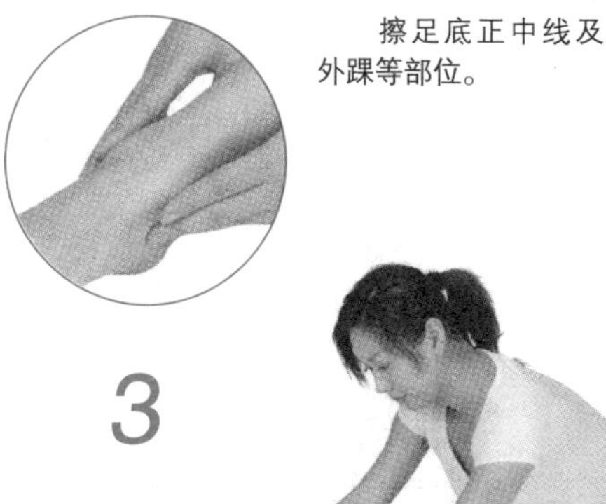

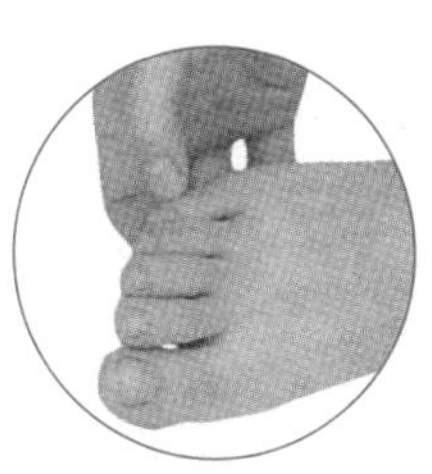

兼可具体加用对症穴区，急性腹泻宜用快重手法，慢性腹泻则宜用持续柔和的手法。

4

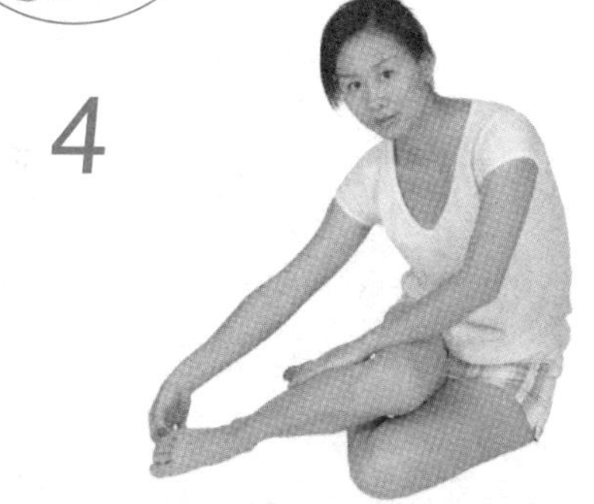

注意事项

1．在按摩过程中要注意保养，摄取食物要定时、定量，不吃不洁的食物。注意保护腹部，不要着凉。

2．本病按摩治疗有效，但不排除其他疗法，特别是有感染因素的病症，可同时服用抗生素等类药物治疗，如出现脱水或中毒，应及时静脉输液治疗。

024 便秘

便秘属于大肠传导功能失常，粪便不能及时排出所形成的症状。表现为大便闭结不通，排便间隔时间延长，或虽有便意但排便困难。在长期紧张工作、用脑过度的人及老年人中易出现。对长期便秘者进行身体检查，可见其直肠及肛门附近有粪石存在。

● 按摩取穴

经穴：解溪、太白、涌泉、大钟、三阴交、内庭、大都、商丘

奇穴：炉底三针

有效反射区

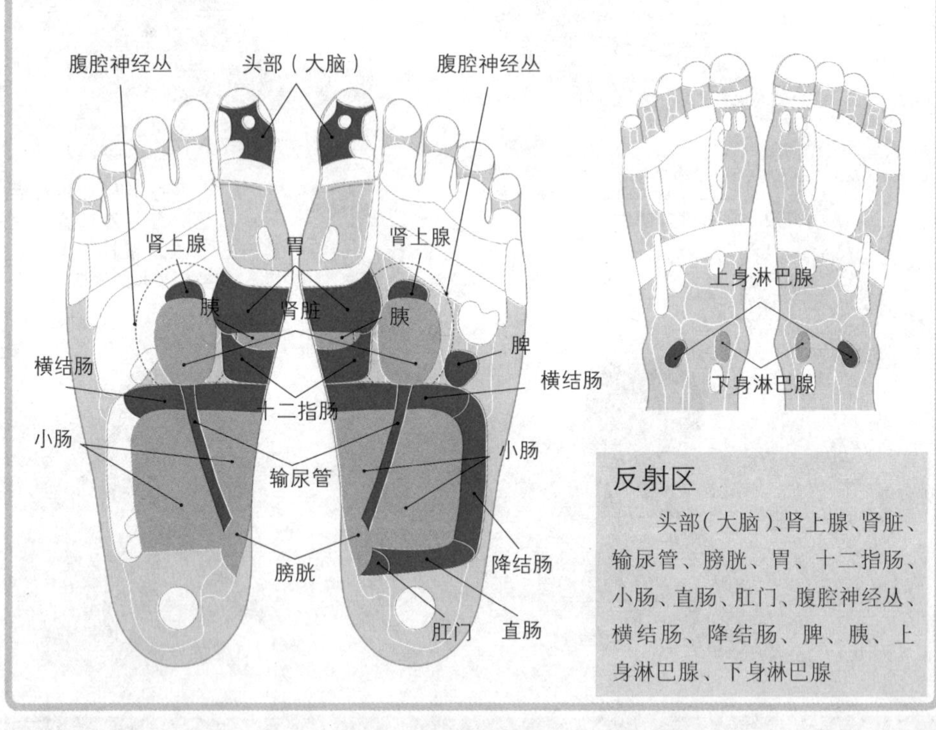

反射区

头部（大脑）、肾上腺、肾脏、输尿管、膀胱、胃、十二指肠、小肠、直肠、肛门、腹腔神经丛、横结肠、降结肠、脾、胰、上身淋巴腺、下身淋巴腺

● 足浴治疗便秘的配方

用花椒、姜、盐、醋、小茴香等浴足并按摩，对功能性便秘有较好的防治效果。

操作手法与步骤

按揉足部足底涌泉穴2分钟；点按解溪、太白、内庭、大都、商丘、大钟、三阴交、炉底三针各1～2分钟。

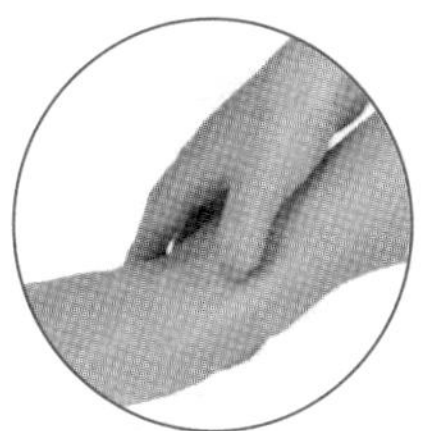

解溪

1

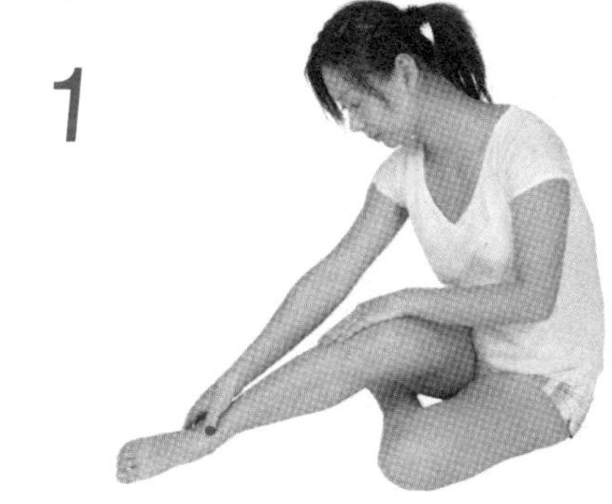

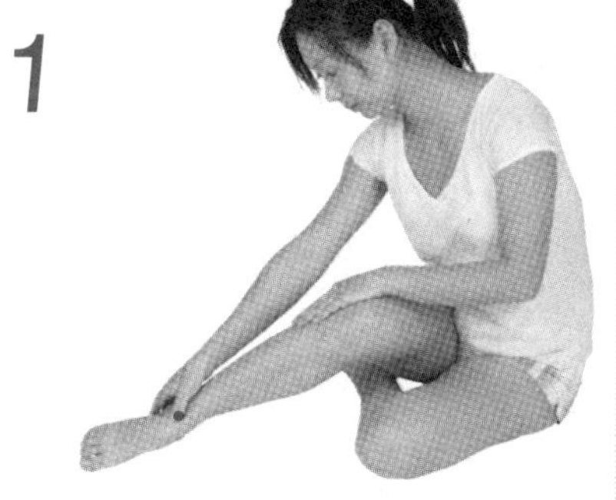

用拇指指端点法、示指指间关节点法、拇指关节刮法、按法、示指关节刮法、双指关节刮法、拳刮法、拇指推法、擦法、拍法等手法作用于相应反射区，各操作3～5分钟，以局部酸痛为佳。

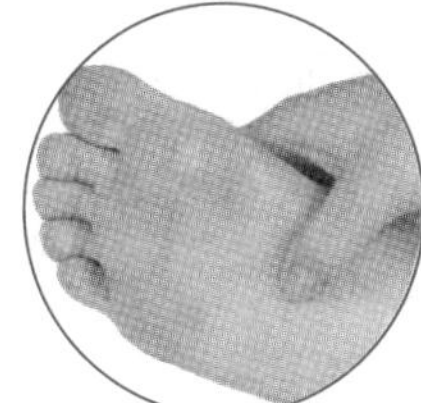

拇指指端点法

2

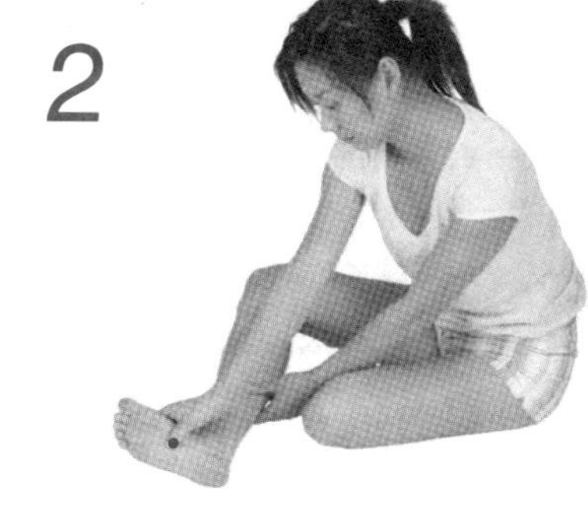

擦足心，拔摇各趾。

3

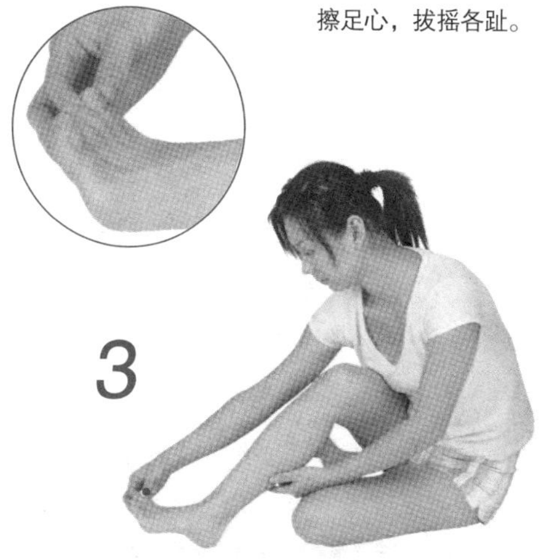

老年患者宜手法柔和持续，多操作肾反射区等区域。

4

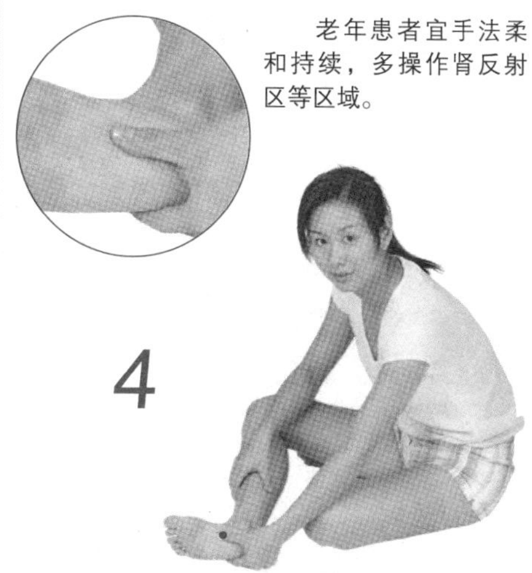

注意事项

导致便秘主要有三个原因：

1．饮食结构不合理。偏爱吃蛋白质含量高和辛辣的食物，高蛋白食物在肠道中运行的速度缓慢，并且能滋生很多有害物质。

2．年老体弱。老年人体质下降，胃肠运动能力同样下降，加上肛周肌肉力量下降，因此老年人大多数便秘。

3．过度消瘦的女性。女孩子为了苗条，对油脂退避三舍，殊不知适量的脂肪摄入对身体是很必要的，如果脂肪摄入量过少就会导致大便干燥。

025 消化不良

消化不良是由于外感病邪或食物因素及饮食过度影响肠胃的消化功能而引起的。消化不良通常表现为断断续续地有上腹部不适或疼痛、饱胀、烧心、嗳气、腹泻等现象发生。本症患者常因胸闷、早饱感、肚子胀等不适而不愿进食或尽量少进食，夜里也不易安睡，睡后常有噩梦。

按摩取穴

经穴：内庭、解溪、公孙、商丘、冲阳、大都、太白

奇穴：里内庭、6号穴

有效反射区

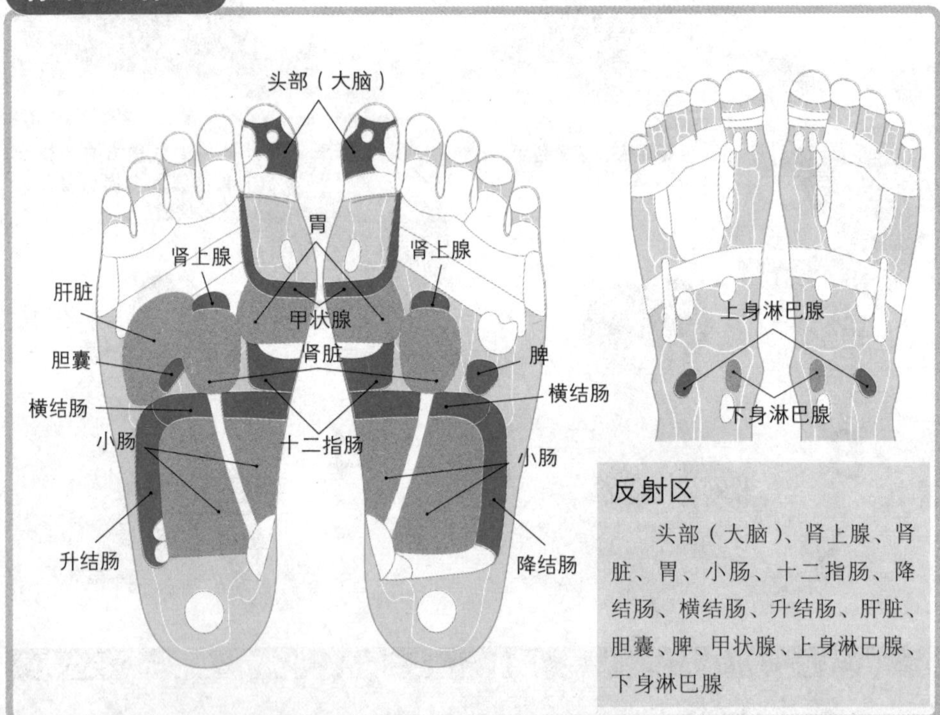

反射区

头部（大脑）、肾上腺、肾脏、胃、小肠、十二指肠、降结肠、横结肠、升结肠、肝脏、胆囊、脾、甲状腺、上身淋巴腺、下身淋巴腺

足浴治疗小儿消化不良的配方

吴茱萸、桔梗、水煎取汁1000毫升，足浴治疗小儿水泻和消化不良腹泻。

操作手法与步骤

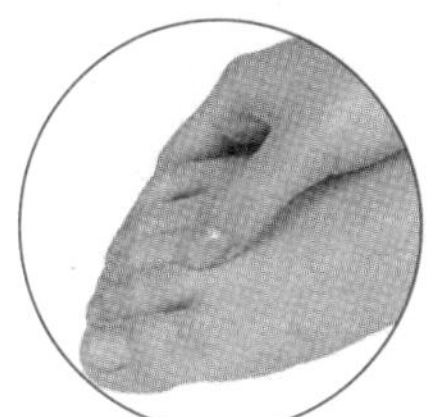

内庭

点揉内庭、解溪，公孙，揉商丘、冲阳、大都、太白、里内庭、6号穴，各1～2分钟。

1

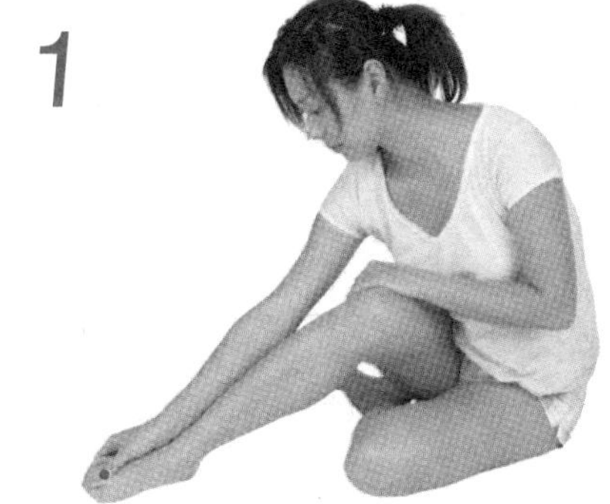

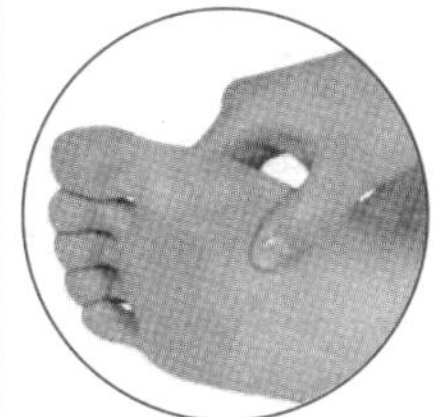

拇指推法

用拇指指端点法、示指指间关节点法、拇指关节刮法、按法、示指关节刮法、双指关节刮法、拳刮法、拇指推法、擦法、拍法等手法作用于相应反射区，各操作3～5分钟，以局部酸痛为佳。

2

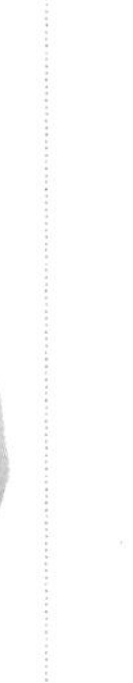

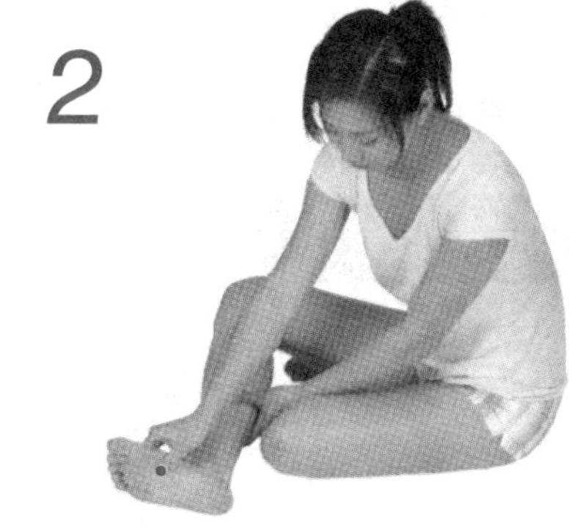

擦足底正中线。

3

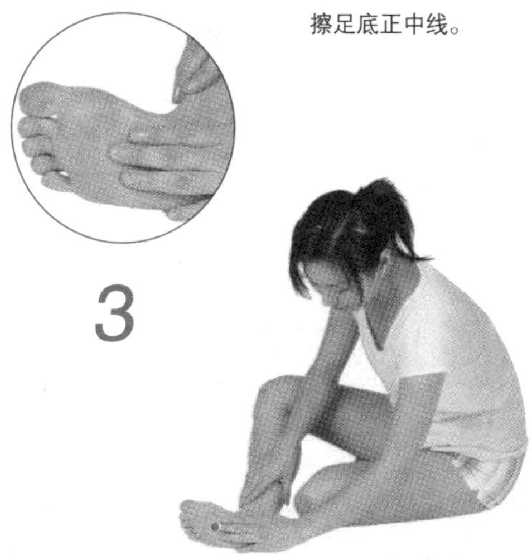

按摩手法宜中度柔和，持续时间长些。还可根据具体情况加选对症穴区。

4

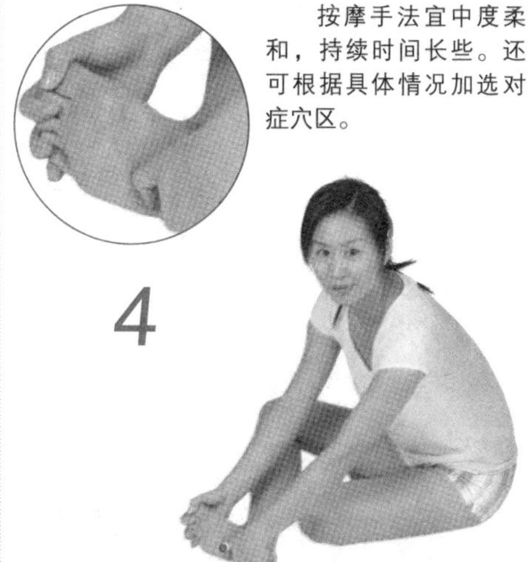

注意事项

1. 按摩的手法应该轻重相宜，不要让孩子觉得不舒服。
2. 每天按摩5～10分钟即可，坚持3个月以上效果较好。
3. 按摩时室内温度应该在22℃以上，避免孩子着凉。
4. 本手法不宜在空腹时或饭后进行。

026 慢性胃炎

慢性胃炎是由于长期受到伤害性刺激、反复摩擦损伤、饮食无规律、情绪不佳等引起的一种胃黏膜炎性病变。此病病程较长，症状持续或反复发作，通常表现为食欲减退，上腹部不适或隐痛，嗳气、吞酸、口苦、便秘、恶心、呕吐等。

按摩取穴

经穴：内庭、大都、太白、公孙、解溪、隐白

奇穴：平痛、6 号穴、10 号穴、19 号穴

有效反射区

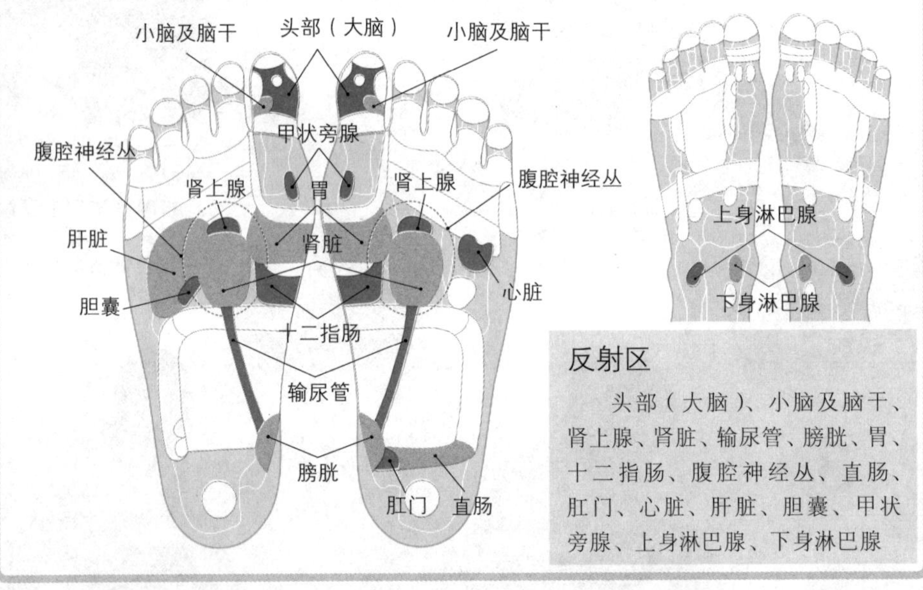

反射区

头部（大脑）、小脑及脑干、肾上腺、肾脏、输尿管、膀胱、胃、十二指肠、腹腔神经丛、直肠、肛门、心脏、肝脏、胆囊、甲状旁腺、上身淋巴腺、下身淋巴腺

足浴治疗慢性胃炎的配方

(1)组成：生姜30克，木瓜500克，米醋500毫升，芍药50克。

用法：加水少许，煎煮至沸腾，待温热后，泡洗双脚30分钟，每日1次。

(2)组成：党参40克，白术20克，苍术30克。

用法：上述药物加水1000毫升，煎煮至沸腾，待温热后，泡洗双脚30分钟，每日1次，10天为一疗程。

(3)组成：干姜30克，番茄叶20克。

用法：将上药加清水适量，水煎取汁，倒入脚盆中，待温时足浴，每次30分钟，每日2次，连续5天为一疗程。

操作手法与步骤

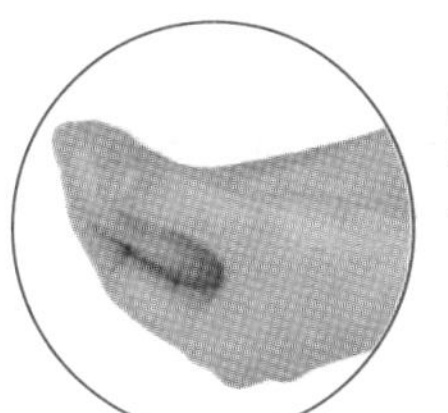

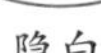

隐白

点按内庭、大都、太白、公孙、解溪、隐白、平痛、6号穴、10号穴、19号穴等穴，各2分钟。

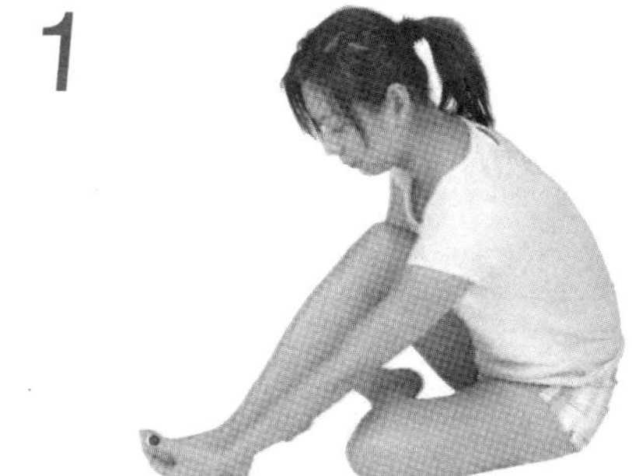

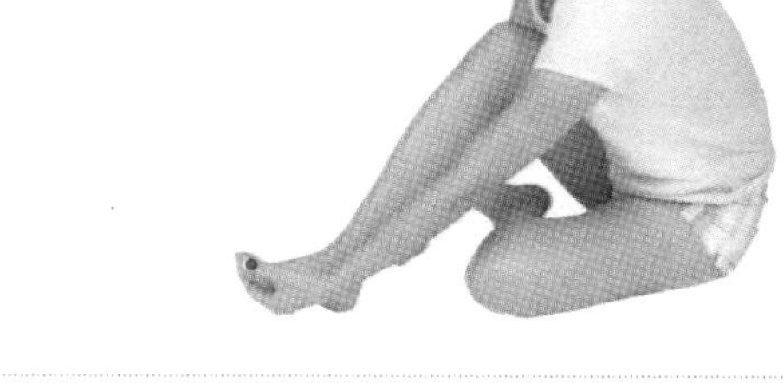

1

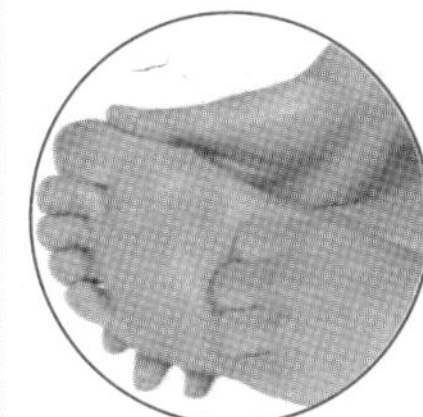

拳刮法

用拇指指端点法、示土指指间关节点法、拇指关节刮法、按法、示指关节刮法、双指关节刮法、拳刮法、拇指推法、擦法、拍法等手法作用于相应反射区，各操作3～5分钟，以局部酸痛为佳。

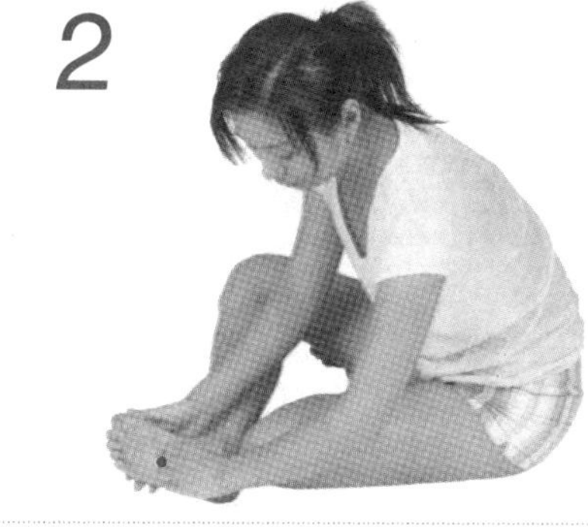

2

擦足底正中线。

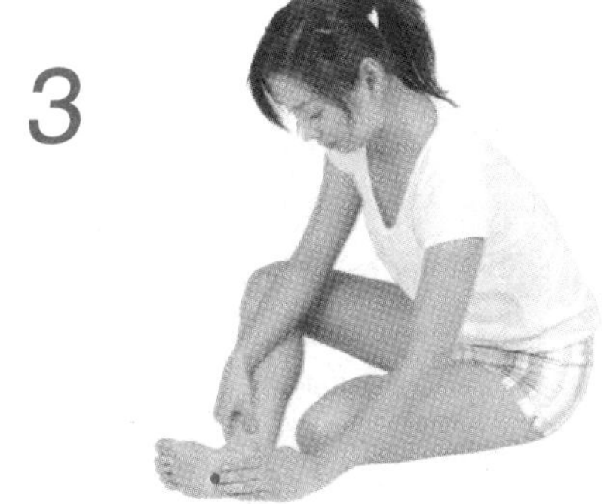

3

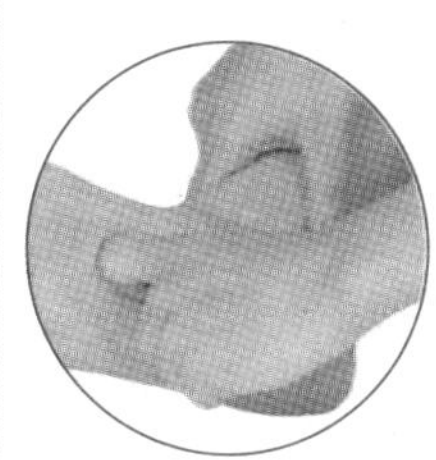

按摩手法宜中度柔和，持续时间长些。还可根据具体情况加选对症穴区。

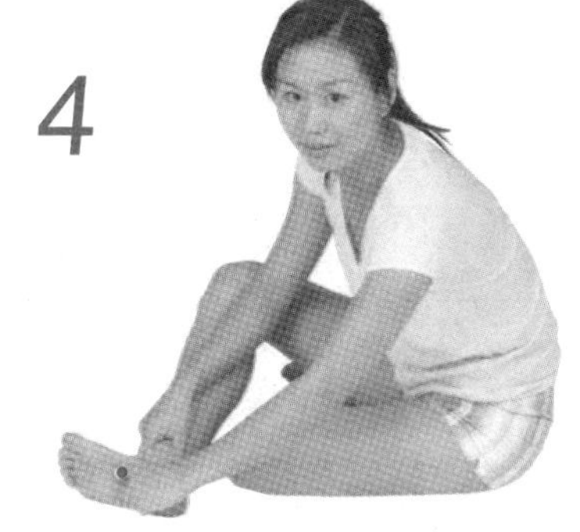

4

注意事项

1．注意要吃有营养的食物，多吃高蛋白及高维生素的食物，保证各种营养充足，防止贫血。
2．当口服抗菌素治疗某种炎症疾病时，应同时饮用酸性物质。

027 慢性肠炎

该病患者大便次数增多，粪便稀薄，甚至为水样或白冻便，还表现为面色不华，精神不振，少气懒言，四肢乏力，喜温怕冷。如在急性炎症期，除发热外，可见失水、休克、出血等。常见黎明前腹痛、腹鸣即泻，泻后则安，并有长期反复发作的趋势。

按摩取穴

经穴：解溪、冲阳、内庭、隐白、大都、太白、公孙、商丘

奇穴：平痛、6号穴、10号穴、19号穴

有效反射区

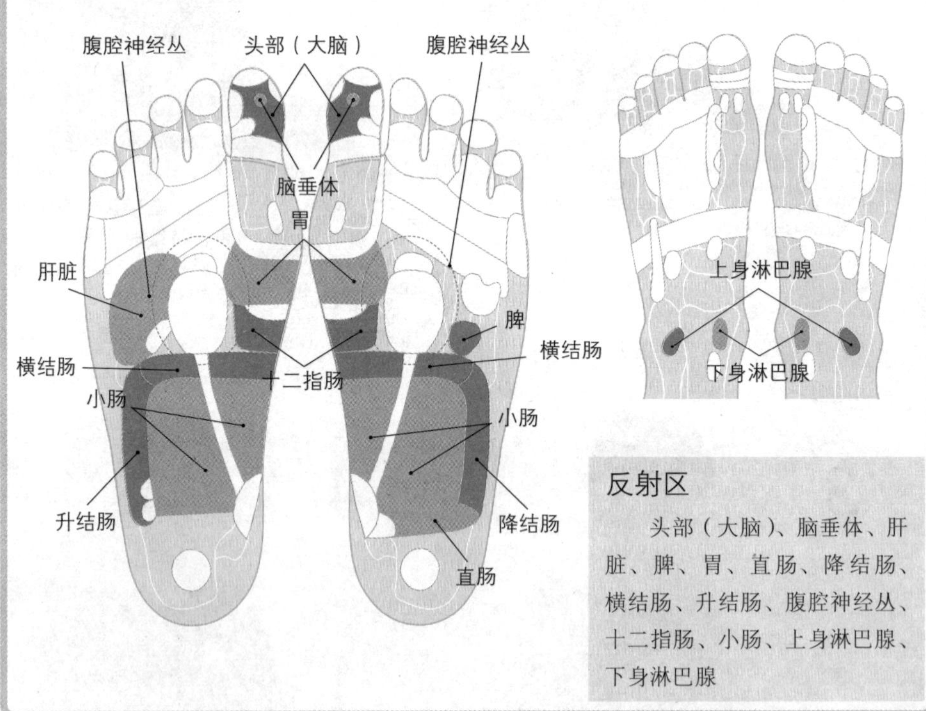

反射区

头部（大脑）、脑垂体、肝脏、脾、胃、直肠、降结肠、横结肠、升结肠、腹腔神经丛、十二指肠、小肠、上身淋巴腺、下身淋巴腺

足浴治疗慢性肠炎的配方

桂枝20克，麻黄、羌活、独活各 15克，红花、细辛、艾叶各10克。加清水适量浸泡5～10分钟。

操作手法与步骤

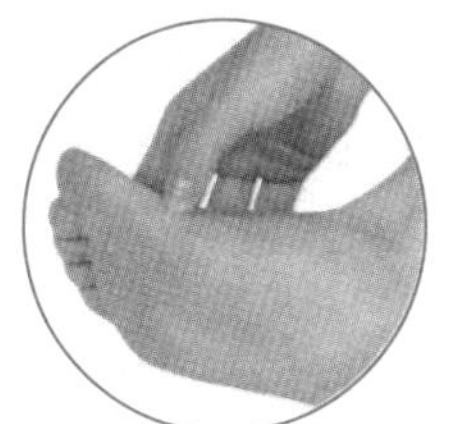

大都

按揉内庭、大都、公孙、解溪、冲阳、太白、商丘、隐白、10号穴、19号穴、平痛、6号穴，各1～2分钟。

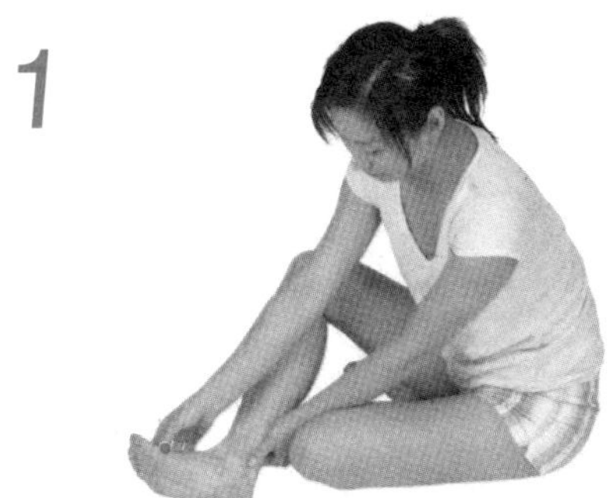

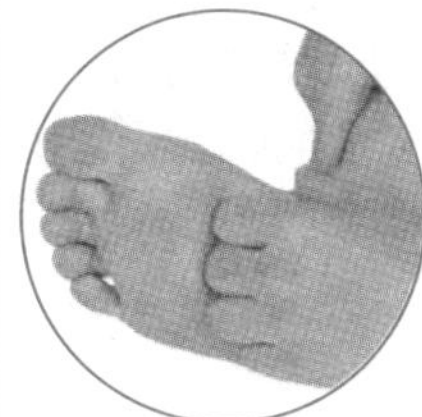

拳刮法

用拇指指端点法、示指指间关节点法、拇指关节刮法、按法、示指关节刮法、双指关节刮法、拳刮法、拇指推法、擦法、拍法等手法作用于相应反射区，各操作3～5分钟，以局部酸痛为佳。

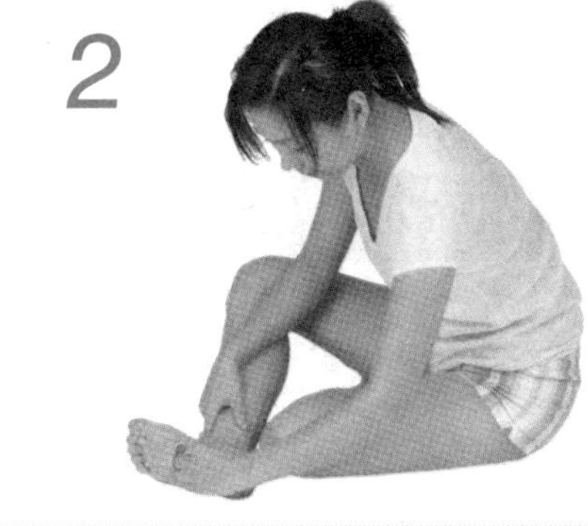

重擦足心正中线。

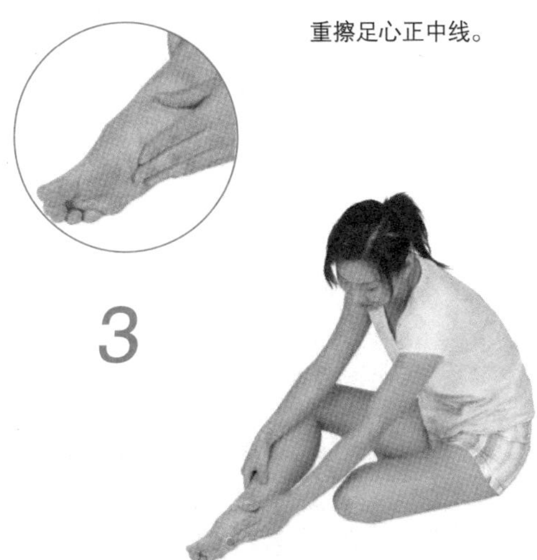

手法宜温煦柔和，不能用力过大。

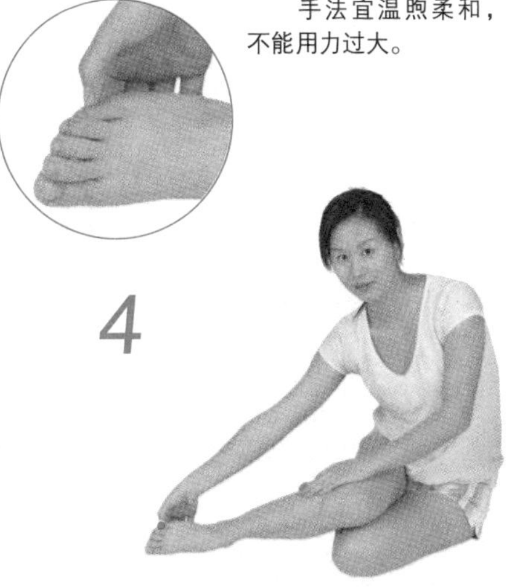

注意事项

1．注意休息和营养，多吃易消化的食物，如米汤蔬菜，如果腹寒、腹痛、腹泻，也可以喝姜汤，调和胃气。同时忌食辛辣和油腻的食物。

2．在有条件的情况下，可配合红外线、拔罐、针灸、气功等疗法，以提高疗效。此外要保持心情舒畅，避免强烈刺激，要树立战胜疾病的信心。

028 胃下垂

胃下垂是胃体下降至生理最低线以下的位置。多因长期饮食失节，或劳累过度，致使中气下降，升降失常所致。中医认为本病多由脾胃虚弱，中气下陷所致。临床主要表现为消瘦、乏力、纳少、脘腹胀闷不适、食后胀痛更甚等消化不良症状。

按摩取穴

经穴：冲阳、商丘、内庭、隐白、太冲

奇穴：8号穴、10号穴、19号穴

有效反射区

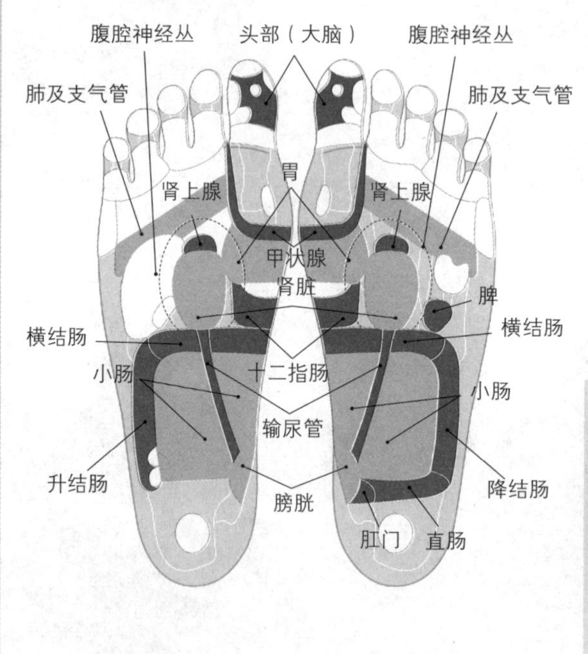

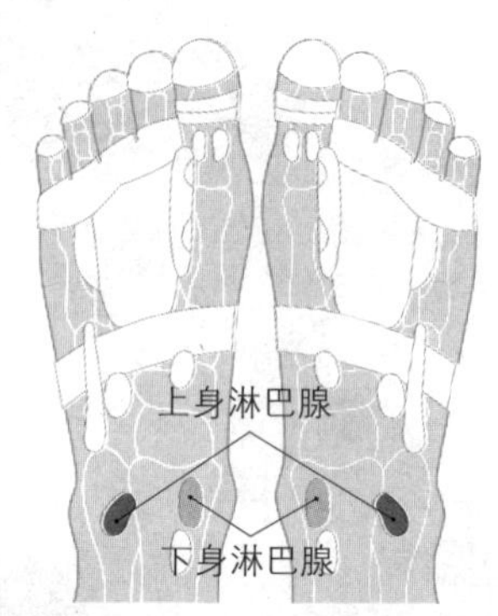

反射区

头部（大脑）、胃、十二指肠、肾脏、肾上腺、输尿管、膀胱、肺、脾、腹腔神经丛、甲状腺、小肠、横结肠、降结肠、升结肠、直肠、肛门、上身淋巴腺、下身淋巴腺

足浴治疗胃下垂的配方

组成：艾叶、附子、炒白术各20克，枳壳10克，升麻5克。

用法：此药加清水1000毫升，煎沸10分钟后，将药液倒入脚盆内待温浸泡双足30分钟，每日1次。

操作手法与步骤

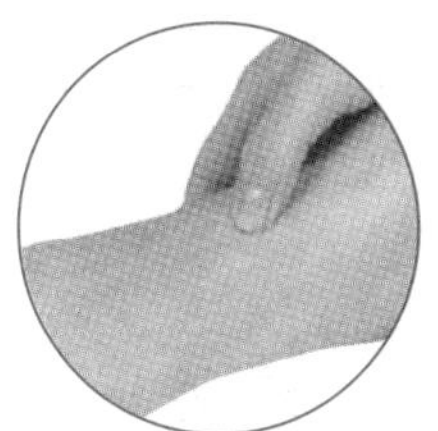

冲阳

持续按揉冲阳、商丘、内庭、隐白、太冲、8号穴、10号穴、19号穴等穴，各2分钟。

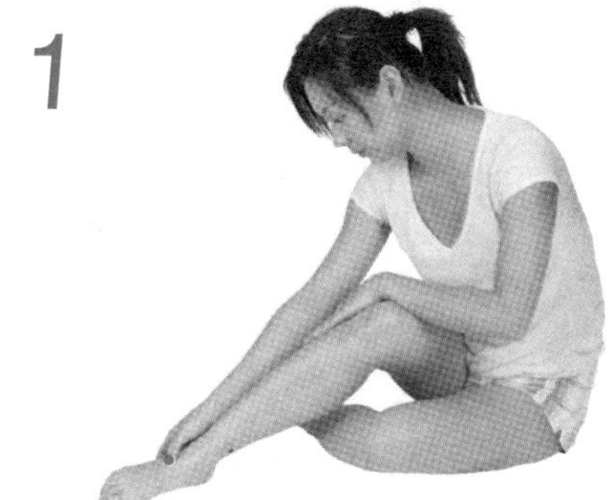

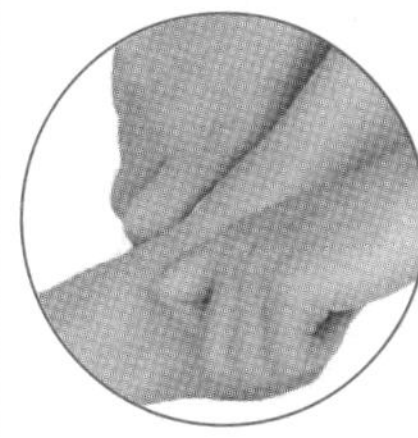

双指关节刮法

用拇指指端点法、示指指间关节点法、拇指关节刮法、按法、示指关节刮法、双指关节刮法、拳刮法、拇指推法、擦法、拍法等手法作用于相应反射区，各操作3～5分钟，以局部酸痛为佳。

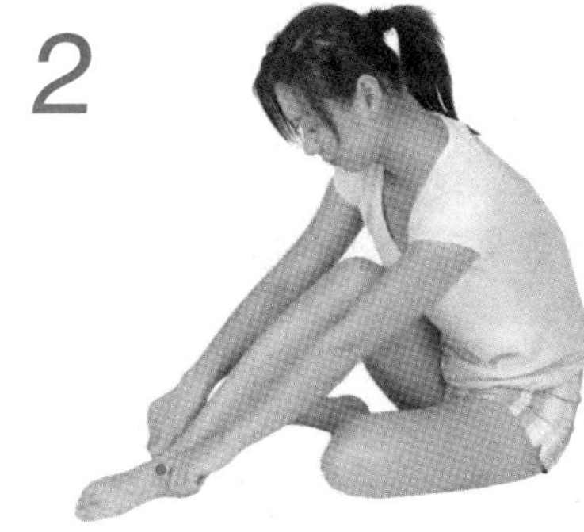

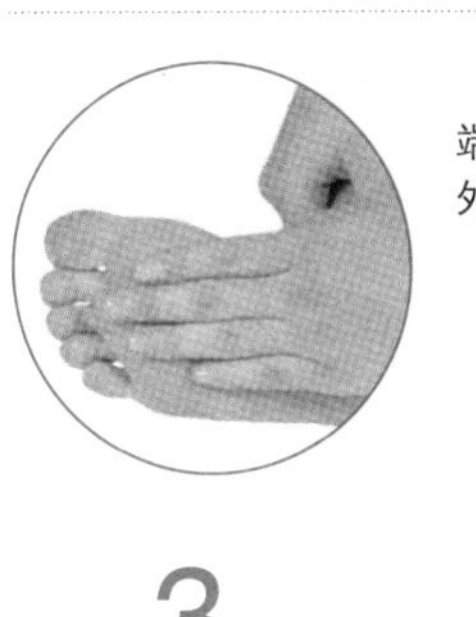

自足跟中点向足前端，沿足底正中线及内外侧缘重推，擦足心。

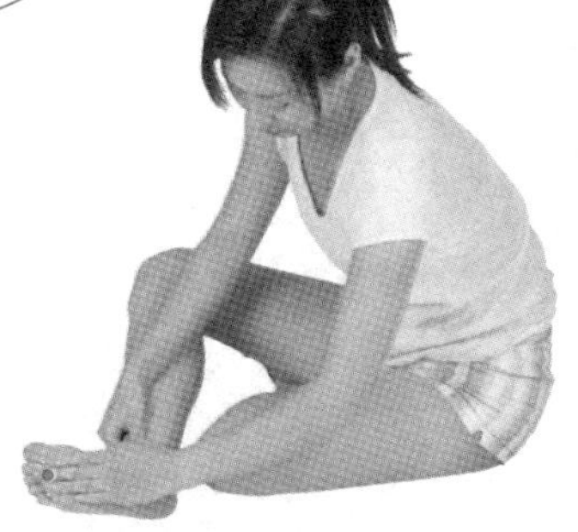

按摩手法宜和缓持续，结合情况可与健脾固肾益气的穴区配合。

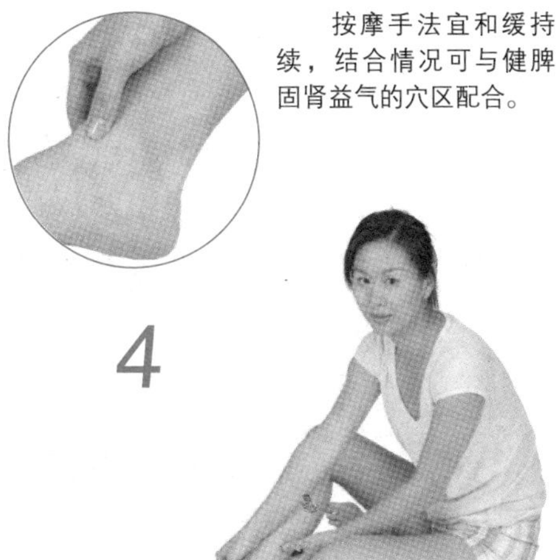

注意事项

1. 患者多数体质较弱，因此要从改善身体素质入手。例如平时应积极参加体育锻炼。

2. 避免暴饮暴食，要选择营养丰富的食物，容易消化，高能量高蛋白高脂肪食品要适当多于蔬菜水果，另外要减少食量，但要增加餐数，以减轻胃的负担。

3. 不宜久站和剧烈跳跃，饭后宜半平卧半小时。

029 痢疾

痢疾是一种由痢疾杆菌所引起的肠道传染病。本病一年四季均可发生，但以夏秋季多见。中医认为本病多由湿热或疫毒所致。以腹痛、里急后重、泻下脓血、便下痢赤白脓血为其临床主要症状。并伴有发热、厌食、肛门灼热、尿短赤等表现。

按摩取穴

经穴：内庭、太白、公孙、大都、商丘

奇穴：6号穴、9号穴、炉底三针

有效反射区

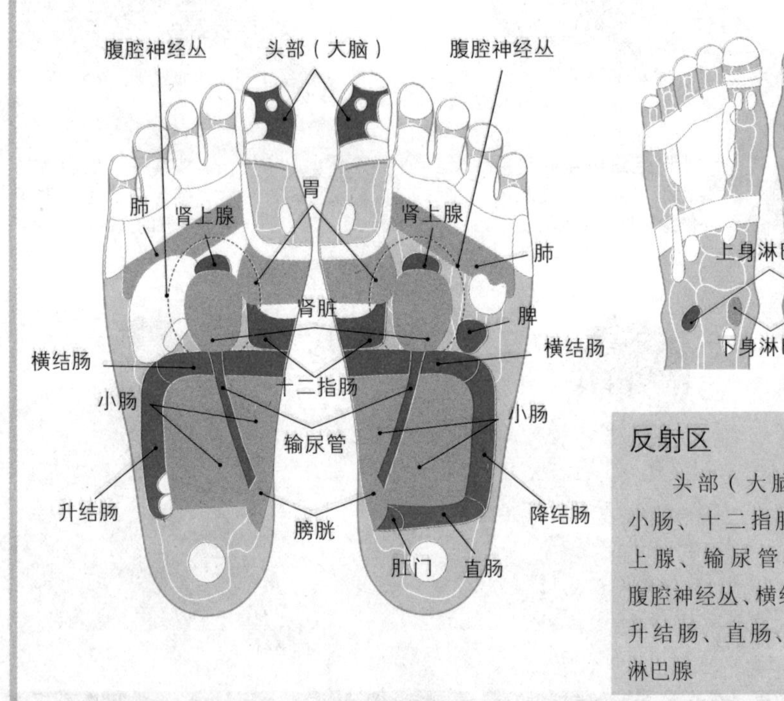

反射区

头部（大脑）、脾、胃、小肠、十二指肠、肾脏、肾上腺、输尿管、膀胱、肺、腹腔神经丛、横结肠、降结肠、升结肠、直肠、肛门、上身淋巴腺

足浴治疗小儿痢疾的配方

(1)取鲜马齿苋500克，苦参50克，水煎足浴，早晚各1次，连续1～2周。
(2)苦参15克，黄连10克，马齿苋15克，木香10克。水煎浸足。每日3次。

操作手法与步骤

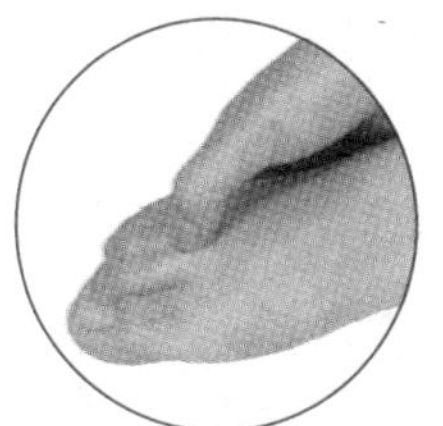

内庭

持续点按内庭、太白、公孙、大都、商丘、6号穴、9号穴、炉底三针，各1～2分钟。

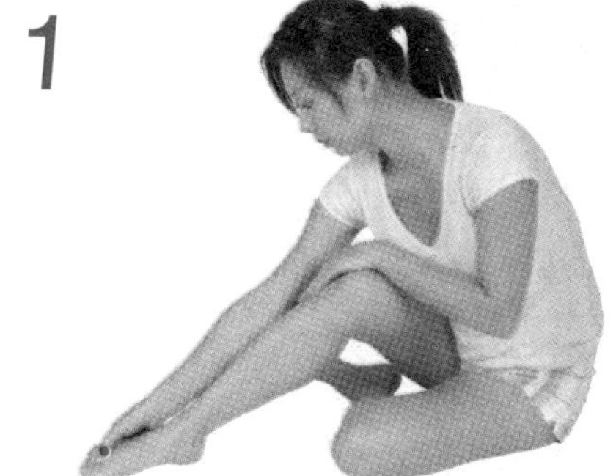

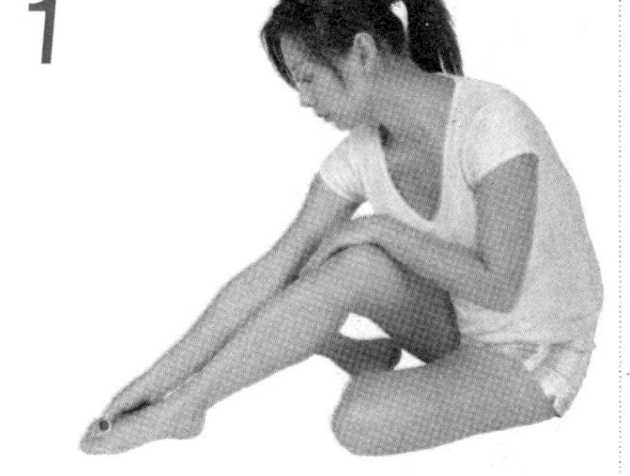

1

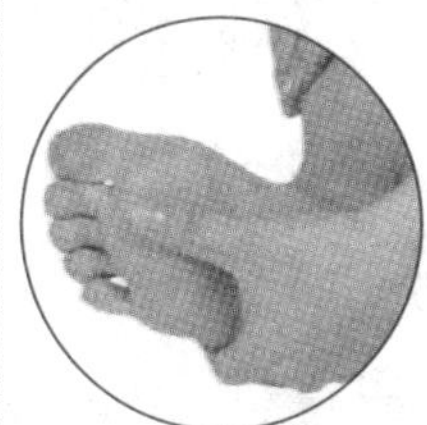

拇指推法

用拇指指端点法、示指指间关节点法、拇指关节刮法、按法、示指关节刮法、双指关节刮法、拳刮法、拇指推法、擦法、拍法等手法作用于相应反射区，各操作3～5分钟，以局部酸痛为佳。

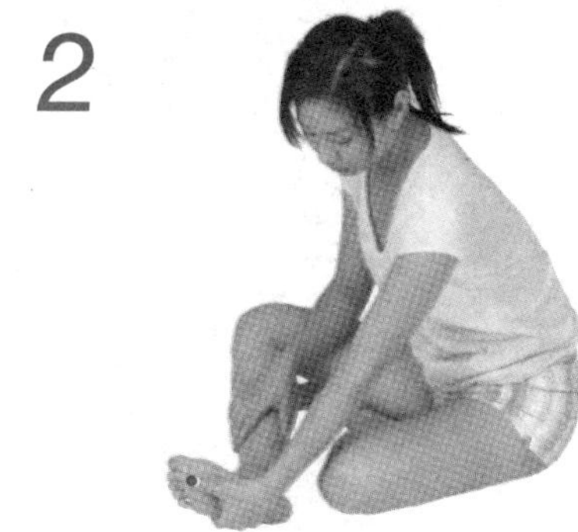

2

推擦足底，自足跟中点沿足部内外侧推至大、小趾端侧。

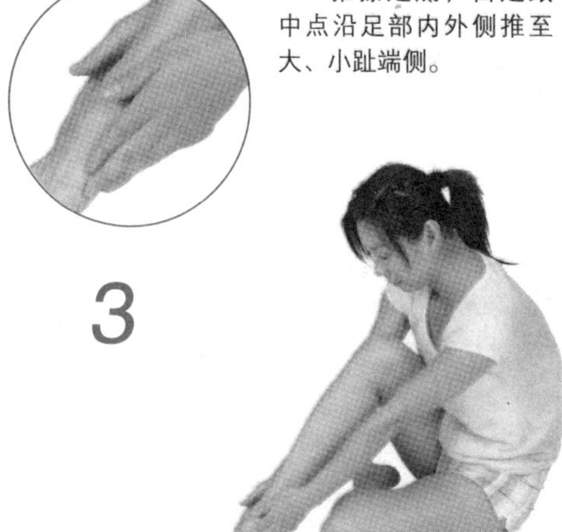

3

据情况可加用其他消化泌尿器官反应区及相应穴位。

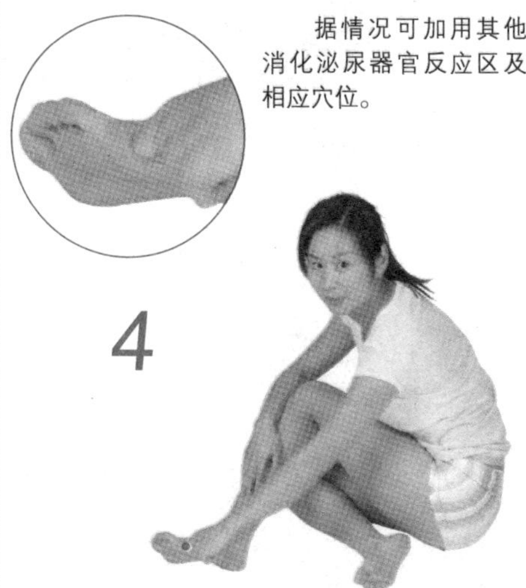

4

注意事项

1．孩子的碗、杯等用具要进行消毒，衣服和被褥也要勤洗勤换，家长也要勤洗手，避免交叉感染。
2．室内要保持干净清爽，给孩子提供良好的休息条件。
3．要给孩子多喝水，尽量是温开水、果汁等。
4．及时补充营养和维生素，避免食用冷食冷饮，增加胃肠的负担。

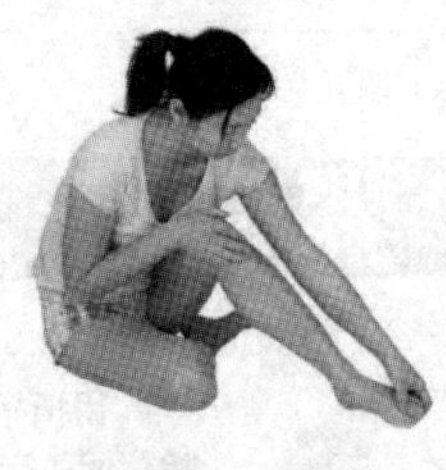

DILIUZHANG

第六章

足部保健按摩疗法

泌尿生殖系统疾病的

泌尿生殖系统对维持人体正常生理功能有着非常重要的作用，由于受到病菌、病毒、微生物等病原体的感染或侵害而引发的一系列疾病统称为泌尿生殖系统疾病。常见的有泌尿感染、慢性肾炎、前列腺炎、阳痿、遗精等，本章主要介绍如何预防和治疗泌尿生殖系统的足部保健按摩知识。

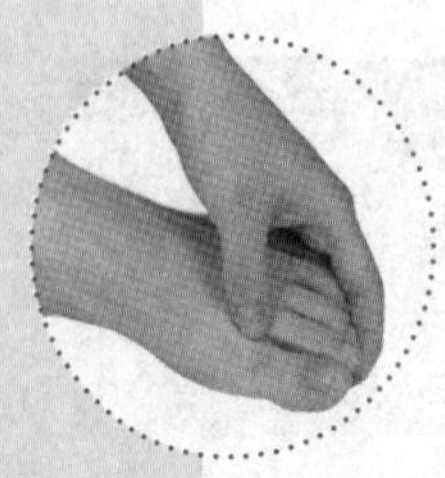

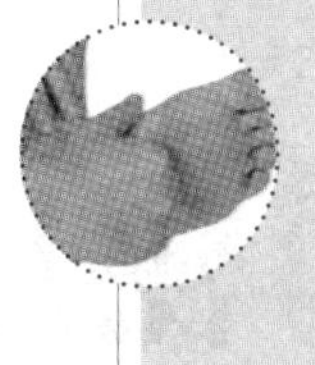
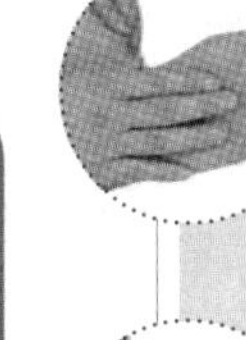
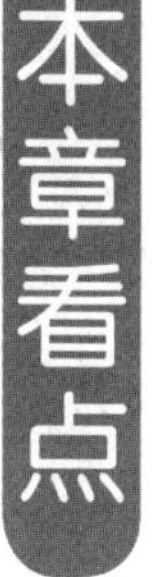

本章看点

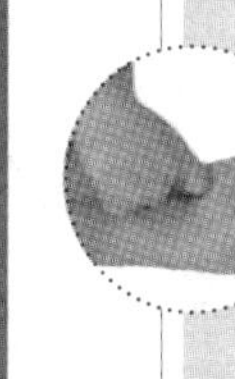
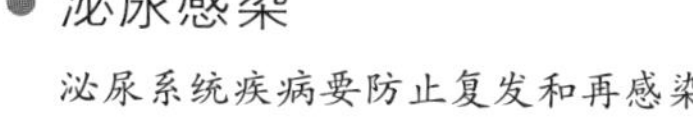
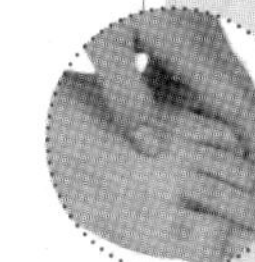

● 泌尿感染

泌尿系统疾病要防止复发和再感染

● 慢性肾炎

慢性肾炎患者病情恶化，可导致尿毒症发生

● 前列腺炎

患此病者除积极就医外，还应放松心情，调节生活

● 阳痿

阳痿非致命性疾病，患者要放松心情，积极治疗

● 遗精

遗精是正常生理现象，一般来说不是病

030 泌尿感染

泌尿感染是由于细菌逆行感染尿道、膀胱、输尿管引起的一种疾病，以腰痛、尿频、尿急、尿痛为临床特点。还伴随有畏寒、发热、乏力身痛、呕吐恶心、腹部胀痛、尿液混浊、血尿等症状。临床治疗多为选用适宜抗菌药，强调预防复发和再感染。

按摩取穴

经穴：行间、太溪、涌泉、大钟、水泉、照海

奇穴：14号穴、肾区、膀胱区

有效反射区

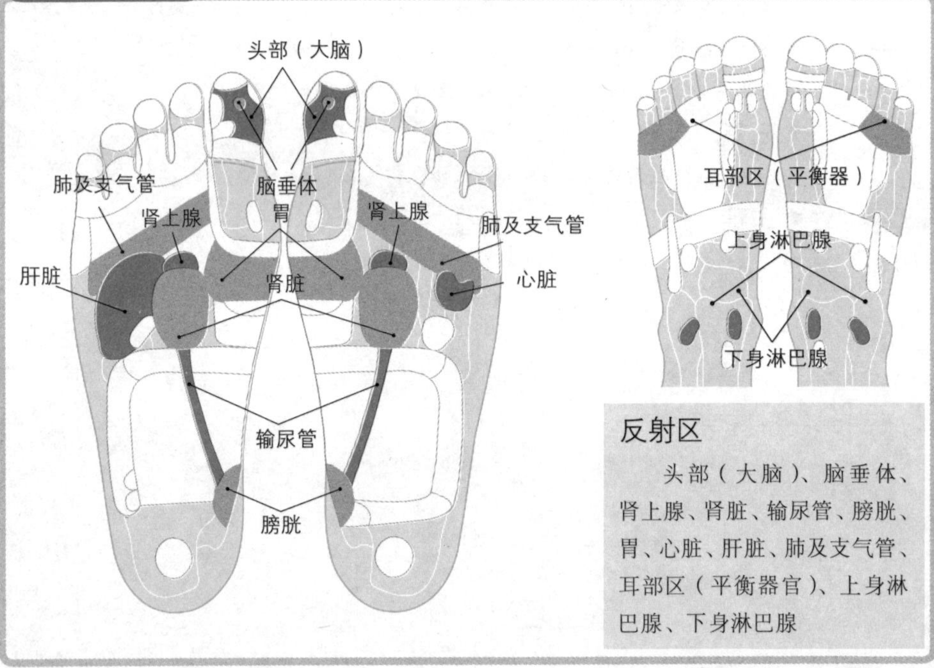

足浴治疗泌尿感染的配方

组成：丹参、鸡血藤、穿山甲、车前草、吴茱萸、黄连、大黄、肉桂、西洋参、泽兰、五不留行、猪苓等。

用法：温水沐足时，先饮水1杯，后水煎取汁倒入足浴盆中，水温以42～50℃之间为宜，浸泡搓洗足部25分钟左右即可，额头背部发汗为正常现象，按摩效果更佳。

操作手法与步骤

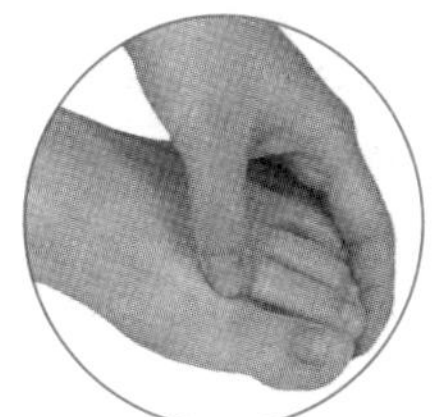

行间

点揉行间、太溪、涌泉、大钟、水泉、照海、14号穴、肾区、膀胱区，各2～3分钟。

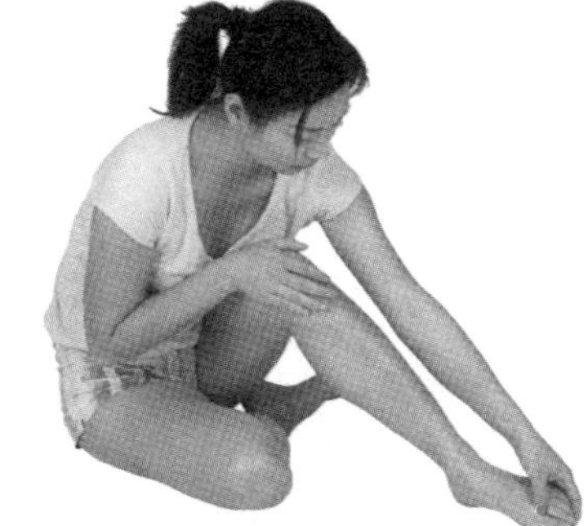

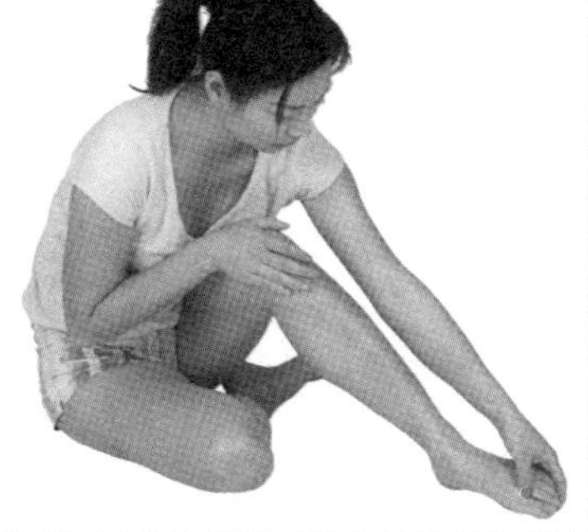

1

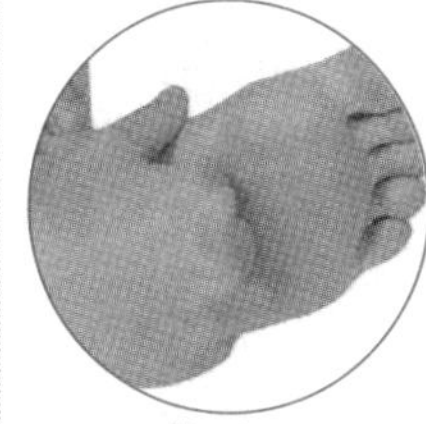
拳刮法

用拇指指端点法、示指指间关节点法、拇指关节刮法、按法、示指关节刮法、双指关节刮法、拳刮法、拇指推法、擦法、拍法等手法作用于相应反射区，各操作3～5分钟，以局部酸痛为佳。

2

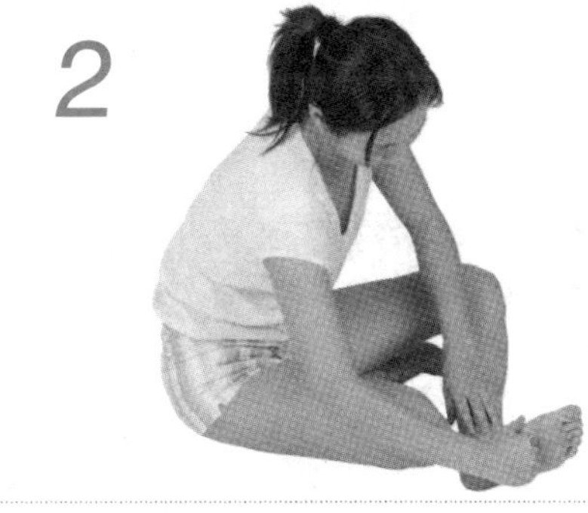

踩足跟、足心，擦足中线。

3

按摩手法深透又不伤局部，特别重点作用于脚底泌尿生殖系统反应区。

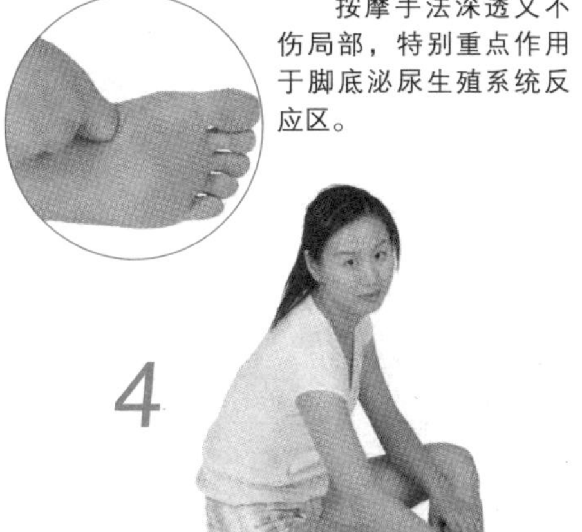

4

注意事项

1．大量饮水。泌尿感染患者每天饮水量要达1500毫升以上，大量饮水可使尿量增多，冲刷尿路细菌。

2．清淡饮食。患者饮食应保持清淡，少吃油腻及刺激性强的食物，不要饮酒，尤其是烈性酒。

3．局部清洁。保持会阴部清洁，并且在清洗时，应避免使用刺激性肥皂、泡沫剂等。

4．衣着适当。避免穿过紧的衣裤。

031 慢性肾炎

慢性肾炎是由于多种病因引起的原发于肾小球的一种免疫性、炎症性疾病。主要症状为水肿和腰痛，轻者仅出现在眼睑和踝部，重者可遍及全身，并有腰部酸痛、尿短少、乏力等症状。如病情持续发展，肾功能将急剧恶化，而导致尿毒症的发生。

按摩取穴

经穴：陷谷、太溪、然谷、涌泉、水泉、行间、蠡沟

奇穴：炉底三针、肾区

有效反射区

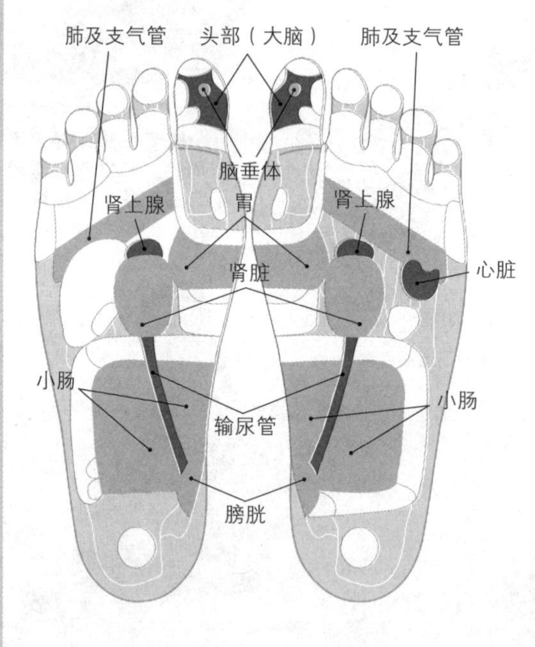

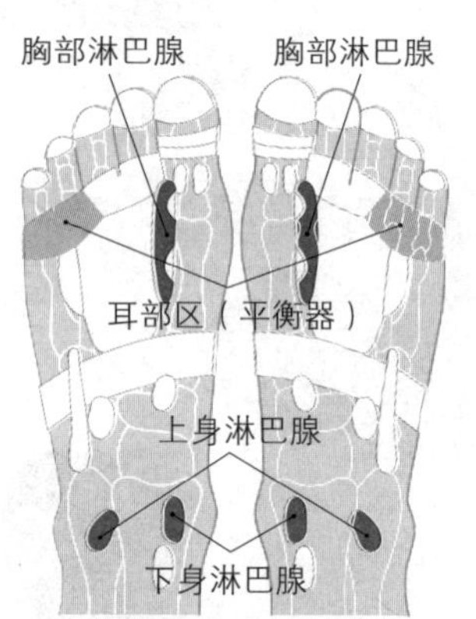

反射区

头部（大脑）、脑垂体、肾上腺、肾脏、心脏、肺及支气管、胃、小肠、输尿管、膀胱、耳部区（平衡器官）、胸部淋巴腺、上身淋巴腺、下身淋巴腺

足浴治疗慢性肾炎的配方

麻黄、桂枝、川芎、大黄、黄芪、丹参、枸杞子、连翘、苦参、白花蛇虫草、桑寄生各20克，将上药装入纱布袋中，用热水浸泡，待水温至40℃时，患者将双足脚踝浸入水中，适应后，不断加入热水，至患者出汗，全过程30～40分钟，汗后静卧。每日1次，4周为1疗程。

操作手法与步骤

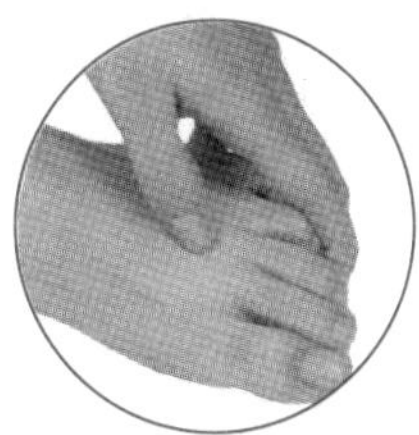
陷谷

持续点揉陷谷、太溪、然谷、水泉、行间、蠡沟、涌泉、炉底三针、肾区等穴，各2分钟左右。

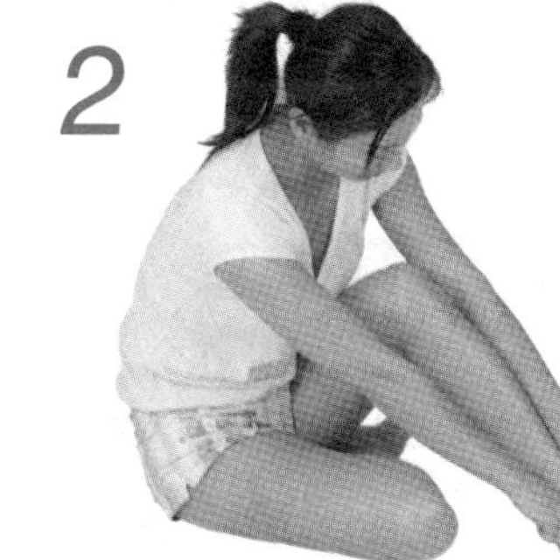
1

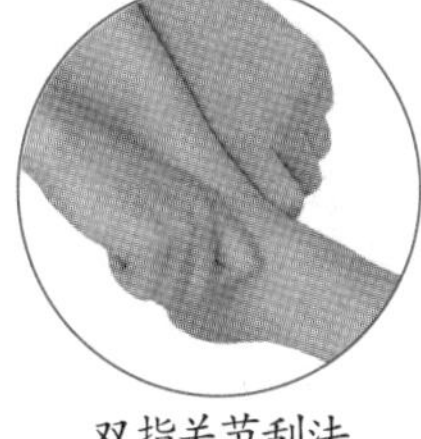
双指关节刮法

用拇指指端点法、示指指间关节点法、拇指关节刮法、按法、示指关节刮法、双指关节刮法、拳刮法、拇指推法、擦法、拍法等手法作用于相应反射区，各操作3～5分钟，以局部酸痛为佳。

2

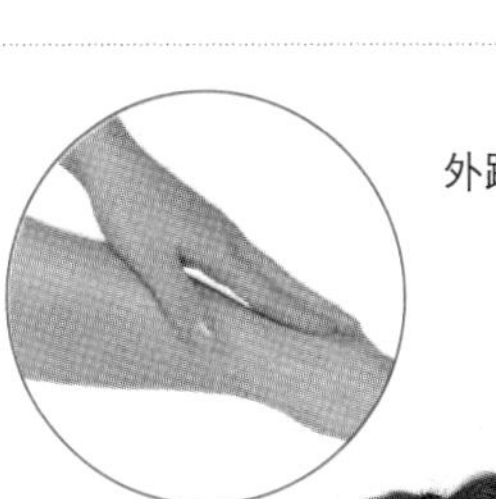

推擦足心，推足内外踝部位。

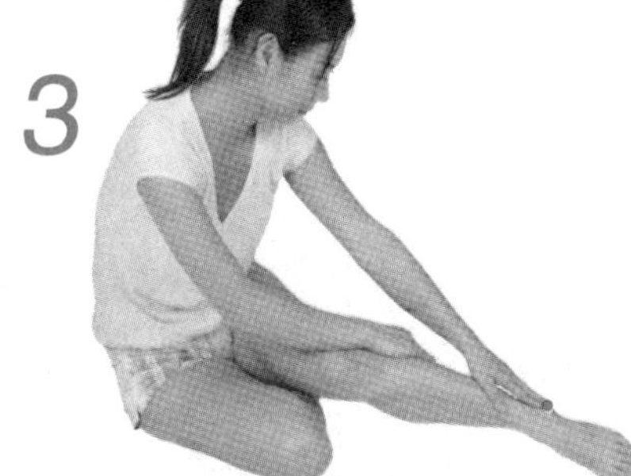
3

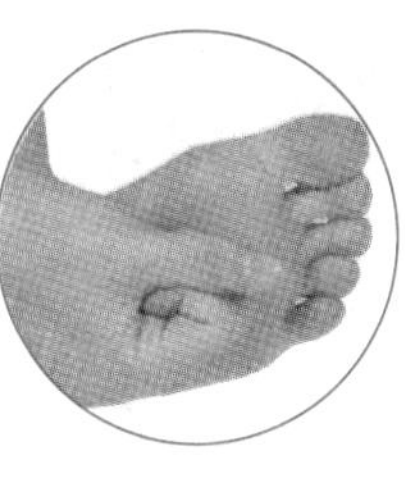

手法宜持续，用力适中。亦可根据具体情况，配加对症穴区。

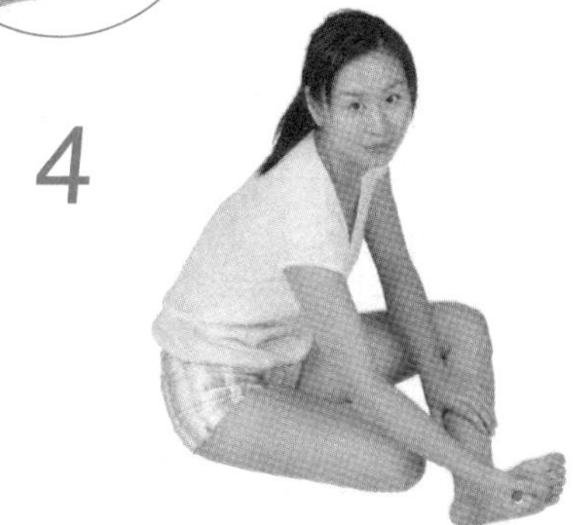
4

注意事项

患者的生活要有规律，不要过度劳累，要保持充足睡眠，精神愉快，避免风寒，避免房事，戒烟戒酒；饮食要有营养，食物类可食用红豆粥，肉类可食用牛肉、猪肉、鲤鱼等，蔬菜宜吃冬瓜等，忌食油脂、肥肉、海鲜等食物。

032 前列腺炎

前列腺炎多是由于邻近之细菌感染累及前列腺造成的。常可见于尿急、尿频、尿时会阴部疼痛、尿后余尿不尽、尿白浊如淋浆，并有炎性分泌物从尿道排出，及神疲乏力、腰膝怕冷等症状。经常伴有急性膀胱炎等。

按摩取穴

经穴：涌泉、然谷、太溪、三阴交、行间

奇穴：14 号穴

有效反射区

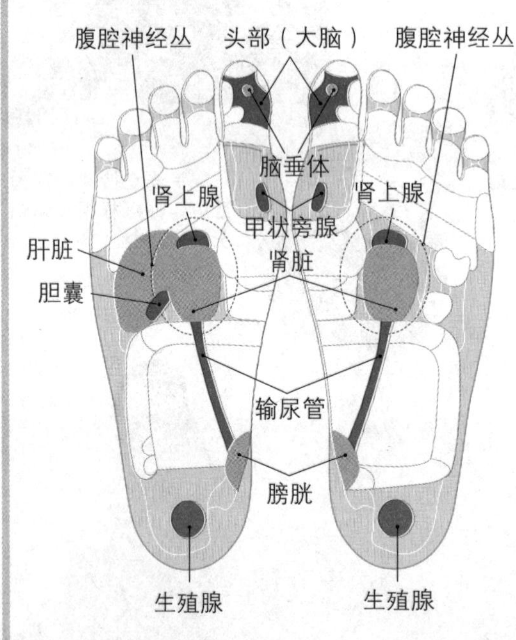

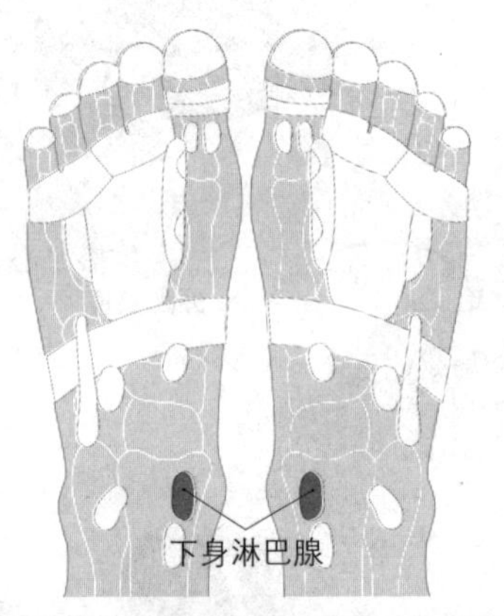

反射区

头部（大脑）、脑垂体、腹腔神经丛、胆、肝脏、生殖腺、甲状旁腺、肾上腺、肾脏、输尿管、膀胱、下身淋巴腺

足浴治疗前列腺炎的配方

组成：丹参、鸡血藤、穿山甲、浙贝母、吴茱萸、黄连、大黄、肉桂、西洋参、泽兰、五不留行、猪苓等。

用法：温水沐足时，先饮水1杯，后水煎取汁倒入足浴盆中，水温以42～50℃之间为宜，浸泡搓洗足部25分钟左右即可，额头背部发汗为正常现象，按摩效果更佳。

操作手法与步骤

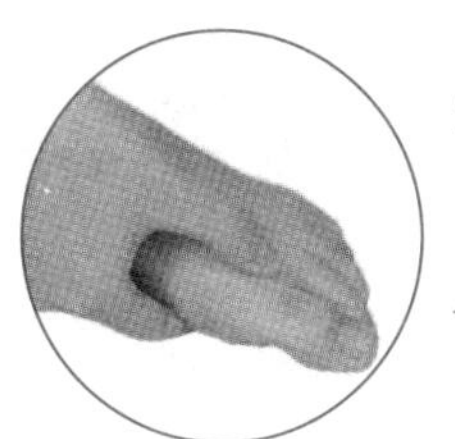

行间

揉按涌泉、然谷、太溪、行间、三阴交、14号穴等穴，各2分钟。

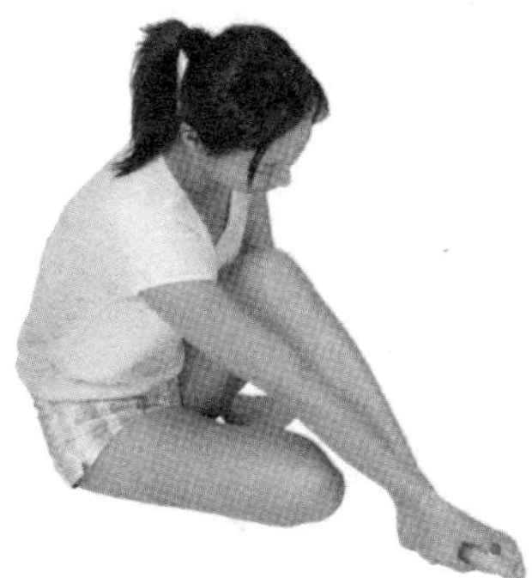

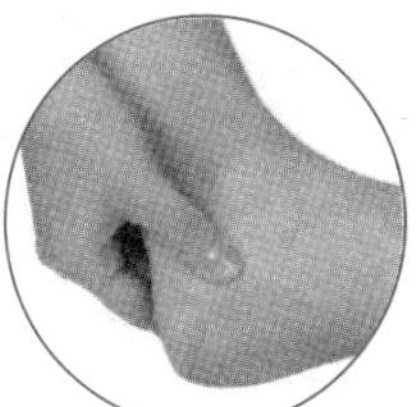

示指关节刮法

用拇指指端点法、示指指间关节点法、拇指关节刮法、按法、示指关节刮法、双指关节刮法、拳刮法、拇指推法、擦法、拍法等手法作用于相应反射区，各操作3～5分钟，以局部酸痛为佳。

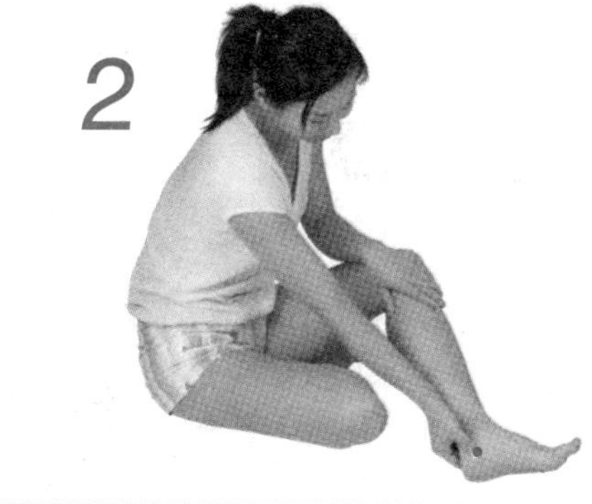

推擦足心及足内侧。

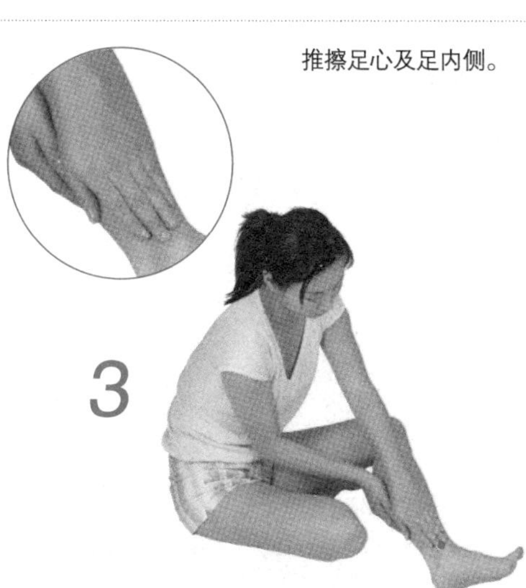

并可根据具体情况加配相应穴区。按摩手法宜持续，力量适中。

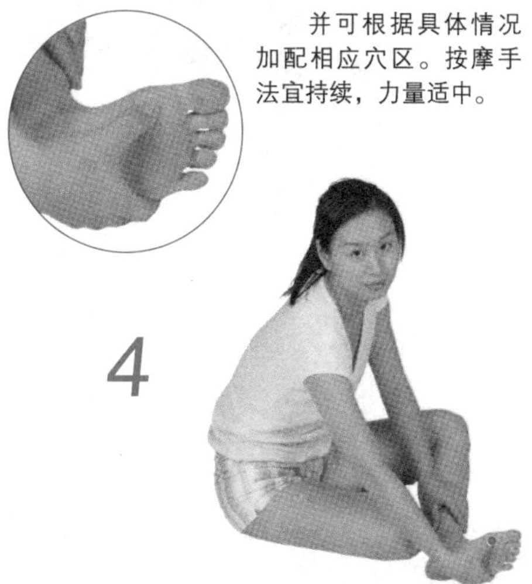

注意事项

1. 按摩时手法要轻重适度，忌用重力和反复按摩，以免引起疼痛和组织损伤。
2. 急性前列腺炎患者不能按摩。
3. 前列腺按摩时应注意前列腺液的性状，有条件时应进行镜检和相关检查。
4. 忌频繁按摩，两次按摩应有一段时间间隔。
5. 如按摩时发现前列腺压痛明显或质地坚硬、出现硬节等情况，应做进一步检查。

033 阳痿

阳痿是指男性阴茎始终不能勃起，或者勃起无力，硬而不坚。多因阴茎、睾丸、会阴部器质性病变，神经衰弱，以及大脑皮层机能紊乱等引起，也可见于性生活时，男子由于过度紧张亢奋所致，严重者还会影响生育。

按摩取穴

经穴：涌泉、太溪、太冲、公孙、三阴交、解溪、陷谷

有效反射区

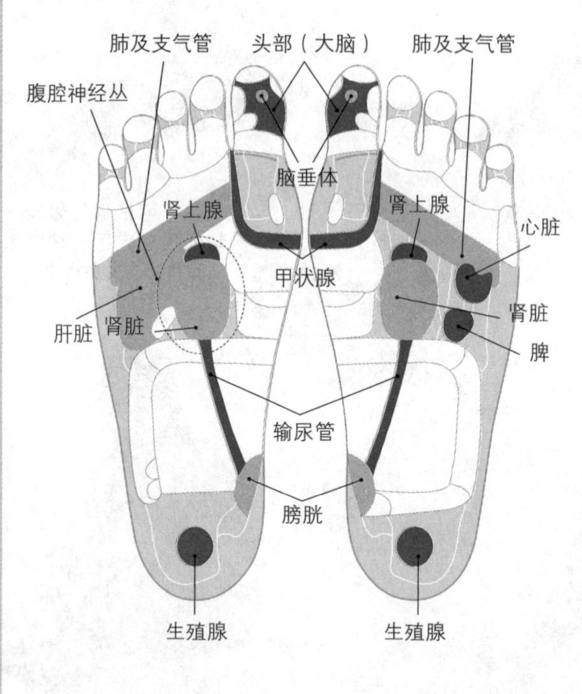

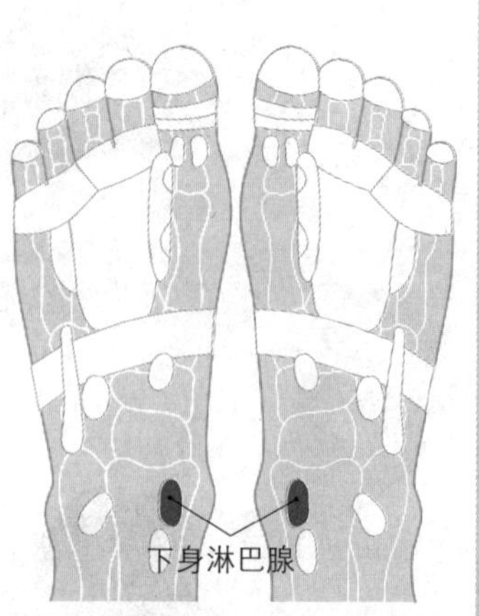

反射区

头部（大脑）、脑垂体、肾上腺、肾脏、生殖腺、输尿管、膀胱、心脏、肝脏、脾、肺及支气管、甲状腺、下身淋巴腺

足浴治疗阳痿的配方

组成：巴戟天、淫羊藿、金樱子、葫芦巴各20克，阳起石25克，柴胡15克。

用法：将阳起石先煎30分钟，去渣加入其余药物煮30分钟，取汁加入温水用蒸汽足浴盆浸泡双足30分钟，每日2次。

操作手法与步骤

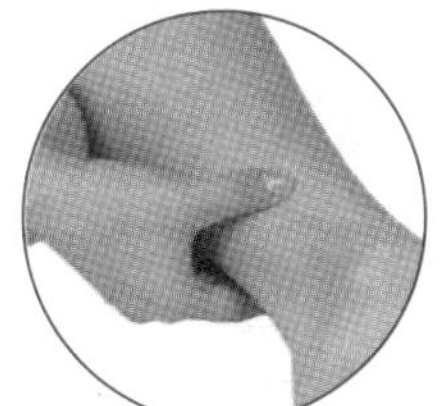
三阴交

1

点揉涌泉、太溪、太冲、公孙、解溪、陷谷、三阴交等穴，各2～3分钟。

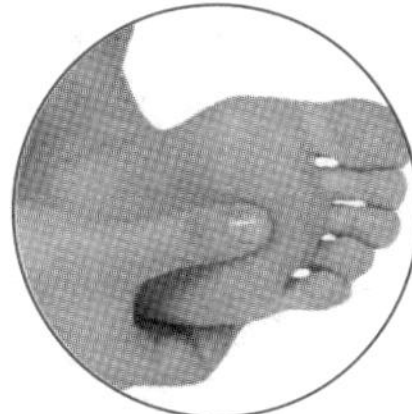
拇指推法

2

持续用拇指指端点法、示指指间关节点法、拇指关节刮法、按法、示指关节刮法、双指关节刮法、拳刮法、拇指推法、擦法、拍法等手法作用于相应反射区，各操作3～5分钟，以局部酸痛为佳。

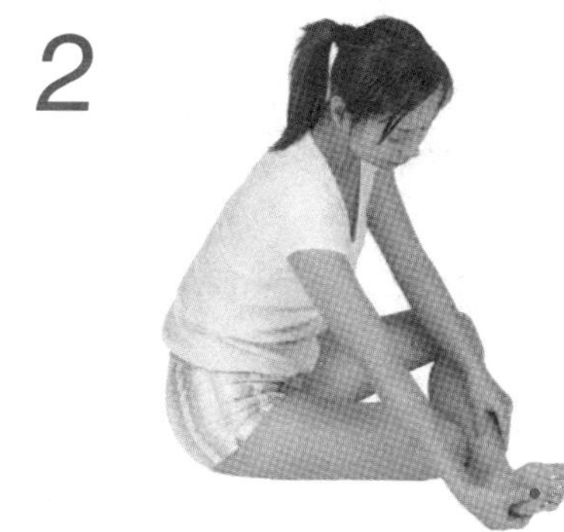

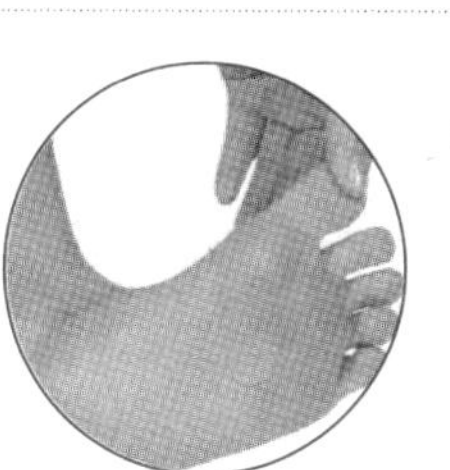

3

掐揉大趾，擦足正中线。

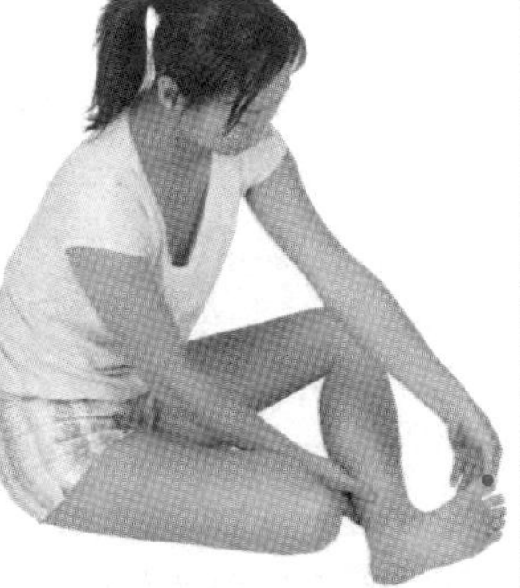

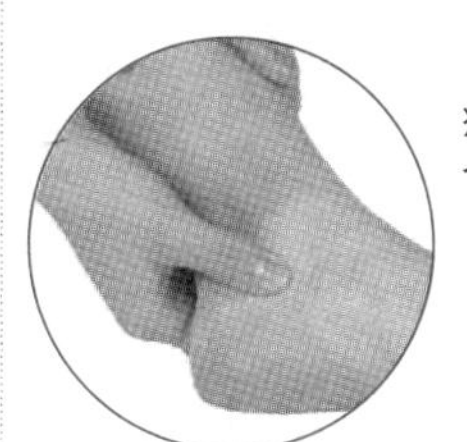

4

在按摩时还可根据症状加按肾俞、关元、命门等穴。

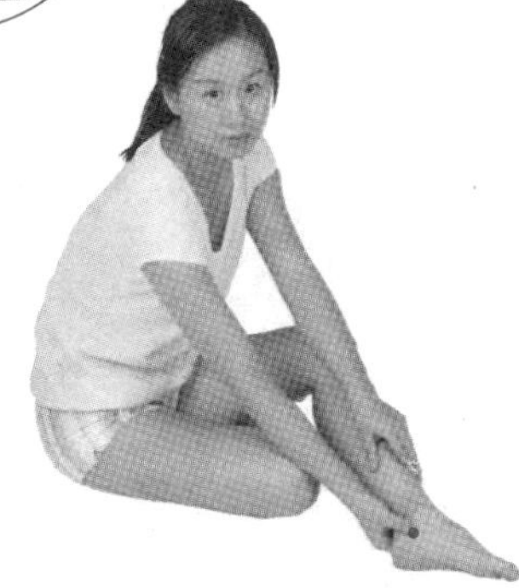

注意事项

按摩时要保持阴部皮肤的清洁，阴部有炎症或皮肤病者，应治疗后再做按摩治疗。患者应在身心放松的情况下按摩，每日1次，手法应轻柔，不宜用力过猛，否则效果不佳。

034 遗精

遗精是指不因性生活而精液遗泄的病症。多是因为神经衰弱、劳伤心脾，或者性交过频、肾虚不固，以及色欲过度等所致。经常伴有头晕、神疲乏力、腰酸腿软、多梦、盗汗、烦热等症状。根据临床又可分为生理性遗精和病理性遗精两种。

按摩取穴

经穴：太冲、太溪、然谷、公孙、至阴、中封、三阴交

有效反射区

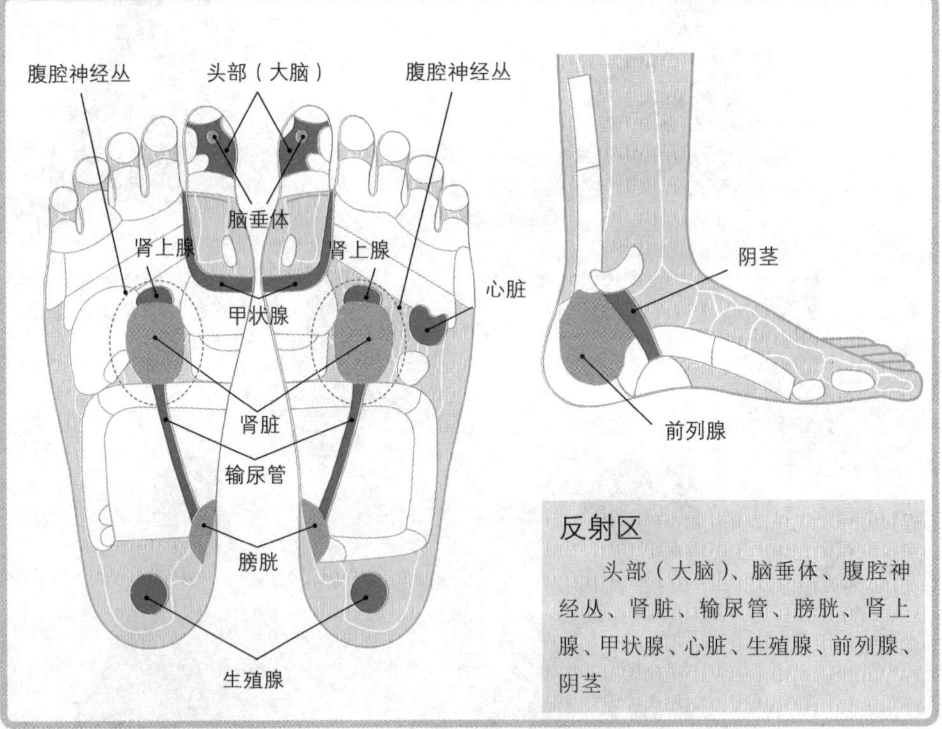

反射区

头部（大脑）、脑垂体、腹腔神经丛、肾脏、输尿管、膀胱、肾上腺、甲状腺、心脏、生殖腺、前列腺、阴茎

足浴治疗遗精的配方

仙鹤草40克，黄芩10克，丹皮10克，芡实30克，女贞子30克，狗脊15克，桑葚30克，知母12克，黄柏12克。每晚睡前浴足30分钟。

操作手法与步骤

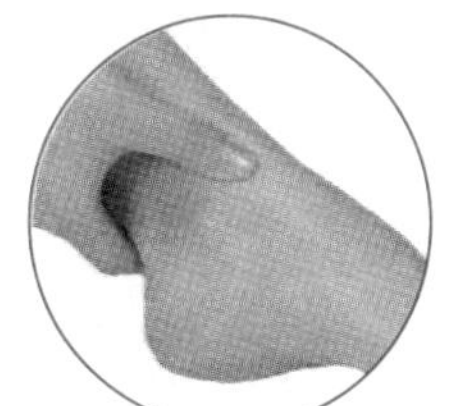
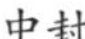
中封

持续点揉太冲、太溪、然谷、公孙、至阴、中封、三阴交等穴，各2分钟。

1

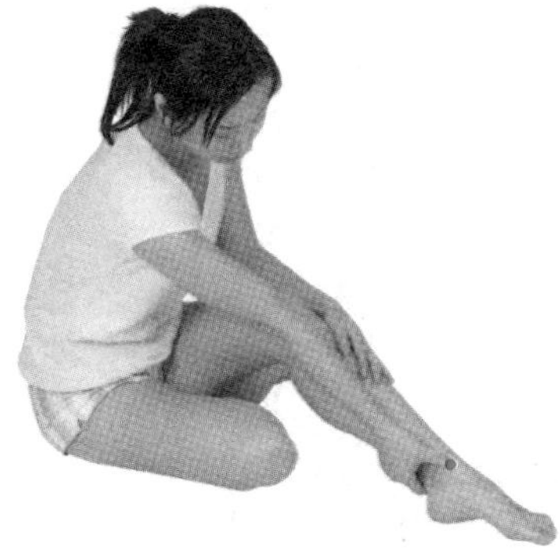

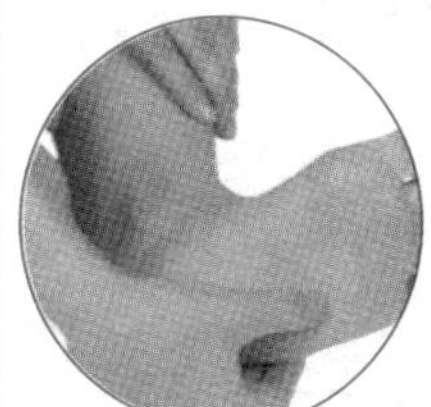
拇指指端点法

持续用拇指指端点法、示指指间关节点法、拇指关节刮法、按法、示指关节刮法、双指关节刮法、拳刮法、拇指推法、擦法、拍法等手法作用于相应反射区，各操作3～5分钟，以局部酸痛为佳。

2

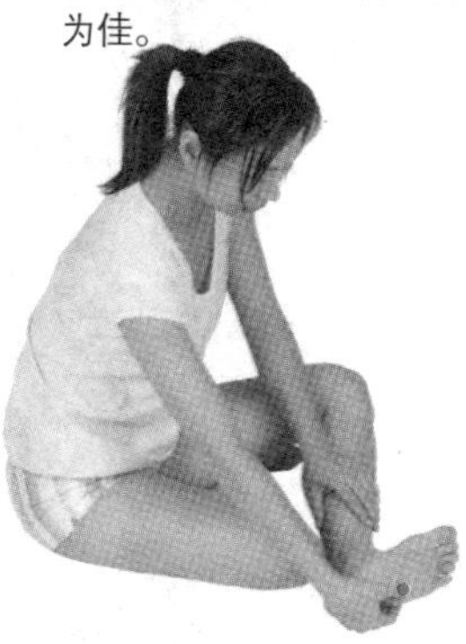

擦足底，推足跟，捻大趾。

3

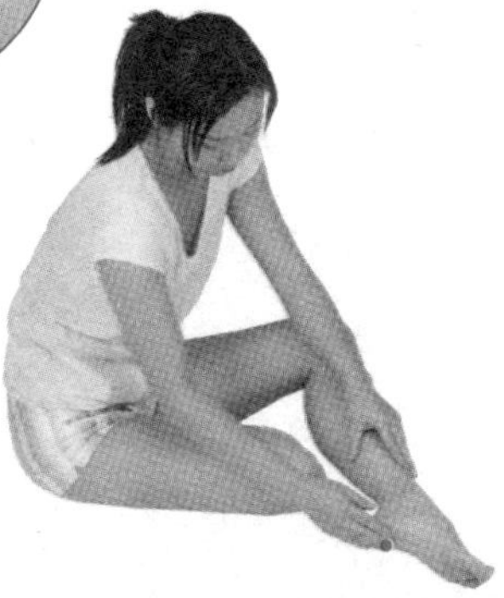

此症按摩手法宜持续中度，具体可视情况加按肾俞、关元、气海等相关穴位。

4

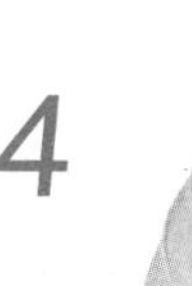
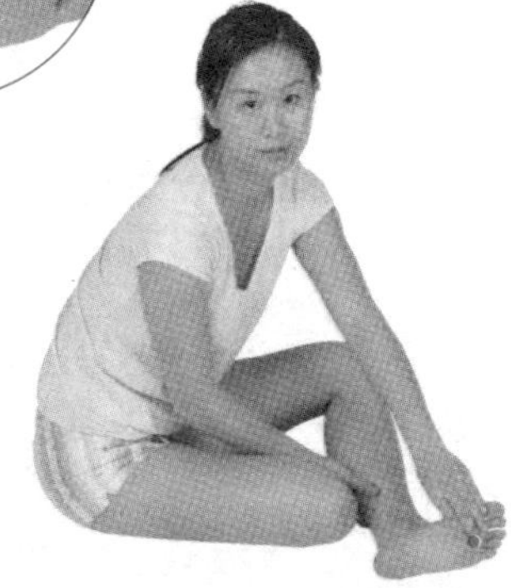

注意事项

1．消除恐慌、紧张、焦虑的心情，培养开朗、乐观、冷静的性格。

2．注意生活起居，衣服应穿宽松些，夜间不要过饱进食，睡前用温水洗脚，被褥不宜过重，养成侧卧睡眠的好习惯。

3．不要认为遗精是低级下流的事而感到不好意思，遗精后要注意外生殖器的清洁，勤洗换内裤，预防尿道炎。

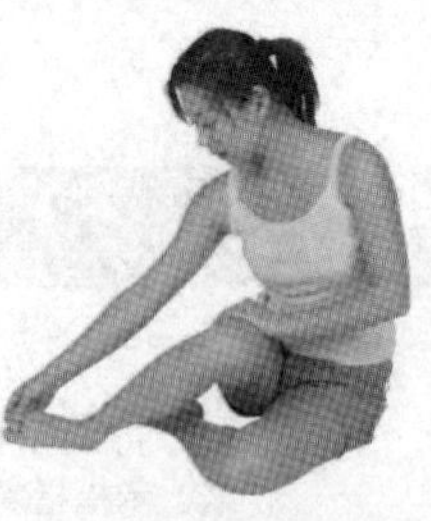

DIQIZHANG

第七章

保健按摩疗法
神经系统疾病的足部

神经系统疾病是指发生于中枢神经系统、周围神经系统、自主神经系统的以感觉、运动、意识、自主神经功能障碍为主要表现的疾病，又称神经病。而神经病对身体的危害是极大的，使身体不能进行正常的生长、发育、生殖，不能进行正常的新陈代谢活动。本章主要针对神经系统疾病介绍一些相关的足部保健按摩疗法和足浴小知识。

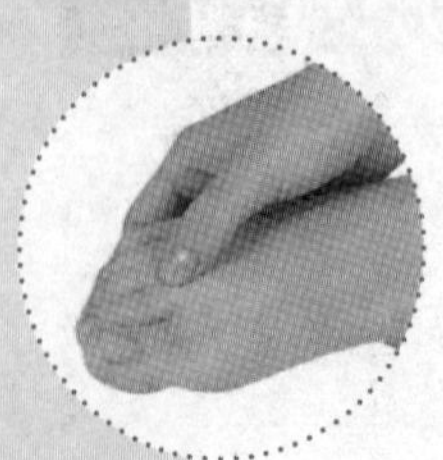

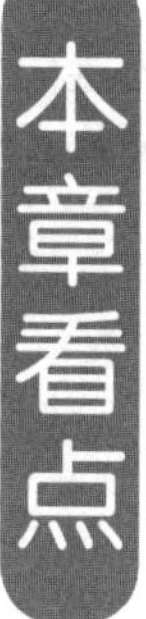
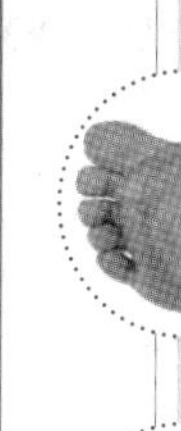
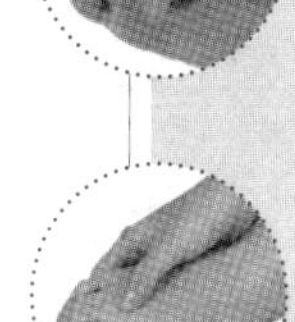
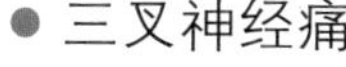

本章看点

- 三叉神经痛

  多数三叉神经痛于40岁起病，多发生于中老年人女性

- 面瘫

  面瘫一般症状是口眼歪斜，应坚持采用中医传统疗法

- 神经衰弱

  过度疲劳或情绪不稳都容易导致神经衰弱

- 失眠

  适当的足底按摩和足浴有助于睡眠

- 关节炎

  关节炎患者人数呈逐年增长的态势，应引起足够的重视

035 三叉神经痛

三叉神经痛多见于女性，症状通常表现为突然在一侧面部或额部，发生刀割样、烧灼样、针凿样或搏动性剧烈疼痛。发作时间短暂，亦可持续数小时，可因说话、打呵欠等动作引起。进入睡眠后，次日恢复正常。同时发作时还可伴有同侧面肌抽搐、面部潮红、流泪和流涎，故又称痛性抽搐。

按摩取穴

经穴：内庭、太冲、行间、冲阳、申脉

奇穴：2号穴

有效反射区

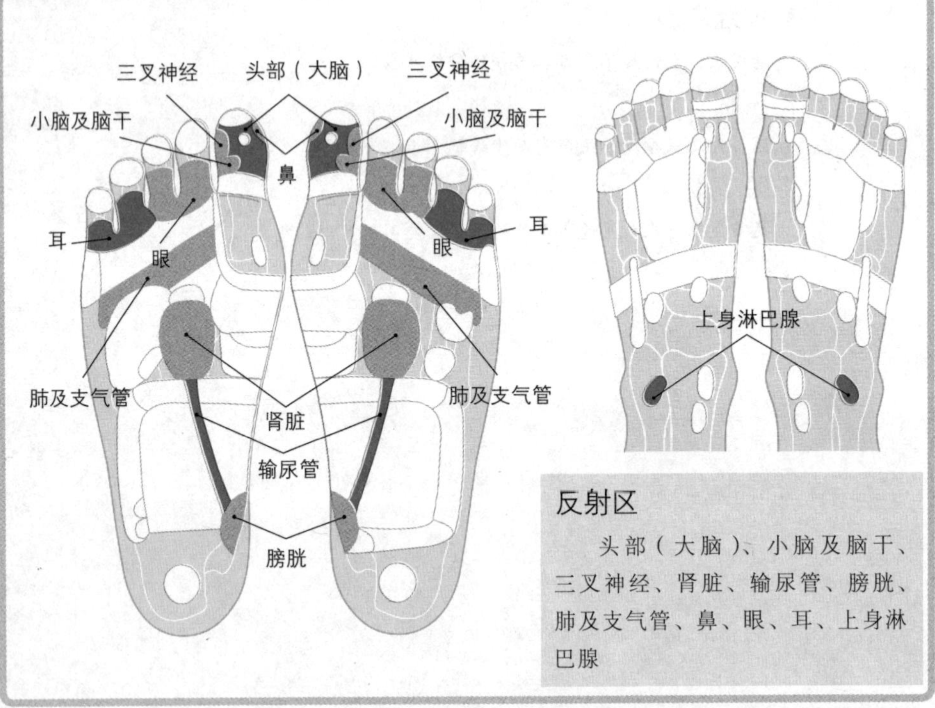

反射区

头部（大脑）、小脑及脑干、三叉神经、肾脏、输尿管、膀胱、肺及支气管、鼻、眼、耳、上身淋巴腺

足浴治疗三叉神经痛的配方

当归、川芎、穿山甲、元胡、白芍、麻黄、川椒、细辛各10克，水煎取汁足浴，每日2次，每次10～30分钟，连续1周。

操作手法与步骤

重点揉内庭、太冲、行间、冲阳、申脉、2号穴等穴，各1分钟。

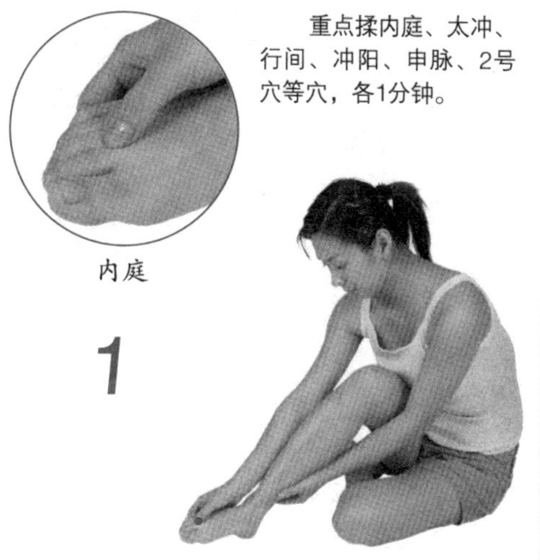

内庭

1

重点掐各趾蹼缘，重推足底各跖骨间隙及跖趾关节。

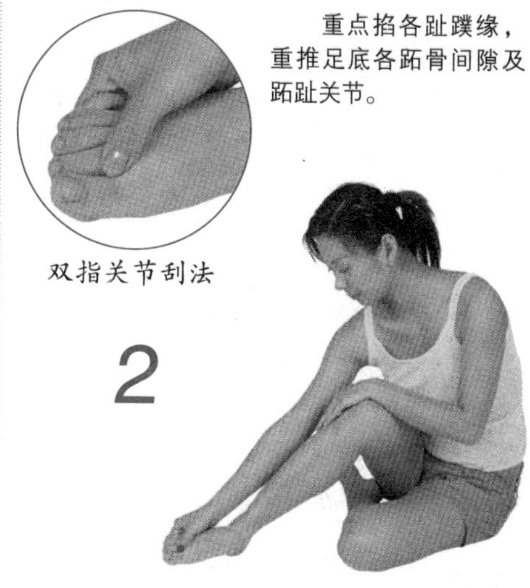

双指关节刮法

2

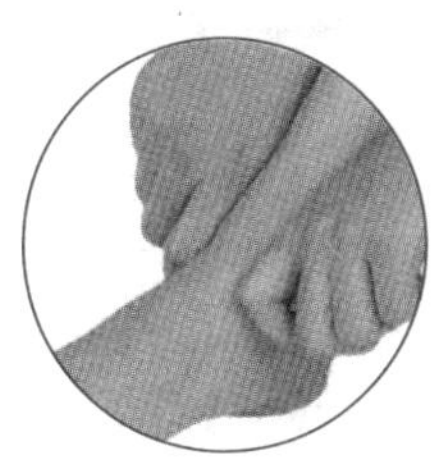

用拇指指端点法、示指指间关节点法、拇指关节刮法、按法、示指关节刮法、双指关节刮法、拳刮法、拇指推法、擦法、拍法等手法用于相应反射区，各操作3～5分钟，以局部胀痛为佳。

3

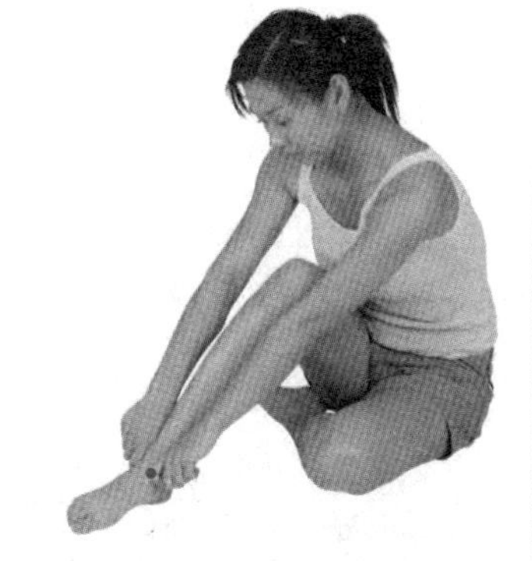

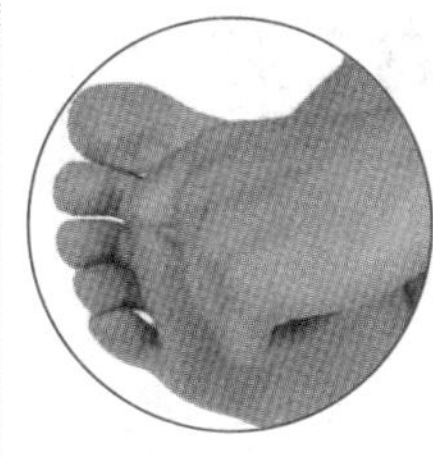

对女性患者应施以重手法，然后再用轻中度手法持续操作，不发病时亦应操作以起调节作用。

4

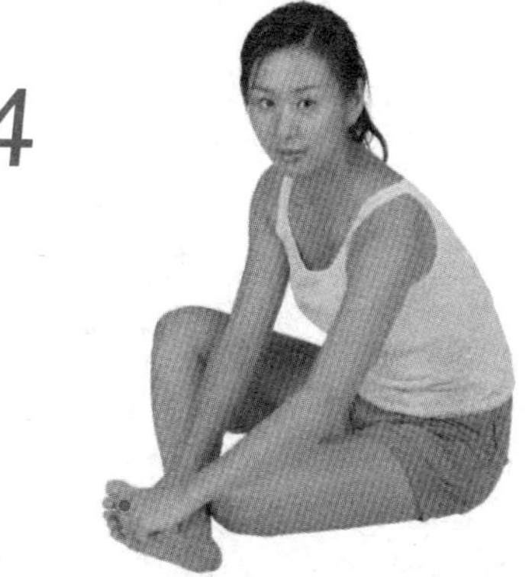

注意事项

1．尽可能避免诱发疼痛的机械动作。
2．吃软嫩、易嚼的食物，避免硬物刺激。
3．用温水洗脸和刷牙，避免冷水刺激。
4．保持乐观情绪，避免急躁、焦虑等情绪诱发疼痛。
5．戒烟、酒，少吃辛辣食物。

036 面瘫

面瘫发病多见于男性，通常起病较急，很多时候都是患者醒后发现一侧面部表情肌瘫痪，外观麻木，额纹消失，不能做蹙额、皱眉、露齿、鼓颊等动作，口角向健侧歪斜，吹气漏气，漱口漏水，眼睑闭合不全，迎风流泪。吃饭时，食物易滞留于病侧齿颊之间。

按摩取穴

经穴：陷谷、厉兑、冲阳、行间、太冲

有效反射区

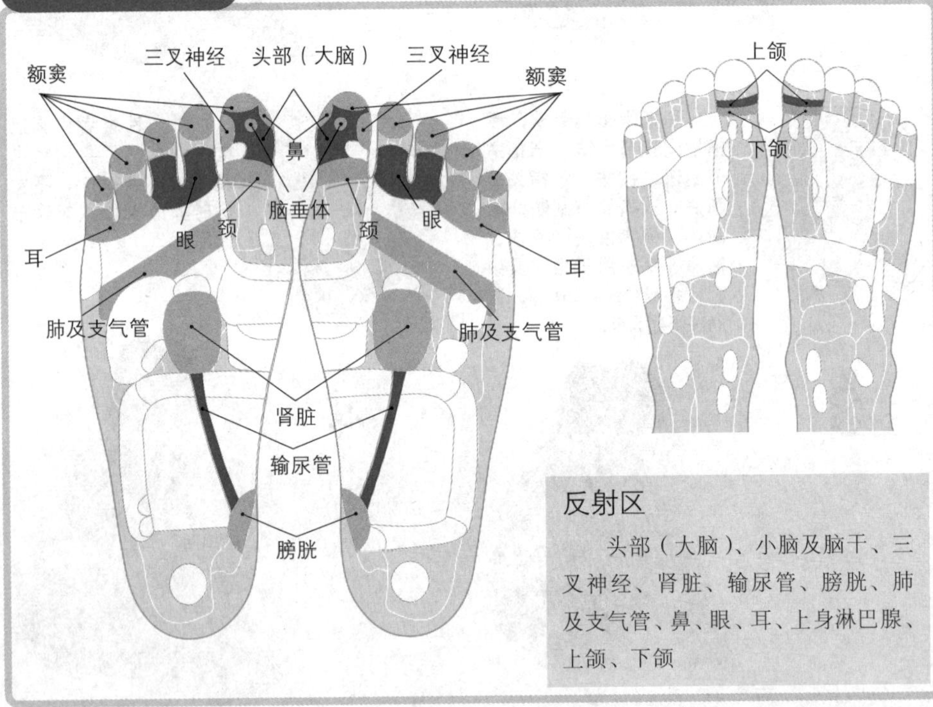

反射区

头部（大脑）、小脑及脑干、三叉神经、肾脏、输尿管、膀胱、肺及支气管、鼻、眼、耳、上身淋巴腺、上颌、下颌

足浴治疗面瘫的配方

组成：生麻黄、五加皮、防风、蝉蜕、白附子各15克。

用法：上药加清水1000毫升，煎沸10分钟后，将药液倒入脚盆内，待温浸泡双足30分钟。冷则加热。每日1次，5次为1疗程。

操作手法与步骤

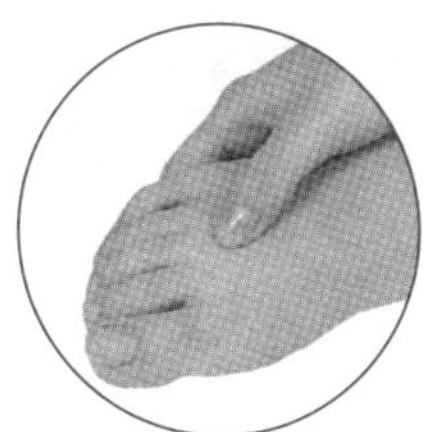

陷谷

点揉陷谷、厉兑、冲阳、行间、太冲等穴，各2～3分钟，厉兑可点掐。

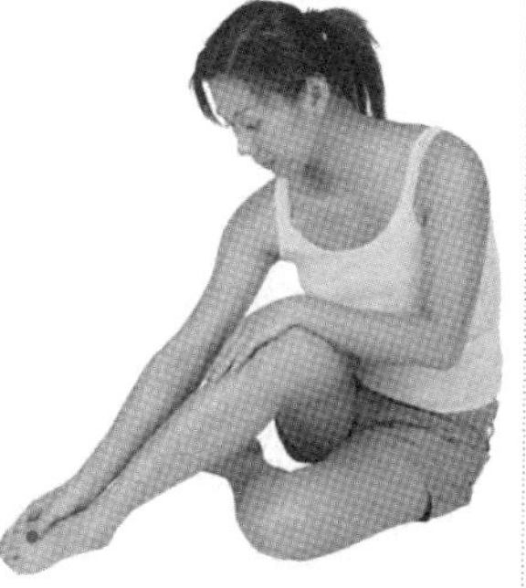

1

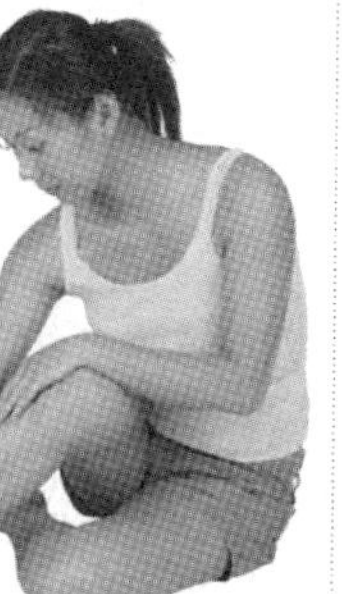

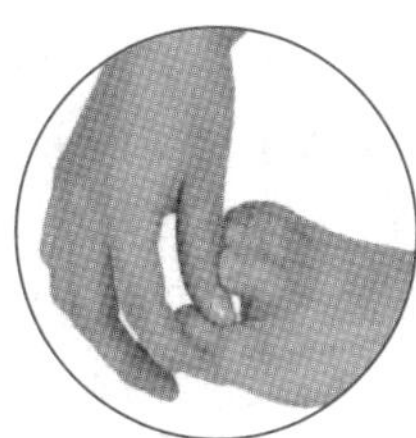

拇指指端点法

持续用拇指指端点法、示指指间关节点法、拇指关节刮法、按法、示指关节刮法、双指关节刮法、拳刮法、拇指推法、擦法、拍法等手法作用于相应反射区，各操作3～5分钟，以局部胀痛为佳。

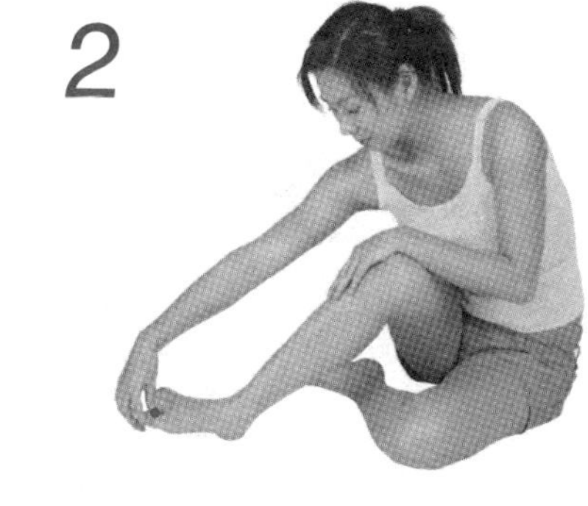

2

捻推拔掐各趾。

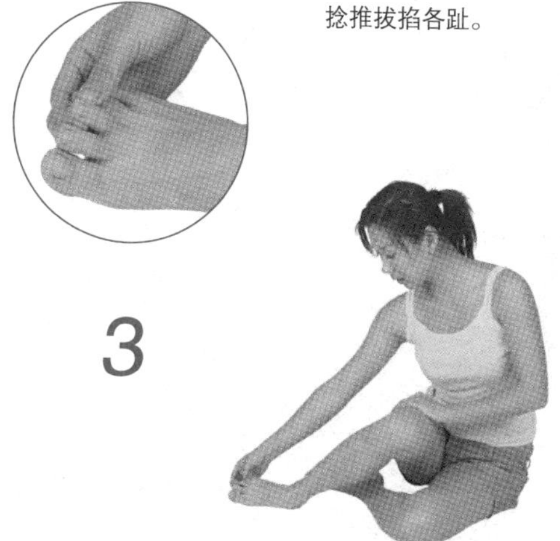

3

此症按摩手法可由轻至重，再转轻反复操作。

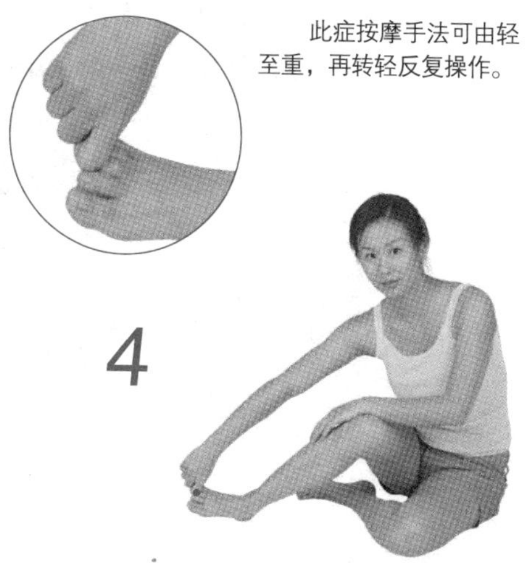

4

注意事项

患者多为突然起病，难免会产生紧张、焦虑、恐惧的情绪，有的担心面容改变而羞于见人及治疗效果不好而留下后遗症，这时要根据患者不同的心理特征，耐心做好解释和安慰疏导工作，缓解其紧张情绪，使病人情绪稳定，身心处于最佳状态接受治疗及护理，以提高治疗效果。

037 神经衰弱

神经衰弱是以神经过程中易于兴奋和疲劳为特点，并有情绪不稳定、睡眠障碍及植物神经功能紊乱等症状的一种神经系统疾病。主要表现为疲劳、头痛、腰痛、忧郁、失眠、食欲不振、记忆力减退等，且伴有健忘、心悸、纳少、早泄、阳痿、月经不调等现象。

按摩取穴

经穴：厉兑、涌泉、太溪、三阴交、申脉、太冲、然谷

奇穴：8号穴、3号穴

有效反射区

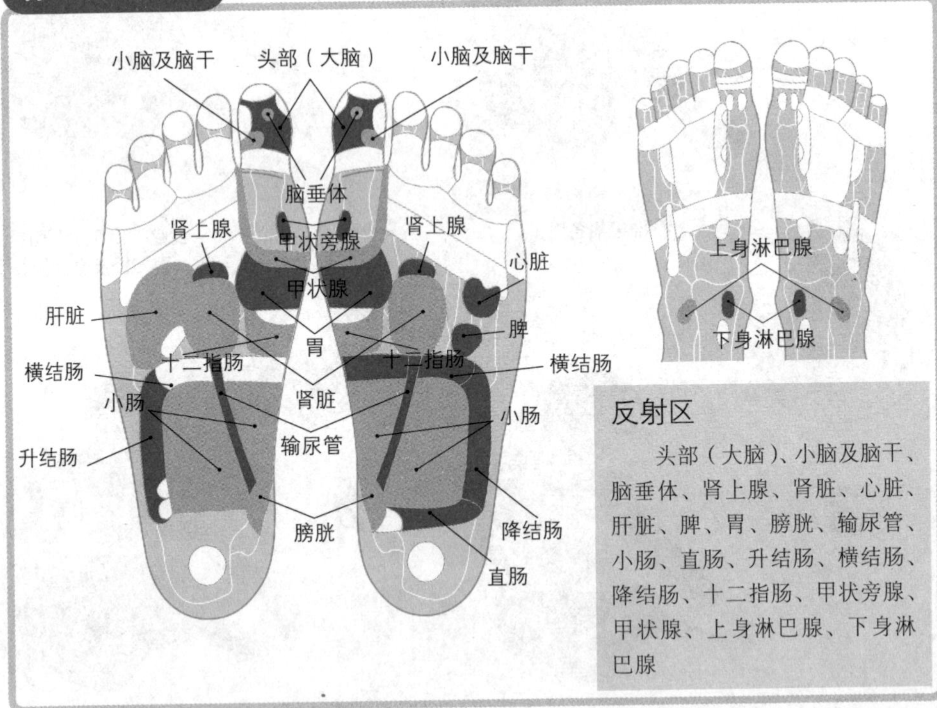

反射区

头部（大脑）、小脑及脑干、脑垂体、肾上腺、肾脏、心脏、肝脏、脾、胃、膀胱、输尿管、小肠、直肠、升结肠、横结肠、降结肠、十二指肠、甲状旁腺、甲状腺、上身淋巴腺、下身淋巴腺

足浴治疗神经衰弱的配方

组成：夜交藤60克，炒枣仁、合欢皮、柏子仁、丹参各15克。

用法：上药加清水1500毫升，煎沸10分钟，将药液倒入脚盆内，待温浸泡双足30分钟，每日1～2次。

操作手法与步骤

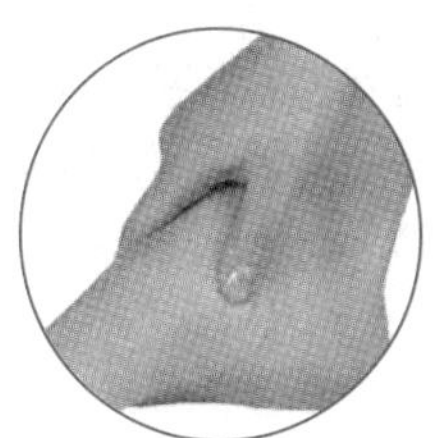

然谷

持续点揉厉兑、涌泉、申脉、太冲、太溪、三阴交、然谷、8号穴、3号穴等穴，各2分钟左右。

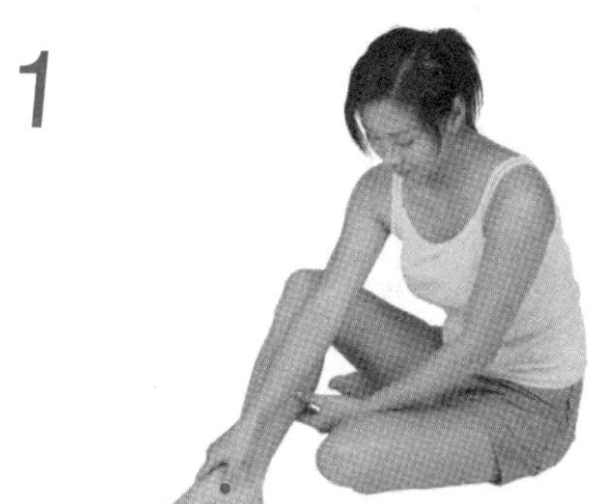

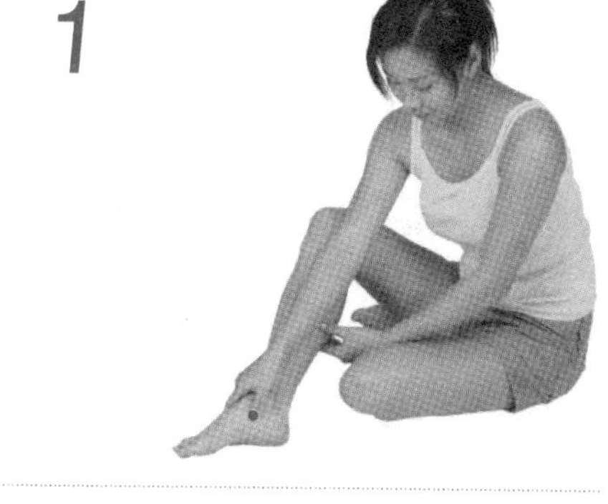

1

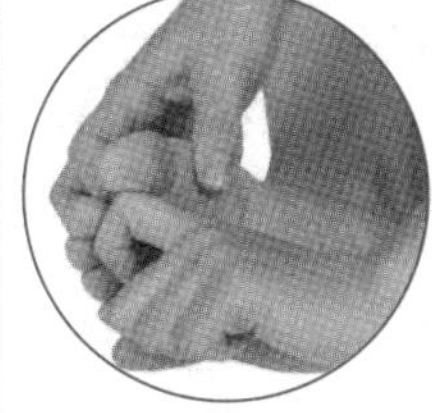

示指指间关节点法

持续用拇指指端点法、示指指间关节点法、拇指关节刮法、按法、示指关节刮法、双指关节刮法、拳刮法、拇指推法、擦法、拍法等用于上述相应反射区，各操作3～5分钟，以局部胀痛为佳。

2

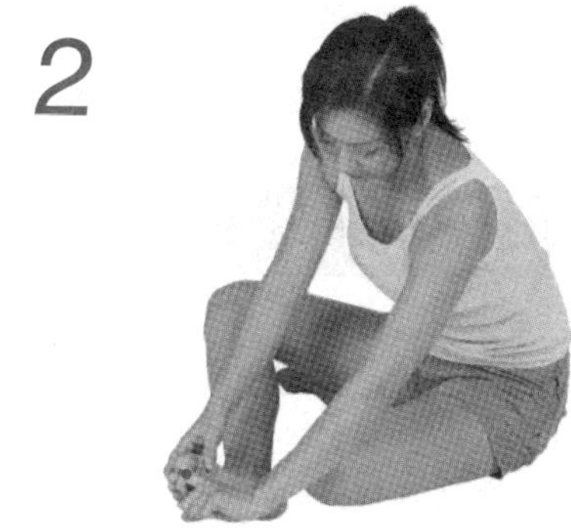

擦足心，捻掐各趾。

3

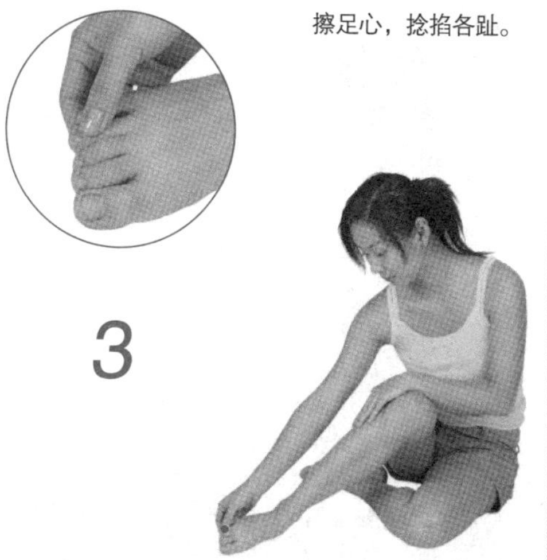

按摩手法宜和缓持续，视情况可加用相应穴区按摩。

4

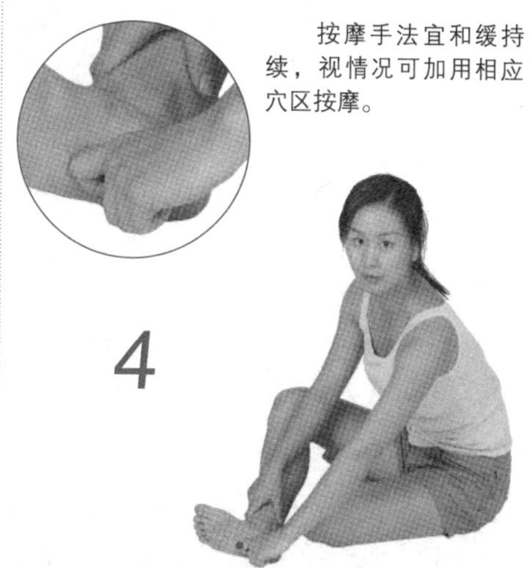

注意事项

1．忌喝咖啡、浓茶、酒。参加适当体育活动，不但有助于正常神经活动的恢复，而且能增强体质。

2．体力劳动对本病患者十分有益，许多病人参加一定的体力劳动锻炼后，病情会好转或痊愈。

038 失眠

失眠是指常不能获得正常睡眠的症状。其临床表现会有不同：或思虑纷杂，不易入睡；或睡眠程度不深，醒后反觉疲乏；或时睡时醒，醒后再难以入睡，甚至整夜不能成寐。造成失眠的原因有多种，如精神紧张、兴奋、抑郁、恐惧、压力过重、环境改变、噪声等。

按摩取穴

经穴：涌泉、太溪、太冲、三阴交、足窍阴

奇穴：3 号穴、失眠、心区、心包区

有效反射区

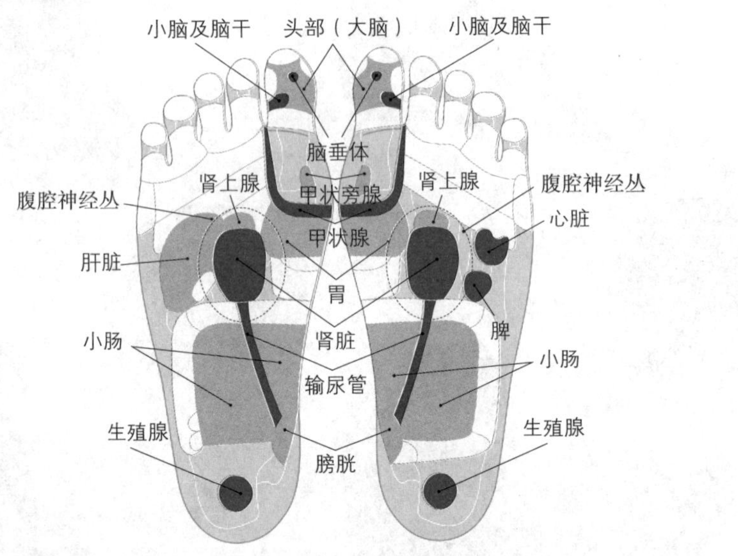

反射区

头部（大脑）、小脑及脑干、脑垂体、肾脏、肾上腺、膀胱、输尿管、腹腔神经丛、甲状旁腺、甲状腺、心脏、肝脏、脾、胃、小肠、生殖腺

足浴治疗失眠的配方

红花、川椒、荷叶各3～5克，放进开水中浸泡10余分钟后即可，供浸泡洗脚用。可安神定志，治疗各种类型失眠。

操作手法与步骤

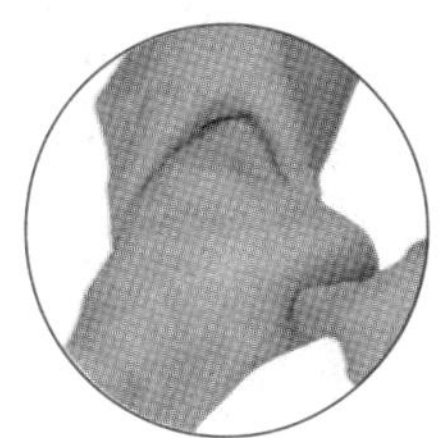

3号穴

重按涌泉，点揉太溪、太冲、三阴交、足窍阴、3号穴、失眠、心区、心包区等穴，各1～3分钟。

1

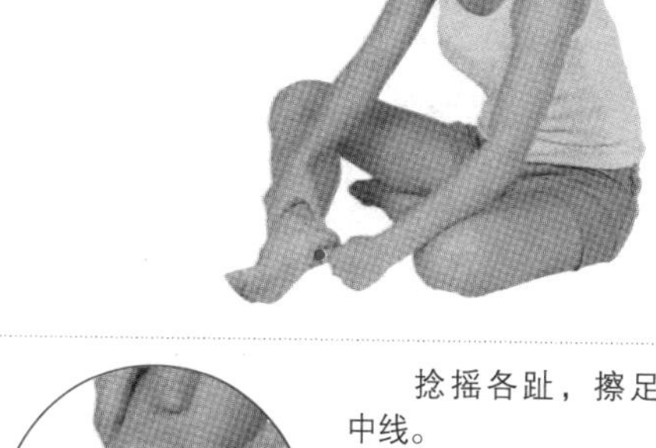

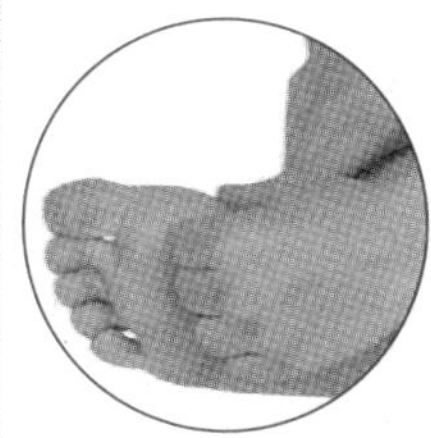

拳刮法

持续用拇指指端点法、示指指间关节点法、拇指关节刮法、按法、示指关节刮法、双指关节刮法、拳刮法、拇指推法、擦法、拍法等用于上述相应反射区，各操作3～5分钟，以局部胀痛为佳。

2

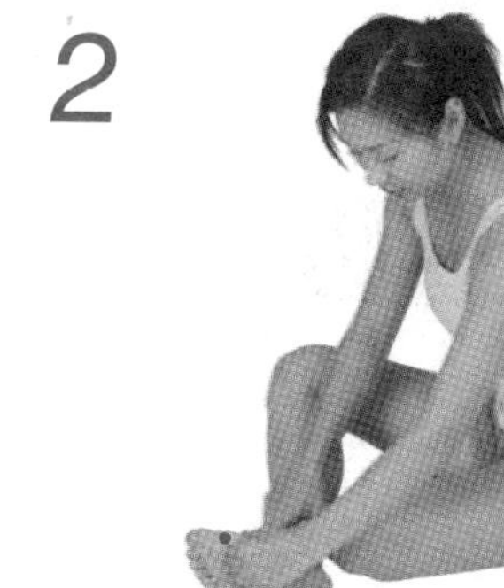

捻摇各趾，擦足正中线。

3

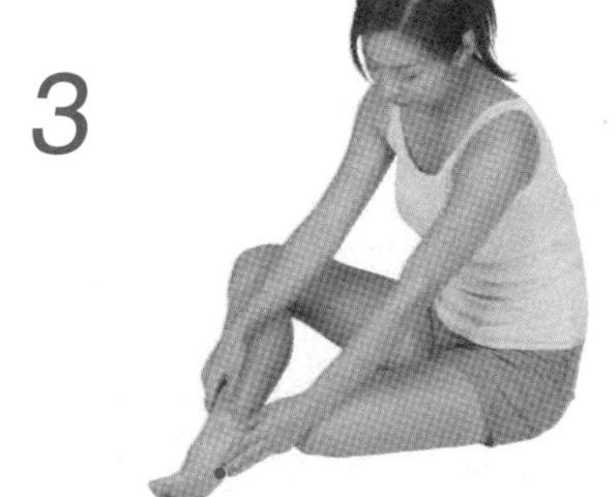

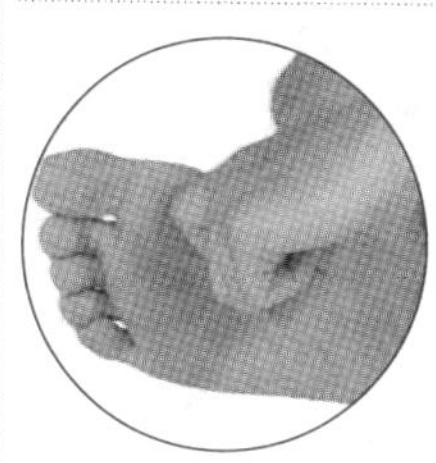

此症可安排在睡前按摩，按摩后即躺下休息。亦可根据情况增加相关穴区。

4

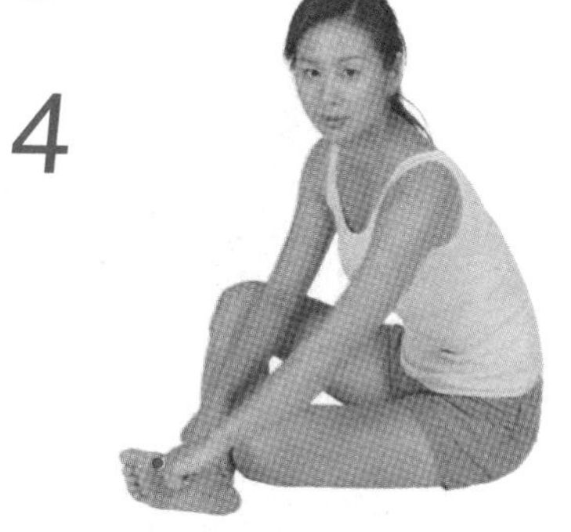

注意事项

床的硬度和枕头的高度应适中；生活有规律，定时上床，晚餐不宜过饱，睡前不饮茶和咖啡等刺激性饮料；以清淡而富含蛋白质、维生素的饮食为宜。

039 关节炎

类风湿性关节炎是一种以周围小关节病变为主的全身性疾病。全身症状表现为发热、疲倦和体重减轻。局部症状，以手、腕、足等多关节呈对称性受累的临床表现最为突出。早期呈红、肿、热、痛和运动障碍；至晚期，关节变为强硬和畸形。

按摩取穴

经穴：昆仑、太冲、申脉、解溪、三阴交、束骨

奇穴：足趾平、15号穴

有效反射区

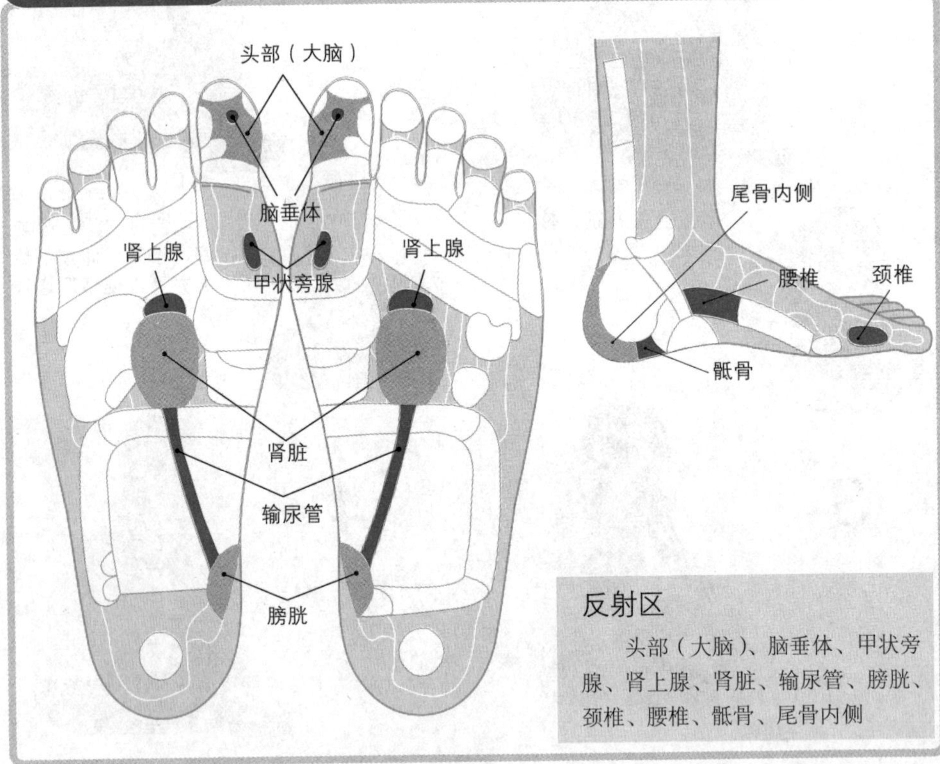

反射区

头部（大脑）、脑垂体、甲状旁腺、肾上腺、肾脏、输尿管、膀胱、颈椎、腰椎、骶骨、尾骨内侧

足浴治疗关节炎的配方

水中放入枣大小一块的姜，煮开。适用初起风寒感冒，风湿、类风湿关节病。

操作手法与步骤

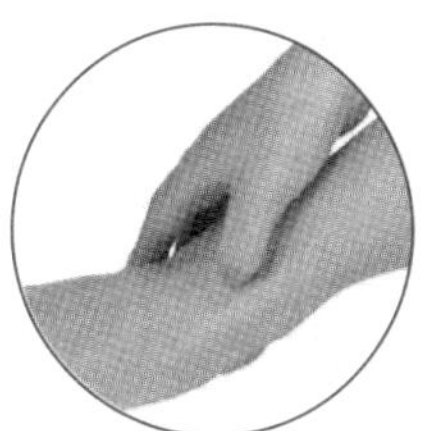
解溪

点揉昆仑、申脉、解溪、三阴交、束骨、太冲、足趾平、15号穴等穴，各2~3分钟。

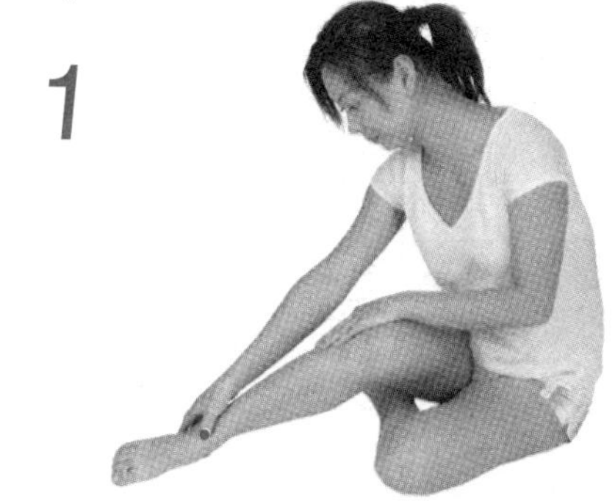

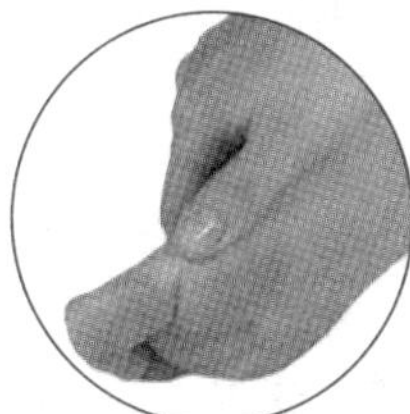
拇指推法

持续用拇指指端点法、示指指间关节点法、拇指关节刮法、按法、双指关节刮法、拳刮法、拇指推法、擦法、拍法等用于相应反射区，各操作3~5分钟，以局部胀痛为佳，重点在脊椎、肾反射区。

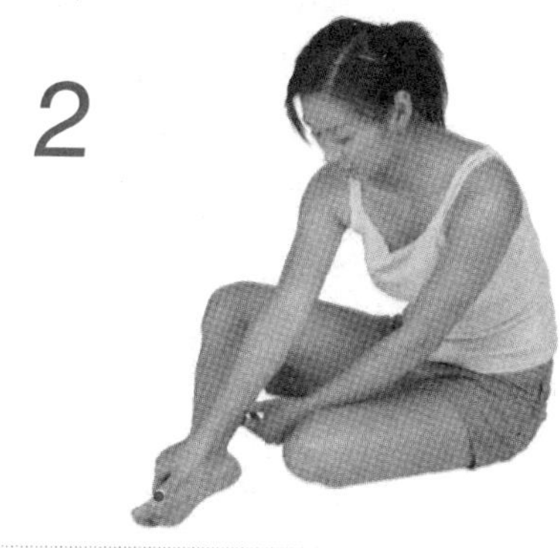

按揉足部各小关节至踝关节，重按足底侧背侧跖骨间隙，重推亦可，捻拔摇各趾及踝关节。

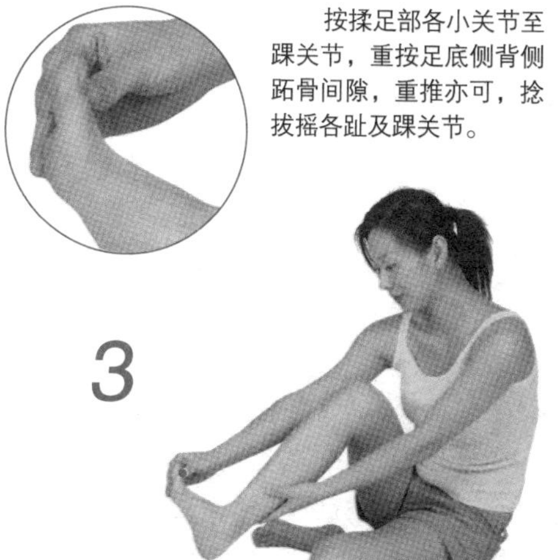

此病按摩手法宜轻巧灵活，若有其他症状也可配合选用相应穴区。

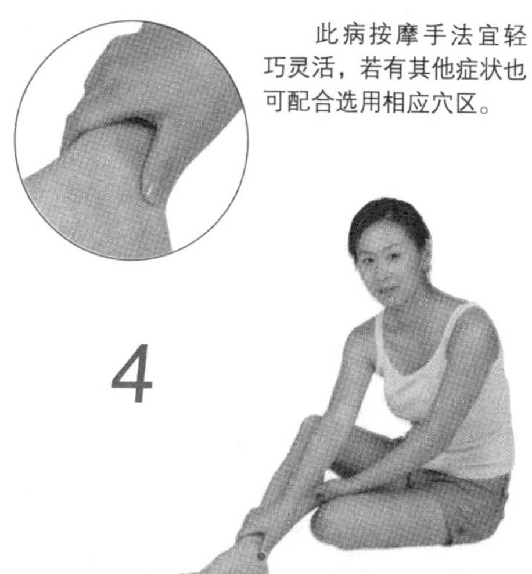

注意事项

1．风湿性关节炎患者宜吃高蛋白、高热量、宜消化的食物。不宜吃辛辣刺激的食物，少食生、冷、硬的食物。

2．急性风湿性关节炎或慢性风湿性关节炎急性发作时，应卧床休息2~3周，待炎症控制后，可逐渐恢复身体运动。

3．风湿性关节炎患者如伴有细菌感染，应进行积极彻底的治疗。抗生素以青霉素为首选。

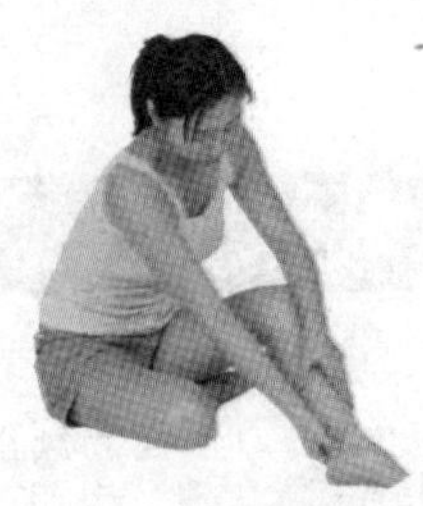

DIBAZHANG

第八章

足部保健按摩疗法妇产科疾病的

所谓妇产科疾病，是指由女性生殖系统出现异常所引起的疾病。女性所特有的月经、生育、妊娠等生理特征和偏冷的体质特征，都容易诱发相关妇科疾病的出现，如月经不调、痛经、子宫肌瘤等。因此，本章就针对女性在生活中常见的一些疾病进行足部保健按摩疗法的详细介绍，方便读者使用。

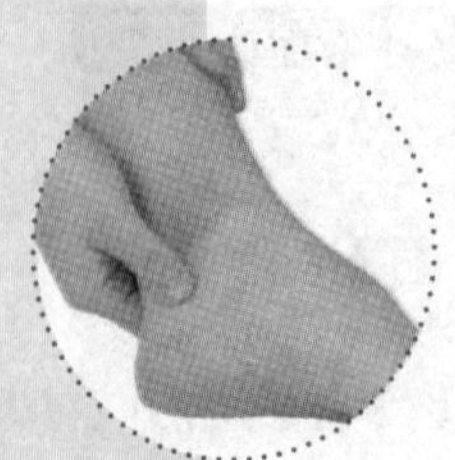

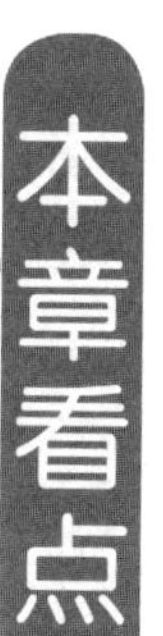
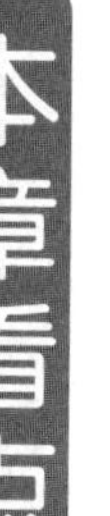
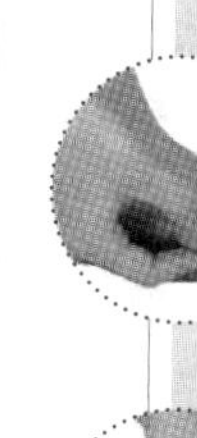
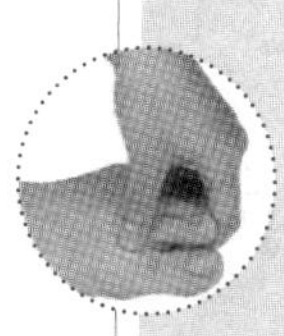

本章看点

- 痛经

  经期注意休息和调理适度，可以减轻疼痛

- 月经不调

  月经失调可采取相应的足浴方式进行调节

- 倒经

  倒经者首先要保持心情舒畅，配以足疗

- 经行头痛

  进行足底按摩疗法，可减轻经期头痛症状

- 经行乳胀

  经期乳胀一般来说不算是病，注意休息即可

- 带下病

  在特定的生理时期只是一种正常的生理反应

- 胎动不安

  胎动不安如果及时处置不当，容易造成流产

- 胎位不正

  胎位不正将给分娩带来程度不同的危险

- 妊娠呕吐

  妊娠期呕吐是常见现象，多半3个月后渐渐缓解

- 产后便秘

  产后便秘大多发生在俗称的“月子”期

- 产后血晕

  产后血晕多由于产妇素体气血虚弱

- 排尿异常

  产后排尿异常发生在产后1星期左右

- 盆腔炎

  盆腔炎分为急性和慢性两种，发病应及时就诊

040 痛经

痛经是指妇女在经期或行经前后，出现周期性小腹疼痛、腰酸不适，或痛引腰骶，甚则剧痛昏厥。本病以年轻女子较为多见，同时可见月经量少，或者经行不畅、经色紫暗有块、腰膝无力等症状。按照病因可分为原发性痛经和继发性痛经两种。

◉ 按摩取穴

经穴：涌泉、大敦、太冲、行间、水泉、三阴交、太溪、照海

奇穴：28 号穴、平痛穴

有效反射区

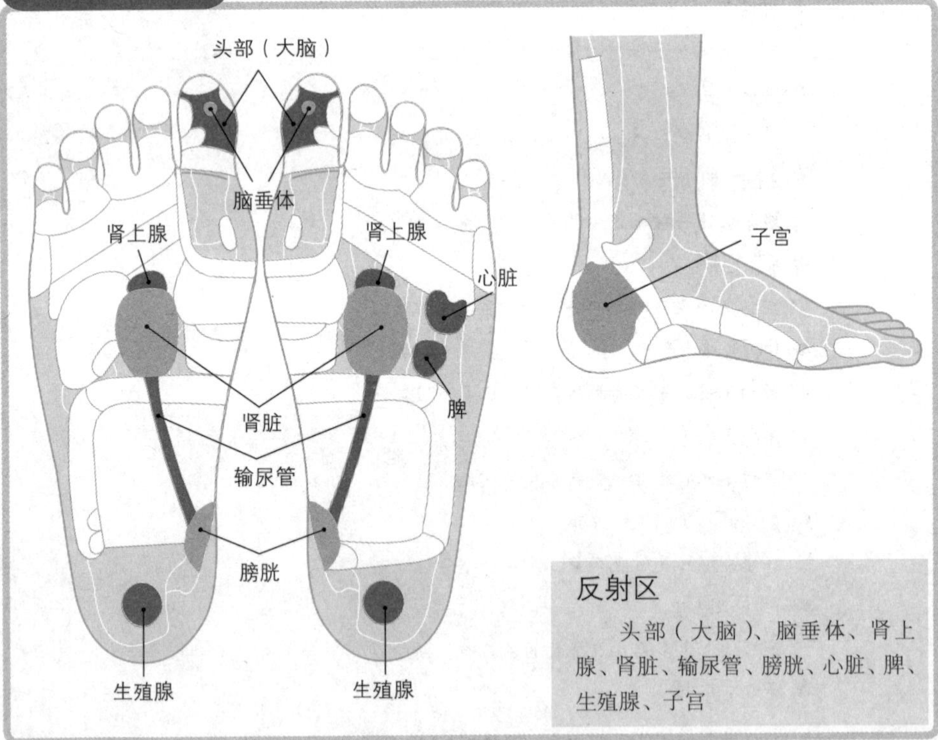

反射区

头部（大脑）、脑垂体、肾上腺、肾脏、输尿管、膀胱、心脏、脾、生殖腺、子宫

◉ 足浴治疗痛经的配方

组成：益母草30克，菊花15克，黄芩15克，夜交藤15克。
用法：水煎，去渣，混入温水用足浴盆浸泡双足30分钟，每日1次。

操作手法与步骤

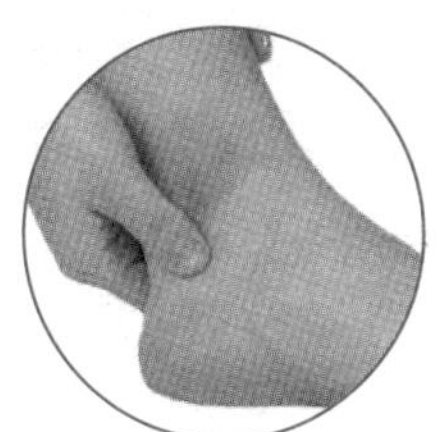

水泉

用力点按涌泉、大敦、太冲、行间、三阴交、太溪、照海、水泉、28号穴等穴，各1～2分钟，掐点足底平痛穴。

1

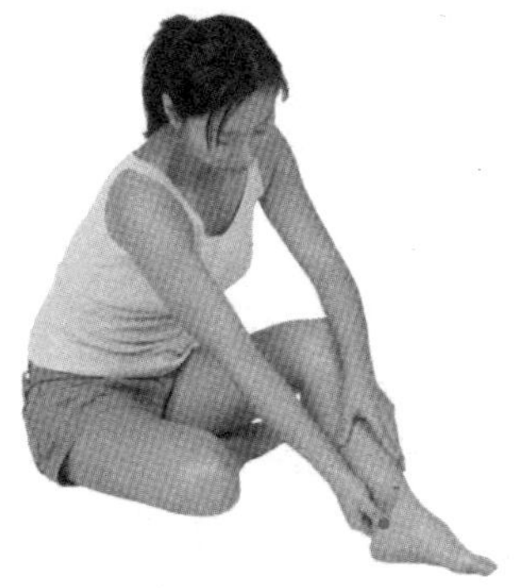

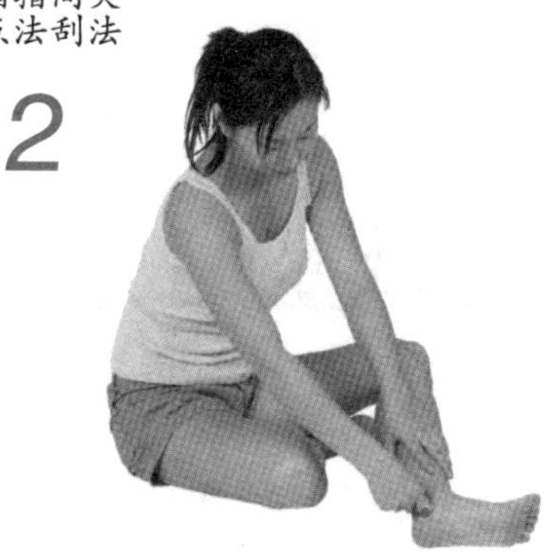

示指指间关节点法刮法

持续用拇指指端点法、示指指间关节点法、拇指关节刮法、按法、拳刮法、拇指推法、擦法、拍法等用于相应反射区，各操作3～5分钟，以局部胀痛为佳，重点在生殖腺、子宫、肾反射区。

2

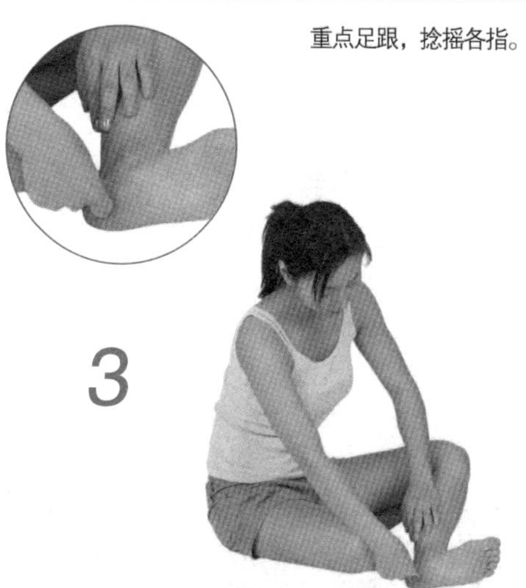

重点足跟，捻摇各指。

3

发病时的按摩手法应有力深透，平时可以适度手法操作以起到保健预防作用。

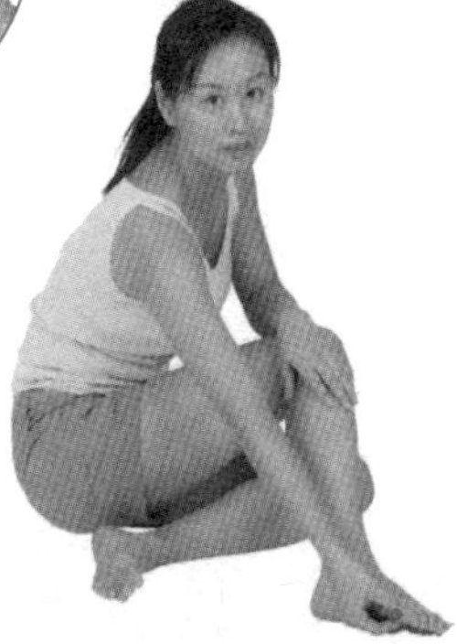

4

注意事项

1．剧痛时应卧床休息，如出现面色苍白、肢冷出汗等症状，应立即平卧、保暖，必要时需到医院就诊。

2．保持室内空气清新、流通，温度和湿度适宜。

3．保持外阴部清洁。

4．月经期间要避免激烈运动及过度劳累。

041 月经不调

月经不调是指月经周期或者月经量异常。其中月经周期提前7天以上，甚至一月两次，称为经早；月经周期推迟7天以上，甚至四五十天一潮，称为经迟；月经周期或提前或延后7天以上者，统称为经乱。

按摩取穴

经穴：三阴交、太溪、太冲、行间、然谷、照海、足临泣、水泉

奇穴：八风

有效反射区

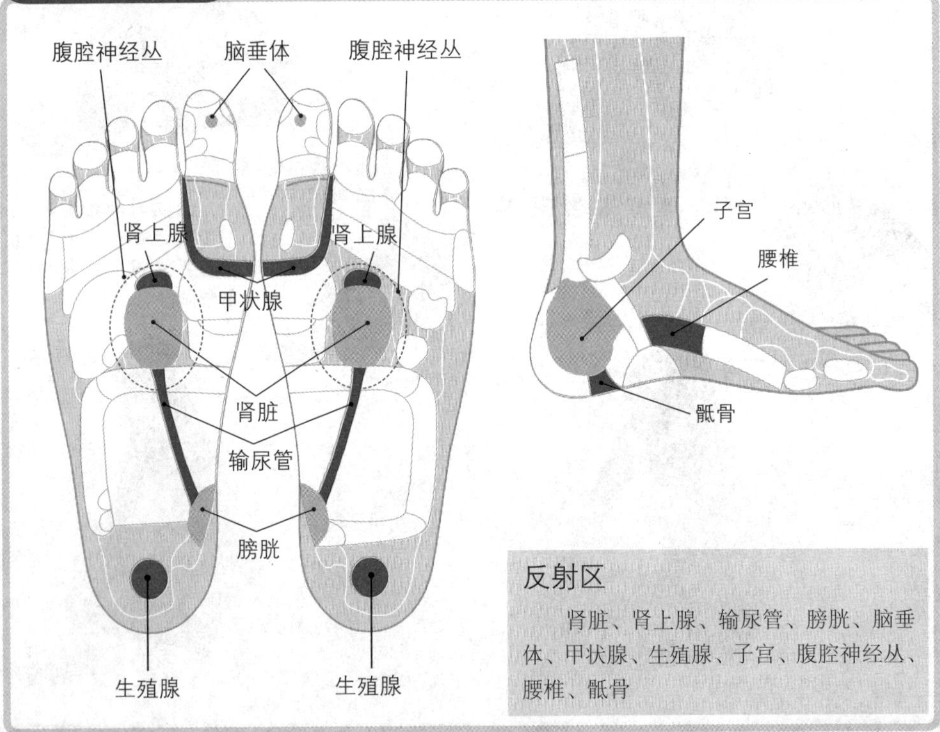

反射区

肾脏、肾上腺、输尿管、膀胱、脑垂体、甲状腺、生殖腺、子宫、腹腔神经丛、腰椎、骶骨

足浴治疗月经不调的配方

红花40克，艾叶40克，分十等份，用开水泡开后泡脚。

操作手法与步骤

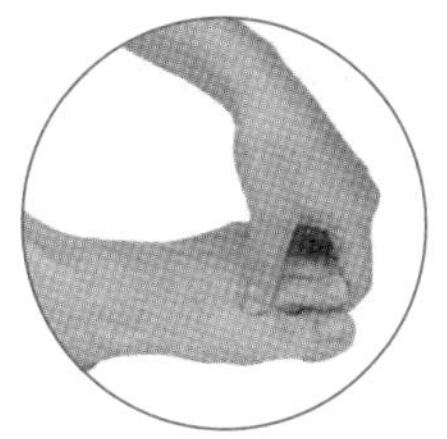

八风

点揉三阴交、太溪、太冲、行间、然谷、照海、足临泣、水泉等穴，各1～3分钟，点掐八风。

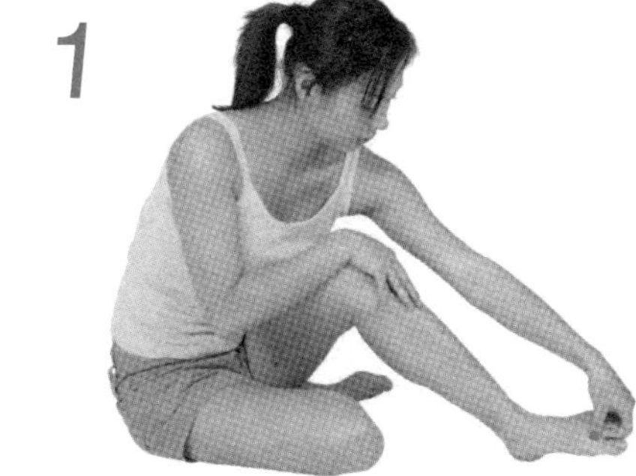
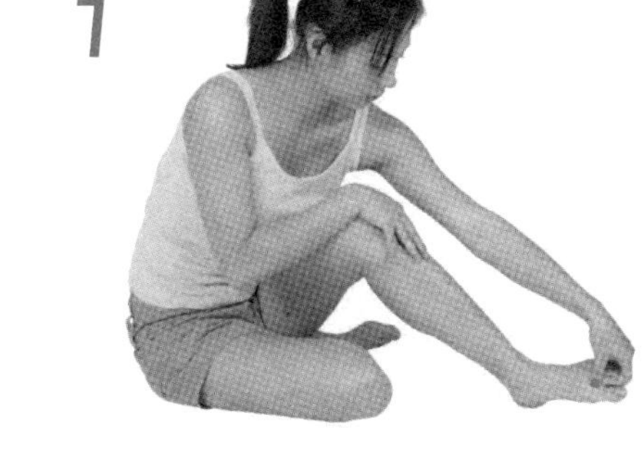

1

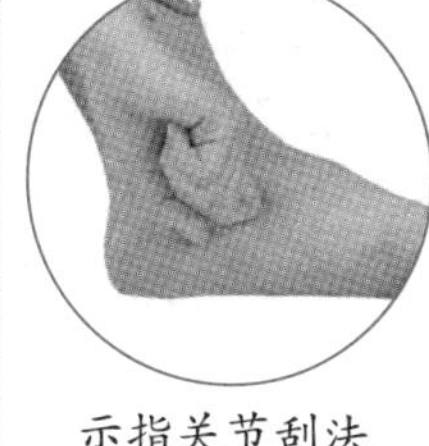

示指关节刮法

持续用拇指指端点法、示指指间关节点法、拇指关节刮法、按法、示指关节刮法、双指关节刮法、拳刮法、拇指推法、擦法、拍法等作用于相应反射区，各操作3～5分钟，以局部胀痛为佳。

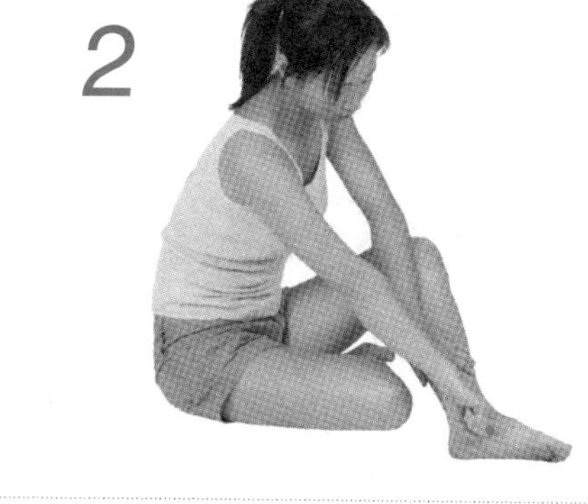

2

擦足心、足跟。

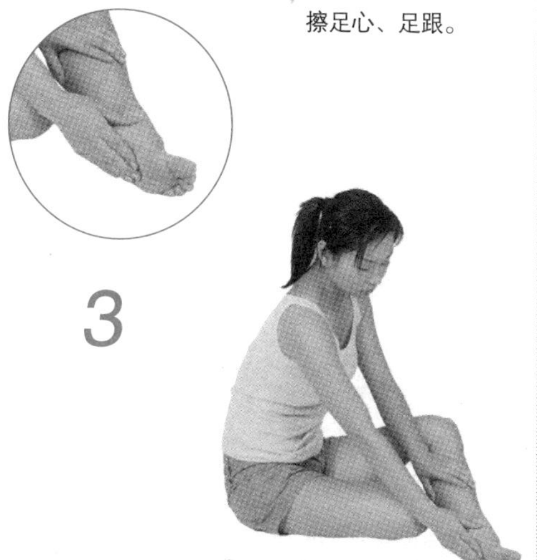

3

患此病者，按摩手法宜中度而持续，如有持续月经不调的现象，应做进一步检查。

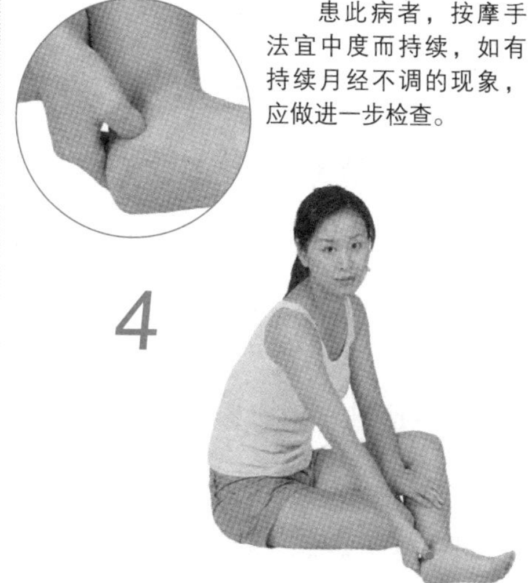

4

注意事项

1．平时缓解精神压力，可从事一些全身运动，如游泳。经期要防寒避湿，避免淋雨、凉水、游泳、喝冷饮等。尤其要防止下半身受凉，注意保暖。

2．过度节食，嗜烟酗酒也会引起月经不调，要保持健康习惯，规律生活。

042 倒经

在行经前1～11天，或正值经期，或在经后，出现规律性的衄血，甚则口中吐血者，称倒经，又叫作经行吐衄。表现为除阴道流血外，鼻子（或口腔）也会流少量的血，持续天数不等，多发于月经来潮前1～2天或行经期间，且像月经来潮似的具有周期性。

◉ 按摩取穴

经穴：内庭、昆仑、至阴、三阴交、隐白、足通谷、太冲、中都

奇穴：再生、膀胱区

有效反射区

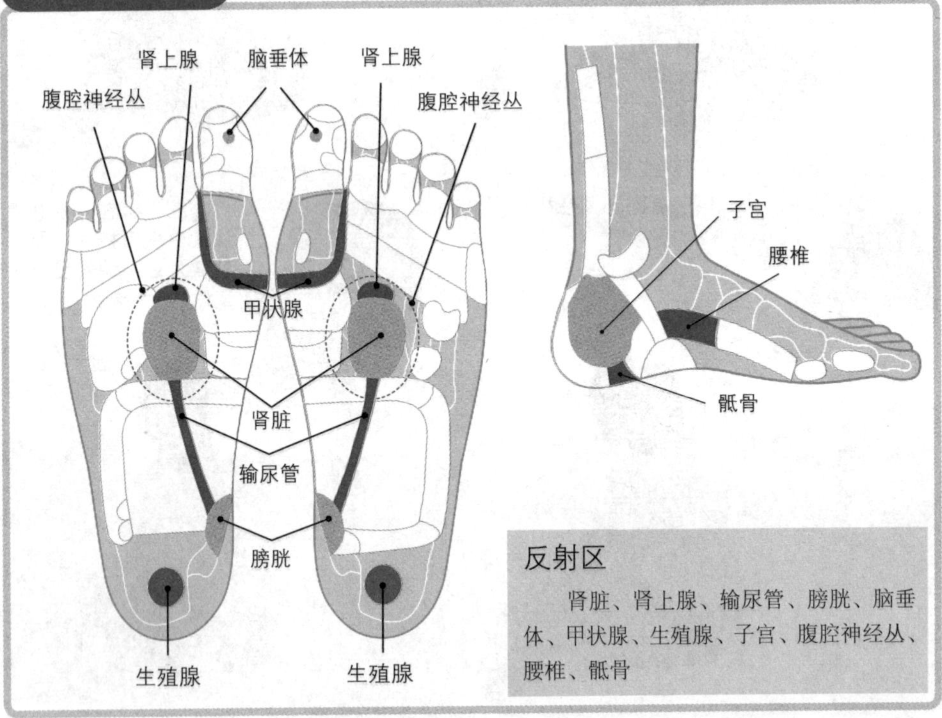

足浴治疗倒经的配方

益母草、香附、乳香、没药、夏枯草各20克。将上药择净，放入药罐中，加入清水适量，浸泡5～10分钟后，水煎取汁，放入浴盆中，待温度适宜时洗浴并足浴。

操作手法与步骤

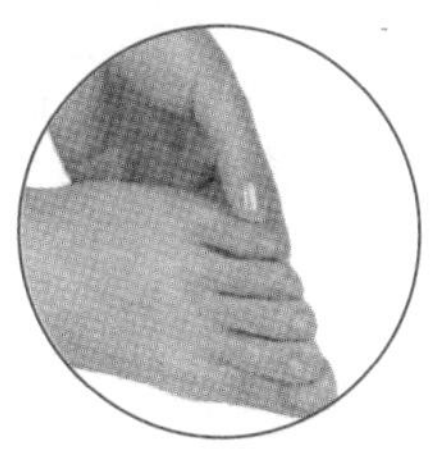

至阴

持续点揉内庭、昆仑、三阴交、隐白、太冲、中都、足通谷、至阴、再生、膀胱区等穴，各1～3分钟。

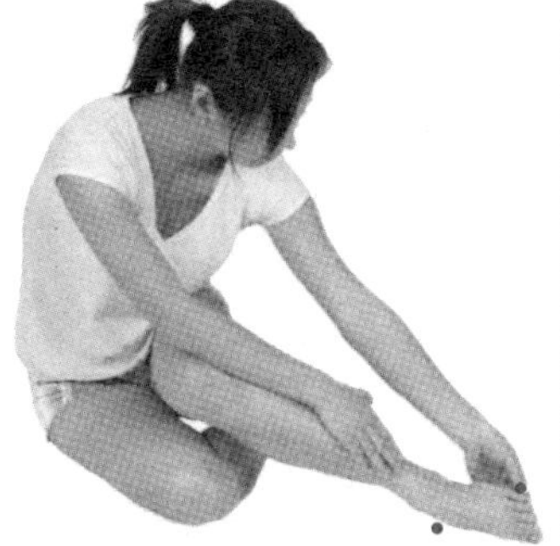

1

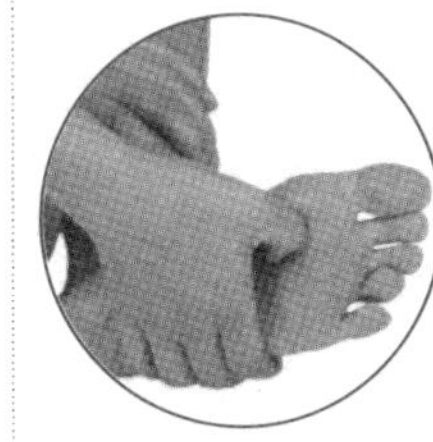

拇指关节刮法

持续用拇指指端点法、示指指间关节点法、拇指关节刮法、按法、示指关节刮法、双指关节刮法、拳刮法、拇指推法、擦法、拍法等用于相应反射区，各操作3～5分钟，以局部胀痛为佳。

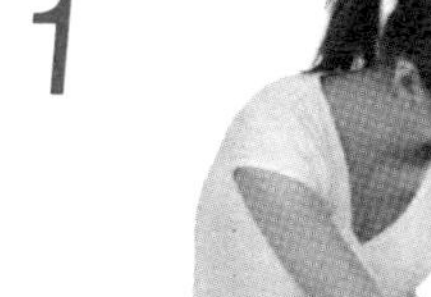

2

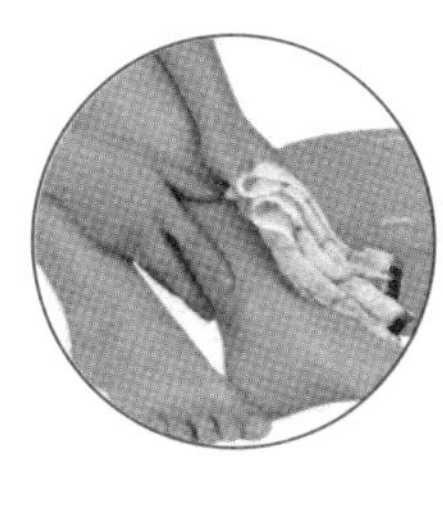

患病期间，可经常用湿热毛巾擦足。

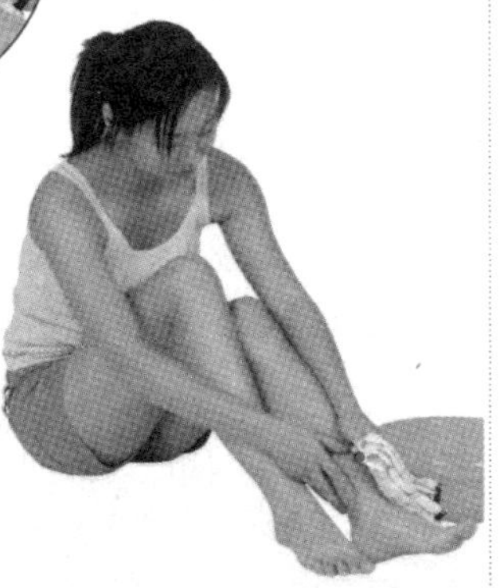

3

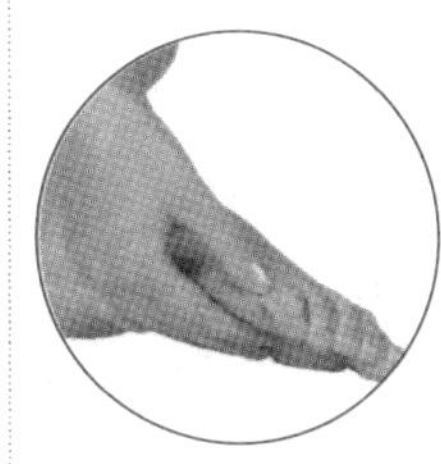

患此病者，按摩手法宜迅速深透，平时无病时按摩也可起到防治调整的目的。

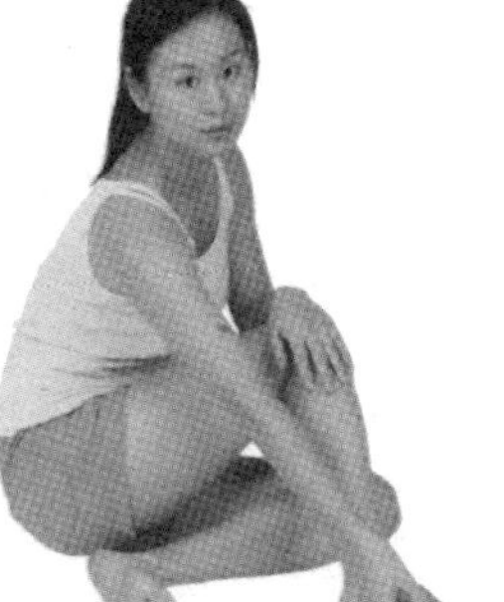

4

注意事项

患有倒经的年轻女性，生活要有规律，要劳逸结合，情绪不要紧张，要保持心情愉快，在经期要避免剧烈运动和精神刺激。多吃蔬菜、水果和富含维生素的食物。忌食辛辣等刺激性强的食物。经常倒经的年轻女性，最好到医院检查。若是子宫出现异位症，那么还应该进行进一步的治疗。

043 经行头痛

经行头痛是指每逢经期，或行经前后，出现以头痛为主症的现象，可兼见头晕、目眩、心悸乏力或口苦心烦、小腹疼痛等症状。多见于育龄期妇女，亦可见于更年期尚未绝经者。本病治疗后效果较好，对顽固性头痛者要排除头部器质性病变。

◉ 按摩取穴

经穴:涌泉、解溪、太冲、三阴交、昆仑、申脉、金门、京骨、束骨、足通谷、足临泣、地五会、足窍阴、侠溪、行间

奇穴：24 号穴、25 号穴、26 号穴

有效反射区

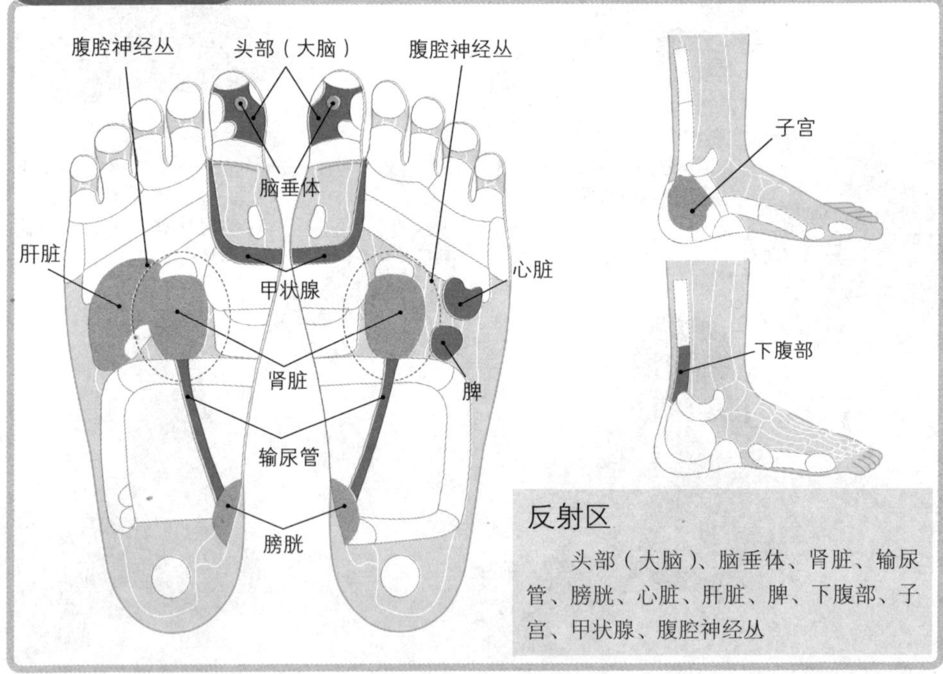

反射区

头部（大脑）、脑垂体、肾脏、输尿管、膀胱、心脏、肝脏、脾、下腹部、子宫、甲状腺、腹腔神经丛

足浴治疗经行头痛的配方

组成：磁石、石决明、党参、黄芪、当归、桑枝、枳壳、蔓荆子、白蒺藜、白芍、炒杜仲、牛膝各10克，独活20克。

用法：将上述药材水煎取汁1500毫升，加入温水用蒸汽足浴盆浸泡双脚，每日1次。

操作手法与步骤

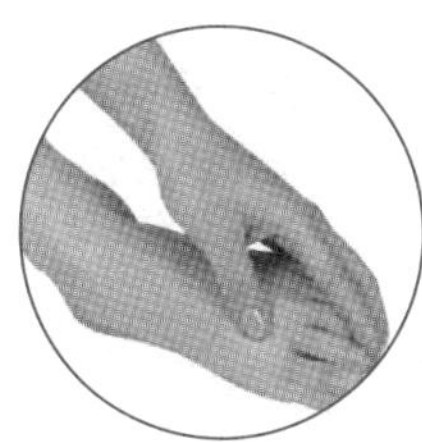
太冲

按揉涌泉、解溪、太冲、三阴交、昆仑、申脉、金门、京骨、束骨、足通谷、足临泣、地五会、足窍阴、侠溪、行间、24号穴、25号穴、26号穴，各2分钟左右。

1

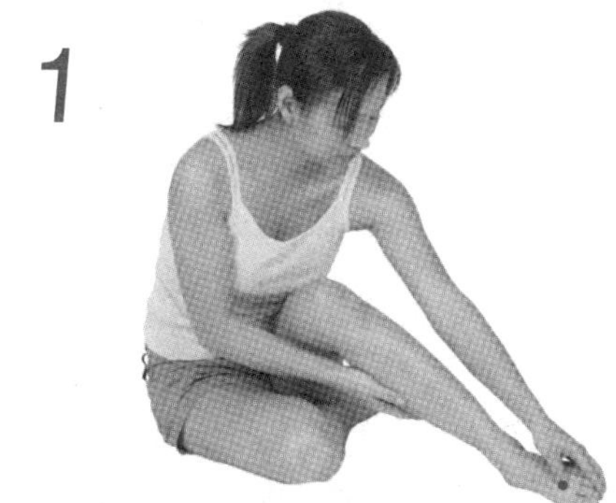
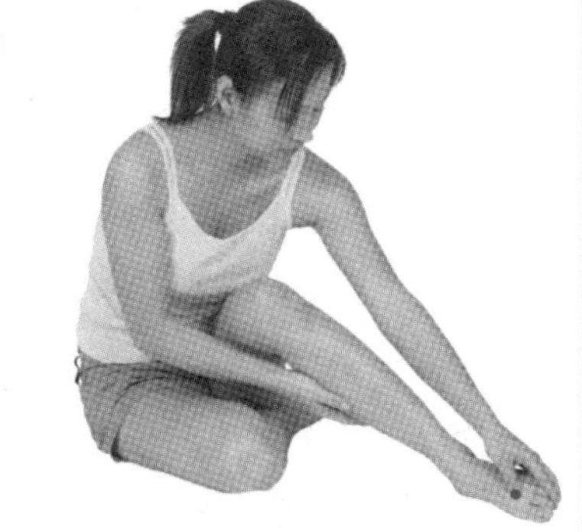

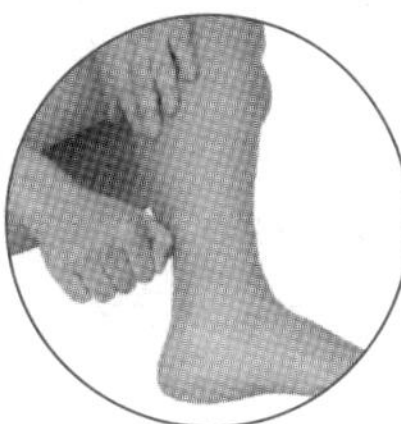
拇指关节刮法

持续用拇指指端点法、示指指间关节点法、拇指关节刮法、按法、示指关节刮法、双指关节刮法、拳刮法、拇指推法、擦法、拍法等作用于相应反射区，各操作3～5分钟，以局部胀痛为佳。

2

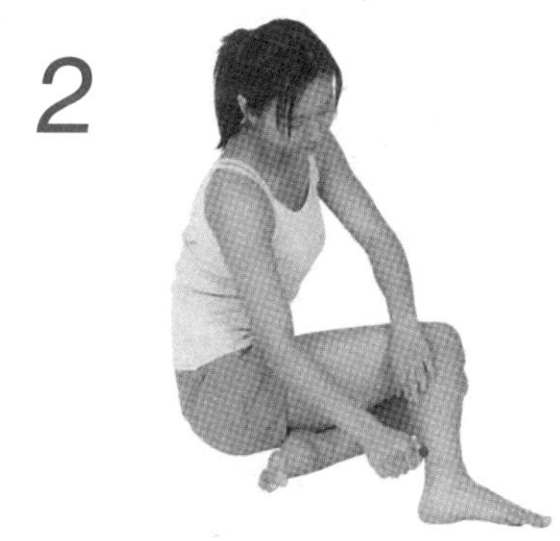

摇拔各趾，擦足心及足跟。

3

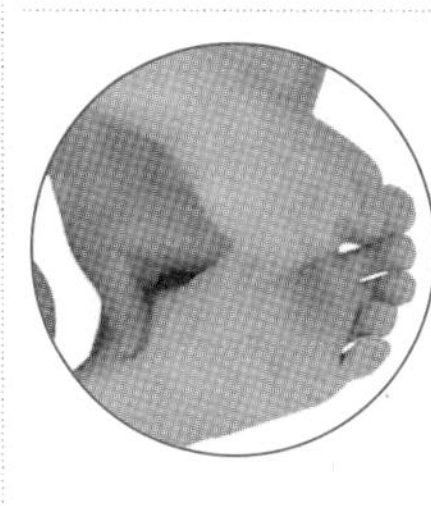

发病时按摩手法宜有力深透，平时则应适中。

4

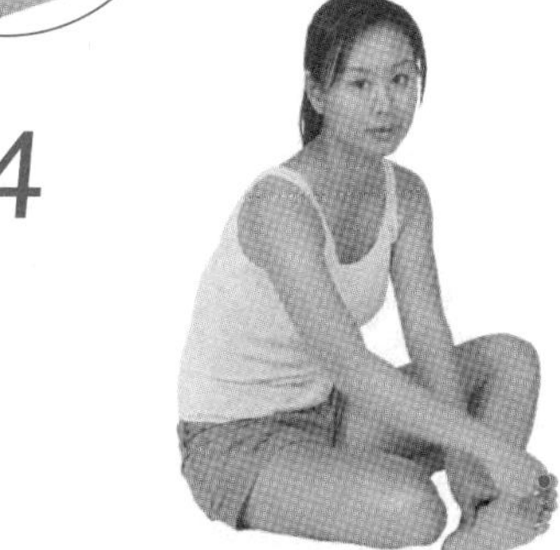

注意事项

1．如果有顽固性头痛并伴有恶心呕吐，特别是经期后持续头痛就应该进一步检查。

2．情绪抑郁急躁、发怒都可诱发或加重本病。因此，平时应注意调节情绪，保持乐观。这样可防止肝火或肝旺引起的头痛。

044 经行乳胀

经行乳胀是指妇女每到行经前或正值经期、经后，出现乳房肿胀，或乳头发痒疼痛，甚则不能触衣的症状。同时多伴有胸肋胀闷，喜叹息，或目涩，咽干口燥，五心烦热的症状，是性成熟女性的常见病。经行乳胀往往在月经来临前 3 ~ 7 天发生。

◉ 按摩取穴

经穴：涌泉、行间、太冲、中都、三阴交

有效反射区

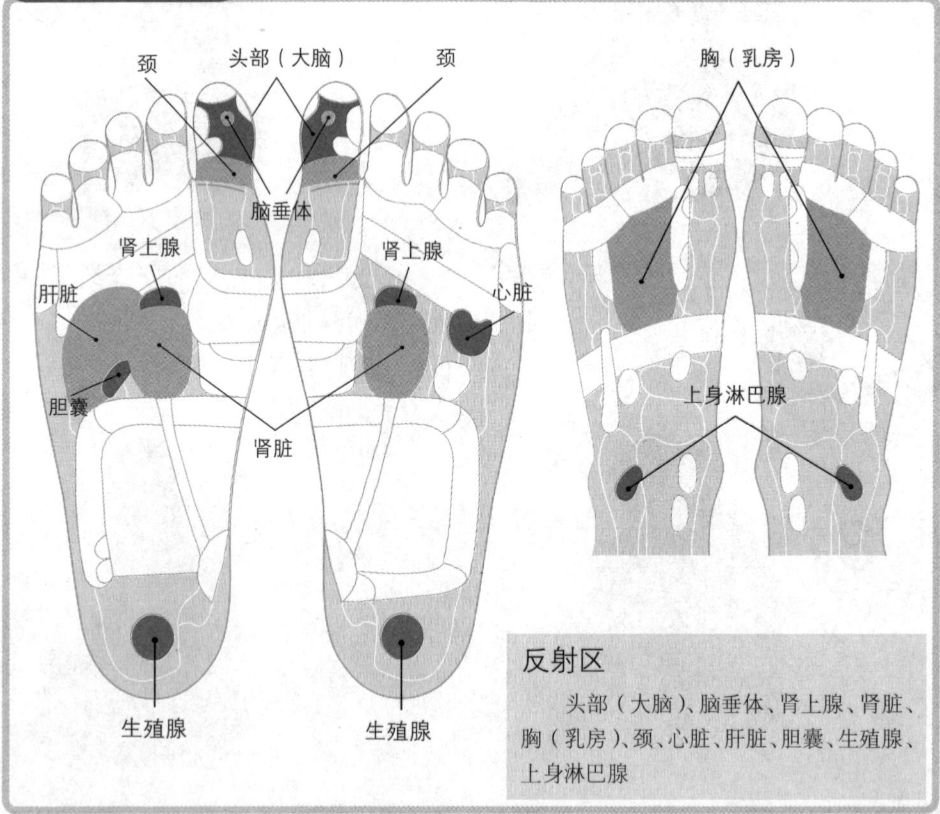

反射区

头部（大脑）、脑垂体、肾上腺、肾脏、胸（乳房）、颈、心脏、肝脏、胆囊、生殖腺、上身淋巴腺

足浴治疗经行乳胀的配方

夏枯草、淡竹叶各30克。将上药择净，放入药罐中，加入清水适量，浸泡5 ~ 10分钟后，水煎取汁，放入浴盆中，先熏双足心，待温度适宜时再洗浴双足。

操作手法与步骤

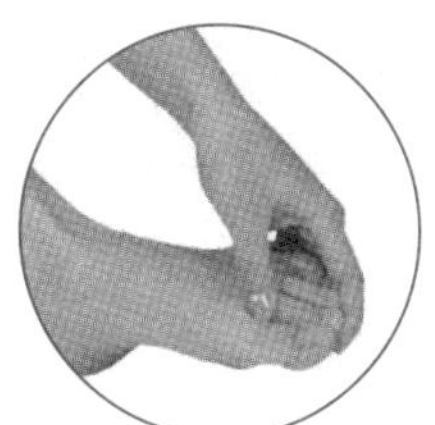

点按涌泉、行间、太冲、中都、三阴交，各2～3分钟。

行间

1

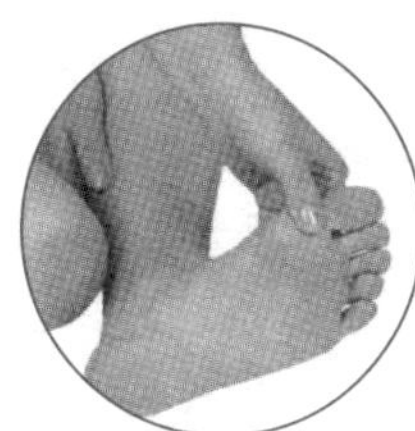

拇指推法

持续用拇指指端点法、示指指间关节点法、拇指关节刮法、按法、示指关节刮法、双指关节刮法、拳刮法、拇指推法、擦法、拍法等作用于相应反射区，各操作3～5分钟，以局部胀痛为佳。

2

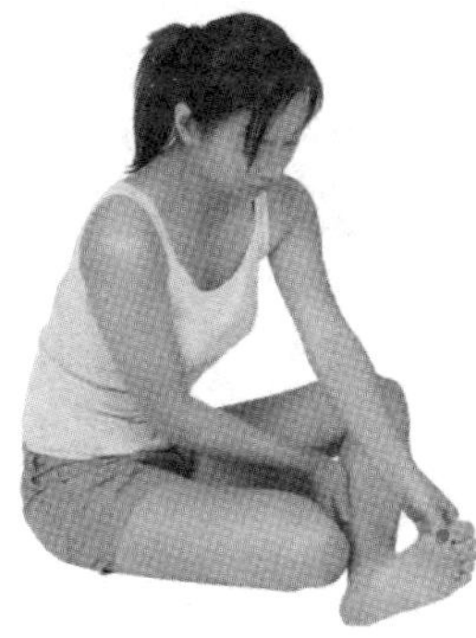

在按摩操作中，可配合加用头部、胸部的相应穴区，亦可配合进行深呼吸、扩胸等动作。

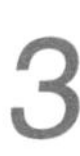

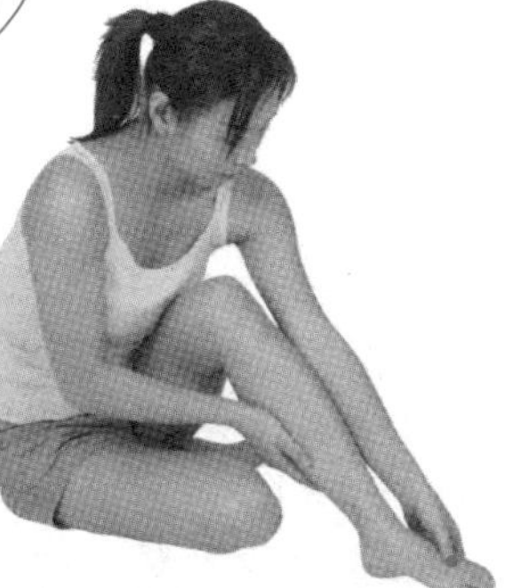

按摩手法应由轻至重，自我活动幅度亦由小到大。

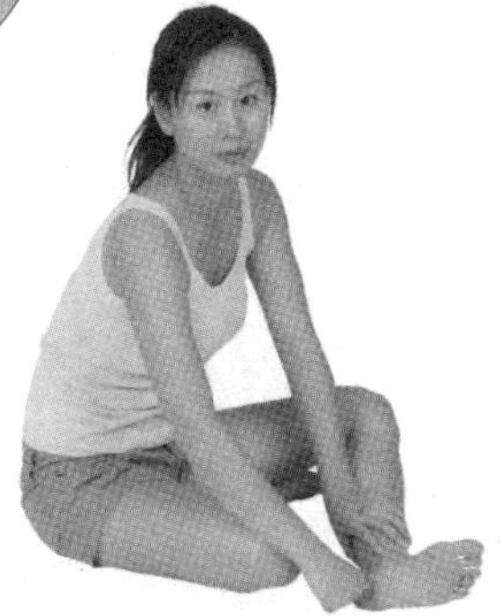

注意事项

1．保持心情舒畅，情绪乐观，并注意充分休息。

2．注意乳房保护，选择合适的文胸，并积极治疗乳房疾病，进行乳房保健按摩。

3．饮食和生活有规律，多吃具有行气通经的食物，如橘子、丝瓜、荔枝、山药等，忌食刺激性食物。

045 带下病

带下病是指女子带下量明显增多，色、质、臭气异常；或伴小便不利，两足浮肿；或伴腰酸怕冷，腹痛便干等症状，临床上以白带、青带、黄带为常见。在经期前后、妊娠期间带下均可增多，这是正常生理现象。

按摩取穴

经穴：照海、三阴交、行间、蠡沟

有效反射区

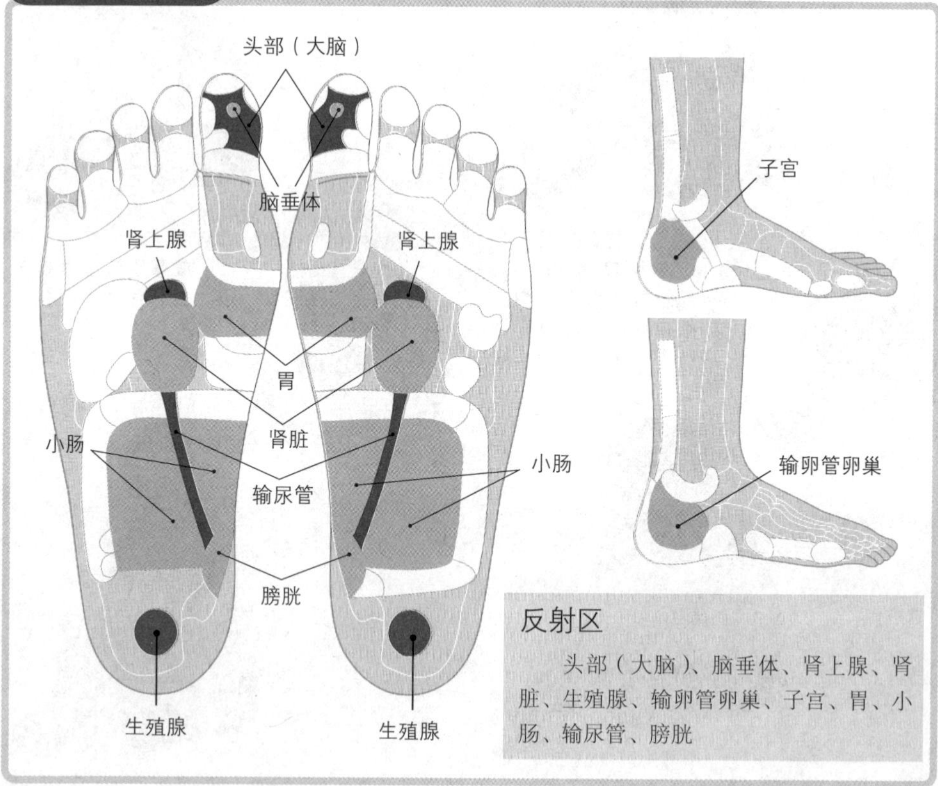

足浴治疗带下病的配方

石榴花30克。将上药择净，放入药罐中，加入清水适量，浸泡5～10分钟后，水煎取汁，放入浴盆中，先熏蒸会阴部，待温度适宜时坐浴并足浴。

操作手法与步骤

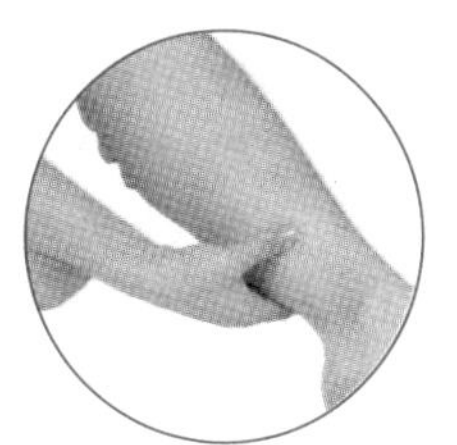

三阴交

持续点揉照海、三阴交、行间、蠡沟两穴，各3分钟。

1

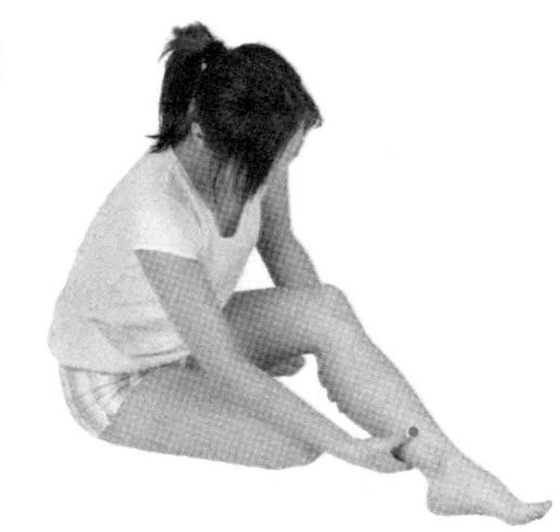

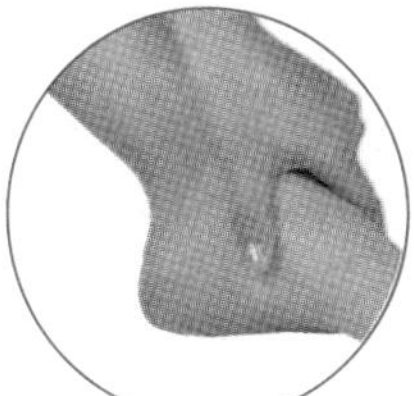

拇指推法

持续用拇指指端点法、示指指间关节点法、拇指关节刮法、按法、示指关节刮法、双指关节刮法、拳刮法、拇指推法、擦法、拍法等手法作用于相应反射区，各操作3～5分钟，以局部胀痛为佳。

2

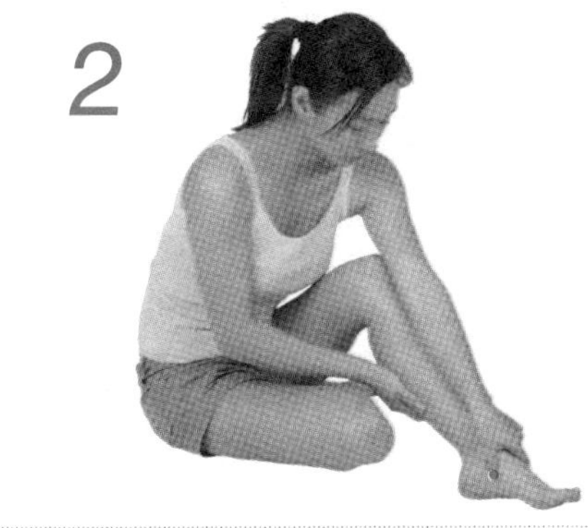

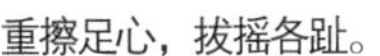

重擦足心，拔摇各趾。

3

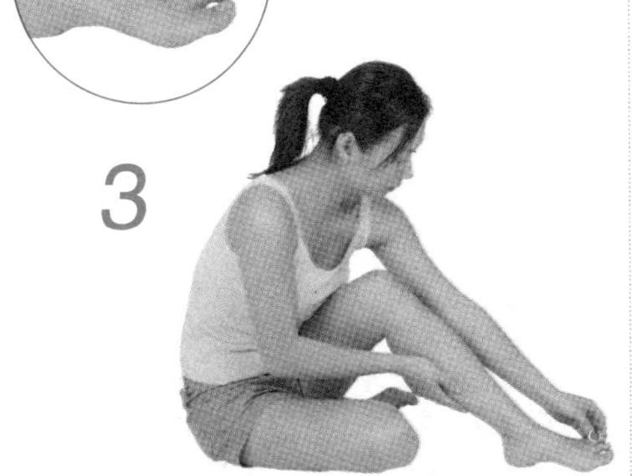

按摩手法宜持续，用力适中，如有相应症状也可加穴区调治。

4

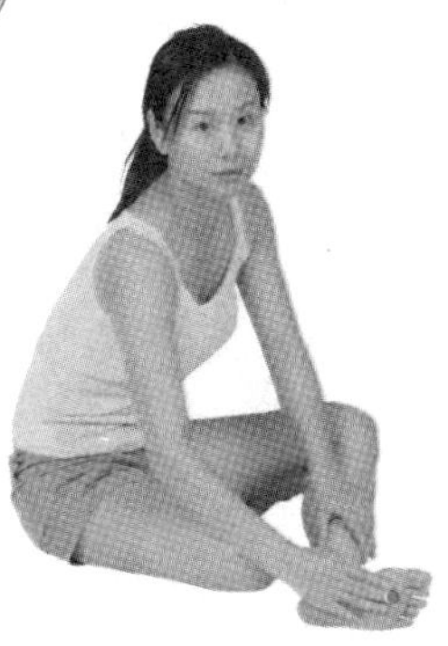

注意事项

1．平时应积极参加体育锻炼，增强体质，下腹部要注意保暖。

2．饮食要有节制，避免伤及脾胃。

3．经期禁止游泳，防止病菌上行感染。洗澡提倡淋浴，厕所改为蹲式，以防止交叉感染。

046 胎动不安

胎动不安又称胎漏。临床常见妊娠期阴道少量出血，持续时间数日或数周，时下时上。也可表现为妊娠期仅有腰酸腹痛，或下腹坠胀，或伴有阴道少量出血的症状，经过治疗及休息，如胎儿存活，一般仍可继续妊娠。

● 按摩取穴

经穴：涌泉、太溪、至阴、照海

有效反射区

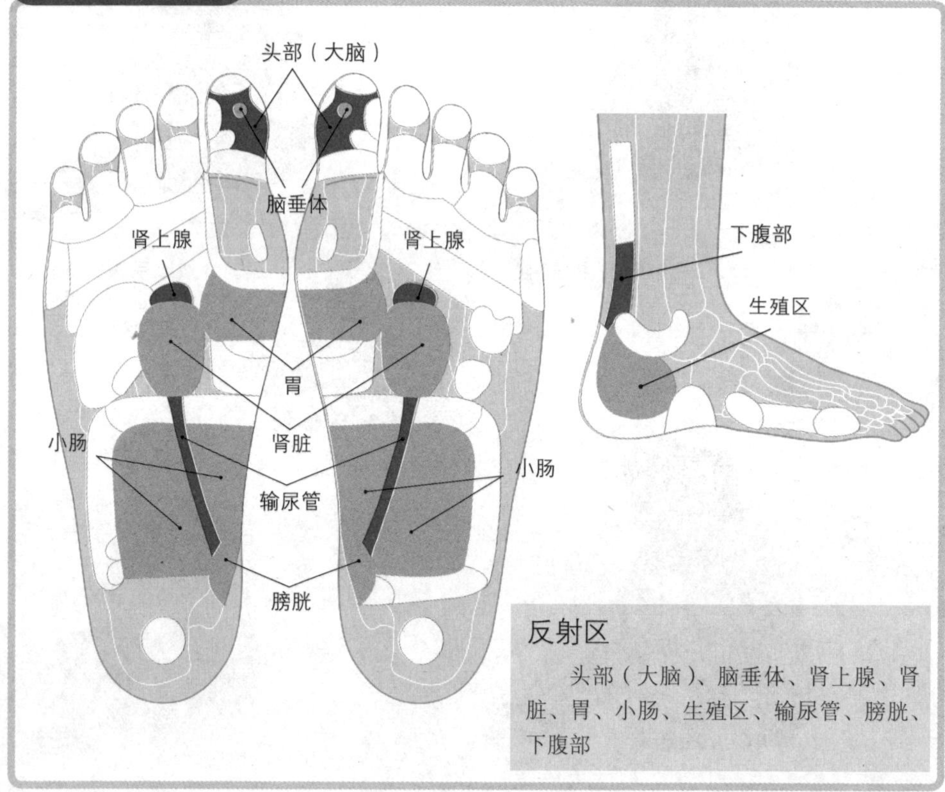

反射区

头部（大脑）、脑垂体、肾上腺、肾脏、胃、小肠、生殖区、输尿管、膀胱、下腹部

● 足浴治疗胎动不安的配方

用药：磁石30克，菊花、黄芩、夜交藤各15克。

用法：水煎2次，去渣取汁，倒入浴盆，每日1次。可治疗胎动不安、早产等。

操作手法与步骤

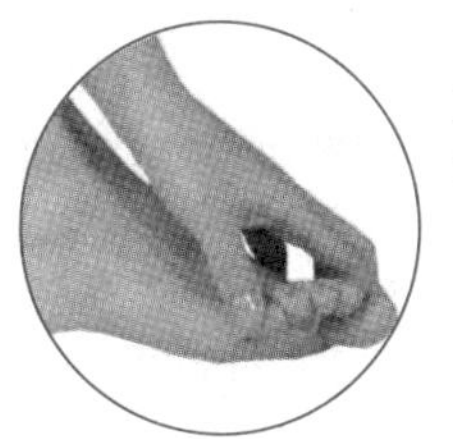

按揉涌泉、太溪、至阴、照海，各1～2分钟。

至阴

1

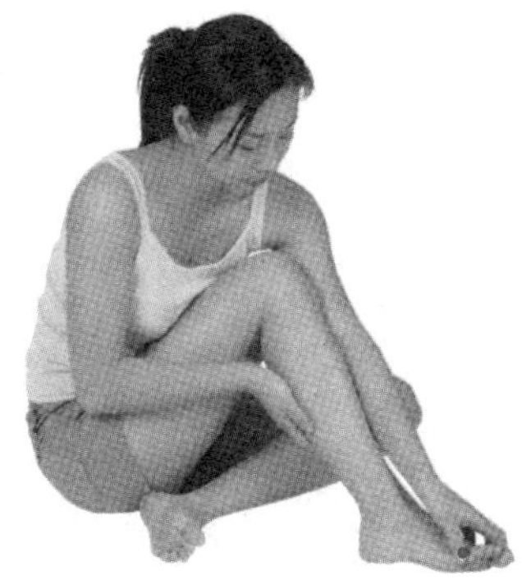

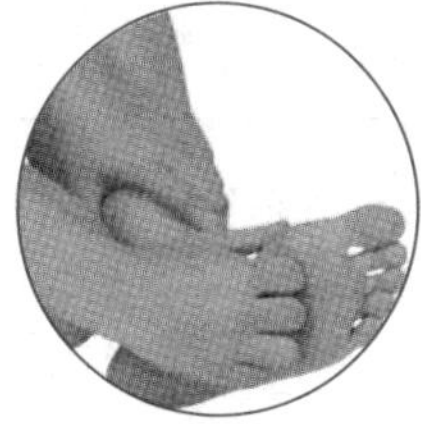

持续用拇指指端点法、示指指间关节点法、拇指关节刮法、按法、示指关节刮法、双指关节刮法、拳刮法、拇指推法、擦法、拍法等作用于相应反射区，各操作3～5分钟，以局部胀痛为佳。

拳刮法

2

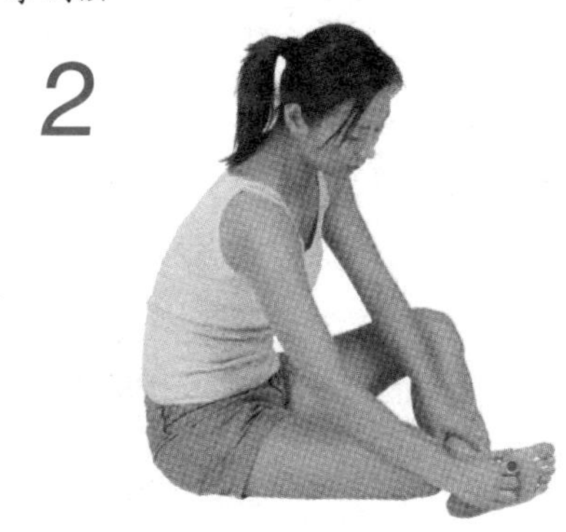

除按摩外，也可于相应穴区湿灸。

3

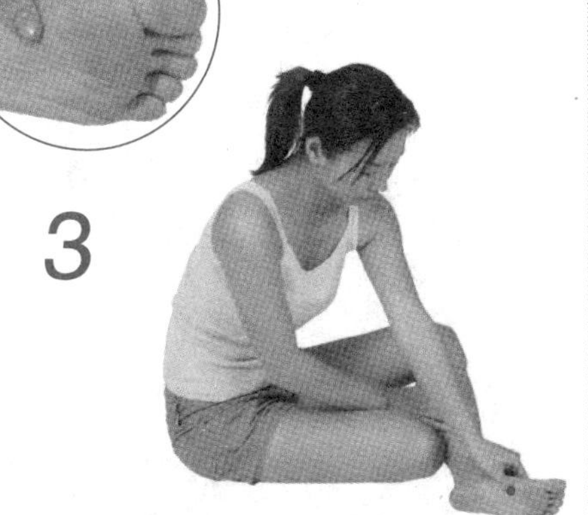

按摩手法一定要迅速灵活、轻巧，不能突然用力。同时采取相应措施及时到专科诊治。

4

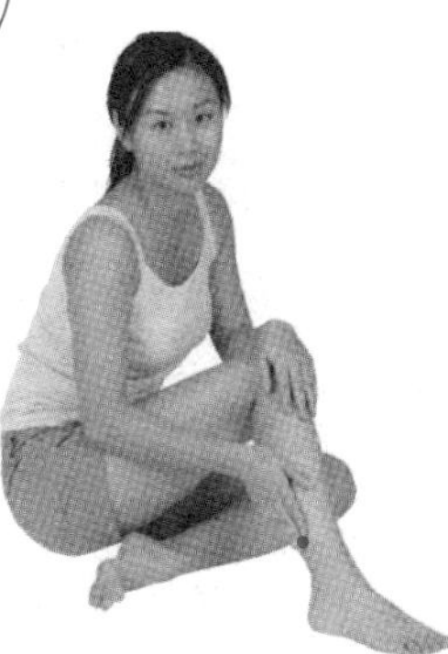

注意事项

造成胎动不安的主要原因有：遗传基因的缺陷、外界不良因素的影响、内分泌功能失调、生殖器官畸形、母子血型不和等。中医认为此症主要与肾气不足、气血虚弱、等因素有关。大部分胎动不安都是因为劳累过度或体质虚弱导致的。

047 胎位不正

胎儿分娩前，以枕前位占绝大多数，枕先露为正常胎位。除此之外，枕后位、臀位、横位、臂位均属胎位不正。如果在产前检查时发现，应及时纠正复位，以免生产时出现难产。所以在分娩前使胎儿处于正常体位是保证顺利分娩的条件之一。

按摩取穴

经穴：至阴、涌泉、三阴交

有效反射区

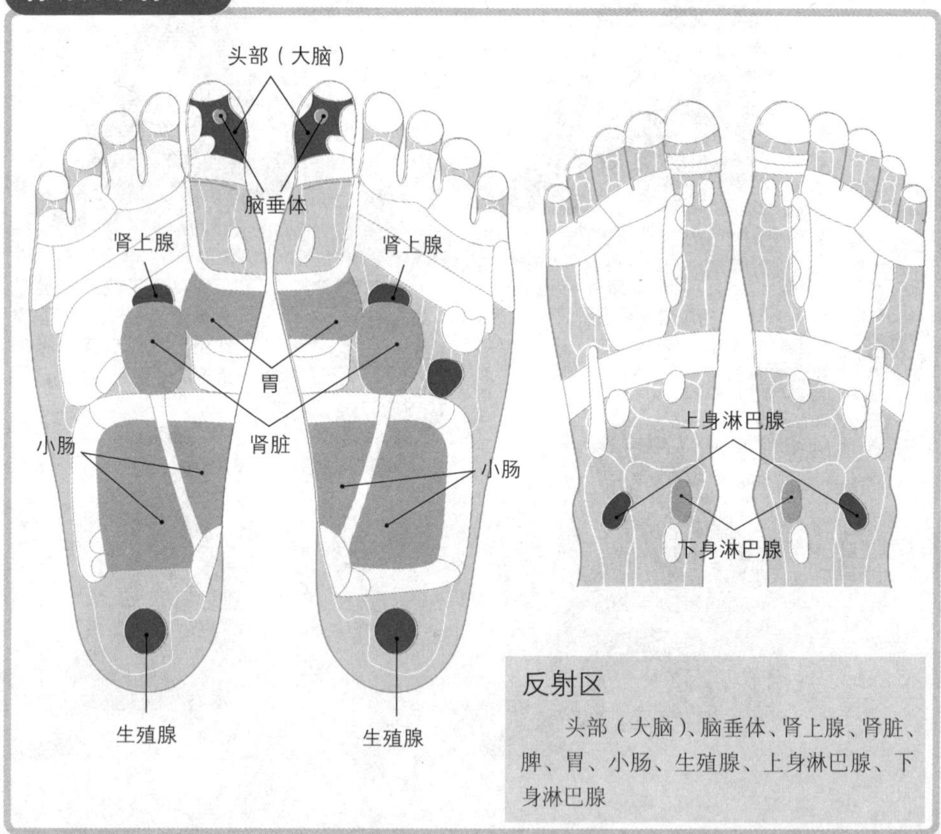

反射区

头部（大脑）、脑垂体、肾上腺、肾脏、脾、胃、小肠、生殖腺、上身淋巴腺、下身淋巴腺

足浴治疗胎位不正的配方

白术、黄芩、茯苓各20克，加水煎成2500毫升药液浸泡双脚，每日2次，每次30分钟。

操作手法与步骤

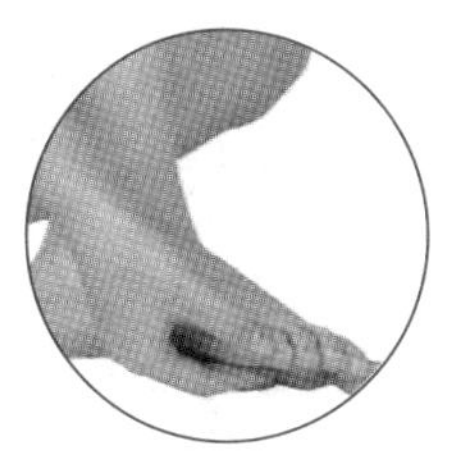

至阴

擦捻足部至阴、涌泉穴、三阴交至发热，亦可熏灸。

1

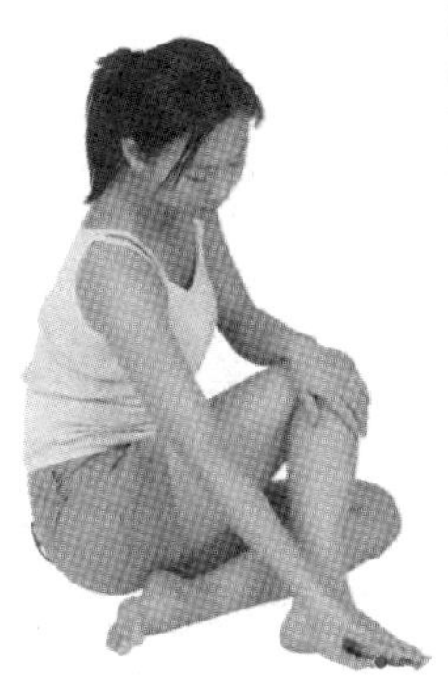

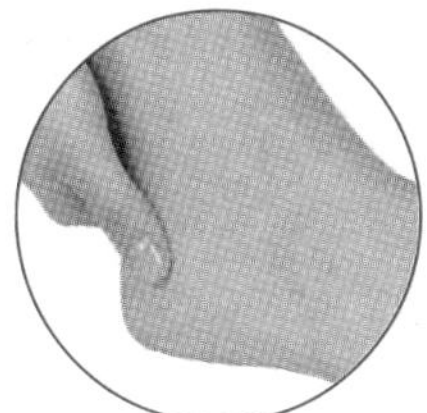

拇指推法

持续用拇指指端点法、示指指间关节点法、拇指关节刮法、按法、示指关节刮法、双指关节刮法、拳刮法、拇指推法、擦法、拍法等作用于相应反射区，各操作3～5分钟，以局部胀痛为佳。

2

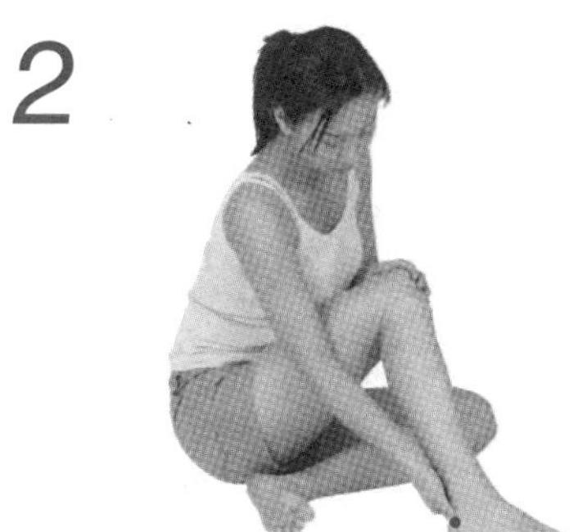

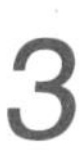

擦热足心，摩运足跟。可用温热水浴脚底再按摩。

3

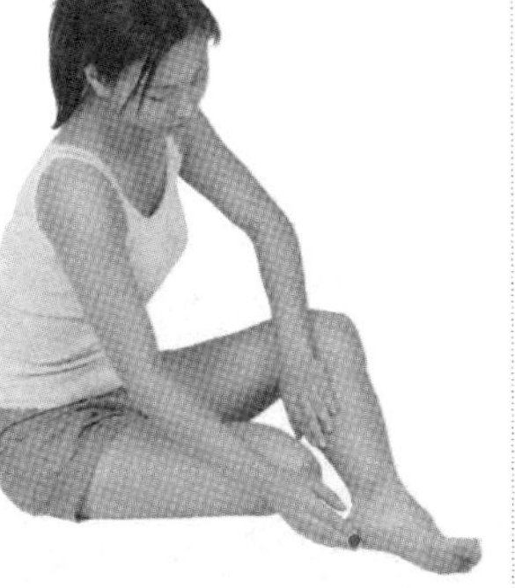

注意脚底保温，手法宜轻快，不能重滞用力过猛。按摩时患者宜精神放松，不要过分紧张。

4

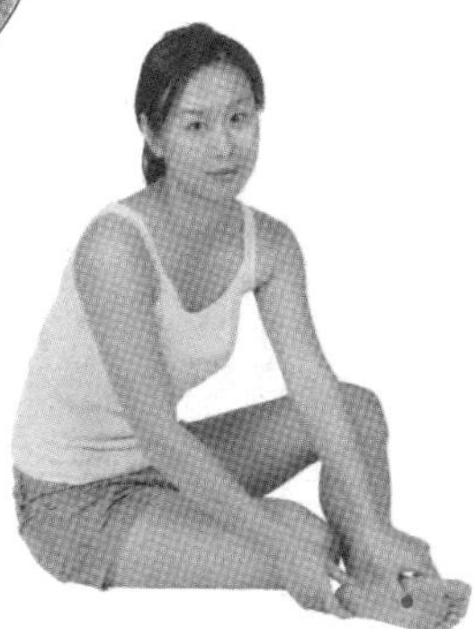

注意事项

1．羊水过多或孕妇腹壁松弛，会使胎儿在宫腔内的活动范围过大。
2．子宫畸形、胎儿畸形、多胎、羊水过少等，会使胎儿在宫腔内的活动范围变小。
3．骨盆狭窄、胎儿巨大等也可造成胎位不正。

048 妊娠呕吐

妊娠早期，出现晨起恶心呕吐、头晕厌食、倦怠，或呕吐酸水、苦水、胸满胁痛、嗳气叹息、口苦心烦的症状为常有的反应。偶有少数孕妇反应严重，恶心呕吐频繁，不能进食，以致影响身体健康。一般3个月后即可逐渐消失。

按摩取穴

经穴：冲阳、太白、隐白、内庭、公孙

奇穴：8号穴、10号穴、19号穴

有效反射区

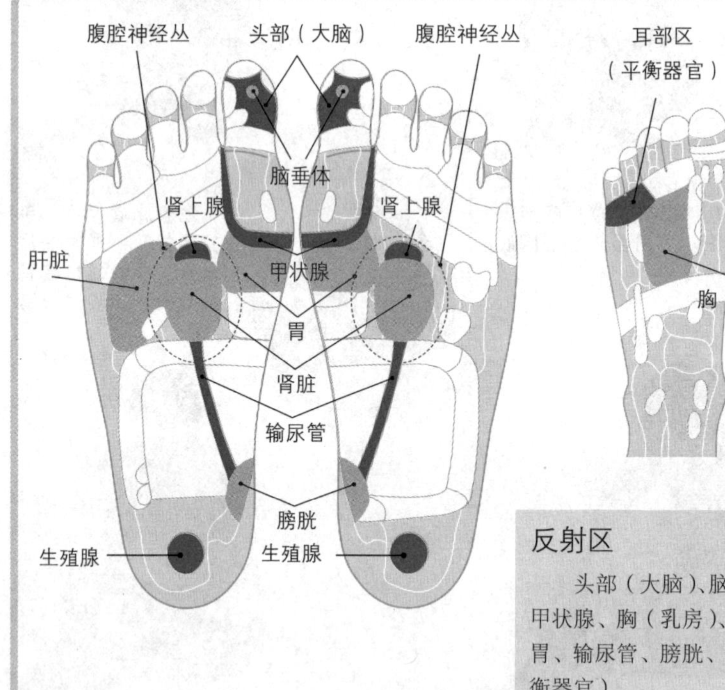

反射区

头部（大脑）、脑垂体、肾上腺、肾脏、甲状腺、胸（乳房）、腹腔神经丛、肝脏、胃、输尿管、膀胱、生殖腺、耳部区（平衡器官）

足浴治疗妊娠呕吐的配方

夏枯草、淡竹叶各30克。将上药择净，放入药罐中，加入清水适量，浸泡5～10分钟后，水煎取汁，放入浴盆中，先熏双足心，待温度适宜时再洗浴双足。

操作手法与步骤

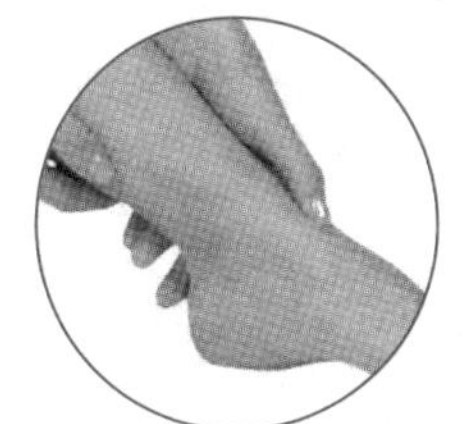

按揉冲阳、太白、隐白、内庭、公孙、8号穴、10号穴、19号穴，各1～2分钟。

冲阳

1

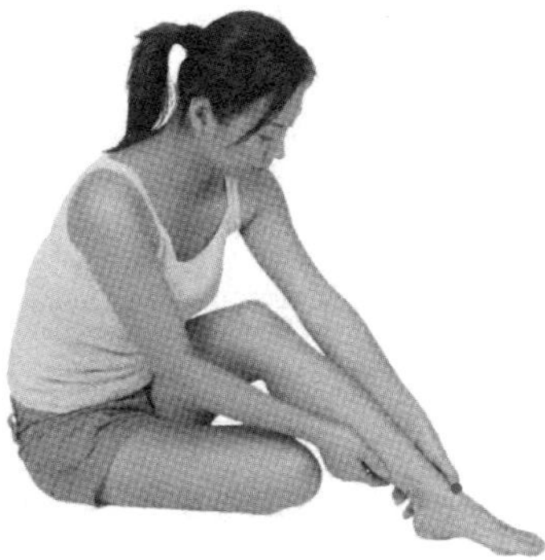

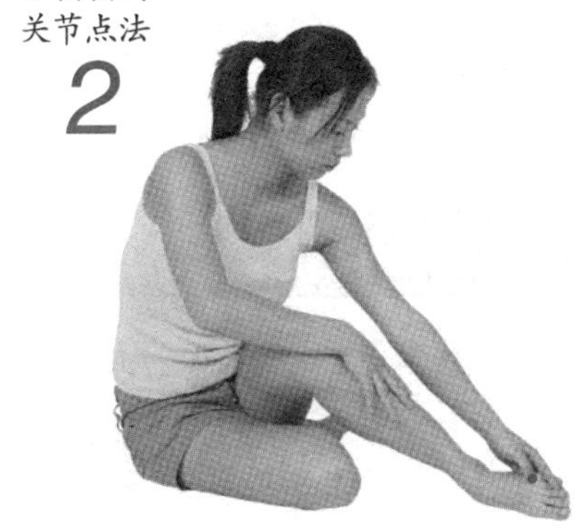

持续用拇指指端点法、示指指间关节点法、拇指关节刮法、按法、示指关节刮法、双指关节刮法、拳刮法、拇指推法、擦法、拍法等手法作用于相应反射区，各操作3～5分钟，以局部胀痛为佳。

示指指间关节点法

2

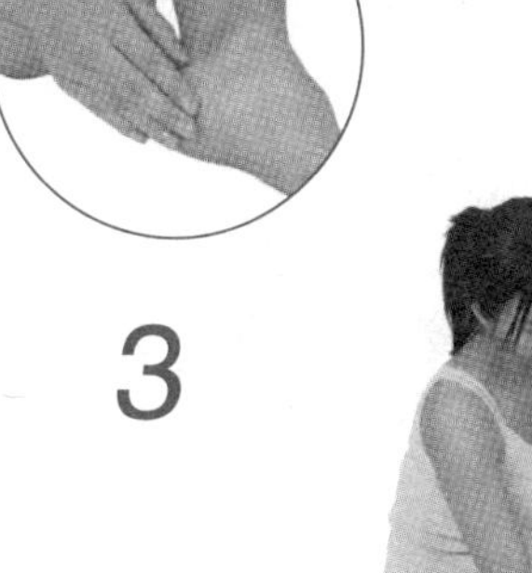

擦热足心。

3

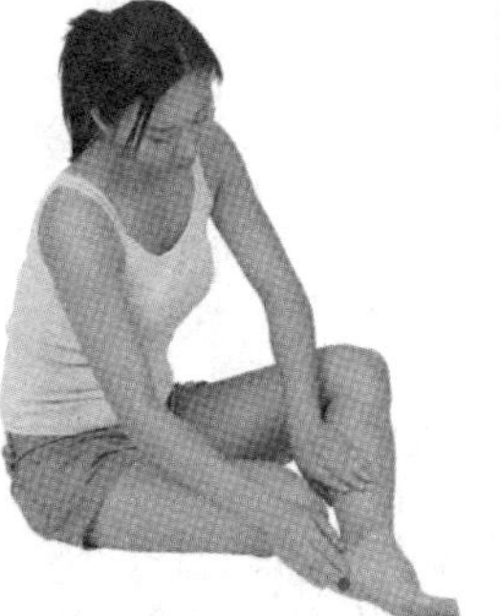

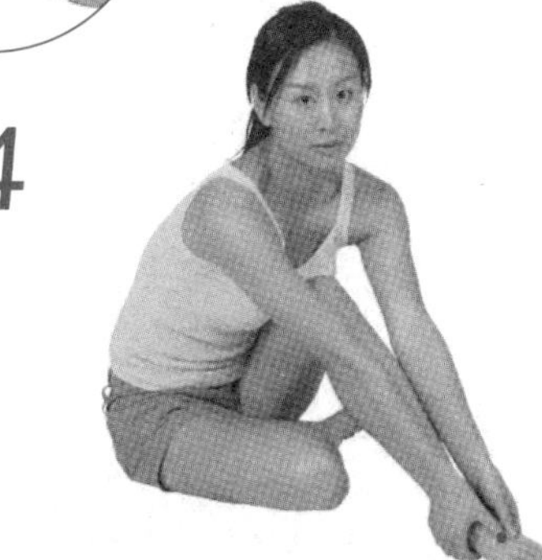

按摩前应先用净水浴足。按摩时的手法要持续和缓，以免对胎儿造成不良影响。

4

注意事项

避免使孕妇闻到异味。调整饮食，少食多餐，适当增加酸味、咸味和有助于消化吸收的食物。饮食忌辛辣、油腻，不可盲目追求高营养。

049 产后便秘

产后便秘指产后大便艰涩，或数日不解或排便时干燥疼痛，难以解出。系产后失血，津液消耗不能濡润肠道，以致肠燥便难。大多数产妇在产后头几天往往会发生便秘。这虽不是大病，但也颇不舒服，还会引起腹胀，食欲下降。

按摩取穴

经穴：涌泉、照海、大钟、三阴交、解溪、大都、太白、商丘

奇穴：炉底三针

有效反射区

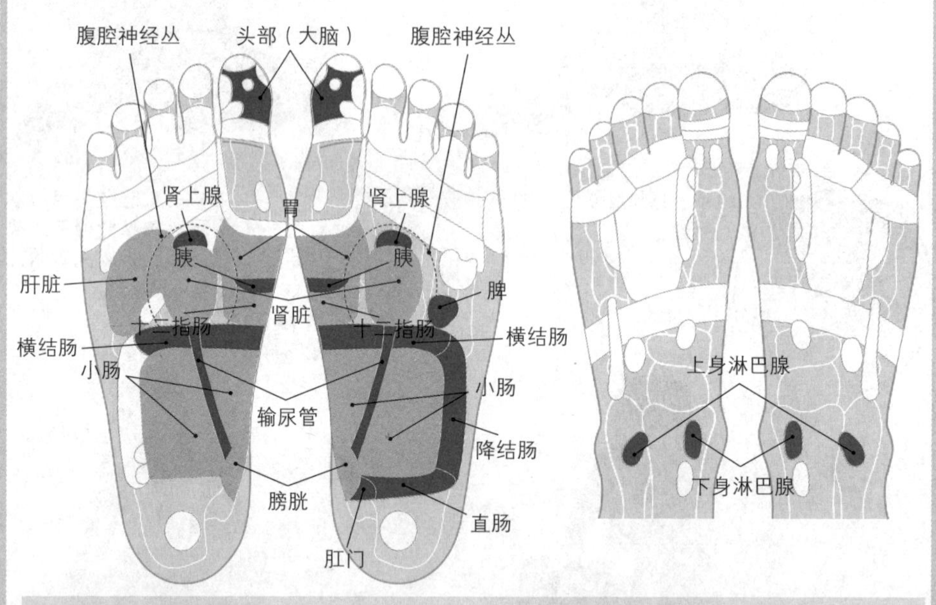

反射区

头部（大脑）、肾上腺、肾脏、输尿管、膀胱、脾、胃、肝脏、十二指肠、小肠、直肠、肛门、腹腔神经丛、横结肠、降结肠、胰、上身淋巴腺、下身淋巴腺

足浴治疗产后便秘的配方

番泻叶15克。将番泻叶水煎取汁，放入浴盆中，待温度适宜时足浴，每日2次，每次10～20分钟，连续2～3天。

操作手法与步骤

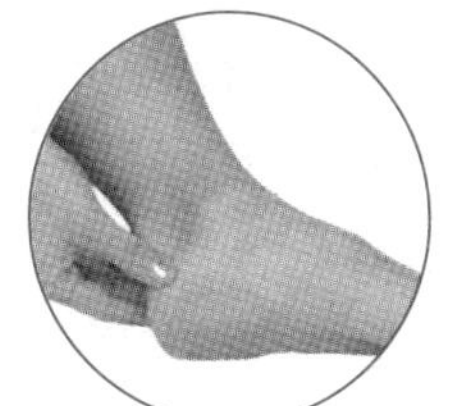

大钟

持续按揉涌泉、照海、大钟、三阴交、解溪、大都、太白、商丘、炉底三针穴，各2分钟。

1

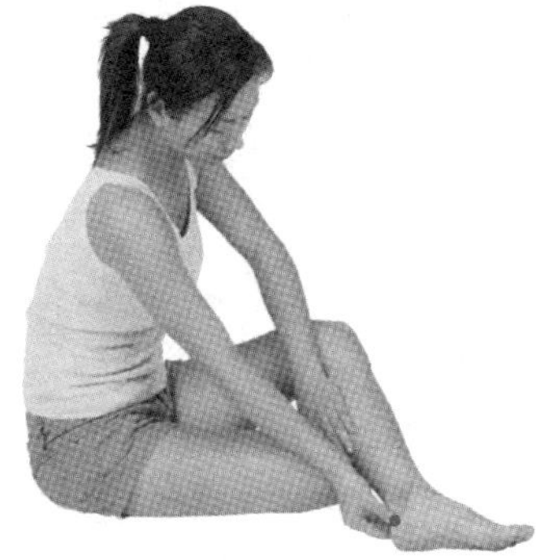

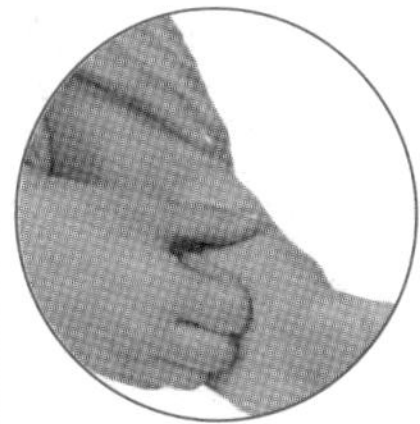

拳刮法

持续用拇指指端点法、示指指间关节点法、拇指关节刮法、按法、示指关节刮法、双指关节刮法、拳刮法、拇指推法、擦法、拍法等作用于相应反射区，各操作3～5分钟，以局部胀痛为佳。

2

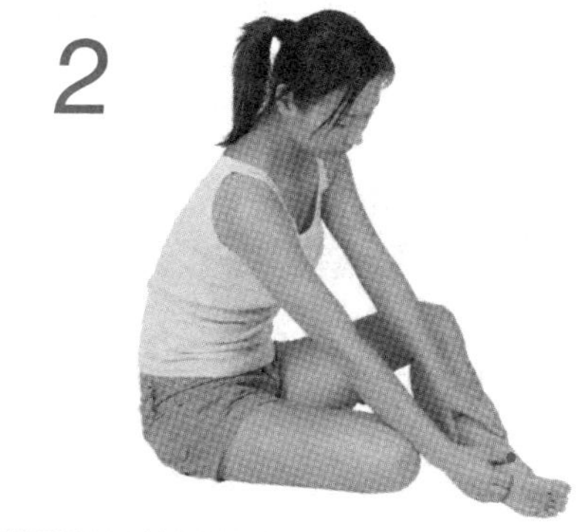

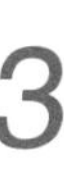

擦推足心。反复持续操作，手法适中。

3

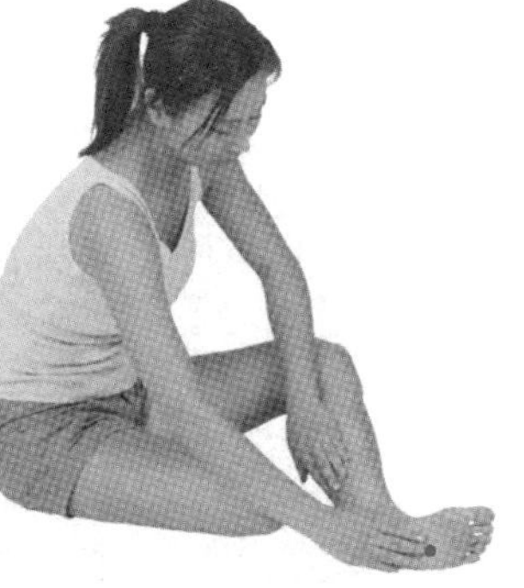

需要特别提示的是，在按摩十二指肠等肠反应区时，要依照肠的蠕动方向对反射区进行点揉。

4

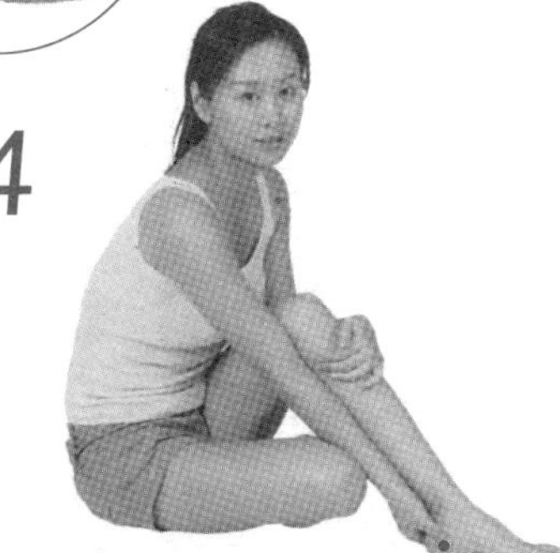

注意事项

产褥期作为一个特殊时期，体内孕激素急剧下降，再加上新生命的到来，这些给新妈妈带来种种不适应。新妈妈应学会尽快转变角色，比如过去不爱吃蔬菜、喝汤，那么现在就需要改变。

050 产后血晕

产妇分娩以后，突然头晕眼花，不能坐起或心胸满闷，恶心呕吐，痰涌气急，心烦不安；严重者面色苍白，冷汗淋漓，猝然晕厥，心悸、愦闷不适，渐至昏不知人，甚则四肢冰冷，舌淡无苔，脉微欲绝或浮大而虚。

按摩取穴

经穴：太冲、申脉、足通谷、昆仑、涌泉、解溪、三阴交

奇穴：8号穴、3号穴、清头1

有效反射区

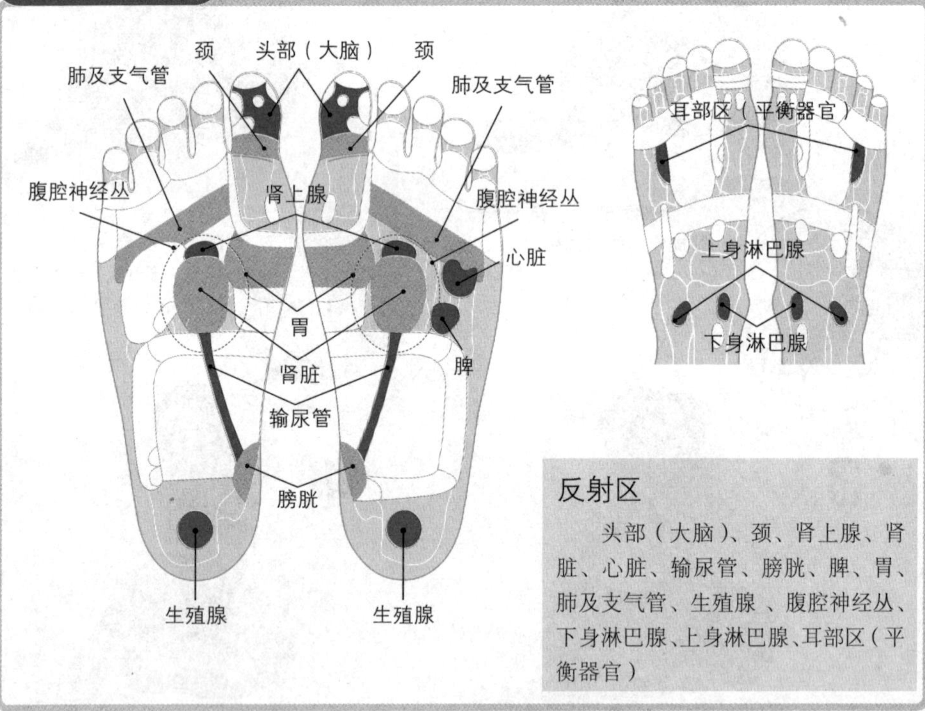

反射区

头部（大脑）、颈、肾上腺、肾脏、心脏、输尿管、膀胱、脾、胃、肺及支气管、生殖腺 、腹腔神经丛、下身淋巴腺、上身淋巴腺、耳部区（平衡器官）

足浴治疗产后血晕的配方

桂枝20克，川椒、红花、艾叶各10克。上药择净，放入药罐中，加水800～1000毫升，煎取400～600毫升，去渣取汁备用，每晚临睡前置温水约1 000毫升于盆内，兑入药汁约100～200毫升，将双足浸入水中。

操作手法与步骤

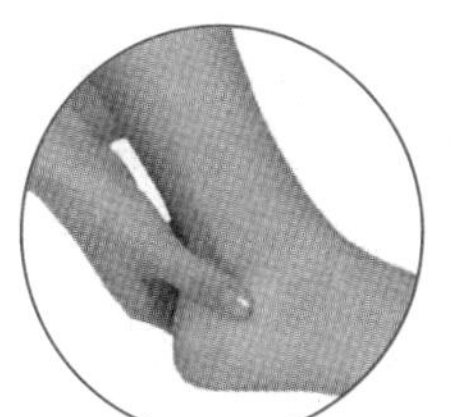

申脉

持续点揉太冲、申脉、足通谷、昆仑、涌泉、解溪、三阴交、8号穴、3号穴、清头1，各1～2分钟。

1

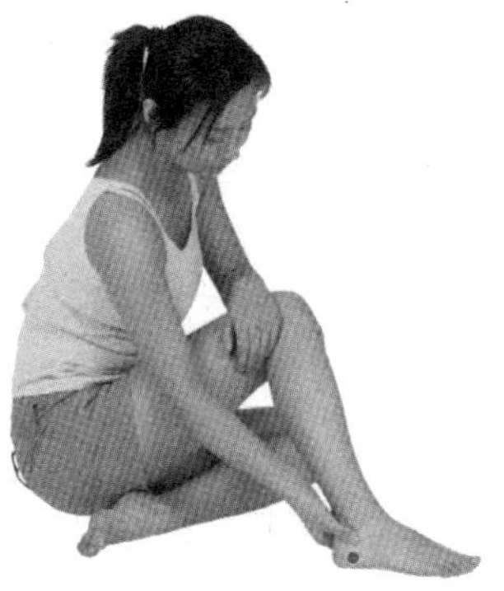

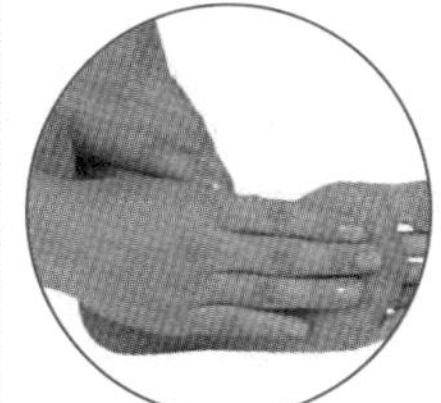

擦法

持续用拇指指端点法、示指指间关节点法、拇指关节刮法、按法、示指关节刮法、双指关节刮法、拳刮法、拇指推法、擦法、拍法等作用于相应反射区，各操作3～5分钟，以局部胀痛为佳。

2

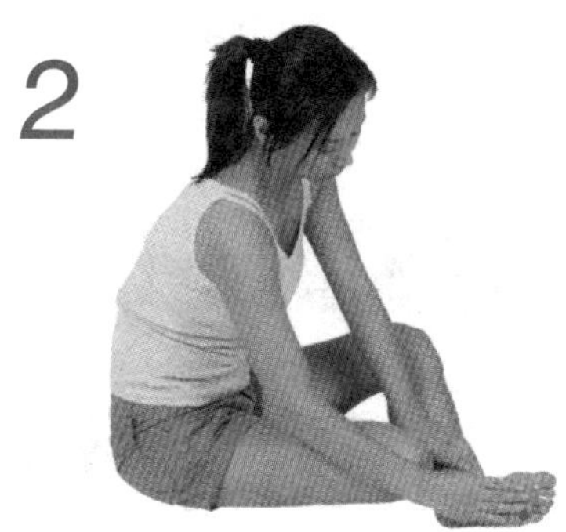

揉足跟、擦足心，足跟及内外踝部至热，可用足部踩法施于足跟等部位。

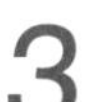

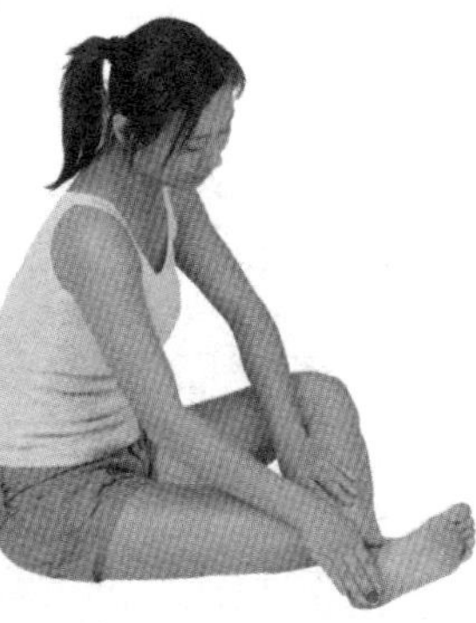

发作时可中度手法持续操作，缓解后可于胃、肾、生殖区反复操作，手法适中以巩固疗效。

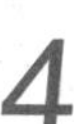

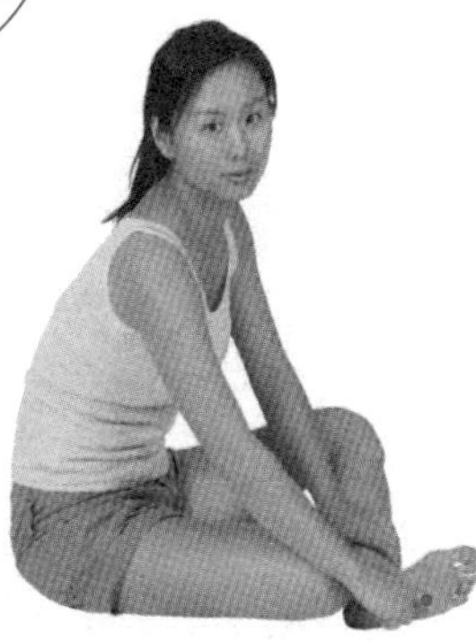

注意事项

可用药膳调理

佛手山楂元胡汤：佛手6克，山楂10克，元胡6克，水煎取汁服用，每日一剂。

桃仁粥：桃仁15克捣烂，加水浸泡，去渣留汁。粳米50克煮粥，待粥半熟时加入桃仁和少许红糖，炖至粥熟即可，每日晨起食之。

051 排尿异常

指产后小便不通，小腹胀急，难以忍受，坐卧不安。或小便次数增多，甚则日夜数十次；或排尿不能自行控制，或排尿淋漓带有血丝等。临床常见的排尿异常包括尿路刺激症状、尿频、尿急、尿痛和尿意不尽的感觉，通常是合并存在。

按摩取穴

经穴：涌泉、行间、照海、太溪、大钟、大敦、水泉、然谷、蠡沟

奇穴：足后四白穴、14 号穴

有效反射区

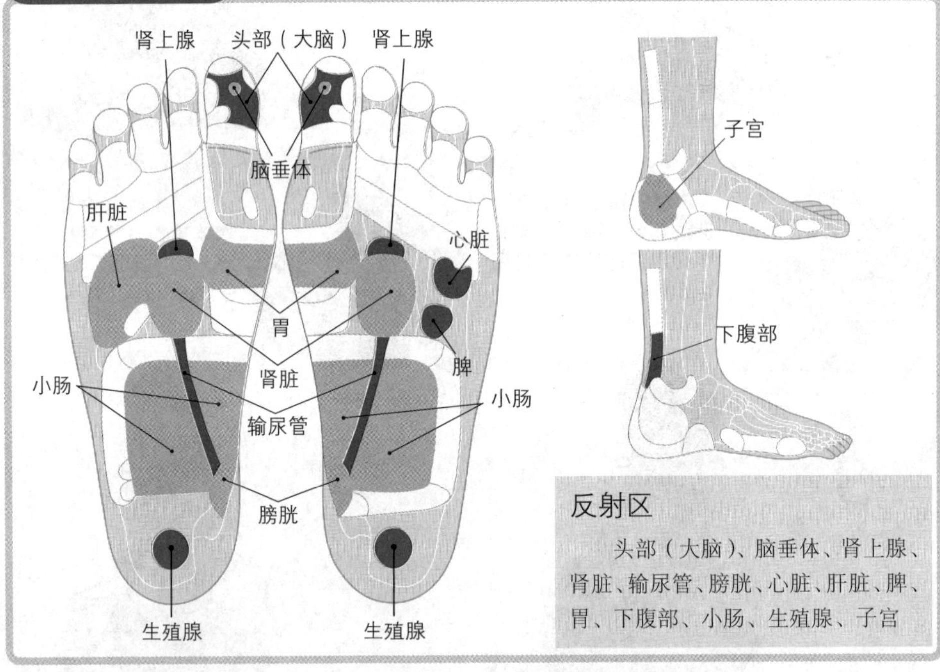

反射区

头部（大脑）、脑垂体、肾上腺、肾脏、输尿管、膀胱、心脏、肝脏、脾、胃、下腹部、小肠、生殖腺、子宫

治疗排尿异常的配方

1. 麻雀2只，枸杞子15克。将枸杞子洗净，装入纱布袋内，扎口。麻雀去毛及内脏，洗净，与枸杞子一起加水同煮熟，食肉喝汤。此方适用于肾结石后排尿异常。

2. 薏苡仁30克，桑峭15克，麻雀2只。前两味洗干净，用纱布包好，麻雀放入砂锅，去掉药包，食肉喝汤。每日一剂，方可治疗由于膀胱损伤所造成的排尿异常。

操作手法与步骤

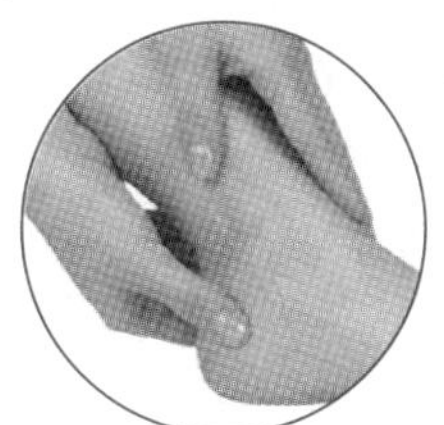

水泉

可选择点揉涌泉、行间、照海、太溪、大钟、大敦、水泉、足后四白穴、然谷、蠡沟、14号穴等穴，各1~3分钟。

1

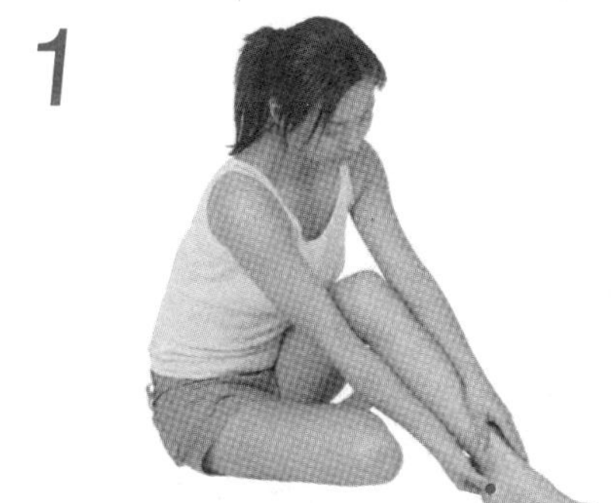

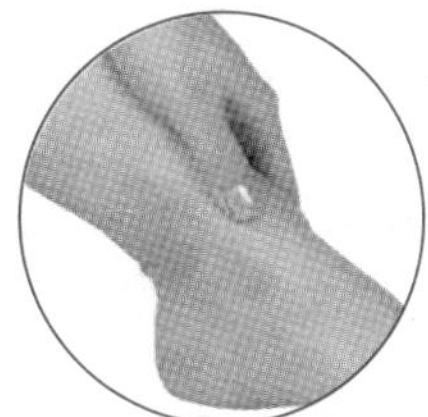

拇指指端点法

持续用拇指指端点法、示指指间关节点法、拇指关节刮法、按法、示指关节刮法、双指关节刮法、拳刮法、拇指推法、擦法、拍法等手法作用于相应反射区，各操作3~5分钟，以局部胀痛为佳。

2

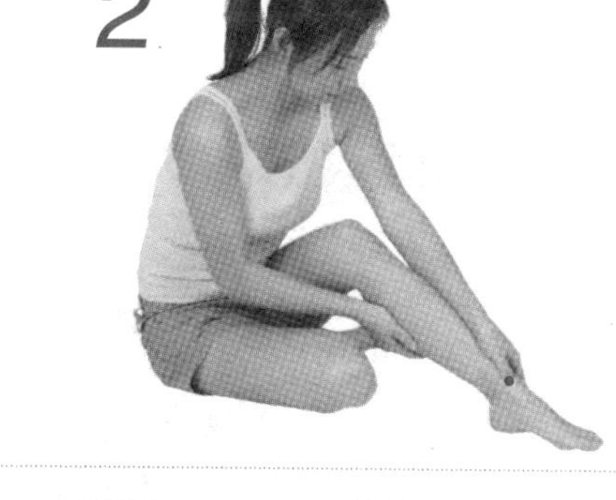

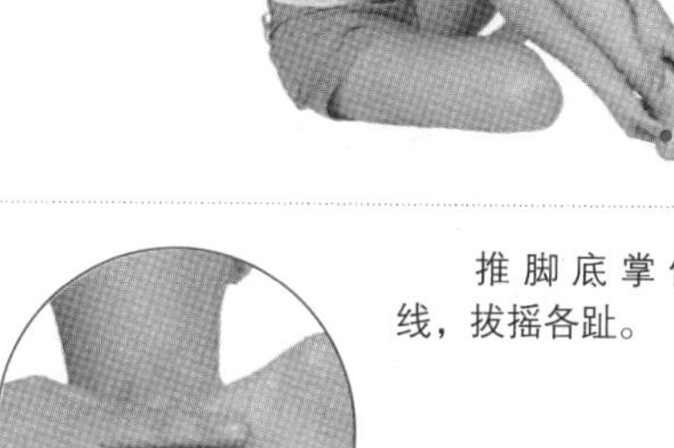

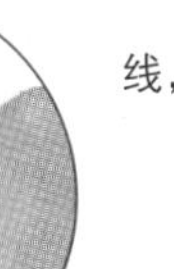

推脚底掌侧正中线，拔摇各趾。

3

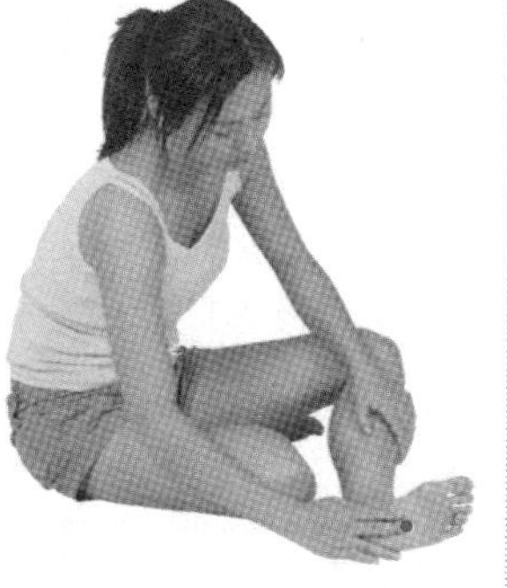

按摩手法适当而持续。如有其他症状可加用相应穴区。

4

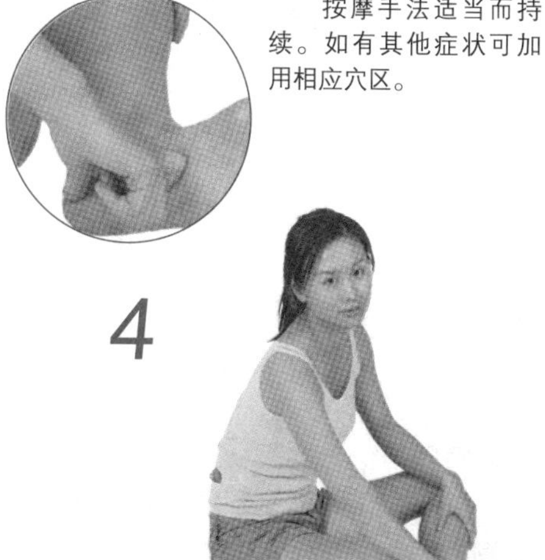

注意事项

1. 排尿异常的婴儿要吃低盐食品，不要在饭菜中放太多盐。
2. 如果是尿道炎症引起的尿液异常，要多喝水。

052 盆腔炎

盆腔炎是妇女盆腔内的生殖器官（子宫、输卵管、卵巢）及其周围结缔组织发生炎症的总称，炎症可局限于一个部位，也可几个部位同时发病。急性发病时，有发热、下腹痛和局部触痛症状。转为慢性时，则有腰酸、月经不调和不孕等症状。

● 按摩取穴

经穴：涌泉、行间、中封、太冲、太溪、照海

奇穴：八风

有效反射区

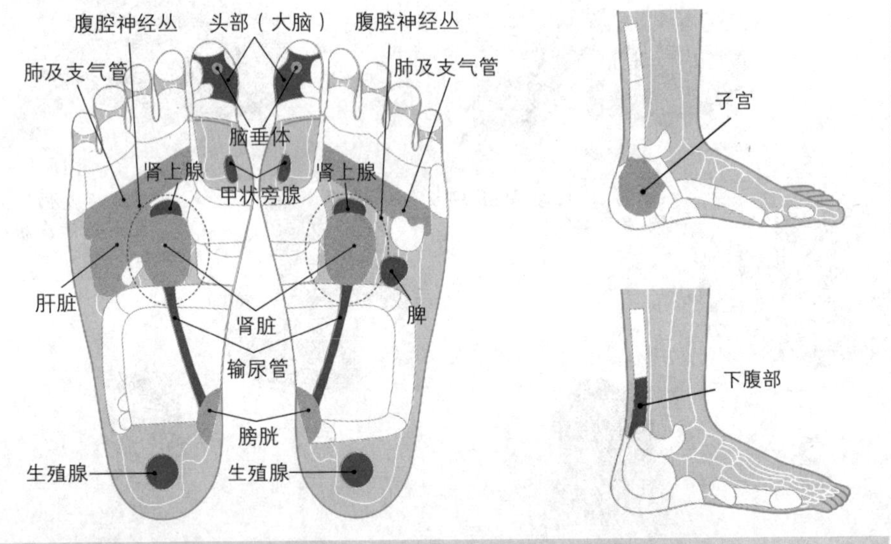

反射区

头部（大脑）、脑垂体、肾脏、肾上腺、输尿管、膀胱、肺及支气管、甲状腺、子宫、腹腔神经丛、下腹部、肝脏、脾、生殖腺

● 足浴治疗盆腔炎的配方

组成：红花100克，三棱80克，泽兰100克，莪术80克，大黄60克，仙茅80克，覆盆子80克，蛇床子80克，萹蓄80克，葶苈子80克，石韦80克，通草80克，肉桂60克，麦冬80克，白芍80克。

用法：上述中药混合均匀，每次取100～120克。水煎15分钟，每晚睡前泡脚20～25分钟。每次取药可用两天。两个月为一疗程。

操作手法与步骤

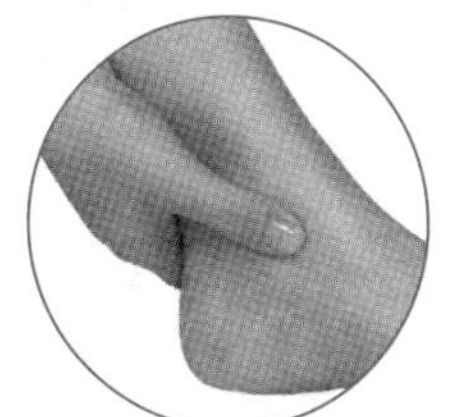

中封

点揉涌泉、行间、中封、太冲、太溪、照海等穴，各1～3分钟，点掐八风。

1

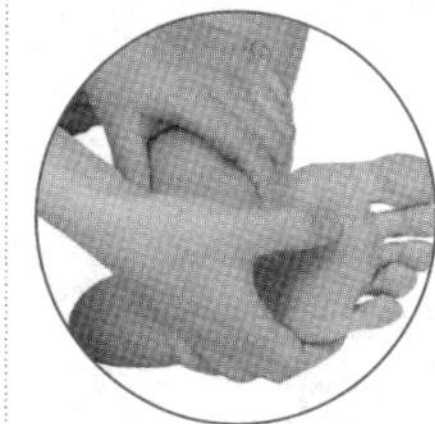

拇指指端点法

持续用拇指指端点法、示指指间关节点法、拇指关节刮法、按法、示指关节刮法、双指关节刮法、拳刮法、拇指推法、擦法、拍法等作用于相应反射区，各操作3～5分钟，以局部酸胀为佳。

2

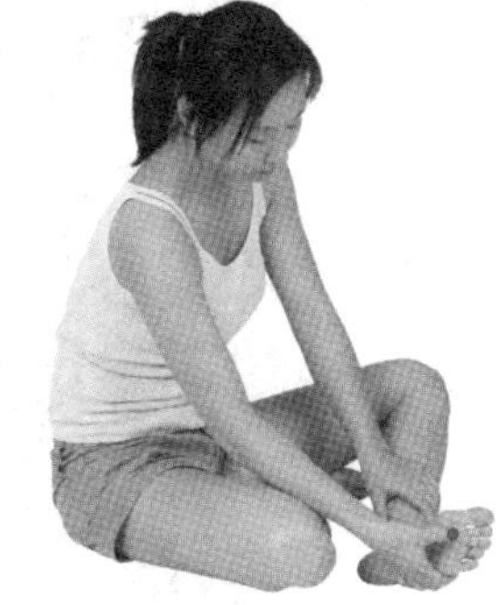

急性炎症手法宜有力深透；慢性可持续适中。

3

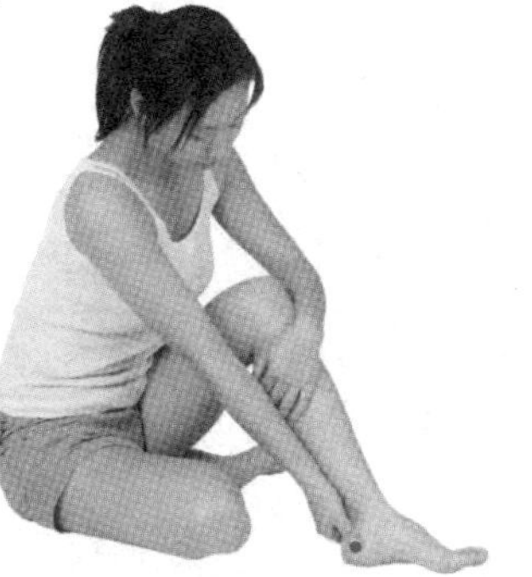

视具体情况可加用相应穴区，按摩手法宜由轻到重。

4

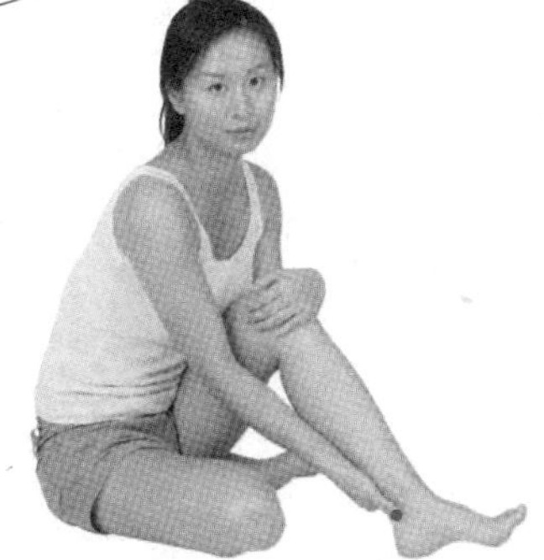

注意事项

应选择口味清淡的食品，少吃油腻食品，选择菜肴及药膳的结合。宜以清热、解毒、散结的中药为主。配以富含维生素、蛋白质等微量元素的食品。

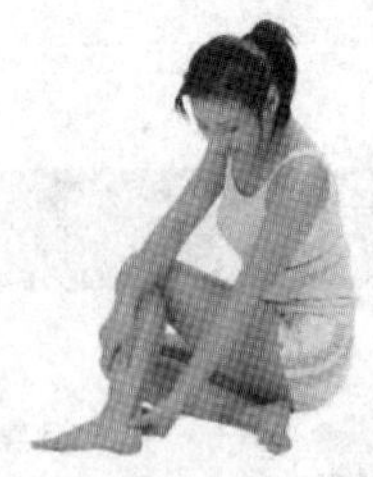

DIJIUZHANG

第九章

五官科疾病的足部保健按摩疗法

五官科的疾病对人体的伤害越来越大，已经严重影响到我们的日常生活。通常意义上讲五官科疾病包括鼻科、耳科、喉科和眼科疾病，例如比较常见的有牙痛、近视、中耳炎、青光眼、咽炎、口疮等，本章就针对这些常见疾病的足部保健按摩疗法进行详细介绍，治疗方法简单易操作，方便读者使用。

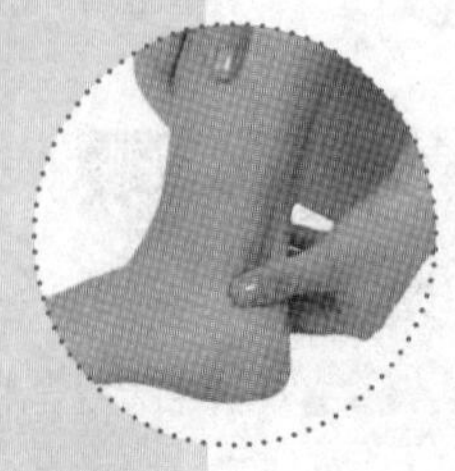

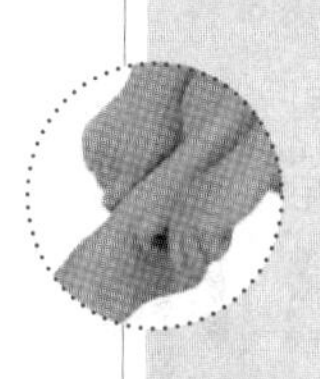

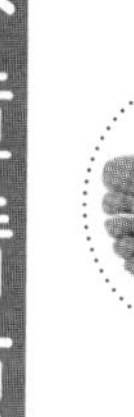

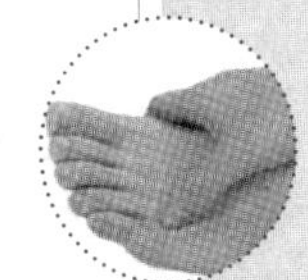

本章看点

- 中耳炎

中耳炎常发生于8岁以下儿童

- 青光眼

青光眼视力将逐步减退，否则容易导致失明

- 近视

近视多数是青少年期不注意用眼卫生造成的

- 牙痛

牙痛是常见病，发病时可按照相关穴位进行足底按摩疗

- 口疮

经常口腔溃疡者平常应注意保持口腔清洁，用淡盐水漱口

- 咽炎

咽炎容易被轻视，会影响人们身体健康

053 中耳炎

中耳炎，俗称“烂耳朵”，是鼓室黏膜的炎症。病菌进入鼓室，当抵抗力减弱或细菌毒素增强时就产生炎症。中耳炎多为急性发病，表现为耳部闭塞、听力减退、耳鸣、耳聋、头沉重；耳中时有积液流出；伴有烦热、口干渴、尿赤、便秘等症状。

◉ 按摩取穴

经穴：太溪、足窍阴、地五会、申脉

奇穴：19号穴、24号穴、清头1

有效反射区

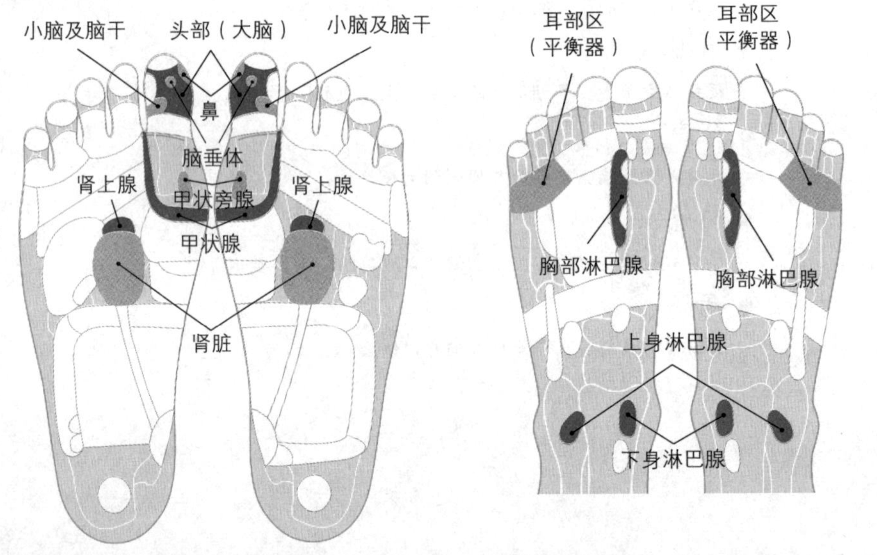

反射区

头部（大脑）、脑垂体、小脑及脑干、肾上腺、肾脏、耳部区（平衡器官）、鼻、甲状腺、胸部淋巴腺、上身淋巴腺、下身淋巴腺

足浴治疗中耳炎的配方

取艾叶一小把煮水后泡脚或用纯艾叶做成的清艾条取1/4，撕碎后放入泡脚桶里，用滚开的水冲泡一会儿，等艾叶泡开后再对一些温水泡脚，泡到全身微微出汗，不能大汗，再多喝一些温水，一般连泡2~3次，不吃寒凉的食物，注意休息。

操作手法与步骤

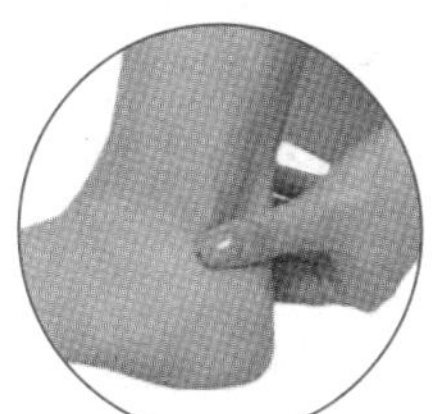

申脉

点揉太溪、足窍阴、地五会、申脉、19号穴、24号穴、清头1等穴，各1～2分钟。

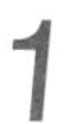

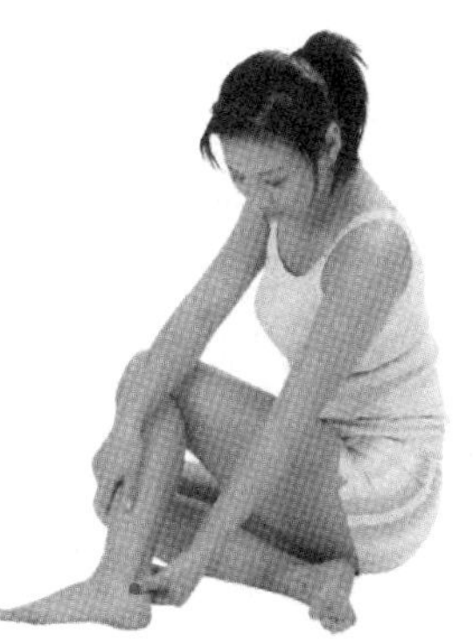

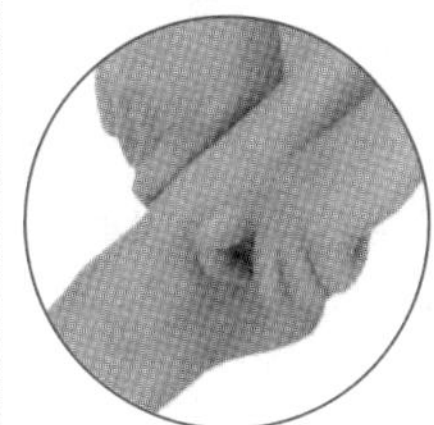

双指关节刮法

持续用拇指指端点法、示指指间关节点法、拇指关节刮法、按法、示指关节刮法、双指关节刮法、拳刮法、拇指推法、擦法、拍法等手法作用于相应反射区，各操作3～5分钟，以局部酸胀为佳。

2

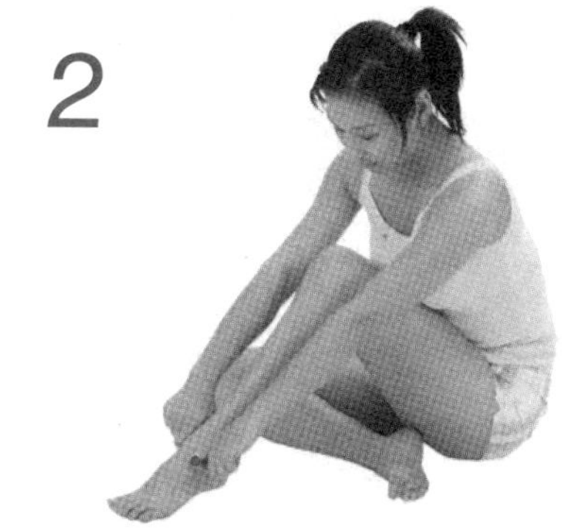

3

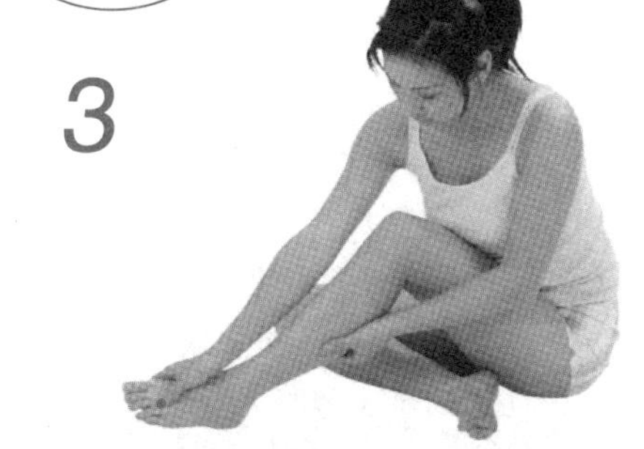

掐揉第3、4趾及其跖趾关节部位。

4

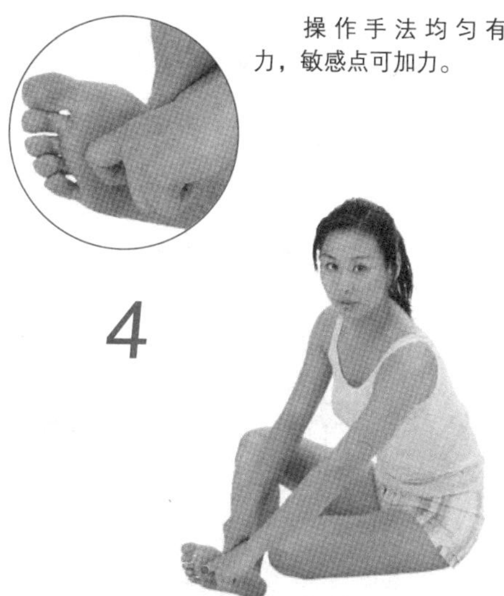

操作手法均匀有力，敏感点可加力。

注意事项

1．注意休息，保证睡眠时间；注意室内空气流通，保持鼻腔通畅。

2．积极防治感冒；积极治疗鼻腔疾病，擤鼻涕不能用力和同时压闭两个鼻孔，应交叉单侧擤鼻涕。

3．游泳后要让耳内的水流出，患慢性中耳炎者不宜游泳。

054 青光眼

青光眼以眼内压增高为主要特征。临床上患者自觉头痛、眼微胀、视力减退，并且逐渐头痛加重，并有恶心呕吐、结膜充血、角膜混浊的症状。如不及时治疗，视力可全部丧失甚至失明。故青光眼是导致失明的主要病症之一。

◉ 按摩取穴

经穴：太冲、足临泣、侠溪、地五会、行间

有效反射区

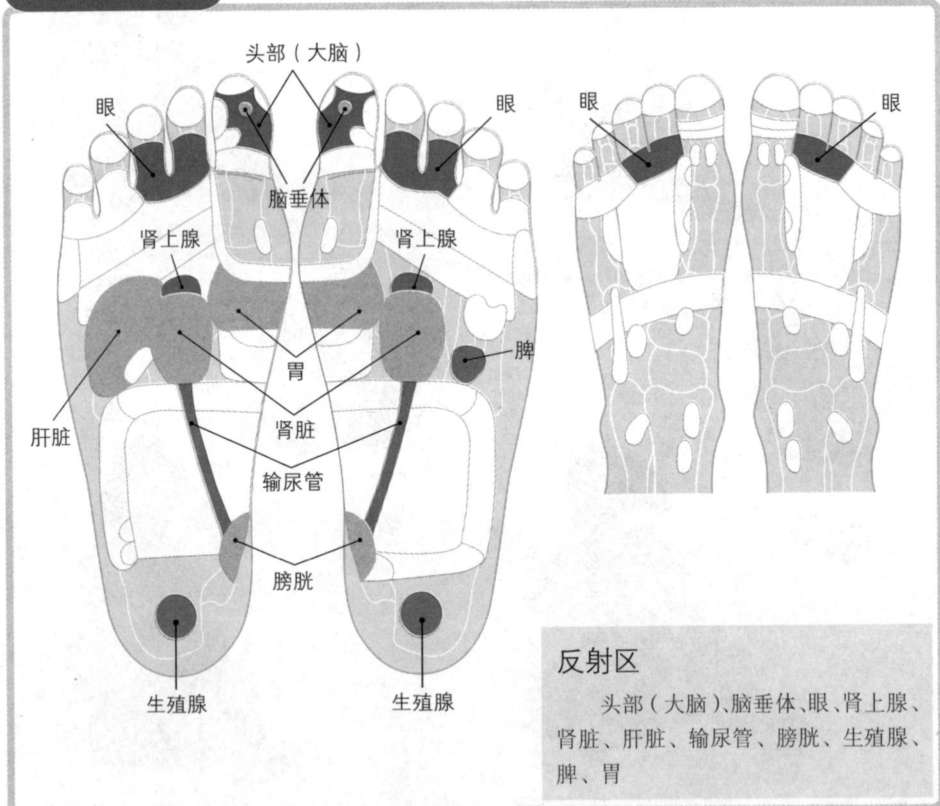

反射区

头部（大脑）、脑垂体、眼、肾上腺、肾脏、肝脏、输尿管、膀胱、生殖腺、脾、胃

足浴治疗青光眼的配方

桑叶、菊花、黄柏、苍术、牛膝各等量。将上药择净，放入药罐中，加清水适量，浸泡5～10分钟后，水煎取汁，熏蒸患眼，待温度适宜时浸泡双足。

操作手法与步骤

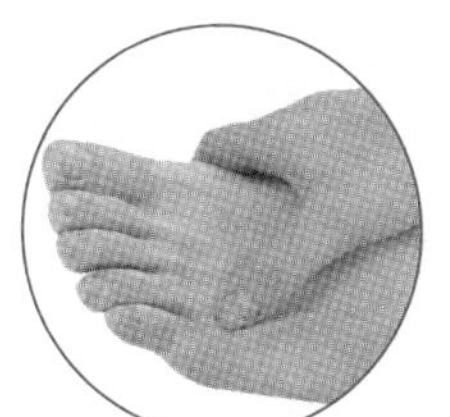

足临泣

点揉太冲、足临泣、侠溪、地五会、行间，各2～3分钟。

1

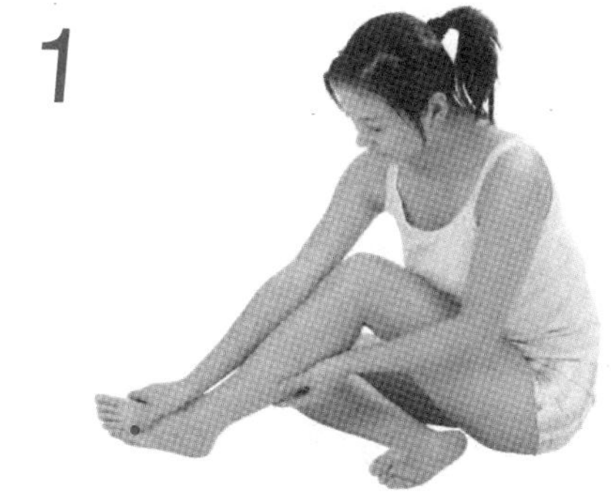

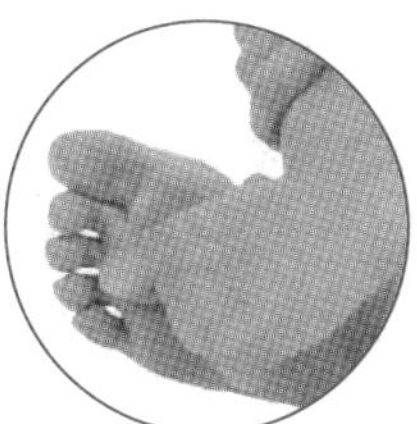

示指关节刮法

持续用拇指指端点法、示指指间关节点法、拇指关节刮法、按法、示指关节刮法、双指关节刮法、拳刮法、拇指推法、擦法、拍法等作用于相应反射区，各操作3～5分钟，以局部酸胀为佳。

2

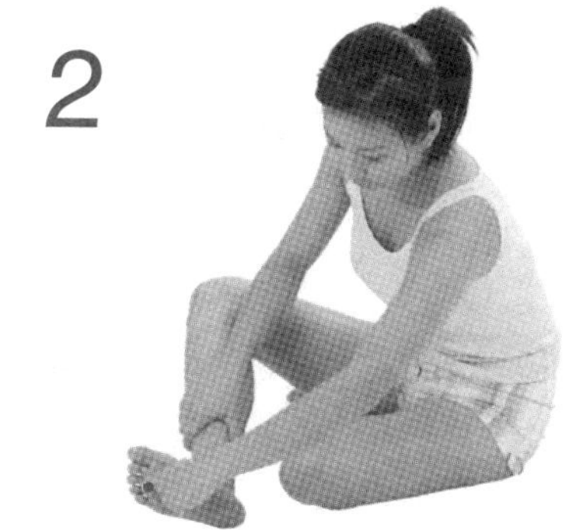

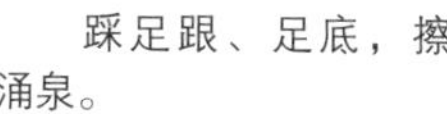

踩足跟、足底，擦涌泉。

3

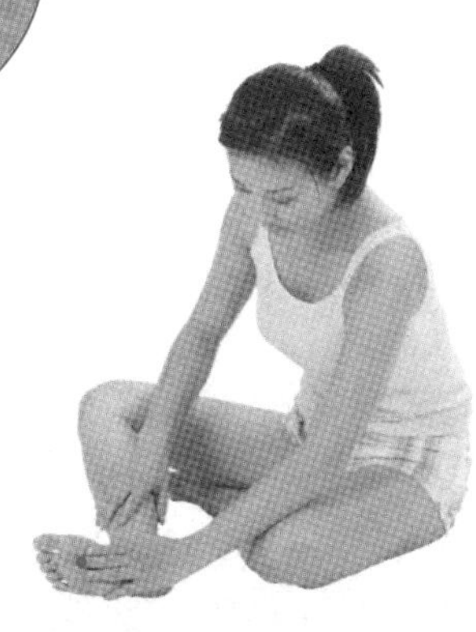

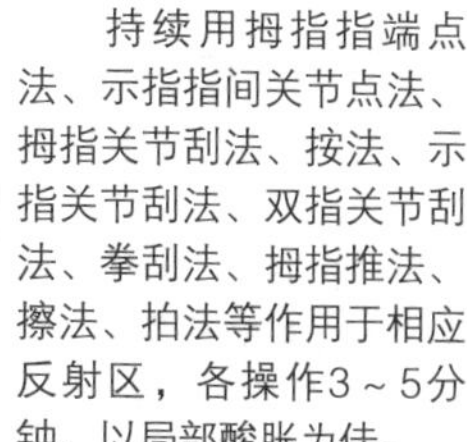

按摩时，手法以中度为宜，操作时患者应闭目放松。

4

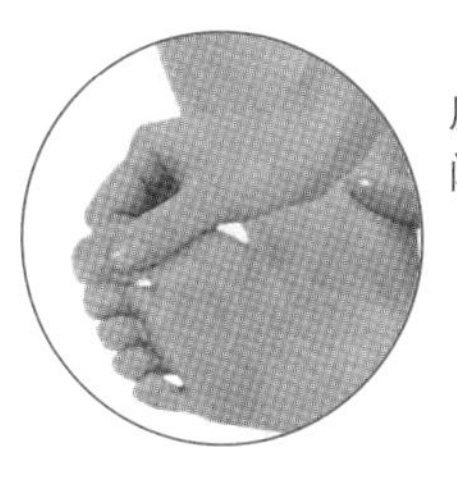

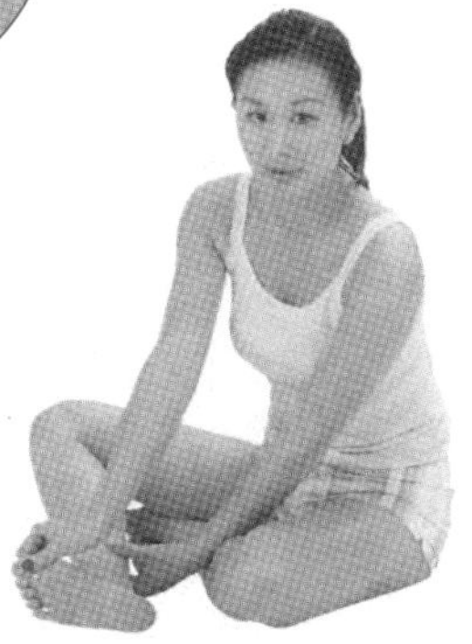

注意事项

1. “三忌”。忌烟、忌酒、忌浓茶。
2. 注意饮食卫生。多进易消化的食物，如蔬菜、水果等，保持大便通畅也很重要。
3. 尽可能不吃或少吃刺激性食物。如辣椒、生葱、胡椒等。
4. 注意饮水量。一般饮水每次不超过500毫克。

055 近视

后天形成的近视眼，多半是由于人在青少年时期不注意用眼健康卫生，没有很好地保护而形成。所以年龄越小，越需要及时加以保健治疗，这样比较容易使视力恢复正常。

按摩取穴

经穴：昆仑、丘墟、足临泣、侠溪、水泉、束骨、行间

有效反射区

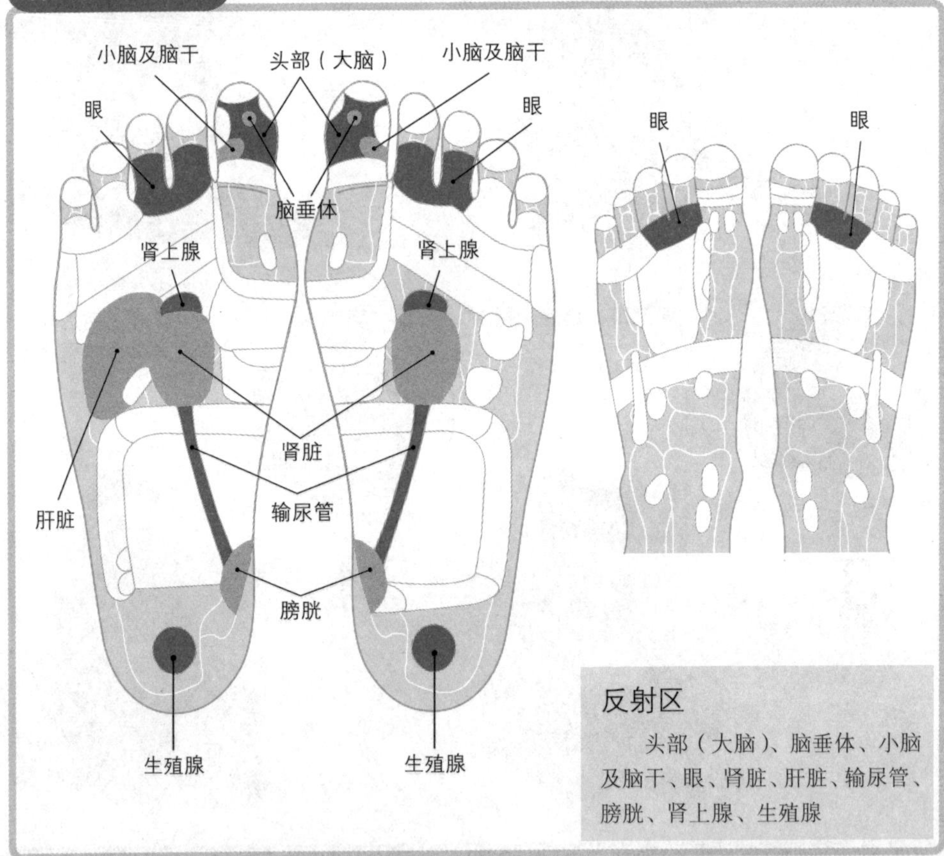

反射区

头部（大脑）、脑垂体、小脑及脑干、眼、肾脏、肝脏、输尿管、膀胱、肾上腺、生殖腺

足浴治疗近视的配方

菊花60克。将菊花择净，放入药罐中，加清水适量，浸泡5～10分钟后，水煎取汁，待温度适宜时浸泡双足。

操作手法与步骤

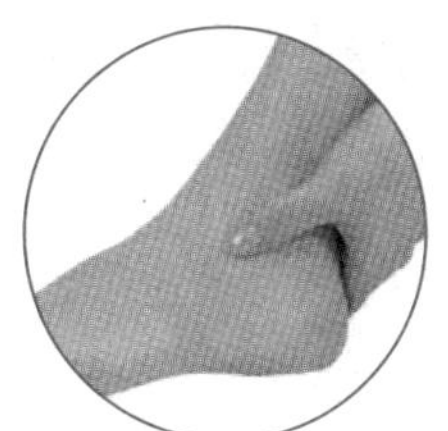
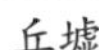
丘墟

点揉昆仑、丘墟、足临泣、侠溪、水泉、束骨、行间，各2～3分钟。

1

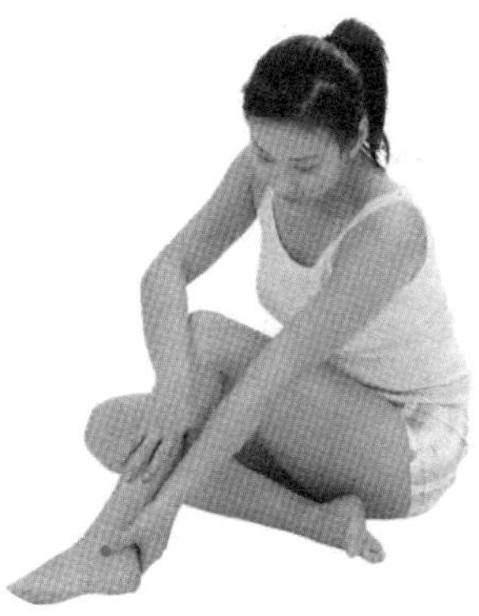

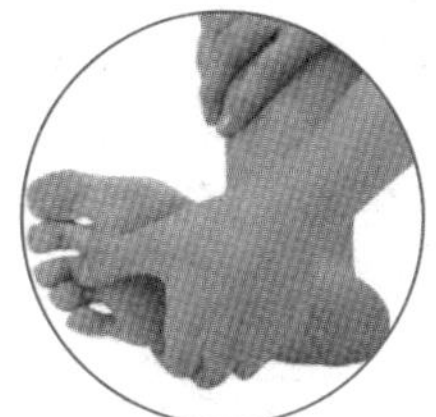
拇指指端点法

持续用拇指指端点法、示指指间关节点法、拇指关节刮法、按法、示指关节刮法、双指关节刮法、拳刮法、拇指推法、擦法、拍法等作用于相应反射区，各操作3～5分钟，以局部酸胀为佳。

2

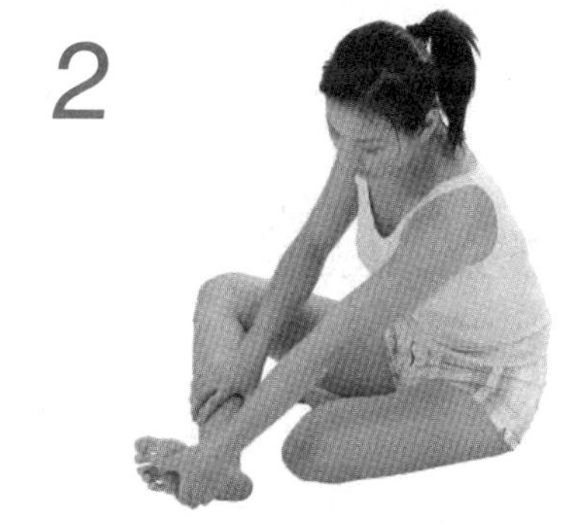

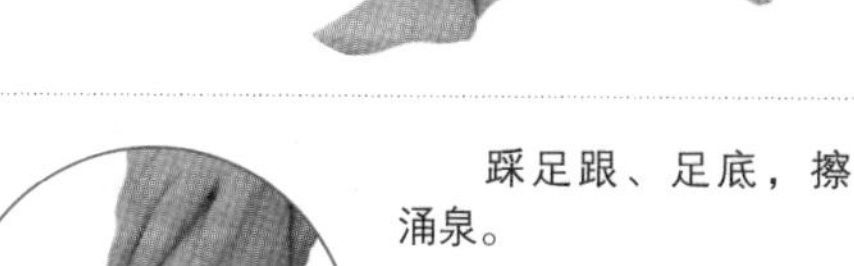

踩足跟、足底，擦涌泉。

3

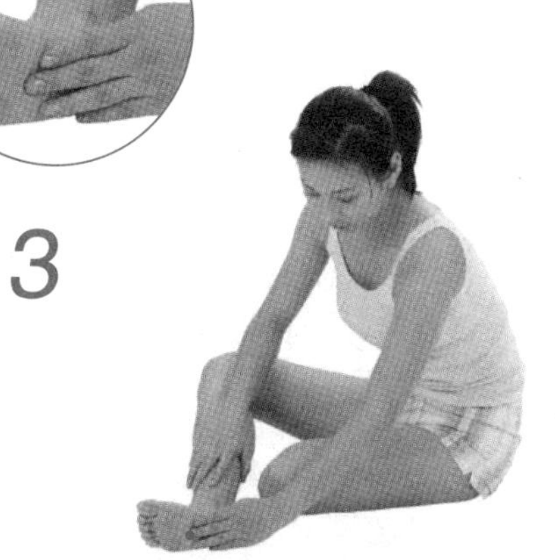

操作手法适中，患者宜结合相应反射区作持续按摩。

4

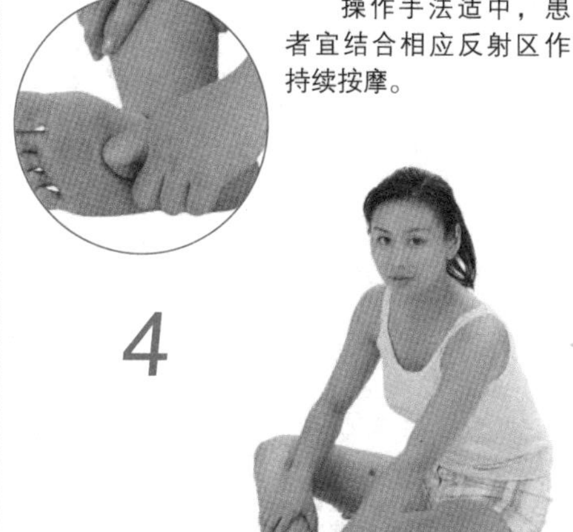

注意事项

1．应该定期去医院检查眼底，发现问题及时治疗。

2．如果突然出现视力缺损、暗点、视力下降等症状，应立即去医院检查。

3．由于高度近视患者眼睑长，眼球壁比较薄、软，因此应该避免剧烈的活动、震动及外力刺激眼球，以免发生视网膜破碎。

056 牙痛

牙痛为口腔疾患中常有的症状。牙髓炎、牙周炎、冠周炎、龋齿、齿槽脓肿、三叉神经痛等均会引起牙痛。此外，某些神经系统疾病，如三叉神经痛、周围性面神经炎等；身体的某些慢性疾病，如高血压病患者牙髓充血等都可引起牙痛。

按摩取穴

经穴：内庭、冲阳、厉兑、太溪

奇穴：12 号穴、13 号穴、小肠区、肾区、女膝

有效反射区

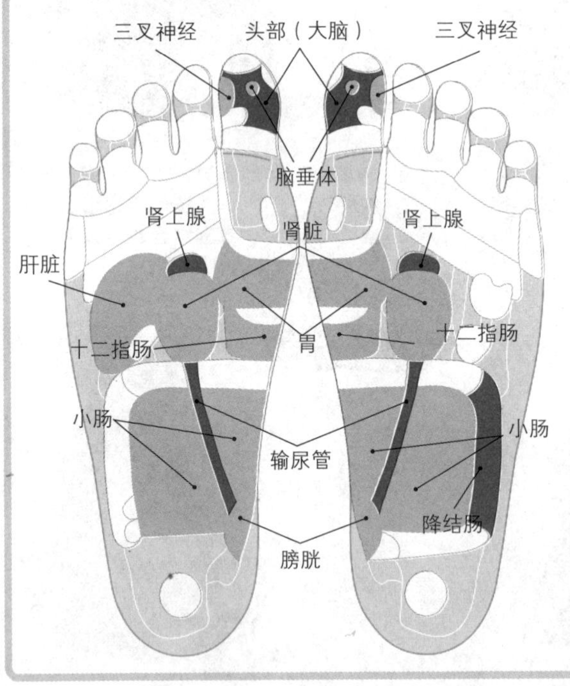

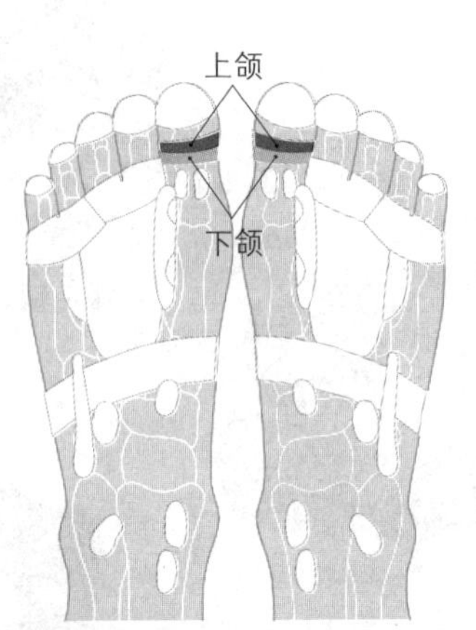

反射区

头部（大脑）、脑垂体、肾上腺、肾脏、胃、肝脏、小肠、降结肠、十二指肠、输尿管、膀胱、三叉神经、上颌、下颌

足浴治疗牙痛的配方

金钱草、夏枯草、龙胆草各30克。将三草择净，放入药罐中，加清水适量，浸泡5～10分钟后，水煎取汁，待温度适宜时，加入温水少许，浸泡双足，每日2次，每次10～30分钟，连续2～3天。

操作手法与步骤

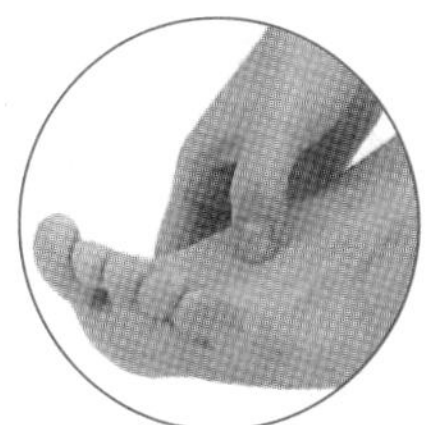

冲阳

掐点内庭、冲阳、厉兑、太溪、12号穴、13号穴、小肠区、肾区、女膝等，各1～3分钟。

1

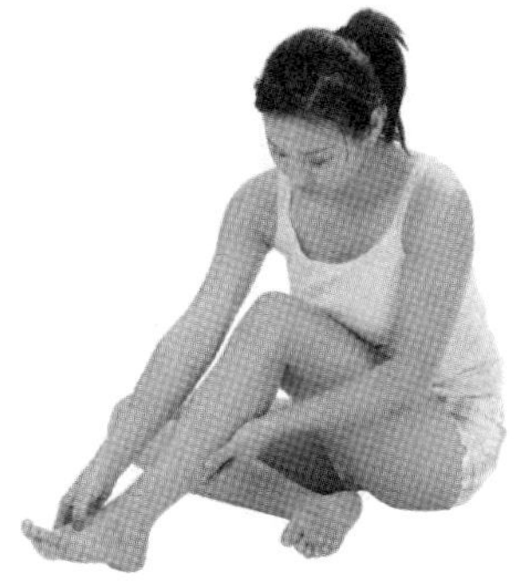

拳刮法

持续用拇指指端点法、示指指间关节点法、拇指关节刮法、按法、示指关节刮法、双指关节刮法、拳刮法、拇指推法、擦法、拍法等手法作用于相应反射区，各操作3～5分钟，以局部酸胀为佳。

2

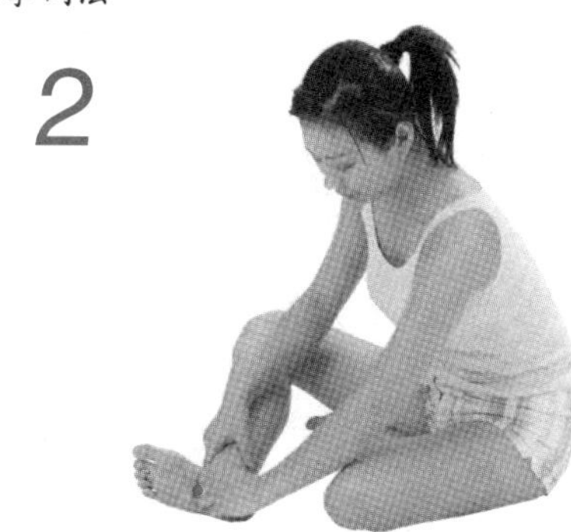

摇捻各趾。

3

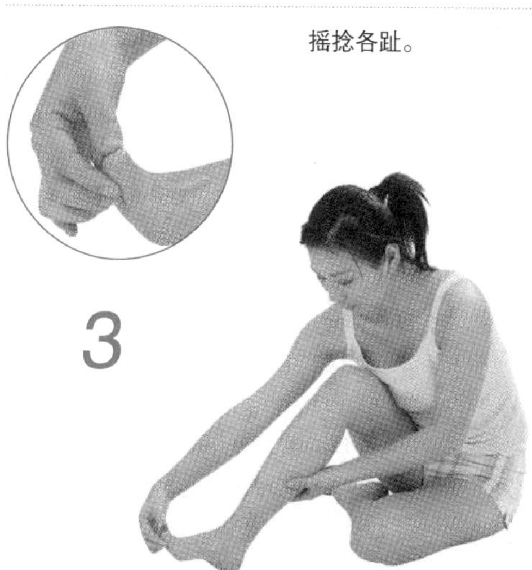

痛时的按摩手法宜深透有力，平时可用适中手法刺激。

4

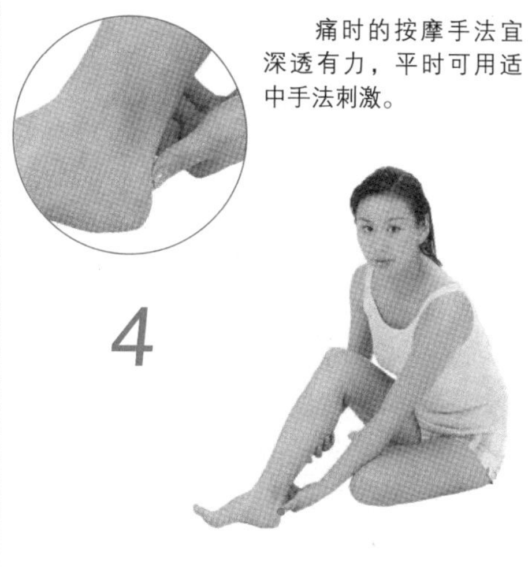

注意事项

1. 将丁香花一朵，用牙咬碎，填入锯齿空隙，几小时后牙疼即可消除。
2. 用水摩擦相关穴位，或用手指按摩压迫，均可减轻痛苦。
3. 用盐水或酒漱口几次，也可减轻痛苦。
4. 用冰袋冷敷脸部也可缓解疼痛。

057 口疮

口内生疮，也叫口腔溃疡，边缘色红，中心是黄绿色的溃烂点，流口水，常伴口臭、口干、大便干结等症状。轻口疮只溃烂一两处，重口疮可扩展到整个口腔，引起发热和全身不适。久之，邻处融合形成较大溃疡面，疼痛难忍，影响饮食、说笑。

按摩取穴

经穴：冲阳、侠溪、足窍阴、内庭、厉兑、仆参

有效反射区

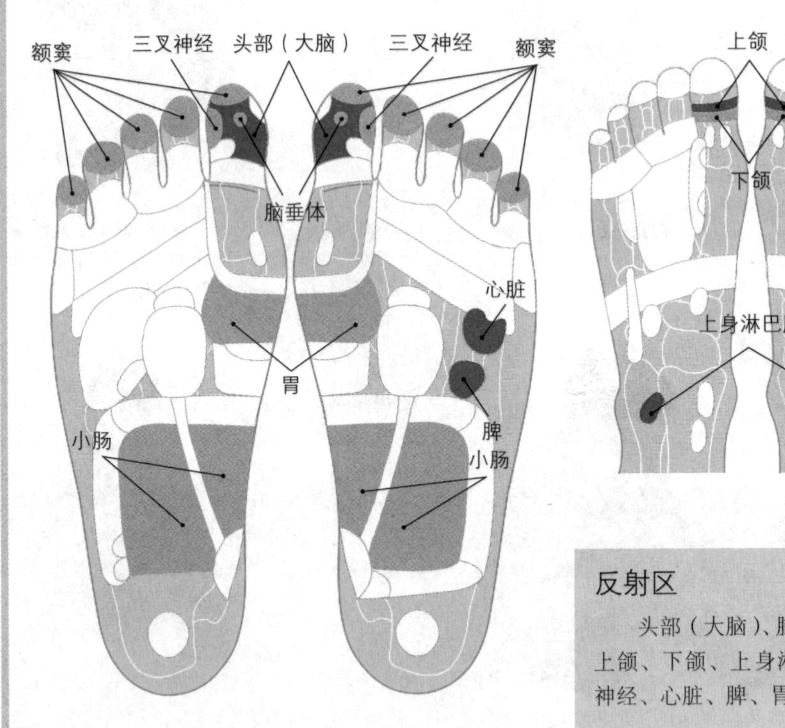

反射区

头部（大脑）、脑垂体、额窦、上颌、下颌、上身淋巴腺、三叉神经、心脏、脾、胃、小肠

足浴治疗口疮的配方

组成：明矾适量。

用法：明矾择净，研细，加清水适量煎汁足浴。每次10～30分钟，每日1次，每日1剂，连用5～10天。

操作手法与步骤

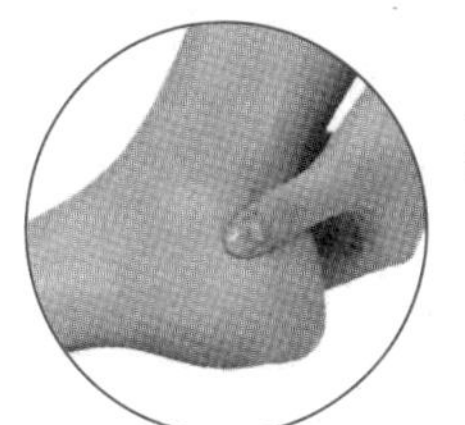

点揉冲阳、侠溪、足窍阴、内庭、厉兑、仆参等穴，各2～3分钟。

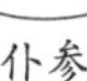

仆参

1

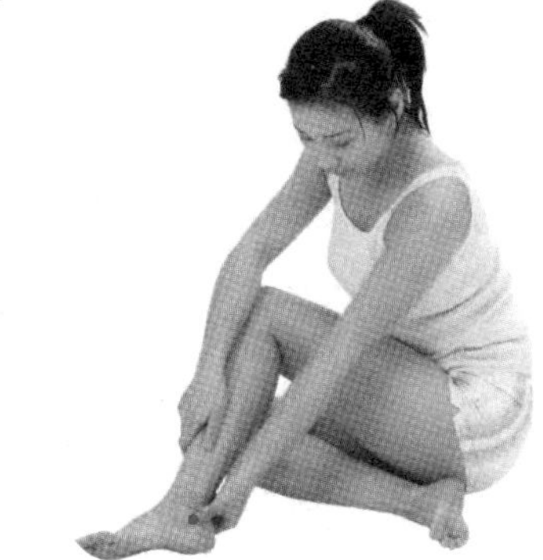

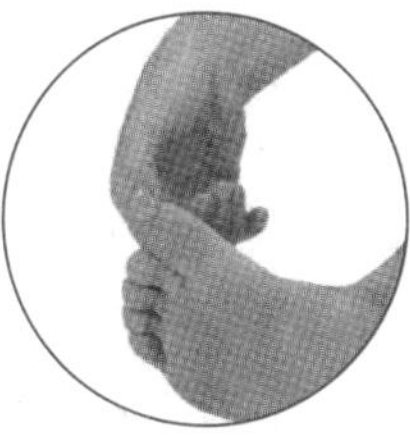

按法

持续用拇指指端点法、示指指间关节点法、拇指关节刮法、按法、示指关节刮法、双指关节刮法、拳刮法、拇指推法、擦法、拍法等作用于相应反射区，各操作3～5分钟，以局部酸胀为佳。

2

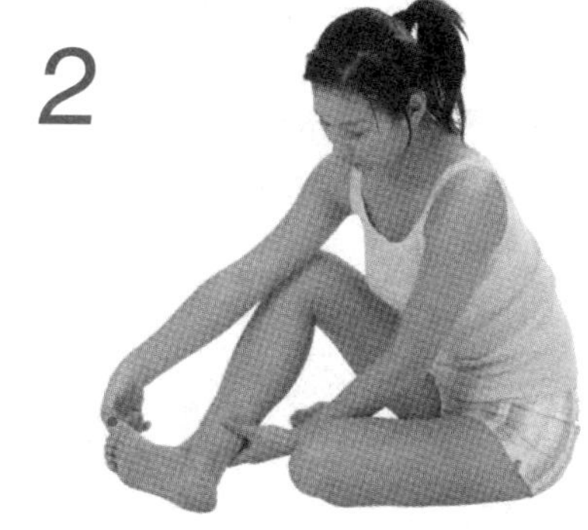

重擦足底，摇摆踝各趾。

3

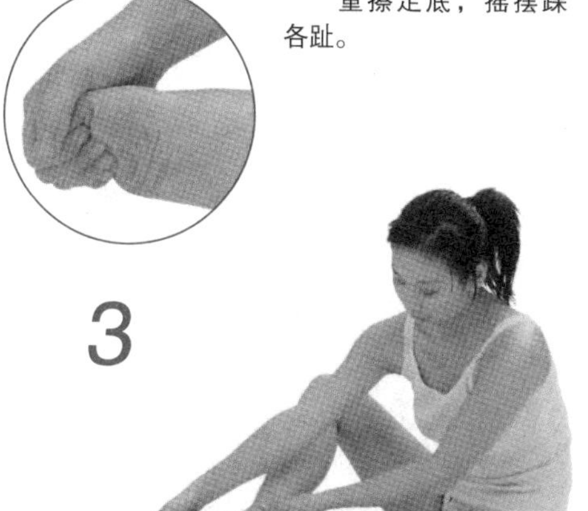

按摩时，手法以有力持续为宜，注意口腔保洁及调整饮食结构。

4

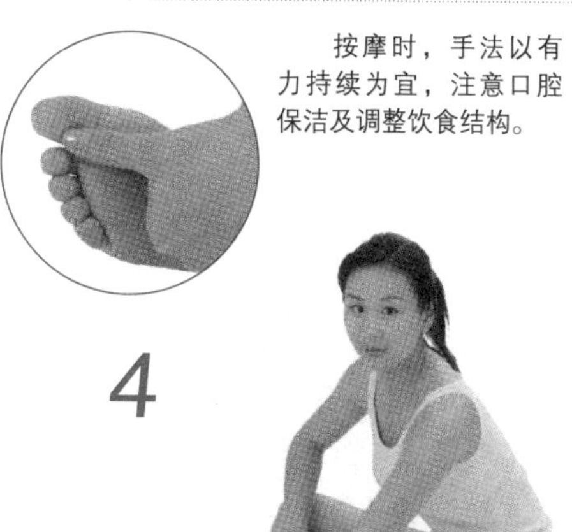

注意事项

1. 口疮常反复发作，所以一定要加强护理，不要吃过热、过硬及刺激性的食物。
2. 注意口腔卫生，常用盐水漱口。
3. 在按摩的同时也可配服中药，效果会更好。

058 咽炎

咽炎是咽黏膜及其淋巴组织的炎症，由细菌感染引起，致病菌多为链球菌、葡萄球菌和肺炎球菌。咽炎是外感风热，过食辛辣所致。起病较急，症见咽部红肿灼热，疼痛，咽中有堵塞感，吞咽不利、声音沙哑。如不及时治愈会逐渐转为慢性。

按摩取穴

经穴：涌泉、内庭、太溪、照海、然谷、厉兑、太冲、申脉

有效反射区

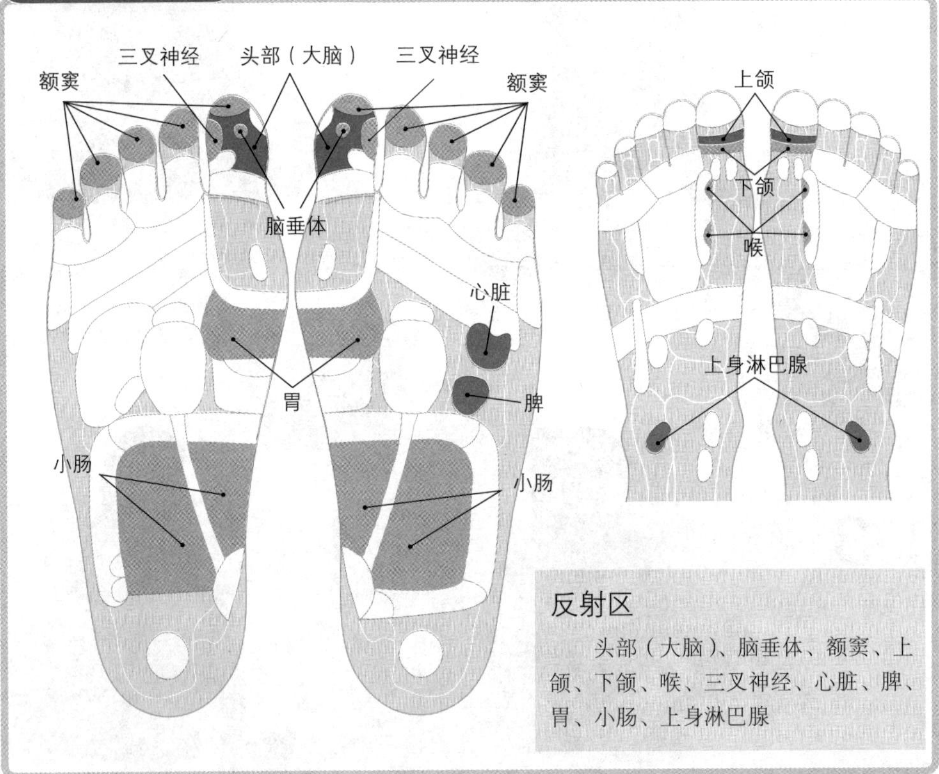

反射区

头部（大脑）、脑垂体、额窦、上颌、下颌、喉、三叉神经、心脏、脾、胃、小肠、上身淋巴腺

足浴治疗咽炎的配方

生姜50克，蒲公英100克。将生姜切细，蒲公英择净，同放药罐中，加清水适量，浸泡5～10分钟后，水煎取汁，放入浴盆中，候温浴足，每次10～30分钟，每日2～3次，每日1剂，连续2～3天。

操作手法与步骤

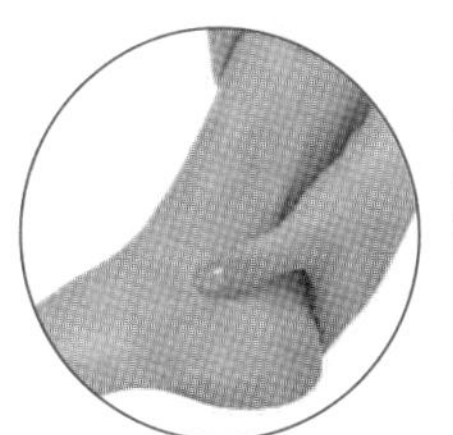

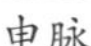

申脉

选择点按涌泉、内庭、太溪、照海、然谷、厉兑、太冲、申脉等穴，各2～3分钟。

1

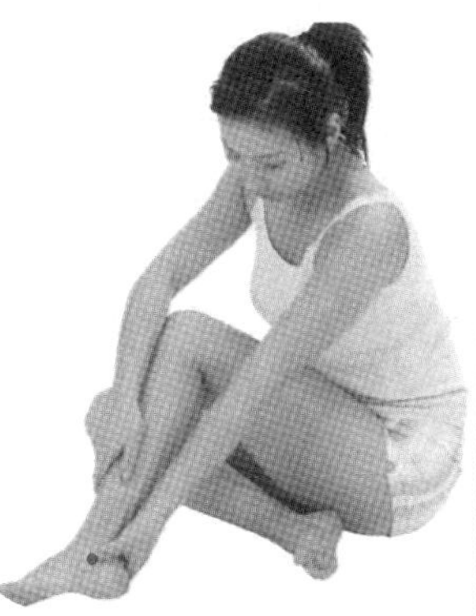

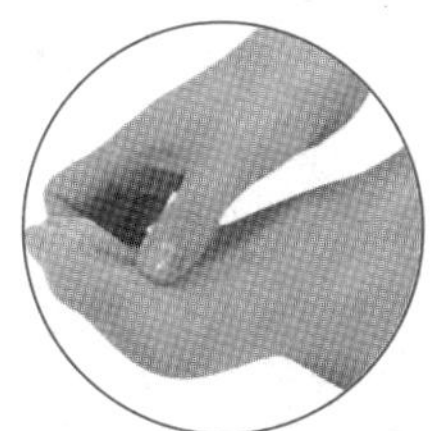

拇指推法

持续用拇指指端点法、示指指间关节点法、拇指关节刮法、按法、示指关节刮法、双指关节刮法、拳刮法、拇指推法、擦法、拍法等作用于相应反射区，各操作3～5分钟，以局部酸胀为佳。

2

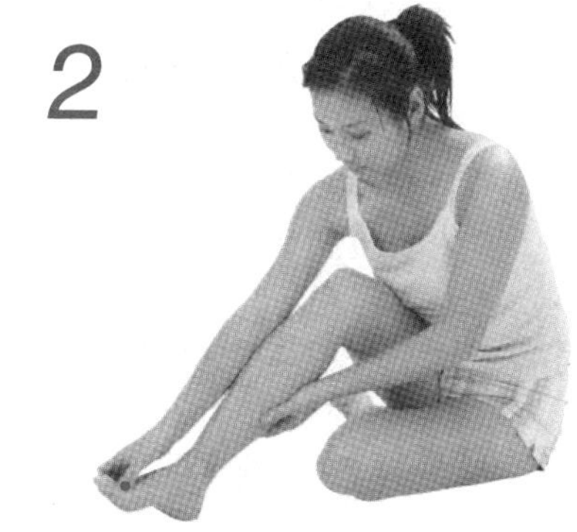

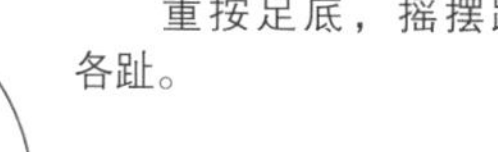

重按足底，摇摆踝各趾。

3

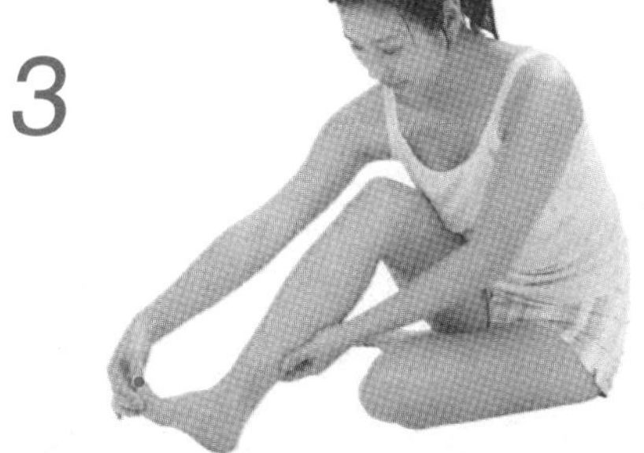

急性咽炎宜以重手法按摩，慢性则应注重按摩手法的持续有力。

4

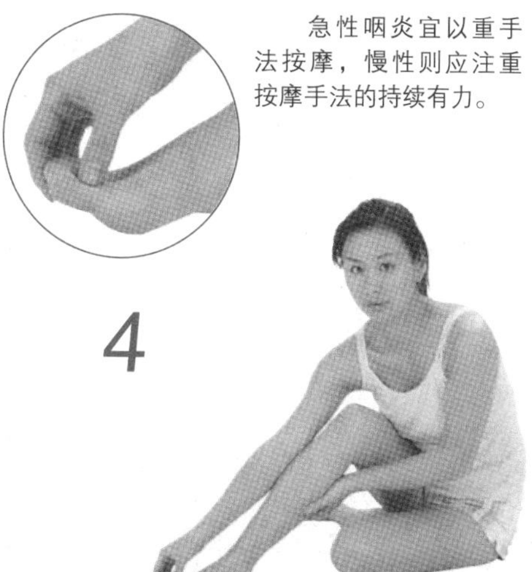

注意事项

1. 进餐的时间要有规律，同时注意膳食营养。

2. 平时生活要有规律。劳逸结合，养成体育锻炼的好习惯。

3. 伤风感冒是引起急性咽炎和慢性咽炎的主要原因，而且发病率很高，因此要注意天气的冷暖变化。随时增减衣服，活动出汗后不要马上脱衣服、到冷的地方或者吹风冲凉。

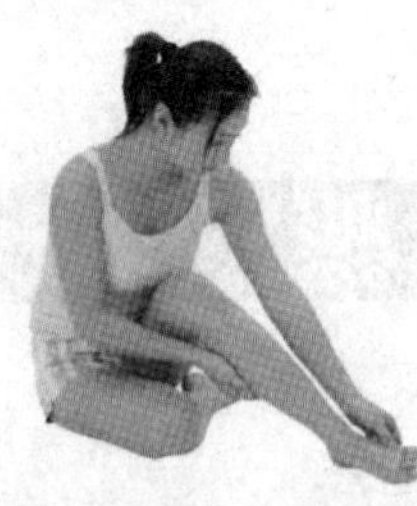

DISHIZHANG

第十章

保健按摩疗法外科疾病的足部

我们通常所说的外科疾病是由五类病症构成的，分别是创伤、肿瘤、感染、畸形和功能障碍。在人们的认识中，外科疾病往往是需要通过手术进行治疗的，因此是否需要手术治疗就成了人们判断疾病属于外科还是内科的一个标准，但也并不是所有的外科疾病都需要利用手术来治疗。本章就针对外科中的常见疾病进行足部保健按摩疗法的详细介绍，只要长期坚持，同样可以达到治愈病症的目的。

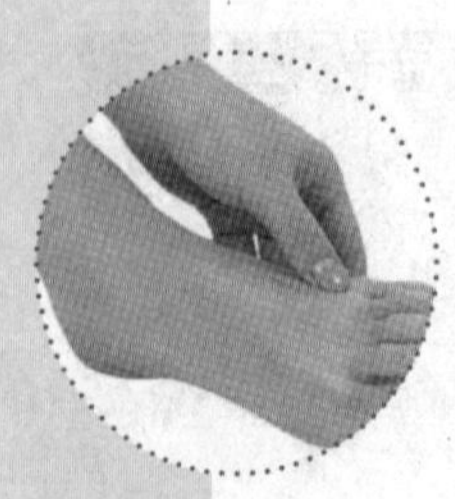

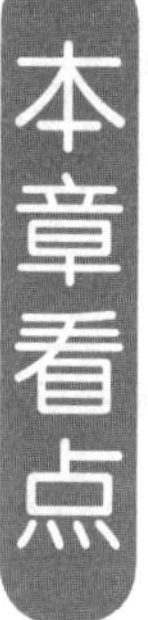

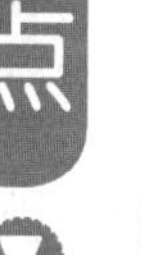
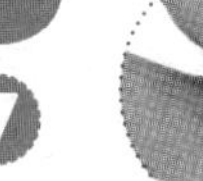

本章看点

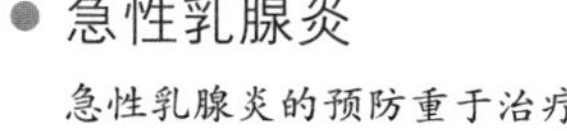

- 急性乳腺炎

  急性乳腺炎的预防重于治疗

- 精索静脉曲张

  初期无明显症状，如果感到患肢沉重、胀痛、易疲劳就要注意了

- 血栓闭塞

  血栓闭塞多发于20　40岁的男性

- 痔疮

  想预防痔疮发作，调节作息，注意饮食

- 颈椎病

  颈椎病近年来有发病群愈来愈年轻的趋势

- 滑囊炎

  滑囊炎由外伤引起居多，多加休息可自行缓解

- 肩背膜炎

  肩背膜炎症状与颈椎病相似，会觉得颈肩酸痛

059 急性乳腺炎

多发生于初产妇，多为葡萄球菌感染，因乳管阻塞、乳汁淤积，细菌直接侵入所致，或细菌自乳头或乳晕的皲裂处侵入乳管并沿淋巴引流导管乳腺小叶感染。患者侧乳房红肿、热、痛，可触及结块；同侧腋窝淋巴结肿大、疼痛，全身不适。

按摩取穴

经穴：涌泉、太冲、行间、地五会、足临泣、侠溪

奇穴：炉底三针

有效反射区

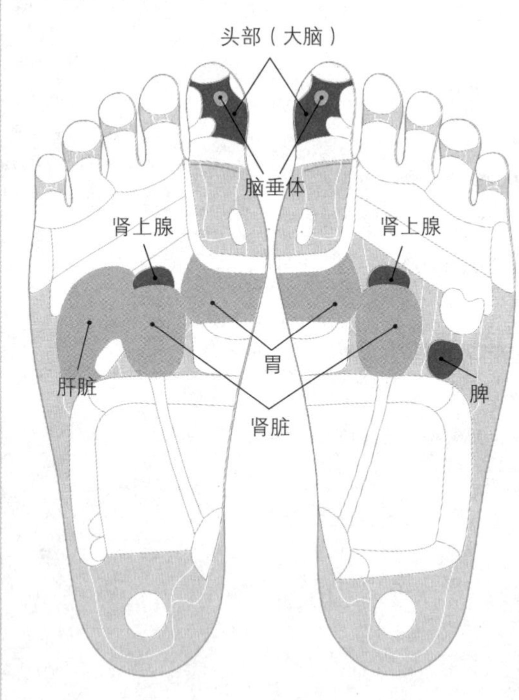

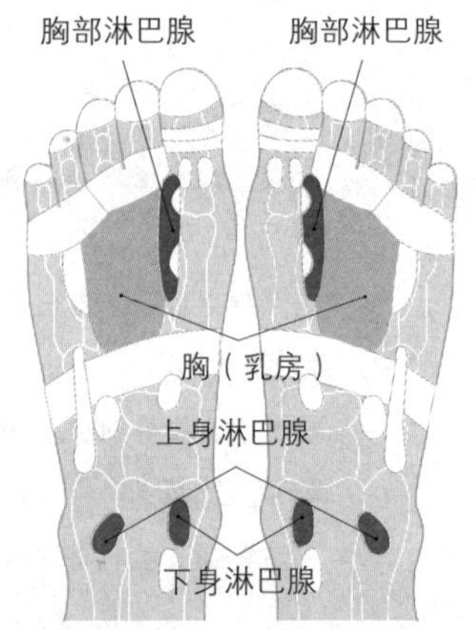

反射区

头部（大脑）、脑垂体、胸（乳房）、肝脏、肾上腺、肾脏、脾、胃、胸部淋巴腺、上身淋巴腺、下身淋巴腺

足浴治疗急性乳腺炎的配方

桂枝、川椒、麻黄各30克。将上药择净，放入药罐中，加入清水适量，浸泡5～10分钟后，水煎取汁，放入浴盆中，先熏双足心，待温度适宜时足浴。

操作手法与步骤

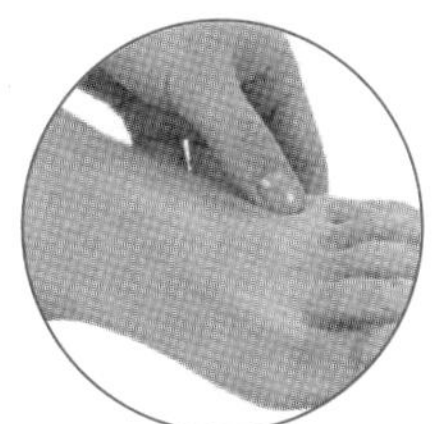
地五会

重点揉足底炉底三针区，点按涌泉、太冲、行间、侠溪、地五会、足临泣等穴，各1～3分钟，亦可熏灸。

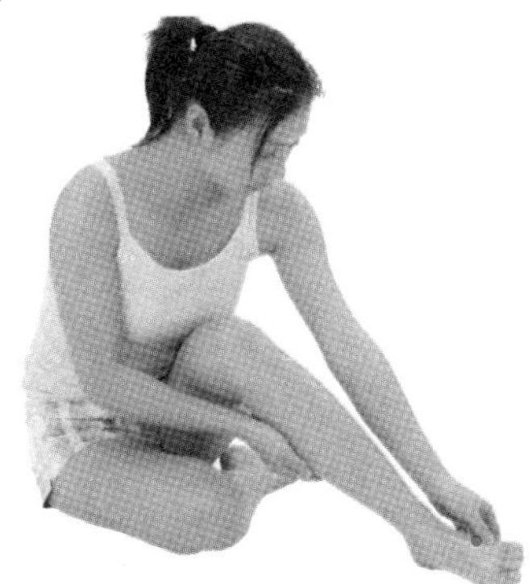
1

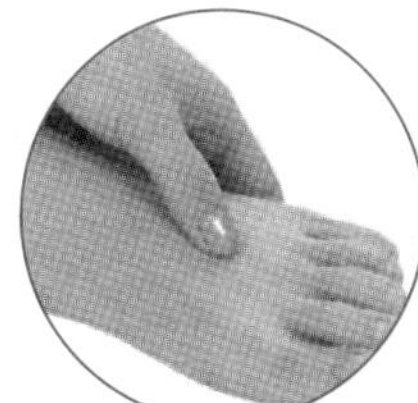
拇指推法

持续用拇指指端点法、示指指间关节点法、拇指关节刮法、按法、示指关节刮法、双指关节刮法、拳刮法、拇指推法、擦法、拍法等用于相应反射区，各操作3～5分钟，以局部酸胀为佳。

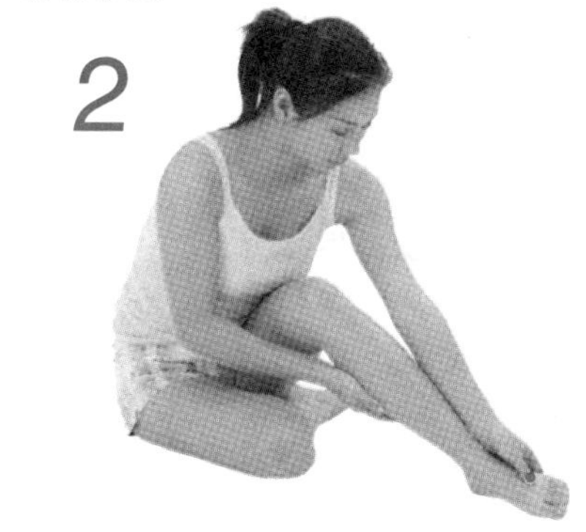
2

擦足心正中线。

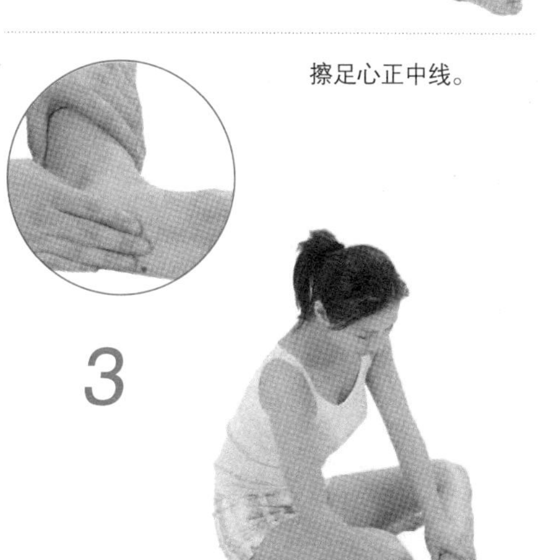
3

按摩时用力宜深透，敏感穴区重复操作，亦可用全息脚底上的敏感点施治。

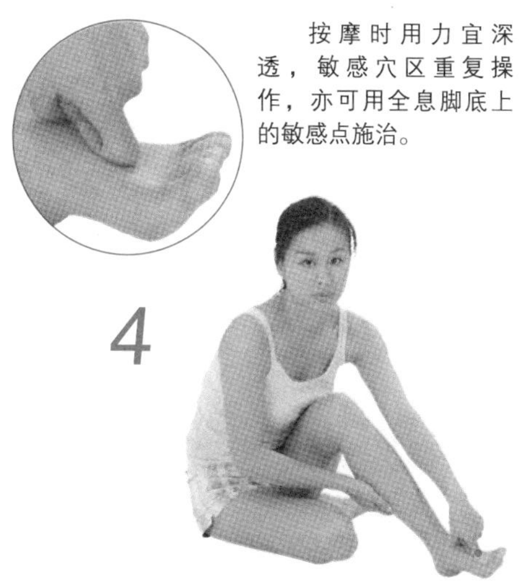
4

注意事项

1．早期按摩和吸乳是关键。患者可用手指顺乳头方向轻轻按摩，吸通后应尽量排空乳汁。
2．哺乳期要保持乳头清洁，常用温水清洗乳头，定时哺乳，每次应尽可能将乳汁排空。
3．不宜让婴儿含乳头睡觉，哺乳后用胸罩将乳房托起。
4．饮食宜清淡，忌辛辣。

060 精索静脉曲张

精索静脉曲张是指精索蔓状静脉丝状扩张、弯曲、伸长等，多见于20～30岁的成人，症状主要是阴囊下坠、左侧睾丸痛和局部肿物。青壮年性功能较旺盛，阴囊内容物血液供应旺盛。所以有些精索静脉曲张可随年龄增长而逐渐消失。另外，长久站立，增加腹压也是发病因素。

● 按摩取穴

经穴：大敦、行间、太冲、中封、丘墟、太溪、然谷、涌泉、三阴交

有效反射区

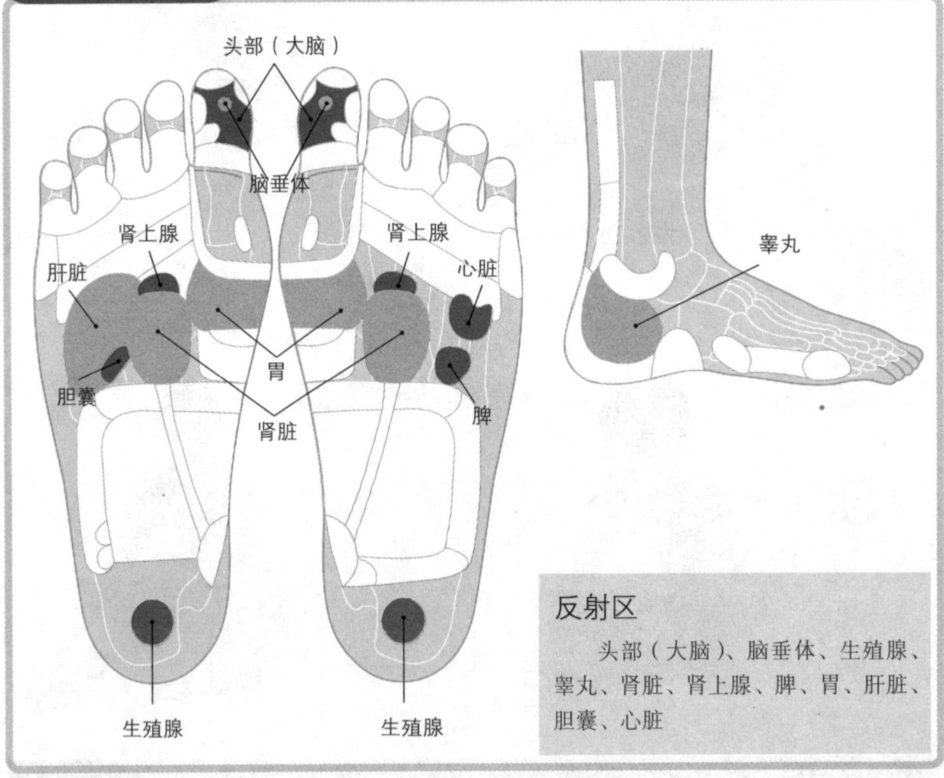

反射区

头部（大脑）、脑垂体、生殖腺、睾丸、肾脏、肾上腺、脾、胃、肝脏、胆囊、心脏

● 足浴治疗静脉曲张的配方

加入红花一小把，放在纱布包煮开，用煮过的水浴足。适用静脉曲张，末梢神经炎，血液循环不好，腿脚麻木或青紫等瘀血症。

操作手法与步骤

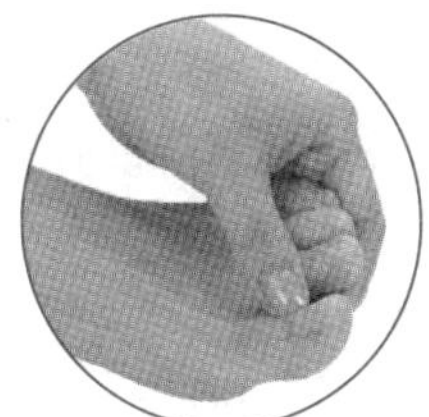

大敦

1

按揉大敦、行间、太冲、中封、丘墟、太溪、然谷、涌泉、三阴交等穴，各1～3分钟。

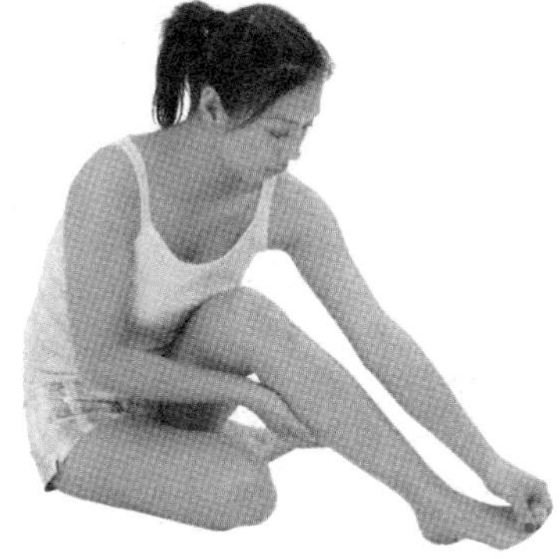

示指指间关节点法

2

持续用拇指指端点法、示指指间关节点法、拇指关节刮法、按法、示指关节刮法、双指关节刮法、拳刮法、拇指推法、擦法、拍法等用于相应反射区，各操作3～5分钟，以局部酸胀为佳。

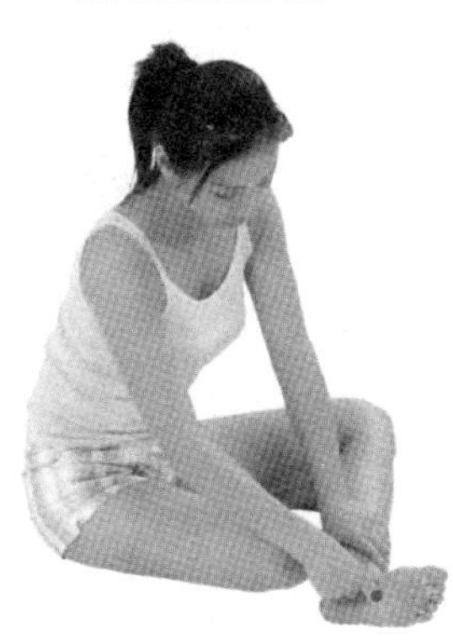

3

可在全息诊查的脚底部敏感点按压。

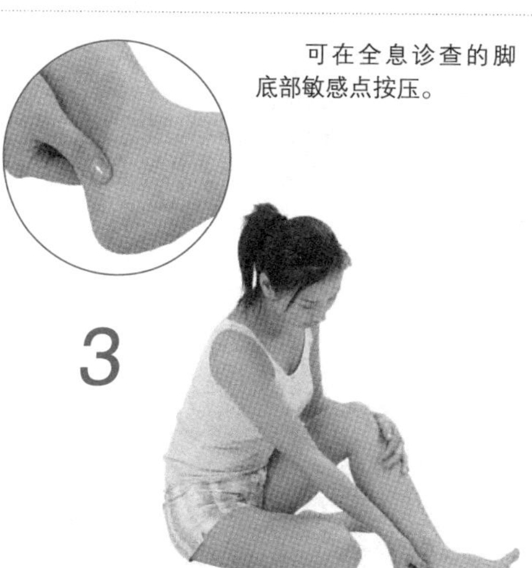

4

要根据具体情况加用对症穴区。

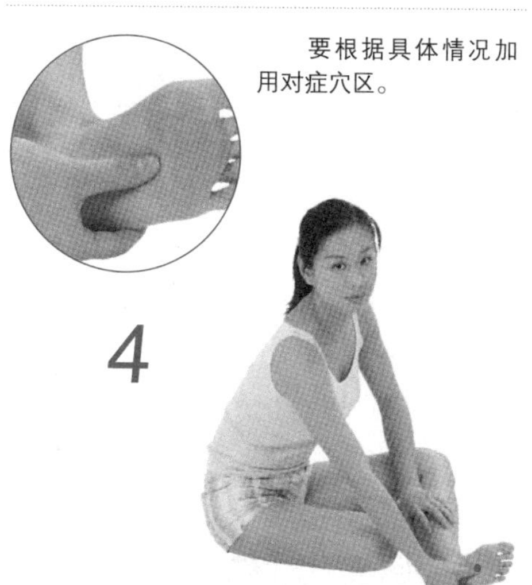

注意事项

1．避免久站、久立，增加下肢的负重。

2．轻度静脉曲张症状不太明显的患者，可以长期用弹性绷带裹住小腿，防止它严重发展。

3．可以配合按摩、红外线等物理疗法，这些物理疗法能够促进血液循环，帮助血液回流，减少静脉压力。

061 血栓闭塞

该病是中、小动脉的慢性闭塞性疾患，多见于20～40岁的男性病人。常由一侧下肢开始，皮肤苍白或发紫，间歇性跛行，晚期肢端皮肤发黑、坏死、溃烂而脱落。肢体特别是足趾发凉、怕冷、麻木和感觉异常是常见的早期症状，疼痛是本病的主要症状。

按摩取穴

经穴：太冲、行间、解溪、三阴交、仆参、金门、丘墟、涌泉

有效反射区

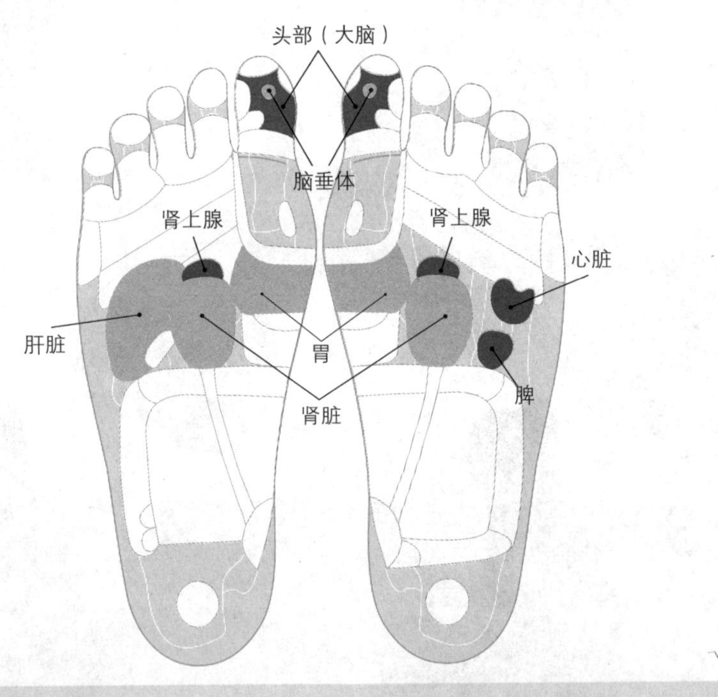

反射区

头部（大脑）、脑垂体、肾上腺、肾脏、心脏、脾、胃、肝脏

足浴治疗血栓闭塞性脉管炎的配方

组成：桂枝、伸筋草、苦参各15克。

用法：煎后去渣，混入温水用按摩足浴盆浸泡双足30分钟，10天一疗程，每日2次。

操作手法与步骤

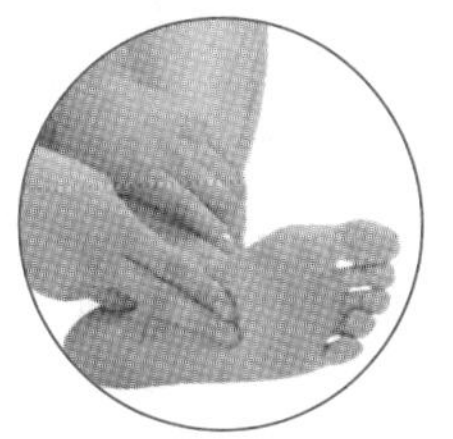

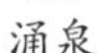

涌泉

点揉太冲、行间、解溪、三阴交、仆参、金门、丘墟、涌泉等穴，各1～2分钟。

1

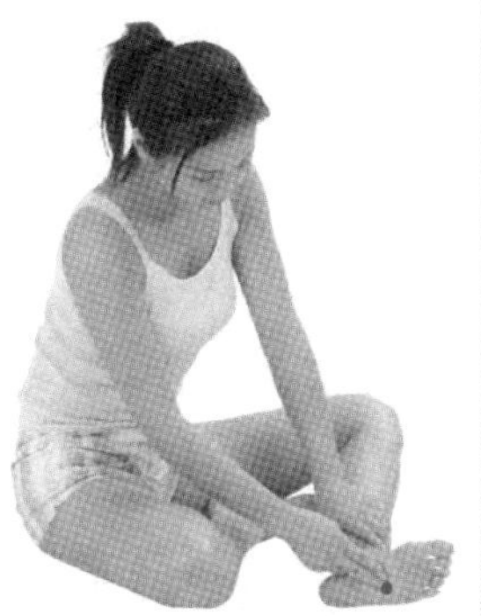

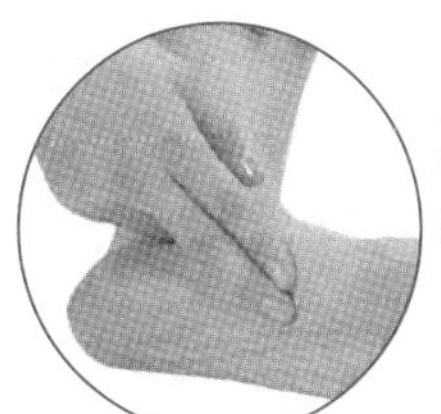

推擦

可运用推擦手法按摩相应反射区，注意远程足趾，可加用捻掐摇拔等手法。

2

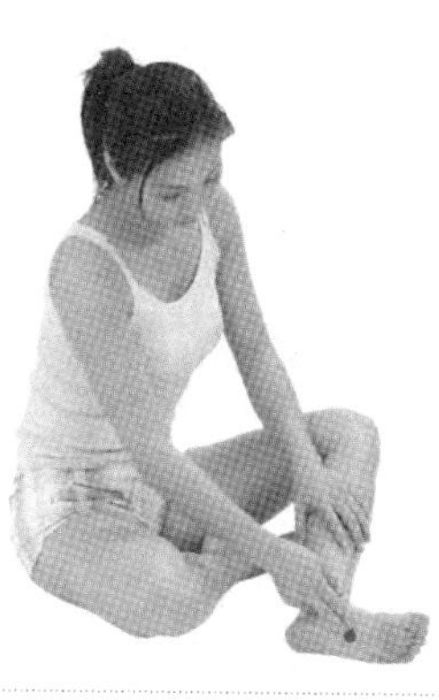

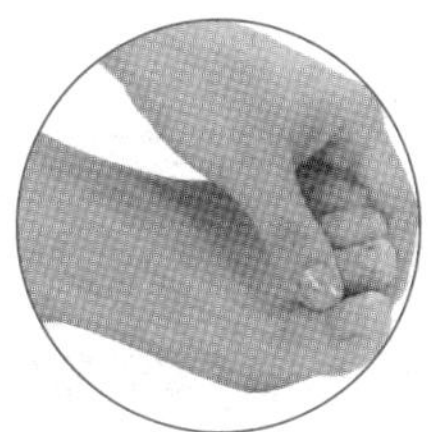

在按摩前要用热水浴足并达到一定时间。每次操作要达到肢体温热，随后的按摩要达到肢体温热的程度。

3

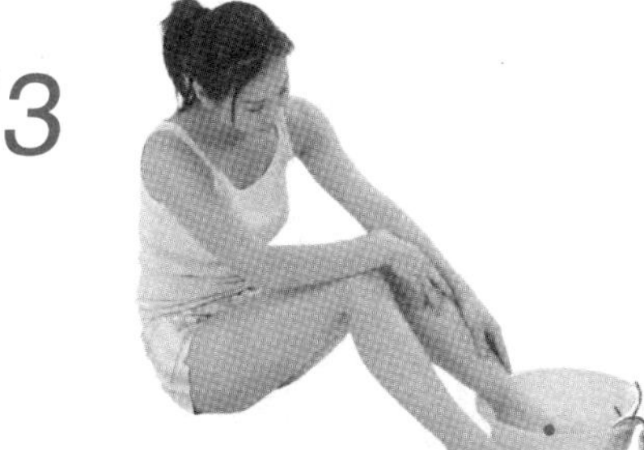

还可加用有关循环系统穴区的操作。

4

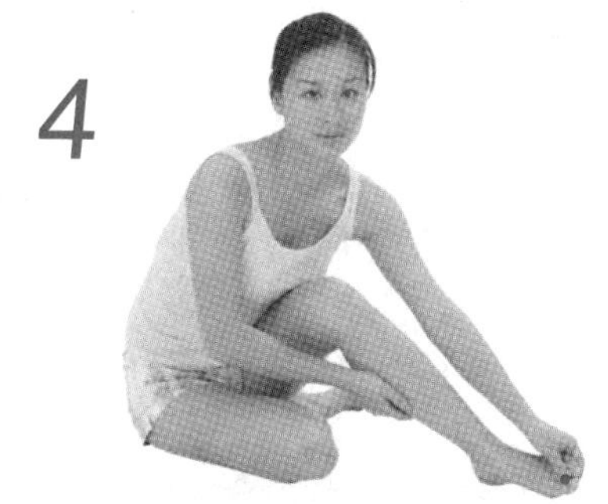

注意事项

1．避免寒冷刺激，冬季宜穿长筒棉套，使患肢保暖。

2．注意卫生，患肢要常用温水或肥皂清洗。经常修剪趾（指）甲，特别要去除积于趾间的污垢。

3．除有严重组织坏死、剧烈疼痛的症状外，病人均应下床活动，以不感疲劳为宜。

4．饮食宜清淡而富有营养，多进瘦肉、豆制品、新鲜蔬菜、水果等。

5．保持心情愉快、情绪乐观，增强战胜疾病的信心，积极主动地配合治疗，避免精神刺激和忧愁思虑。

062 痔疮

痔疮是指直肠下端黏膜下和肛管皮肤下静脉扩大和曲张所形成的静脉团。位于肛门周围（齿线以下）称外痔，一枚或数枚，质硬而坚，时痒时痛；位于肛门内（齿线以上）则称内痔，经常可见到便后出血的症状。

按摩取穴

经穴：商丘、内庭、蠡沟

有效反射区

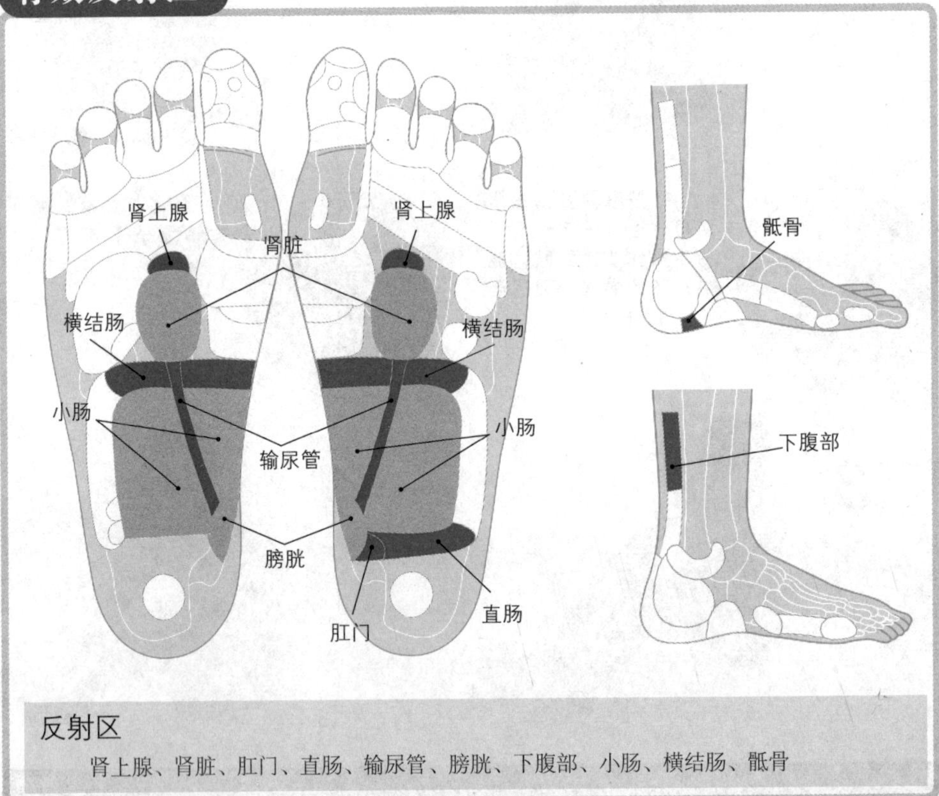

反射区

肾上腺、肾脏、肛门、直肠、输尿管、膀胱、下腹部、小肠、横结肠、骶骨

足浴治疗痔疮的配方

组成：槐条60克，艾叶30克，白矾30克，马齿苋30克，银花30克，甘草30克。

用法：上药水煮后去渣，用蒸汽足浴盆浸泡双足30分钟，每日1次。

操作手法与步骤

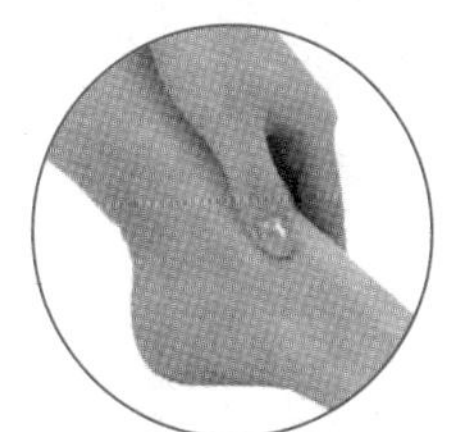

点按商丘、内庭、蠡沟等穴，各1~3分钟。

商丘

1

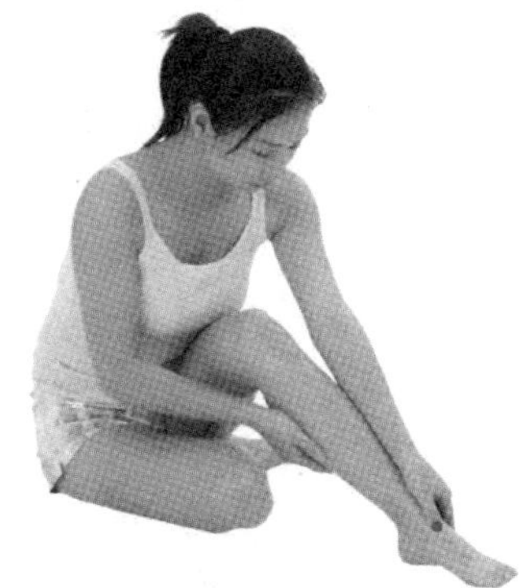

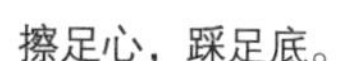

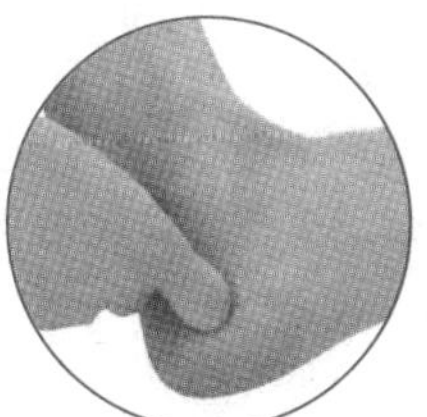

持续用拇指指端点法、示指指间关节点法、拇指关节刮法、按法、示指关节刮法、双指关节刮法、拳刮法、拇指推法、擦法、拍法等用于相应反射区，各操作3~5分钟，以局部酸胀为佳。

示指指间关节点法

2

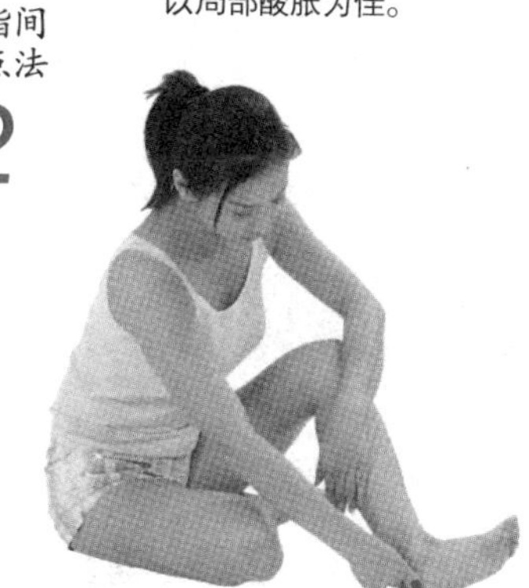

擦足心，踩足底。

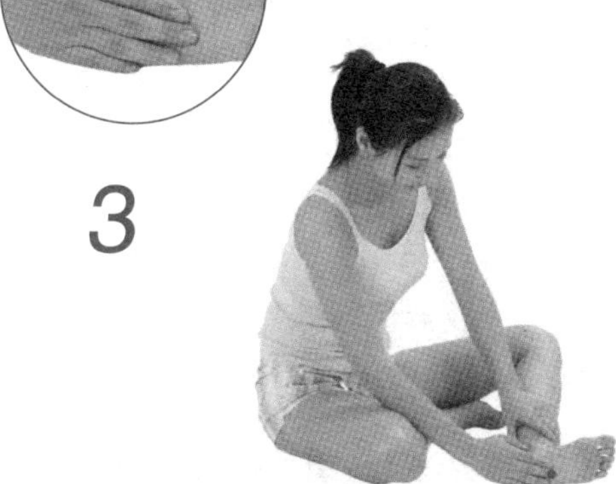

3

按摩手法宜持续，患者可取俯卧位或坐位。

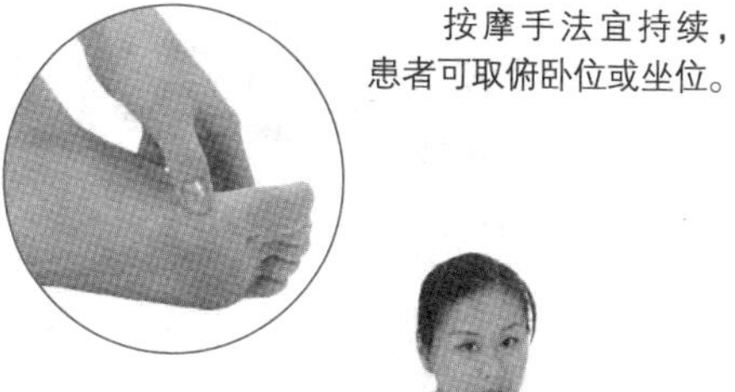

4

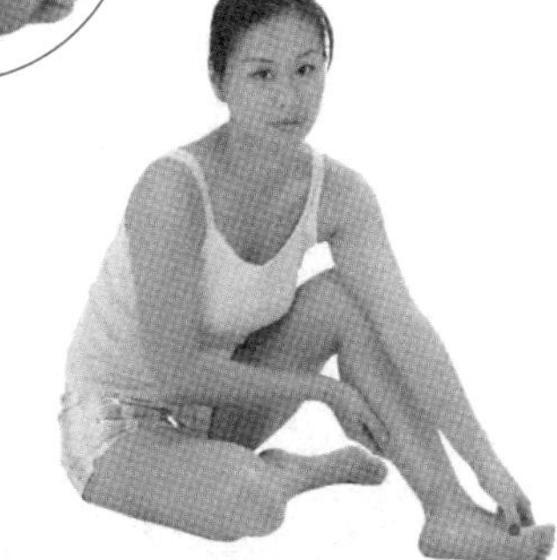

注意事项

1. 禁食酒类、辛辣等刺激性强的食物，多吃蔬菜水果，养成每天排便的习惯，排便后要用水清洗肛门。
2. 养成有规律的生活习惯，避免熬夜。
3. 如果大便带血，请立即到医院肛肠科就诊，以免延误病情。

063 颈椎病

临床上以混合型最为多见，常表现为头晕、头痛、耳鸣、目眩、失眠、肌肉萎缩、颈项疼痛，并向肩一侧或两侧上肢扩散，手指麻木无力。严重者，还可出现晕厥、瘫痪等。容易发生颈椎病的部位依次为颈椎5～6节及6～7节之间。

按摩取穴

经穴：昆仑、太冲、京骨、束骨、足通谷

奇穴：8 号穴、11 号穴

有效反射区

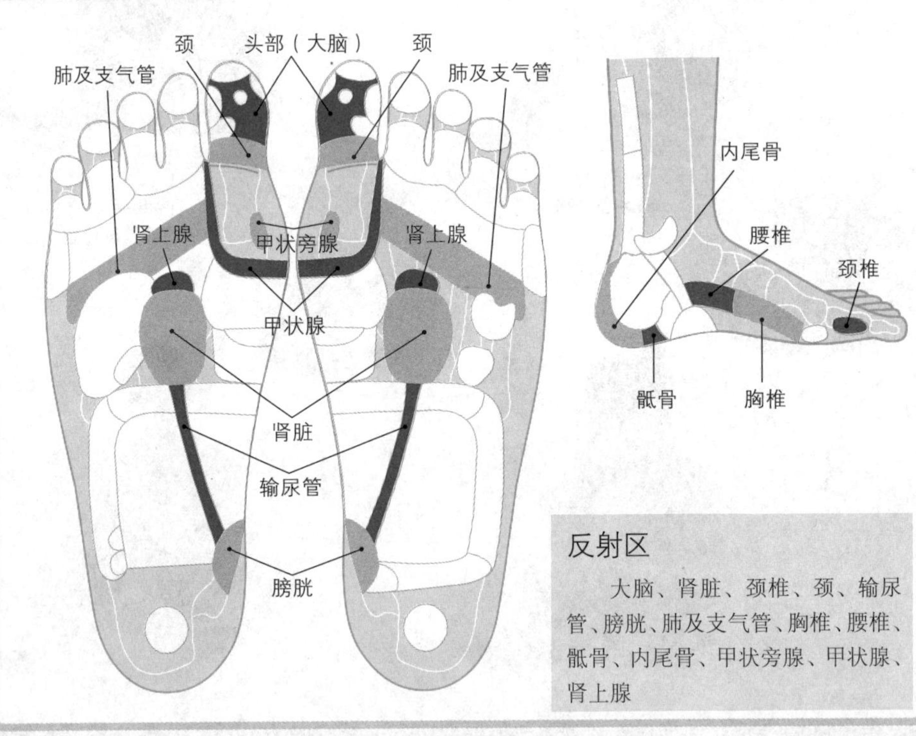

反射区

大脑、肾脏、颈椎、颈、输尿管、膀胱、肺及支气管、胸椎、腰椎、骶骨、内尾骨、甲状旁腺、甲状腺、肾上腺

足浴治疗颈椎病的配方

组成：当归30克，红花、刘寄奴、路路通各20克，桑枝、白芥子各15克。

用法：将上药加清水适量，煎煮30分钟去渣取汁，与2000毫升清水一起倒入盆中先熏蒸，等到温度适宜时泡洗双脚，每天2次，每次熏泡40分钟。去病即止。

操作手法与步骤

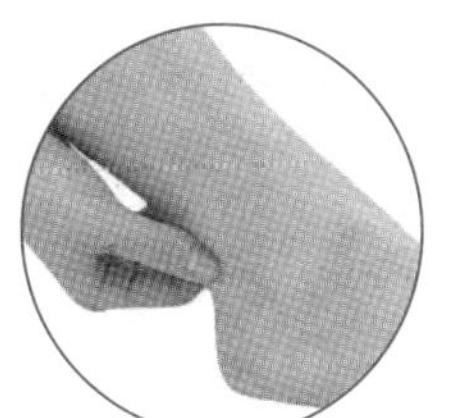
昆仑

点揉昆仑、太冲、京骨、束骨、足通谷等穴，各2～3分钟。

1

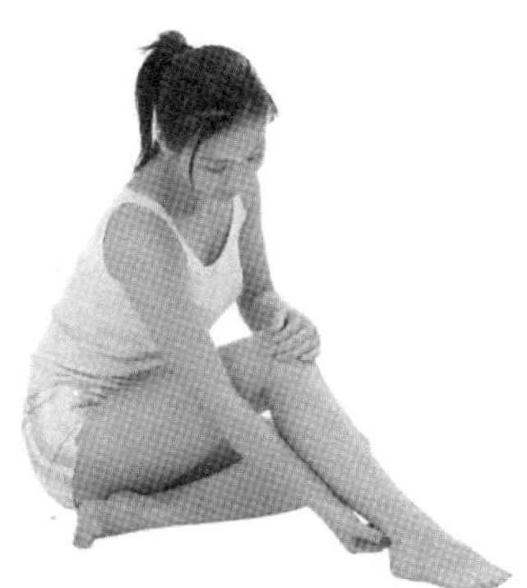

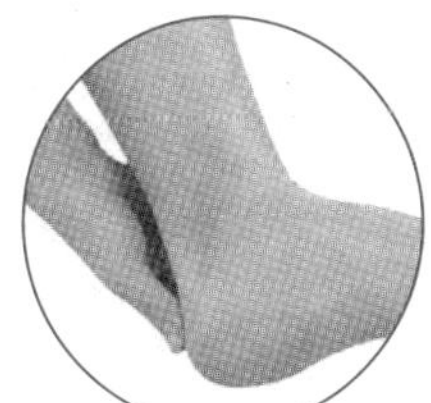
拇指推法

用拇指指端点法、示指指间关节点法、拇指关节刮法、按法、示指关节刮法、双指关节刮法、拳刮法、拇指推法、擦法、拍法等手法作用于相应反射区，各操作3～5分钟，以局部酸痛为佳。

2

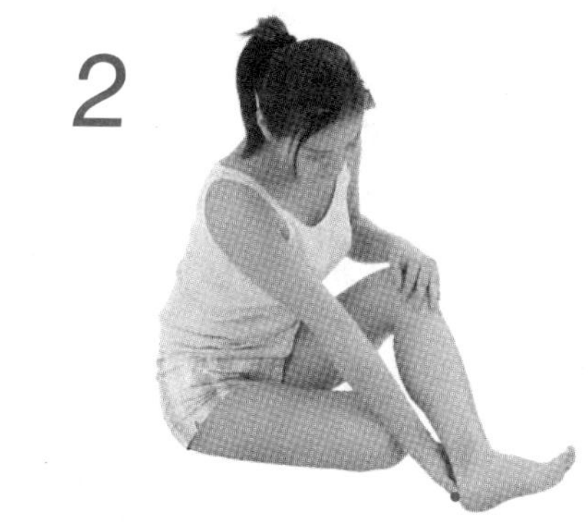

3

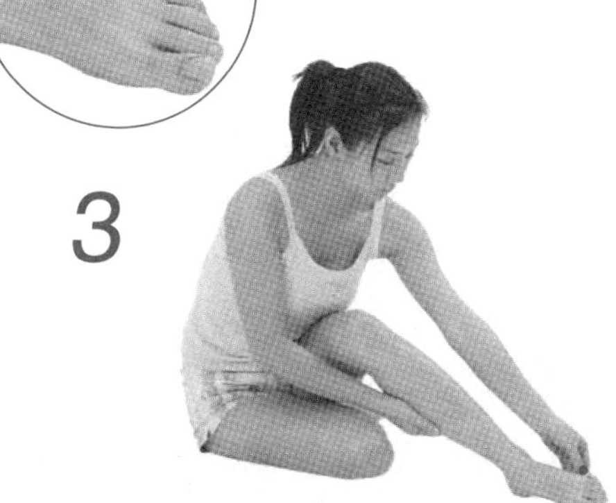

捻揉摇拔各趾，特别是大小趾跖趾关节。

4

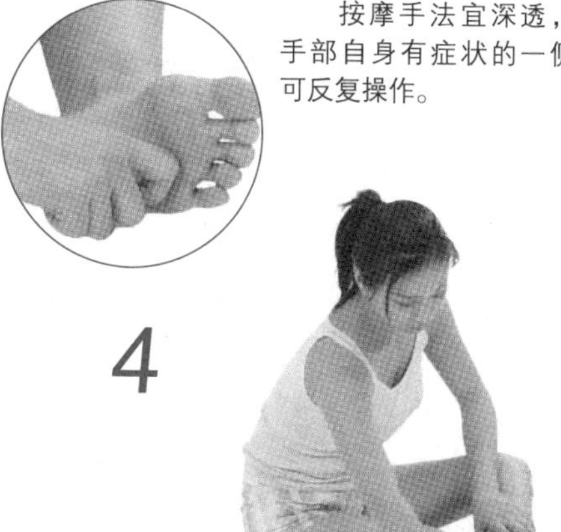

按摩手法宜深透，手部自身有症状的一侧可反复操作。

注意事项

1．选择枕头很重要。枕头的中央应该稍凹，高度为10～15厘米，颈部应枕在枕头上，不能悬空，使头部保持后仰，习惯侧卧位者，应该枕头与肩同齐。

2．在洗脸、刷牙、饮水、写字时，要避免头部过伸、过屈活动。

3．在乘车路面不平时更要小心。

064 滑囊炎

滑囊位于关节附近的骨突与肌腱或肌肉及皮肤之间。滑囊炎大多由外伤引起，故又称创伤性滑囊炎。主要表现为滑囊积液及疼痛。好发于肩峰、膝关节、跟腱等部位。常因摩擦、加压而出现疼痛加重，休息后多能自行缓解。

按摩取穴

经穴：复溜、太溪、金门、申脉、仆参、解溪、束骨、丘墟、中封

有效反射区

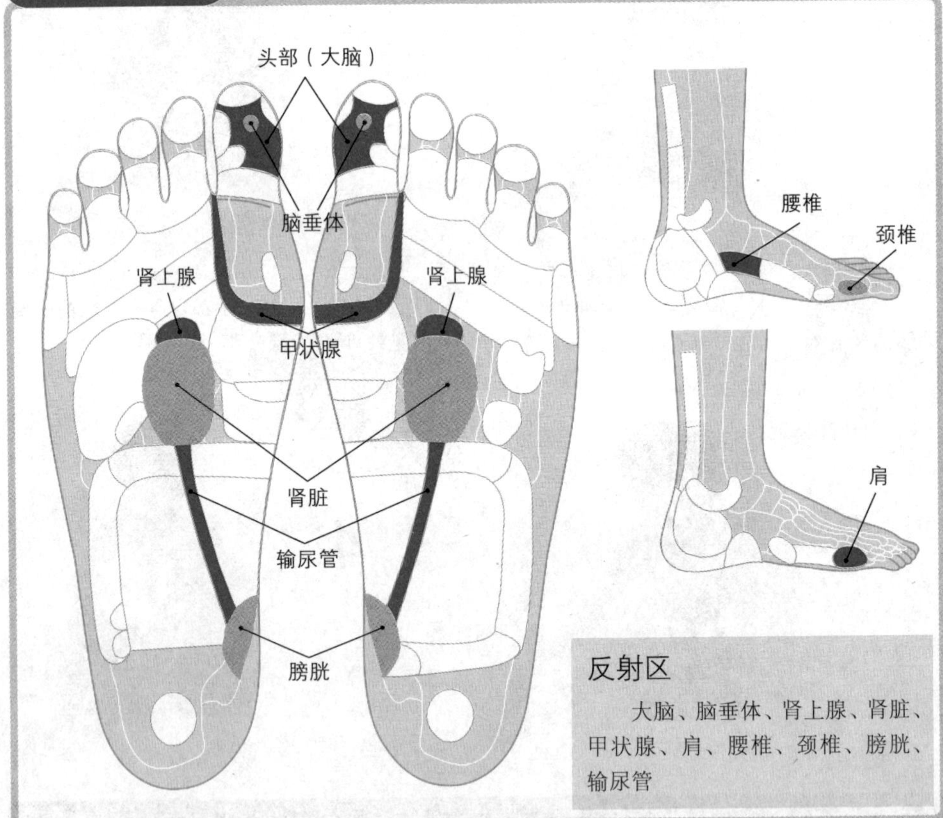

足浴治疗滑囊炎的配方

取乌梅200克，加水煮30分钟，去梅，加白醋100克。待温度适宜，泡脚。

操作手法与步骤

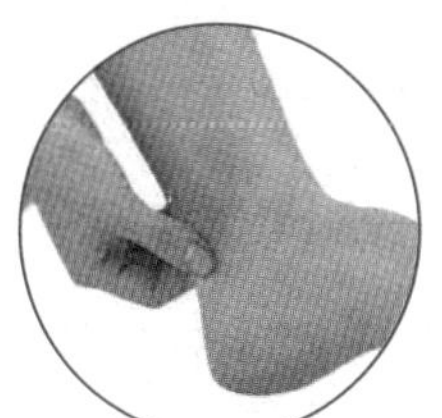

选择点按金门、复溜、束骨、太溪、丘墟、中封、申脉、仆参、解溪等穴，各1～2分钟。

太溪

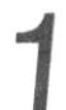

1

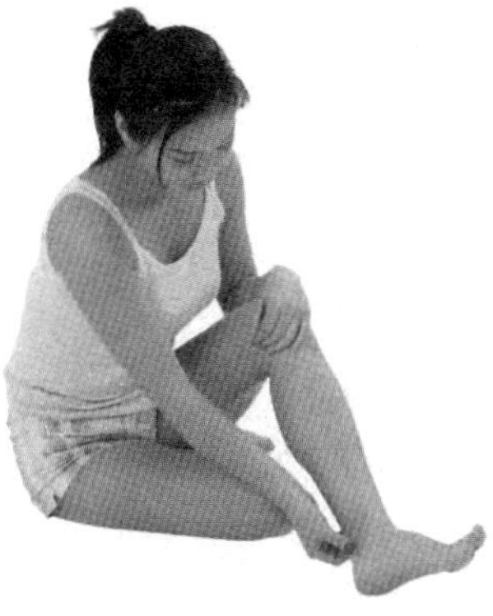

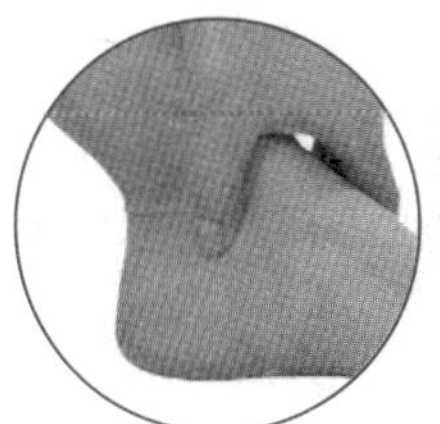

认真以按诊诊查脚底，在相应的部位寻找病症的对应点，给以重手法点揉。

点揉

2

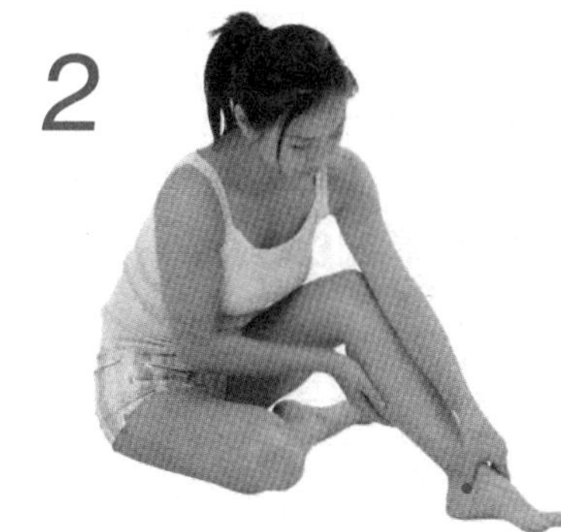

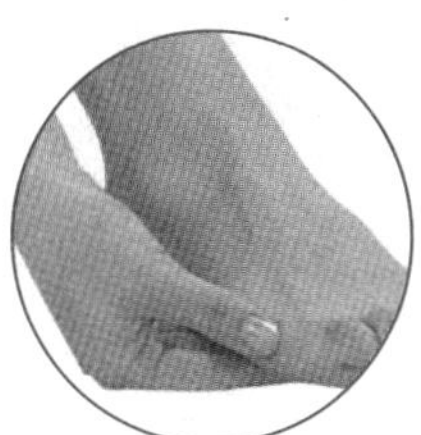

脚底反应区可选对应发病部位的相应节段摩推，如肩峰发病可调整反应区、肩区等。

3

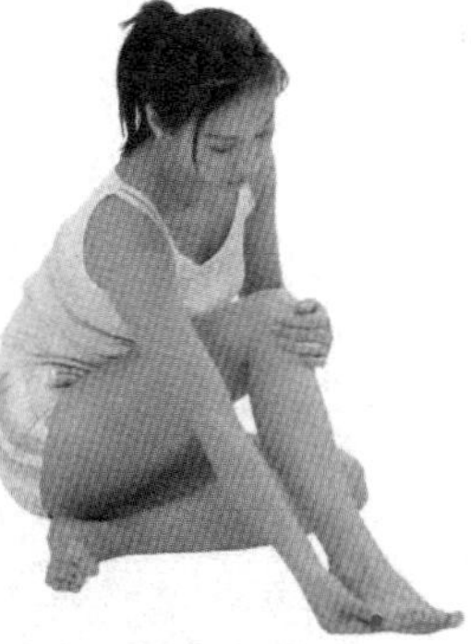

应加强休息以利病症痊愈，消除症状后可继续对相应穴区的按摩以巩固疗效。

4

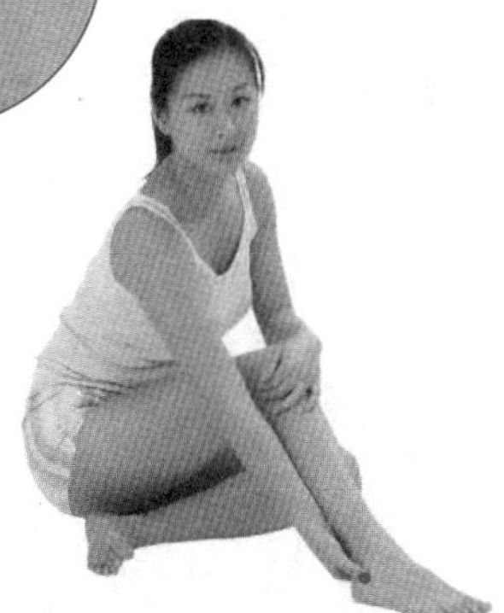

注意事项

1．注意卫生。养成劳作后洗手的好习惯。

2．休息是减轻疼痛的首要方法，所以应使关节得到充分的休息。

3．如果关节摸起来很痛，可以用冰敷的方法，以10分钟冰敷，10分钟休息的方法交替进行。

4．如果疼痛的部位位于手肘和肩膀，建议将手臂自由地摆动，以缓解疼痛。

065 肩背膜炎

发生于肩背部肌肉、筋膜等组织的一种非特异性炎症疾病，属于纤维质炎的一种。因有肩背和颈部的症状，易与颈椎病相混。患者自觉肩背部酸痛，肌肉僵硬发板，有沉重感，或两臂沉重无力。常于晨起、劳累后或天气变化时症状加重。

按摩取穴

经穴：昆仑、地五会、照海、束骨、丘墟、太白

奇穴：11号穴

有效反射区

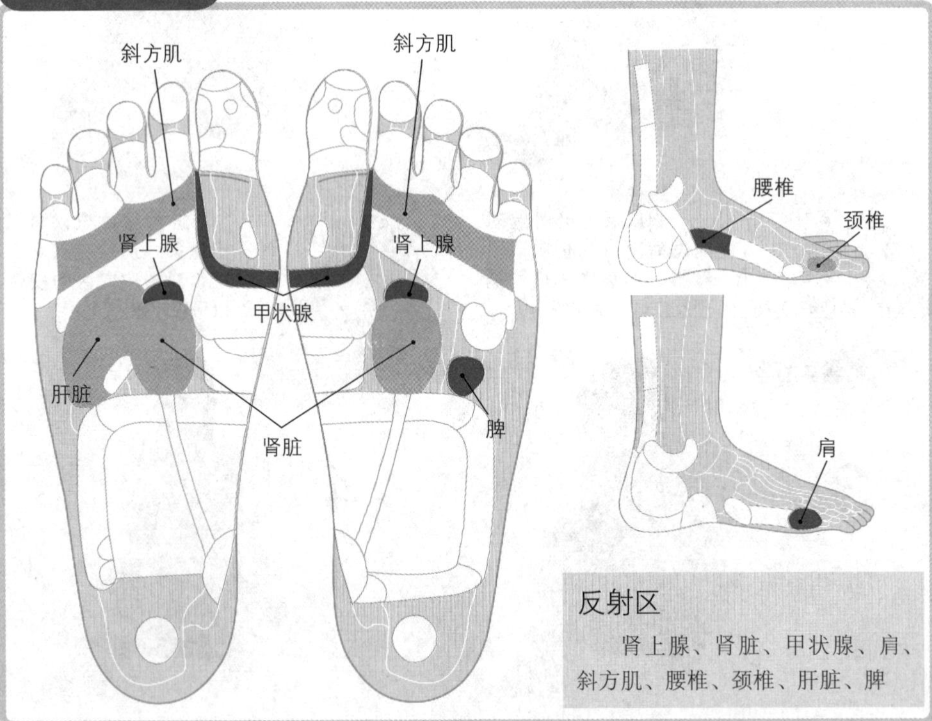

反射区

肾上腺、肾脏、甲状腺、肩、斜方肌、腰椎、颈椎、肝脏、脾

足浴治疗肩背膜炎的配方

荆芥、防风、蒲公英、地丁、透骨草、艾叶、细辛、牛膝、红花、川椒、五加皮各15克。将上药择净，放入锅中，加清水适量，浸泡5～10分钟后，水煎取汁，放入浴盆中，待温度适宜时洗浴患处。

操作手法与步骤

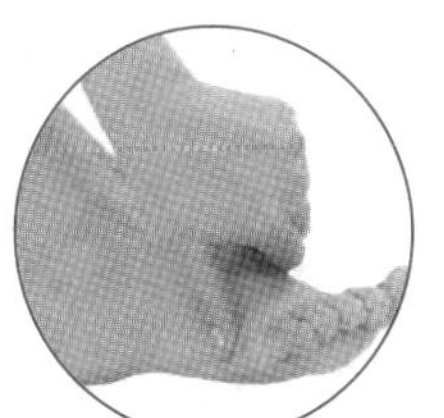

束骨

点按昆仑、地五会、照海、束骨、丘墟、太白、11号穴，各2~3分钟。

1

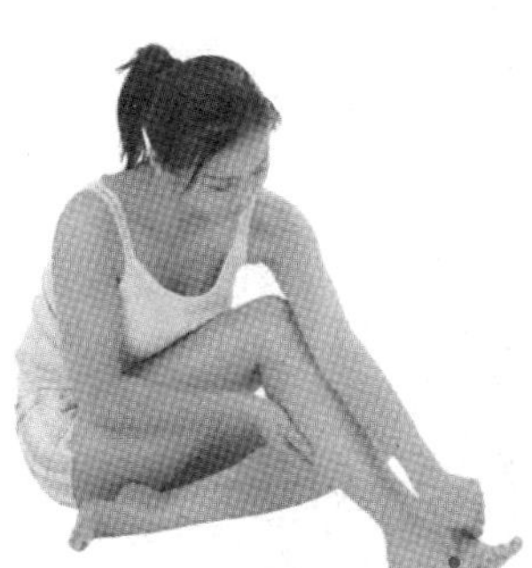

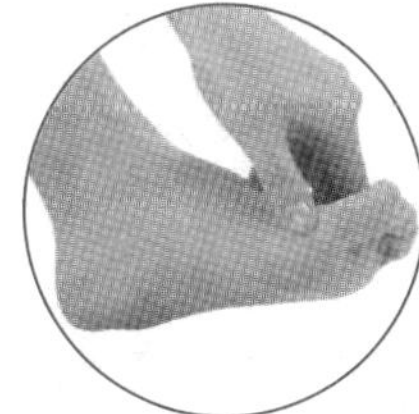

拇指指端点法

用拇指指端点法、示指指间关节点法、拇指、示指、双指关节刮法、拳刮法、拇指推法、擦法、拍法等手法作用于相应反射区，各操作3~5分钟，以局部酸痛为佳。推足心及足底内外侧缘。

2

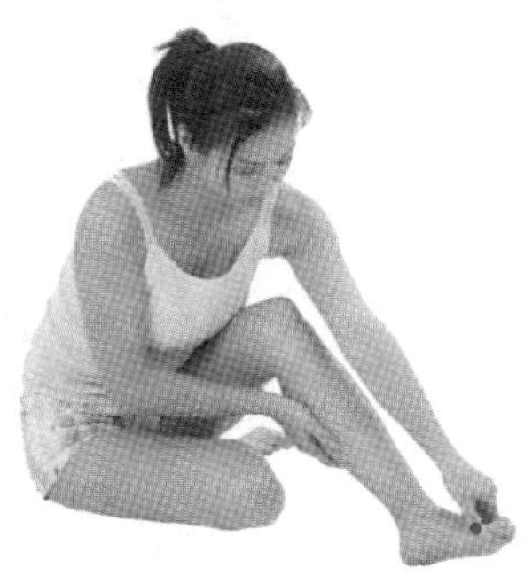

按摩前患者应事先做好放松肩背的活动。

3

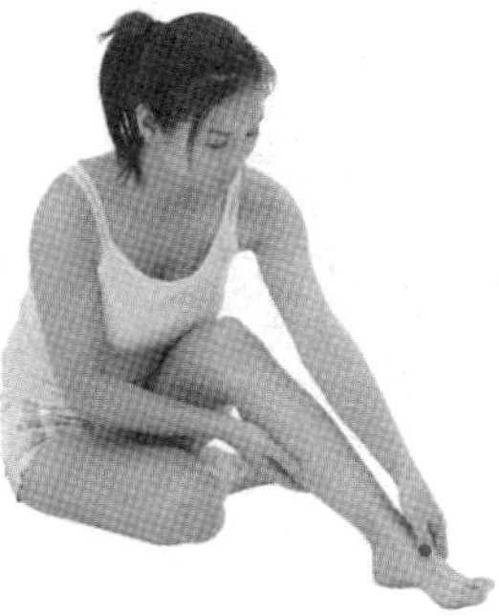

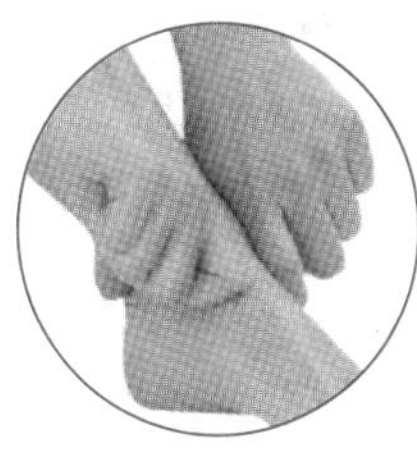

按摩手法宜深透有力，注意患部局部保湿及休息。

4

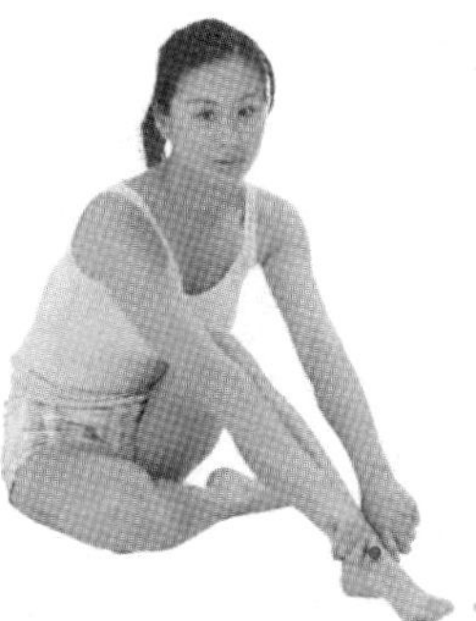

注意事项

注意不要长时间地低头工作，如果难以避免，那么在低头20分钟或30分钟后，一定要起身活动，挺胸抬头，伸臂摆动，或者上下左右转动头部，或者双手叉腰，向后仰身。

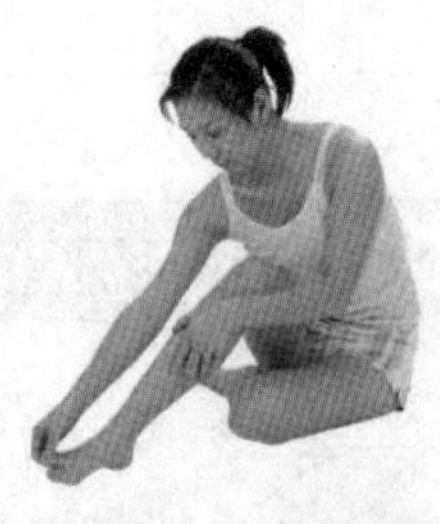

DISHIYIZHANG

第十一章

皮肤科疾病的足部保健按摩疗法

皮肤科是相关皮肤疾病的一个医学分支，它包括对人体皮肤、头发及指（趾）甲疾病的治疗。我们日常生活中常见的皮肤科疾病主要有丹毒、神经性皮炎、痤疮、疥病等，本章就主要介绍如何利用足部按摩疗法来治疗这些疾病，另外再配以足浴，更有助于病症的缓解和治愈。

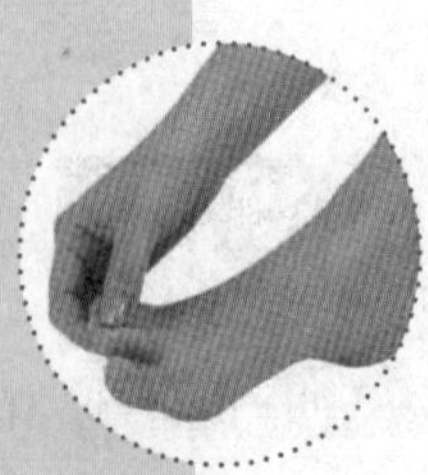

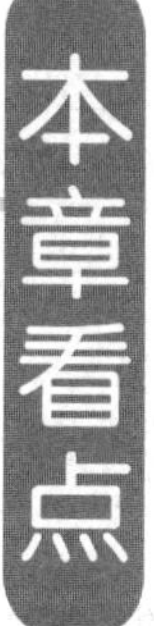
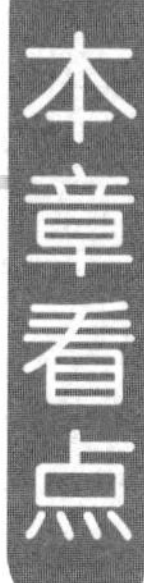
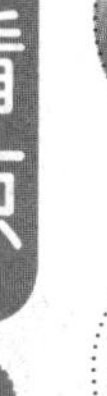
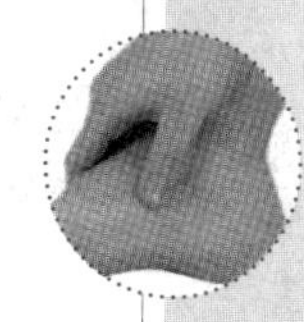
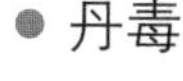

本章看点

- 丹毒

  丹毒具有传染性，接触者也要注意卫生

- 神经性皮炎

  神经性皮炎患者尤其要注意个人卫生，节制饮食

- 痤疮

  痤疮是美容皮肤科的最常见的病种之一

- 疥病

  疥病患者只要及时用药得当，是可以根治的

066 丹毒

发病较急，好发于头面部和下肢。系由A组B型溶血链球菌引起的急性化脓性真皮炎症。炎症呈片状红疹，鲜红似玫瑰色，表面皮紧发亮，周围范围清楚，用手指轻压，红色即可消退，除去压力，红色很快恢复。局部淋巴结常肿大，疼痛。有时皮损表面可出现大小水疱，壁较厚，内容混浊，自觉灼热疼痛。

按摩取穴

经穴：涌泉、侠溪、厉兑、行间、隐白、太白、申脉

有效反射区

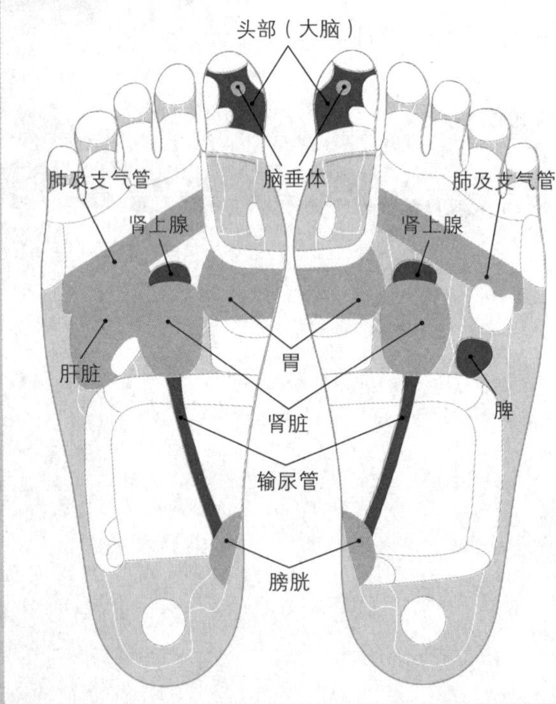

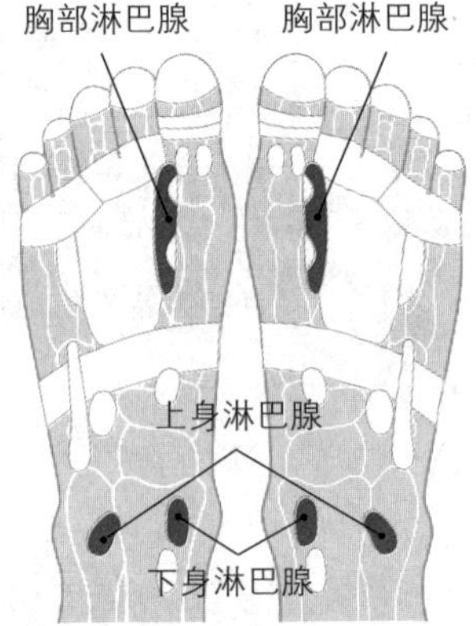

反射区

大脑、脑垂体、肝脏、脾、肺及支气管、肾脏、肾上腺、胃、膀胱、输尿管、上身淋巴腺、下身淋巴腺、胸部淋巴腺

足浴治疗丹毒的配方

组成：金银花20克，玄参15克，当归10克，甘草6克。

用法：将上药加清水2000毫升，煎至水剩1500毫升时，澄出药液，倒入脚盆中，先熏蒸，待温度适宜时泡洗双脚，每晚临睡前泡洗1次，每次40分钟，7天为1疗程。

操作手法与步骤

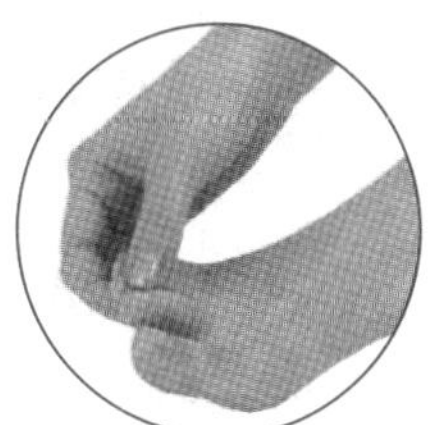
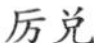

厉兑

重点涌泉穴，点揉侠溪、厉兑、行间、隐白、太白、申脉等穴，各1～3分钟。

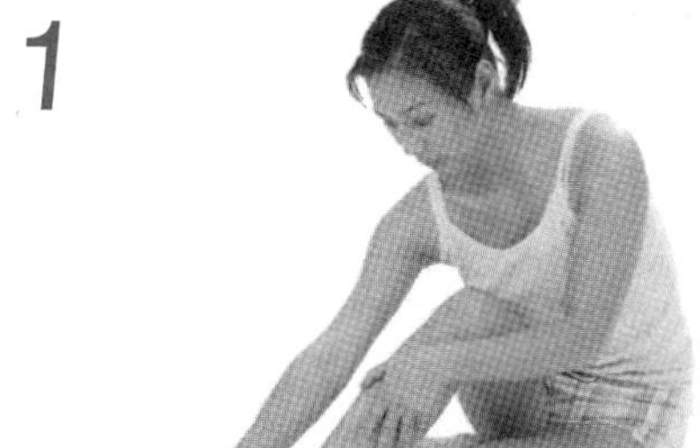
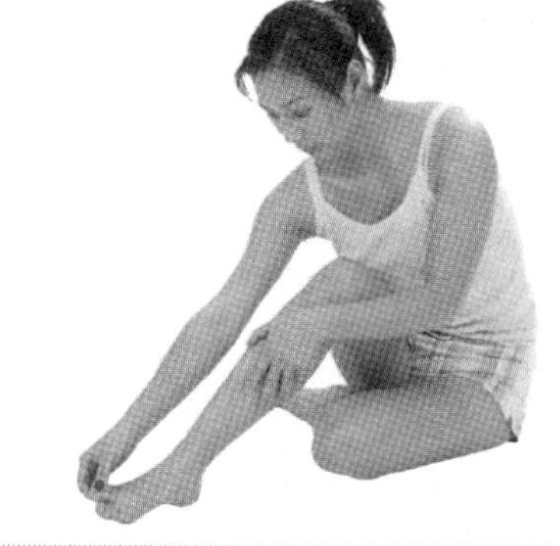

1

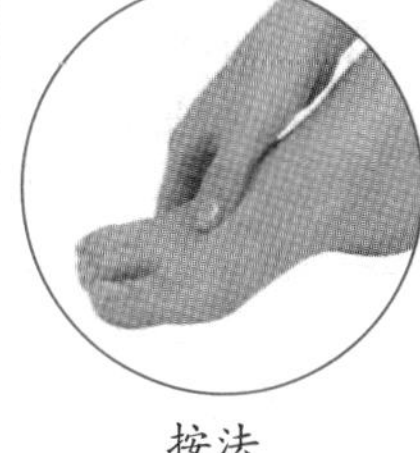

按法

用拇指指端点法、示指指间关节点法、拇指关节刮法、按法、示指关节刮法、双指关节刮法、拳刮法、拇指推法、擦法、拍法等作用于相应反射区，各操作3～5分钟，以局部酸痛为佳。掐趾甲根。

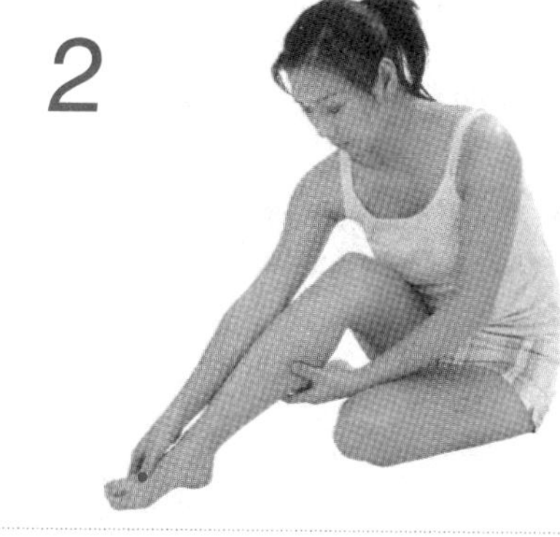

2

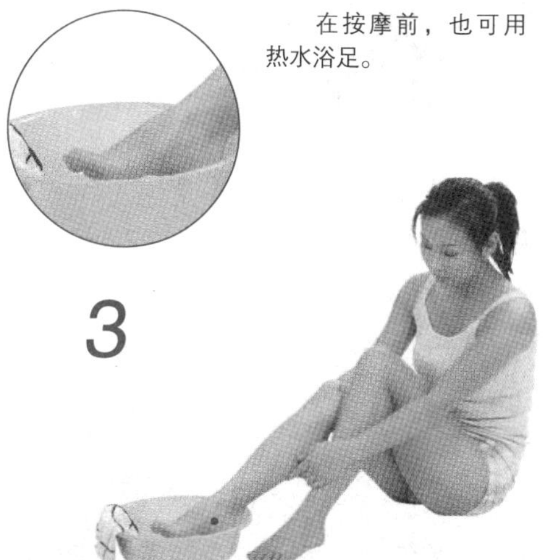

在按摩前，也可用热水浴足。

3

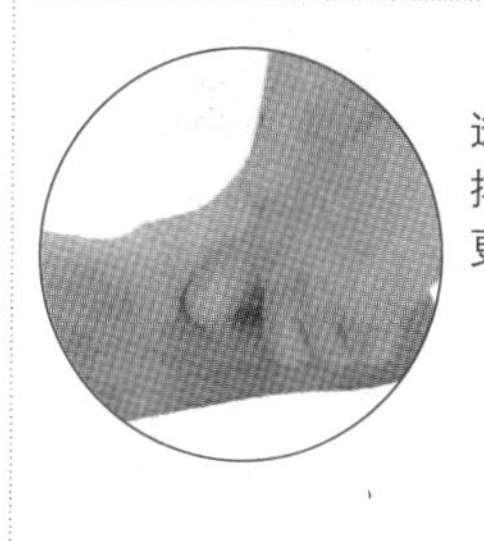

按摩手法宜有力深透，这样可以加速毒素排出，以协助药物发挥更好的效果。

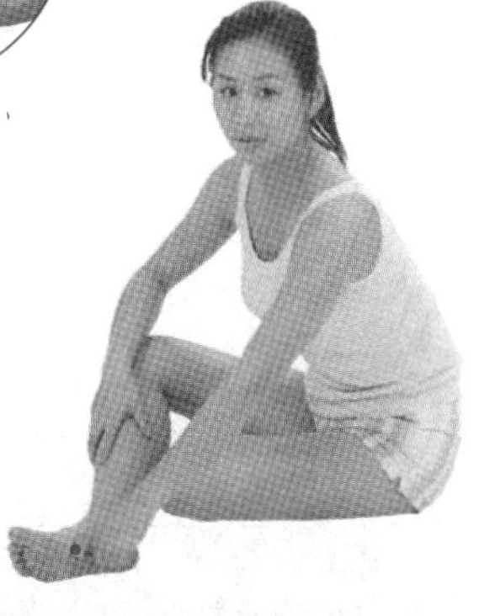

4

注意事项

1．患者要注意卧床休息，有条件的家庭要暂时将患者与家人分开，因丹毒属接触性传染。

2．病人发热至38.5℃以上，可用冷毛巾湿敷头部，或枕冰袋（热水袋灌上冰水），同时可根据医嘱服退热药物。

3．因丹毒有传染性，所以接触病人后一定要用肥皂洗净双手。

067 神经性皮炎

神经性皮炎是一种局限性皮肤神经功能障碍性皮肤病，又叫慢性单纯苔藓。常发生于颈侧、项部、背部、腋窝等部，初起时局部阵发性剧痒，由于搔抓或摩擦等机械性刺激，皮肤迅速出现苔藓样变。反复发作，拖延难愈。

按摩取穴

经穴：三阴交、隐白、公孙、京骨、解溪、太溪

奇穴：8号穴、11号穴、27号穴

有效反射区

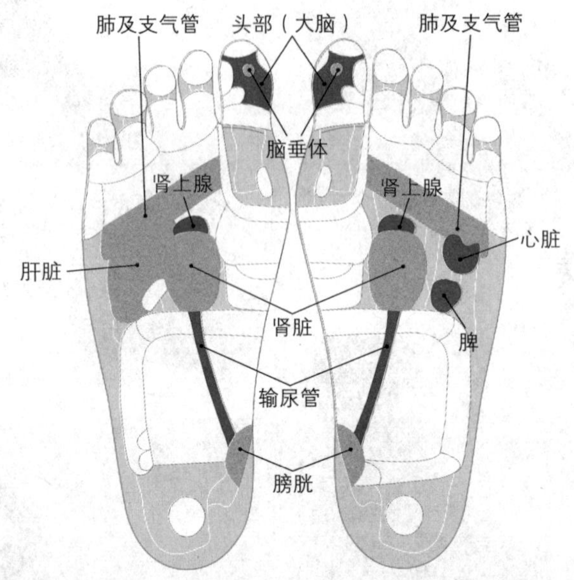

反射区

头部（大脑）、脑垂体、肝脏、脾、肺及支气管、肾脏、肾上腺、心脏、输尿管、膀胱

足浴治疗神经性皮炎的配方

丁香15克，苦参、大黄、明矾、地肤子各30克，黄柏、地榆各20克。将上药择净，放入药罐中，加清水适量，浸泡5~10分钟后，水煎取汁，放入浴盆中，再将明矾放入，溶化后候温足浴，每次5~10分钟，每日2次，每天1剂，连续5~10天。

操作手法与步骤

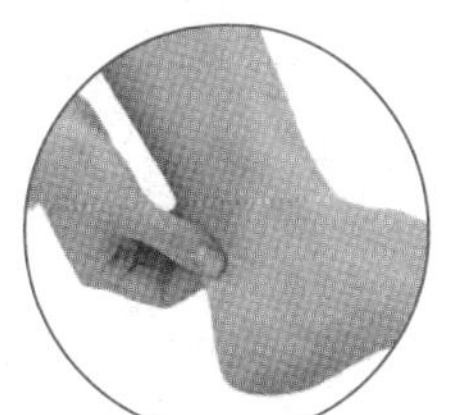

太溪

点按三阴交、隐白、公孙、京骨、解溪、太溪、8号穴、11号穴、27号穴，各2～3分钟。

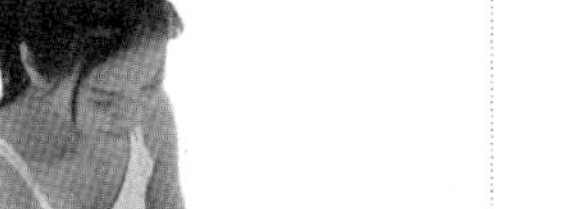

1

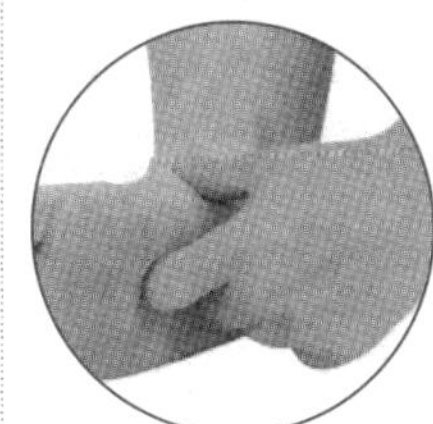

示指关节刮法

用拇指指端点法、示指指间关节点法、拇指关节刮法、按法、示指关节刮法、双指关节刮法、拳刮法、拇指推法、擦法、拍法等手法作用于相应反射区，各操作3～5分钟，以局部酸痛为佳。

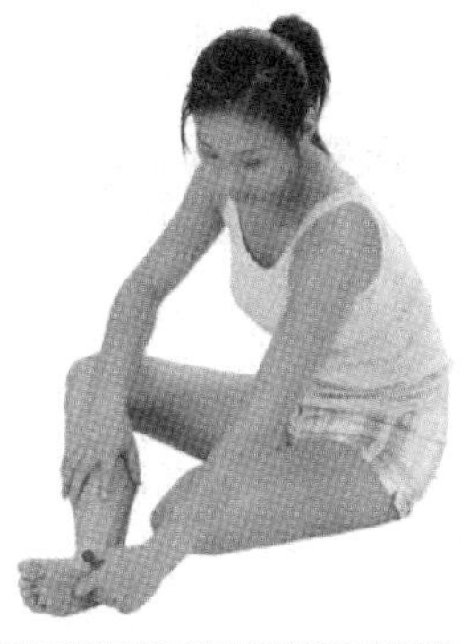

2

在采用按摩治法的同时，也可采用足浴疗法，即直接用有关药水洗患处，浴后充分擦干，患部避免过多的机械刺激。

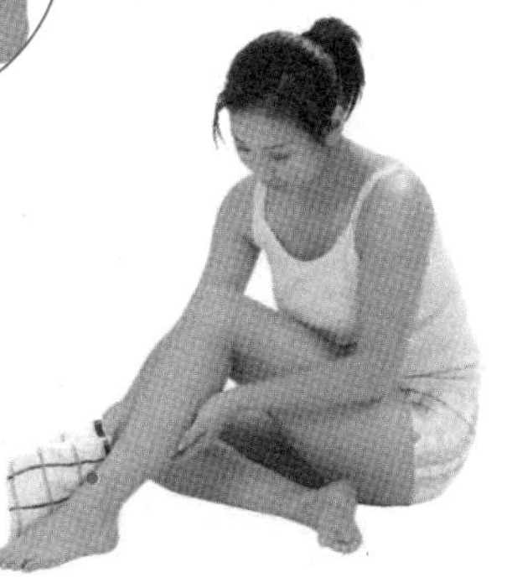

3

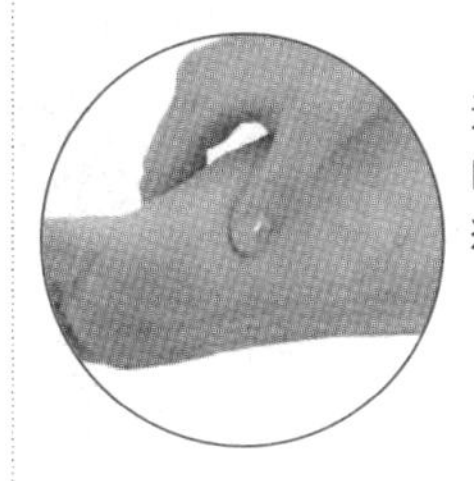

按摩可增加皮肤外适应性和改善内部营养的作用，利于控制、治疗病症。

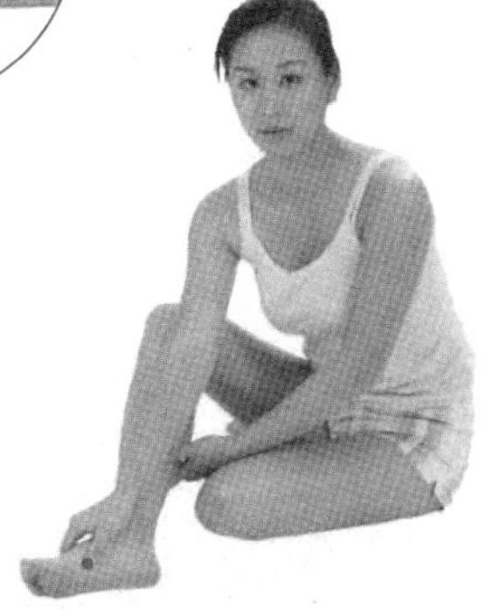

4

注意事项

1. 少吃海鲜、羊肉等食物，多吃水果和蔬菜，避免饮酒和食用刺激性的食物。
2. 应养成良好的卫生习惯，经常用活水做局部清洗。
3. 不宜穿过硬的内衣，以免刺激皮肤。
4. 每日进行面部按摩，保持气血流畅。
5. 忌用激素类药物外涂。

068 痤疮

痤疮多见于青年男女的面部，好发部位、眼眉外端、鼻根部、前额及耳后。典型损害为针头大小，顶端呈黑色的丘疹。常于感染后发生脓疮，亦可残留细碎瘢痕。俗称“青春痘”“暗疮”或者“粉刺”。

按摩取穴

经穴：申脉、足窍阴、内庭、三阴交

有效反射区

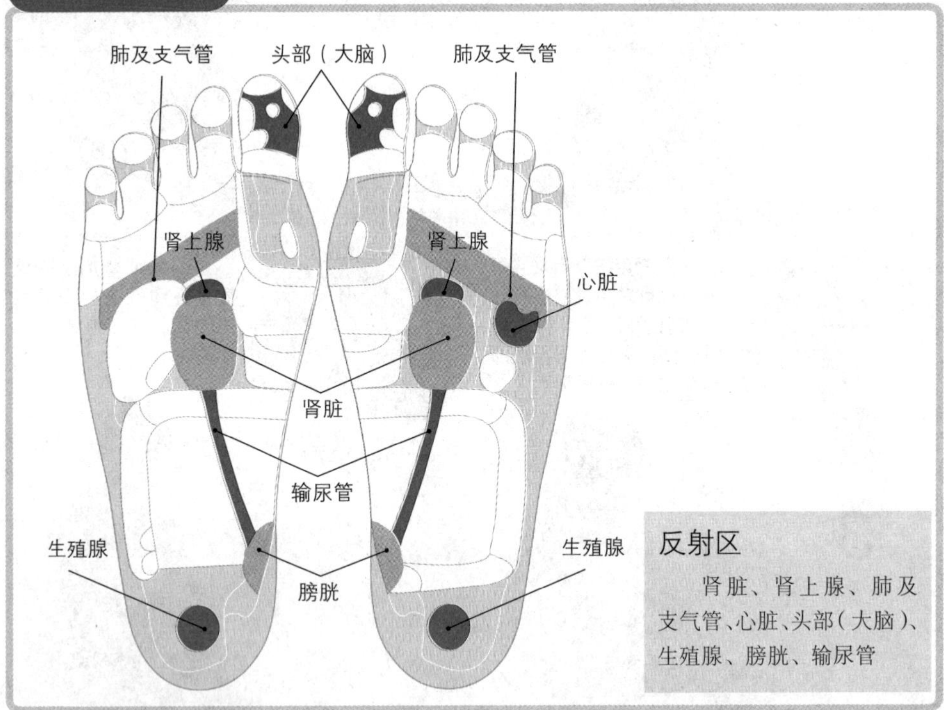

反射区

肾脏、肾上腺、肺及支气管、心脏、头部（大脑）、生殖腺、膀胱、输尿管

足浴治疗痤疮的配方

(1)皂角、透骨草各50克。把诸药制成药末，用开水浸泡至水温适宜，洗脸沐足，每次20分钟，每日1次，10次为1疗程。

(2)大黄、黄柏、黄连各20克。以上诸药水煎2次，混合，待水温适宜，洗脸沐足，每次10～20分钟，每日 1次。

操作手法与步骤

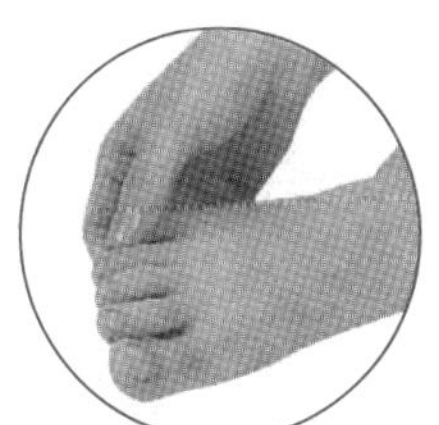

足窍阴

点掐足窍阴穴，揉内庭、三阴交、申脉等穴。

1

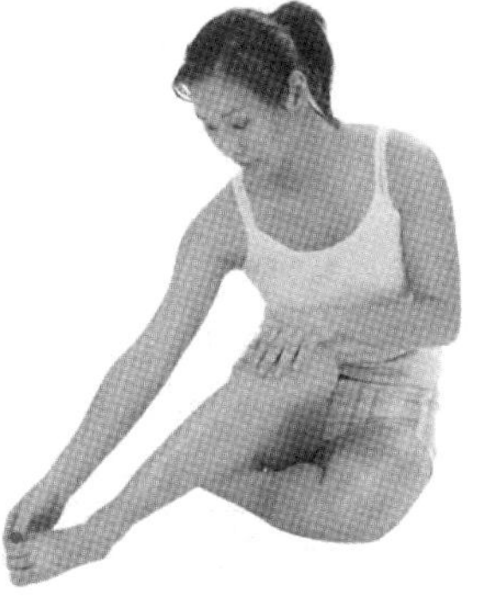

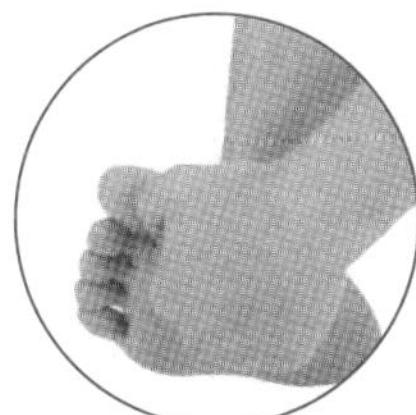

拇指关节刮法

用拇指指端点法、示指指间关节点法、拇指关节刮法、按法、示指关节刮法、双指关节刮法、拳刮法、拇指推法、擦法、拍法等手法作用于相应反射区，各操作3~5分钟，以局部酸痛为佳。

2

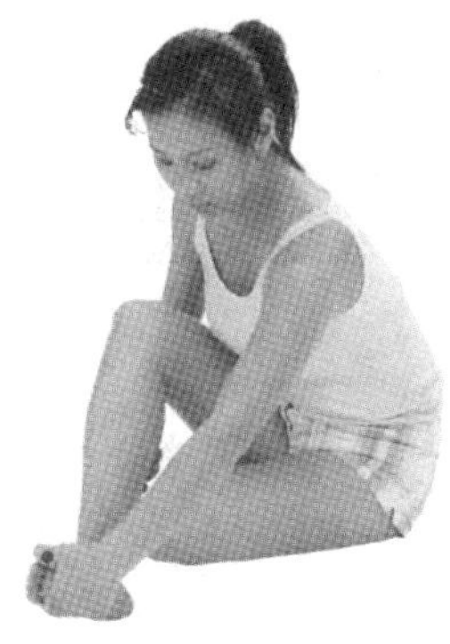

在按摩同时，也可用相关药水浴足，按摩时的手法宜中度持续。

3

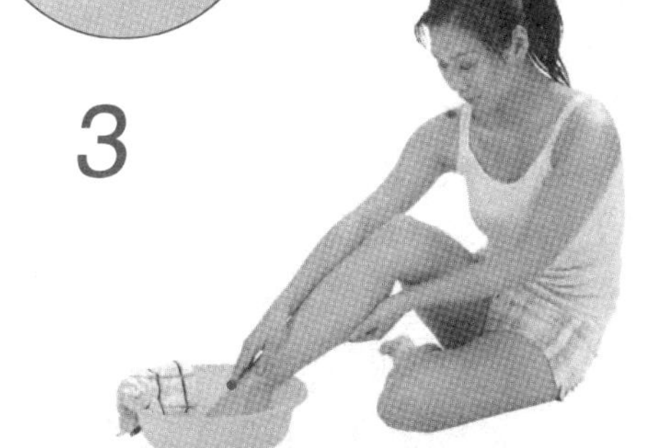

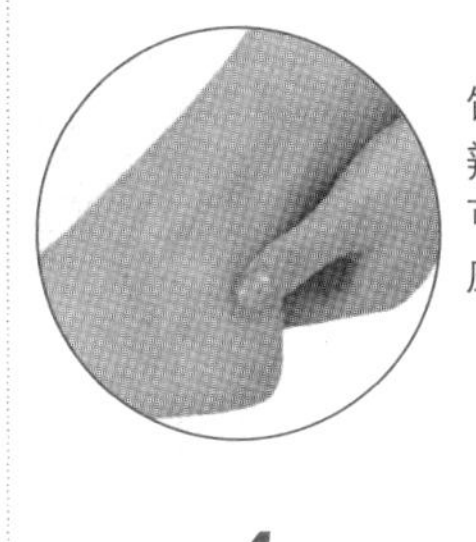

要注意按指导调节饮食起居结构，禁食辛辣性、刺激性食物。亦可加用胃及循环系统相应穴区以调整治疗。

4

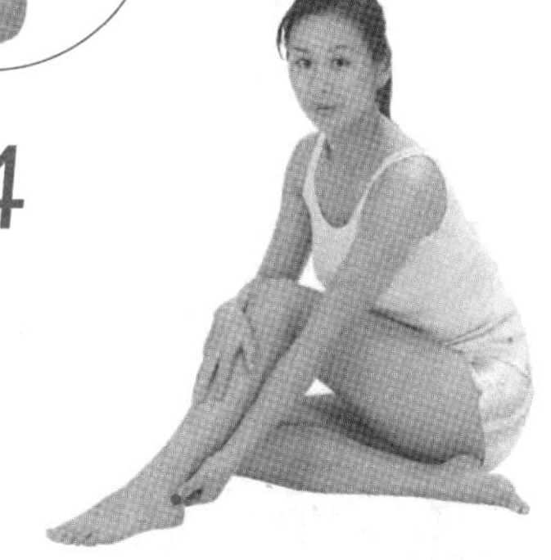

注意事项

1．养成规律的生活习惯，尽量不要熬夜，避免因情绪和压力造成失眠。

2．保持饮食均衡，在长有青春痘的时候，要尽量少吃或不吃辛辣的食物，不吃强刺激性的食物和酒精类的食物。

3．选择适宜的化妆、护理、清洁用品，洗脸次数以早晚各一次为宜。

4．要配合医生耐心地接受治疗。

069 疖病

疖是指单个毛囊以及它所属的皮脂腺的急性化脓性感染，以局部皮肤出现红、肿、疼痛的小硬结为其主要特征。疖病是指多个疖同时或者反复出现在身体的各个部位。疖病经常发生于幼儿或者营养不良的人身上。

◉ 按摩取穴

经穴：公孙、太冲、厉兑、大都、足窍阴

有效反射区

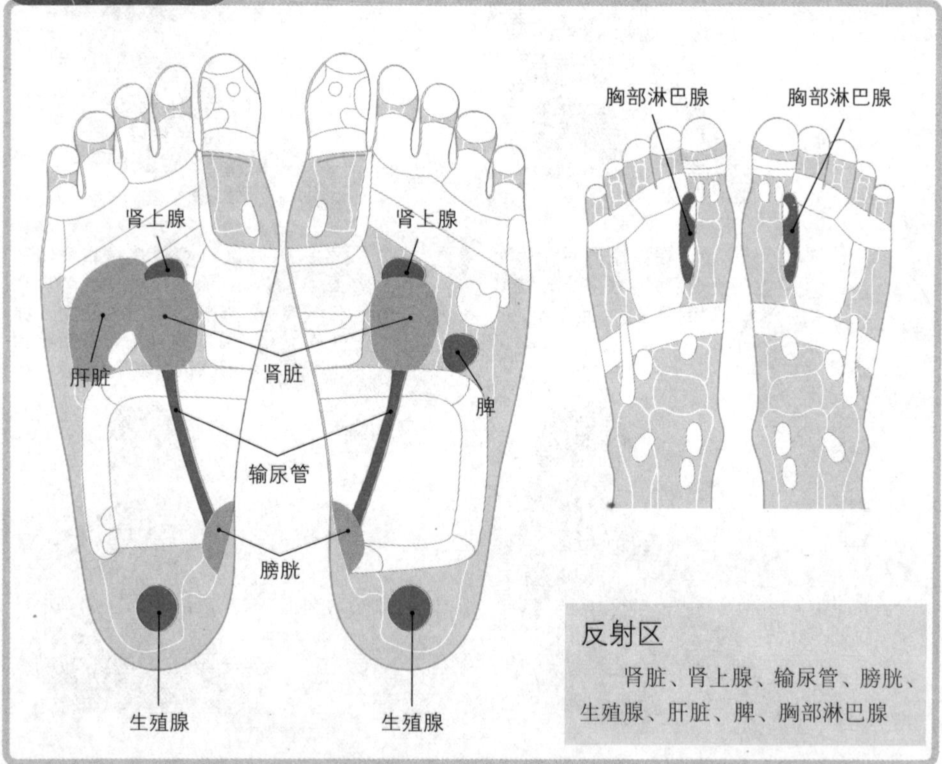

反射区

肾脏、肾上腺、输尿管、膀胱、生殖腺、肝脏、脾、胸部淋巴腺

◉ 足浴治疗疖病的配方

苦杏仁45克，绿茶10克。将上药一同入锅，加水2000毫升，煎煮30分钟，去渣取汁。取1小瓶药液外搽脸部及手臂，余下的药液倒入盆中，待温度适宜时泡足30分钟。20天为1个疗程。可滋润皮肤，消炎杀菌，补充维生素及矿物质。

操作手法与步骤

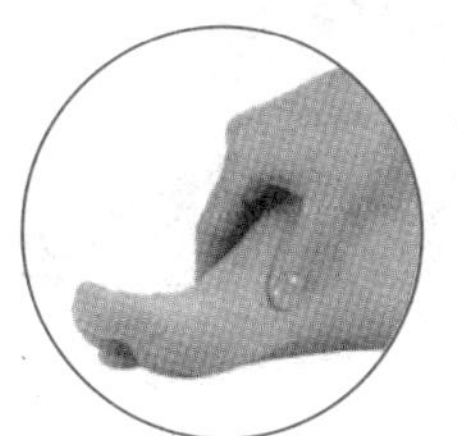

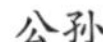

公孙

点按公孙、太冲、厉兑、大都、足窍阴等穴，各1～3分钟。

1

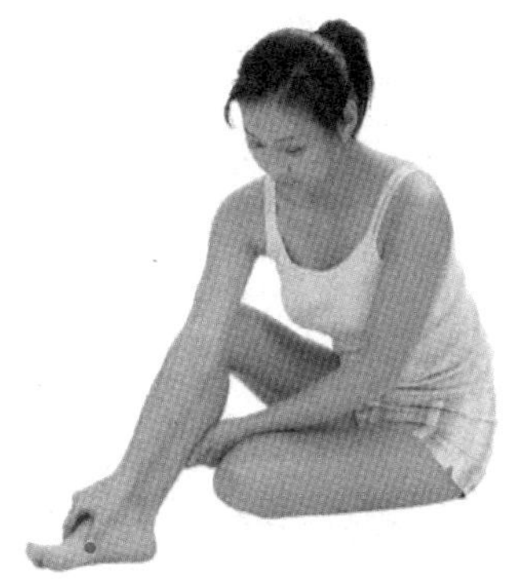

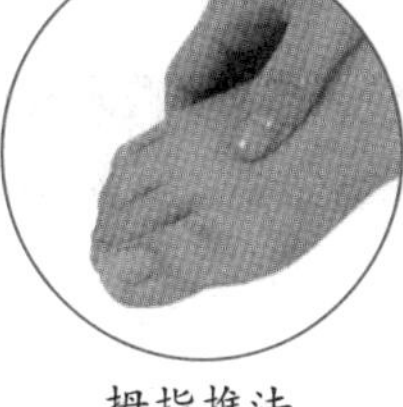

拇指推法

用拇指指端点法、示指指间关节点法、拇指关节刮法、按法、示指关节刮法、双指关节刮法、拳刮法、拇指推法、擦法、拍法等手法作用于相应反射区，各操作3～5分钟，以局部酸痛为佳。

2

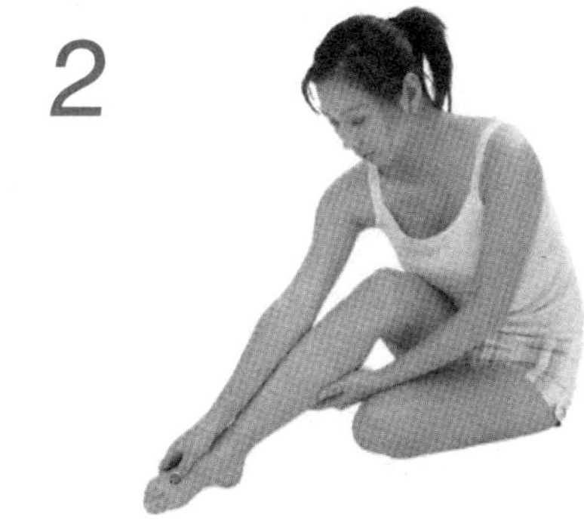

按摩手法宜深透持久，如并发他症可据变化加用相关穴区。

3

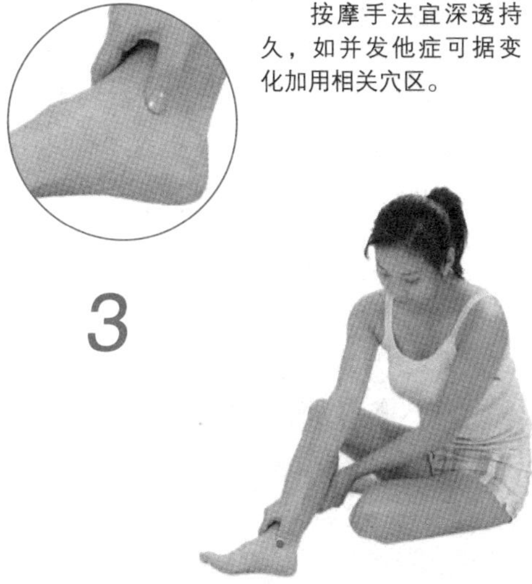

按摩相应反射区可加速毒素排出，以协助药物发挥更大作用。

4

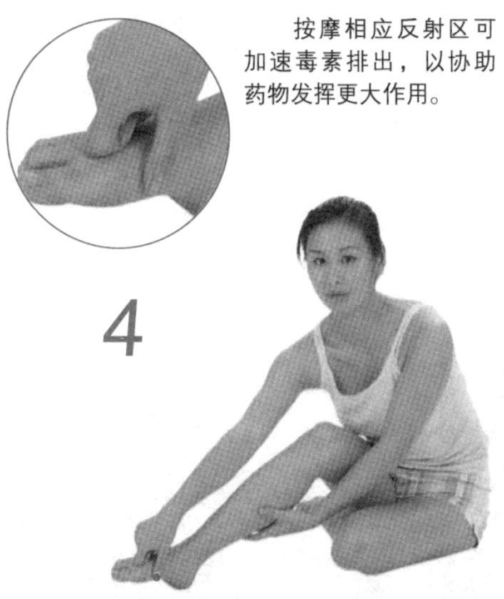

注意事项

如果用药得当，并将内衣及被褥同时洗净，而且做必要的消毒处理，那么疥疮是容易根治的。另外，与患者有密切接触的亲属也必须同时治疗，因为疥疮是一种传染性很强的感染性皮肤病。

附录

其他常见病症的足部保健按摩疗法

落枕

病症概述

落枕又称“失枕”，是一种常见病，好发于青壮年，以冬春季多见。主要表现为晨起突感颈后部、上背部疼痛不适，多以一侧为重，有两侧都感到疼痛者，也有一侧重，一侧轻。多数患者因为昨夜睡眠位置欠佳，或者是睡姿没有发生变化。因为颈椎被固定在同一个姿势太久容易造成肌肉酸痛。所以，最好不要趴着睡或坐着睡。

引起落枕的主要原因有：

①睡眠时头颈姿势不当。②枕头垫得过高、软硬不当或高低不平。

③颈部外伤。④颈部受风着凉。⑤如为颈椎病引起，可反复“落枕”。

足部按摩反射区

膀胱、输尿管、肾脏、颈椎、尾骨、甲状旁腺

足部按摩取穴

京骨、束骨、昆仑、申脉

饮食禁忌

1. 忌吃富含胆固醇的食物，如蛋黄、肝脏、虾、蟹。
2. 忌烟、酒、辛辣食物。
3. 忌油炸食物。

按摩后请这样喝

	枸杞茶	红糖姜汤
功效	改善动脉硬化	促进血液循环
材料	枸杞 20 克、沸水 500 毫升	老姜一块、水 500 毫升、红糖 15 克
做法	将枸杞加沸水泡 20 分钟，滤渣即可饮用	① 老姜洗净后磨泥备用 ② 用中火将水煮沸，加入红糖略加搅拌 ③ 待红糖完全溶解，加入姜泥拌匀，沸腾后熄火，趁温热饮用

癫痫

病症概述

它本不是一种病，而是一种症状。癫痫就是脑神经细胞不正常放电所产生的现象，一般人的印象中，癫痫发作时，病人一定会意识昏迷、四肢抽搐、口吐白沫，其实不尽然。癫痫发作，会因放电部位的不同，而有各种不同的发作症状。可以表现为运动、感觉、意识、精神等多方面的功能障碍。

西医认为，癫痫是一种大脑神经元细胞异常过度放电而引起的脑功能障碍。这种异常放电病人感觉不到，别人也看不出来，但可以通过脑电图记录下来。癫痫发作的特点是突发性及反复发作性，以一次性的抽搐（俗称抽风）或意识障碍为主要表现，临床发作可以多种多样。癫痫病的种类分为原发性、继发性和隐源性癫痫。

足部按摩反射区

膀胱、输尿管、肾脏、肾上腺、脑部、副甲状腺、淋巴腺

足部按摩取穴

隐白、行间、太冲、大敦

饮食禁忌

1. 忌吃太咸的食物，即腌制加工食品。
2. 忌喝太多水。
3. 忌饮酒、浓茶、咖啡。
4. 忌吃肥腻食物，如肥猪肉、牛肉、羊肉等。
5. 忌吃鱼腥食物，如白带鱼、鳝鱼、墨鱼、虾、蟹等。

按摩后请这样喝

	山葡萄茶	刺瓜藤茶
功效	改善癫痫	抑制癫痫发作
材料	小本山葡萄 100 克、水 3500 毫升	鲜品刺瓜藤 100 克、水 3000 毫升
做法	将小本山葡萄洗净，加水大火煮滚后小火继续煮 40 分钟，滤渣当茶饮用	将刺瓜藤洗净切段，加水大火煮滚后小火继续煮 20 分钟，滤渣当茶饮用

耳鸣

病症概述

指人们在没有任何外界刺激条件下所产生的异常声音感觉。如感觉耳内有蝉鸣声、嗡嗡声、嘶嘶声等单调或混杂的响声，实际上周围环境中并无相应的声音，也就是说耳鸣只是一种主观感觉。耳鸣可以短暂或持续性存在。严重的耳鸣会扰得人一刻不得安宁，令人十分紧张。

足部按摩反射区

膀胱、输尿管、肾脏、肾上腺、脑部、甲状旁腺、淋巴腺、内耳迷路

足部按摩取穴

太溪、地五会、侠溪、太冲

饮食禁忌

1. 忌辛辣刺激性食品，如辣椒、胡椒、洋葱、芥末、韭菜。
2. 忌易过敏食物，如海鲜类、虾蟹等。
3. 忌吃生冷食物，冷冻食品、饮料。
4. 忌吃油煎、油炸、烧烤的食物。
5. 忌抽烟、喝酒。

按摩后请这样喝

	丝瓜饮	苦瓜汤
功效	改善耳鸣	改善耳鸣
材料	丝瓜一条，水 2000 毫升	生苦瓜 1 条、水 3000 毫升
做法	将丝瓜洗净去皮切块，加水大火煮滚后小火再煮 20 分钟，过滤当茶饮用	将苦瓜洗净，切开去子，再切块，加水大火煮滚后小火再煮 20 分钟，滤渣当茶饮用。苦瓜留在日后可当菜食

扁桃体炎

病症概述

扁桃体的炎症，通常指颚扁桃体发炎。病源仍以病毒为大宗，如腺病毒、流感病毒、副流感病毒、EB 病毒、肠病毒、单纯疱疹病毒。但是细菌性的扁桃体炎，才是值得重视的对象，包括霉浆菌、白喉杆菌。扁桃体发病原因：人的咽部两旁各有一扁桃体。有的人的扁桃体较明显，有的则较隐蔽。外来的病毒、细菌在通过口、鼻进入呼吸道和消化道以前，都要经过扁桃体的前面，所以它很容易受感染而发炎。

足部按摩反射区

降压点、喉气管、颈、三叉神经、甲状旁腺、扁桃体、淋巴腺

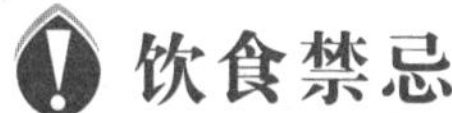

饮食禁忌

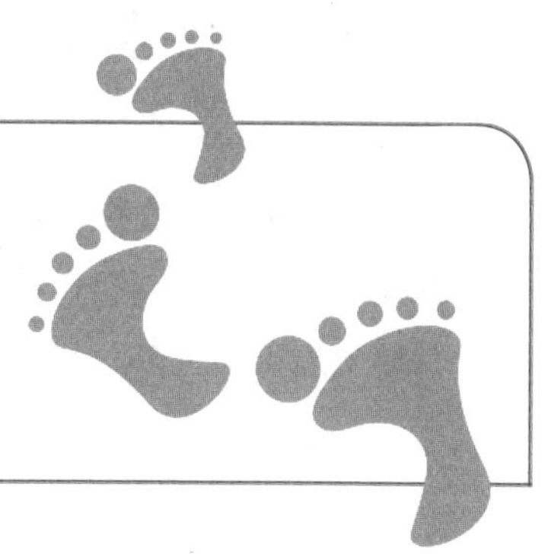

1. 忌吃辛辣刺激食物，如韭菜、辣椒。
2. 忌吃油煎、油炸、烧烤的食物。
3. 忌吃各种温补食品，如人参 、鹿茸。

按摩后请这样喝

	萝卜橄榄饮	麦门冬茶
功效	改善喉咙痛	改善喉痛
材料	白萝卜 200 克、橄榄 500 克、水 2000 毫升	麦门冬 10 克、淡竹叶 2 卷，水 1000 毫升
做法	将白萝卜洗净切片，加入橄榄、水，大火煮滚后小火煮 30 分钟，滤渣当茶饮	麦门冬、淡竹叶洗净，加水大火煮滚后，转小火继续煮 20 分钟，滤渣再冲泡绿茶，加盖闷 5 分钟，滤渣即可饮用 小贴士 睡眠不良的人，绿茶要在早上喝

尿床

病症概述

尿床就是遗尿症的俗称。是指 3 岁以上的小儿入睡后还不能控制排尿，从而不自觉地尿床。习惯性遗尿会使孩子虚弱，影响身体健康和智力发育，经常尿床还会给家庭带来烦恼。临床表现为：睡眠昏沉，难以叫醒，醒后不知；平时易出汗，尤其夜间出许多；睡觉姿势多为爬或蜷卧式；脾气古怪、胆小怕事、性格内向，做梦找厕所、冬天或阴雨天加重。

足部按摩反射区

膀胱、输尿管、肾脏

足部按摩取穴

至阴、照海、大钟

饮食禁忌

1. 忌吃寒凉生冷食物，如冰激凌、棒冰、冰凉饮料、薏仁、赤小豆、西瓜。
2. 忌吃辛辣刺激性食物，如辣椒、大蒜、洋葱、胡椒。
3. 忌喝咖啡、浓茶、酒。
4. 忌晚餐后饮水过多。

按摩后请这样喝

	玉竹茶	桂圆红枣汤
功效	改善尿床	改善尿床
材料	玉竹 50 克、水 1000 毫升	桂圆干 20 克、红枣 10 粒、水 500 毫升
做法	将玉竹洗净加水大火煮滚后小火煮 20 分钟，滤渣当茶饮	将桂圆干、红枣（切开去子）、水，放入电饭锅内胆，蒸煮 30 分钟，即可滤渣当茶饮用

肾水肿

病症概述

由于肾脏功能障碍造成的机体水肿称为肾性水肿。肾性水肿原因一般分为两类：一是肾小球滤过下降，而肾小管对水钠重吸收尚好，从而导致水钠潴留，此时常伴有全身毛细血管通透性增加，因此组织间隙中水分潴留，此种情况多见于肾炎。另一种原因是，由于大量蛋白尿导致血浆蛋白过低所致。

肾性水肿好发于组织疏松处，如眼睑。重者全身水肿或并有胸水、腹水。

足部按摩反射区

膀胱、输尿管、肾脏、肾上腺、心脏、淋巴腺

足部按摩取穴

照海、太溪、水泉

饮食禁忌

1. 避免吃含草酸钙高的食物，如菠菜、草莓、雪里红、土豆、辣椒、啤酒等。吃含有草酸的食物时，不可同时吃含高钙的食物。否则会产生草酸钙引发结石。
2. 忌吃糖。糖会使尿中钙离子浓度、草酸及尿的酸度增加。
3. 忌吃太咸的食物及加工食物。
4. 忌吃油腻食物及发性食物，如螃蟹、羊、狗肉。
5. 忌吃辛辣动火的食物，如酒、葱、辣椒、避免加重人体湿热。

按摩后请这样喝

	菠萝茅根汤	西瓜皮茅根汤
功效	改善肾炎浮肿、肾功能不全	改善肾功能不全
材料	菠萝肉 250 克、白茅根 15 克	西瓜白色内皮 500 克、白茅根 200 克、褐色冰糖 15 克、水 3000 毫升
做法	白茅根用水洗净后切小段。菠萝肉与白茅根放入锅内，加水 750 毫升煮滚，之后转小火再煮 20 分钟，滤渣当茶饮	将西瓜白色内皮切小块、白茅根切小段，二者放入锅内大火煮滚后小火再煮 20 分钟，滤渣后少放点褐色冰糖，可当日常解渴饮料

尾骨痛

病症概述

尾骨痛，从广义上来讲，是临床上各种原因如尾骨或骶尾关节的损伤、感染、肿瘤、分娩后、肛门直肠术后、妇科手术以及尾骨周围部位自发性疼痛的综合征。

这种综合征一般无明显的外伤史，中年女性多见。由于此病的病程比较长，症状消失也很慢，所以患者一定要有耐心，循序渐进地治疗，不要“病急乱投医”。

具体治疗可采用改变坐姿的办法，即尽量用大腿坐，以减少臀部的持重和压力；坐时可用气垫、气圈将痛处腾空，以防止局部压迫，从而缓解疼痛。

足部按摩反射区

尾骨、颈椎、颈反射点、甲状旁腺

足部按摩取穴

金门

饮食禁忌

1. 忌吃辛辣刺激食物，如辣椒、花椒、五香粉、麻辣火锅。
2. 忌吃肥腻厚味食物，如肥肉、羊肉、烧鹅、烧羊肉、猪排。
3. 忌吃生冷食物，如冷冻食品、饮料。
4. 忌吃油煎、油炸的食物。
5. 忌咖啡、酒、烟。

按摩后请这样喝

柠檬醋水

功效	改善酸痛
材料	柠檬醋水 15 毫升、冷开水 300 毫升
做法	将柠檬醋稀释于冷开水中调匀后即可饮用

腱鞘炎

病症概述

腱鞘就是套在肌腱外面的双层套管样密闭的滑膜管，是保护肌腱的滑液鞘。它分两层包绕着肌腱，两层之间一空腔即滑液腔，内有腱鞘滑液。内层与肌腱紧密相贴，外层衬于腱鞘纤维里面，共同与骨面结合，具有固定、保护和润滑肌腱，使其免受摩擦或压迫的作用。肌腱长期在此过度摩擦，即可发生肌腱和腱鞘的损伤性炎症，引发肿胀，这种情况便称为腱鞘炎。若不治疗，便有可能发展成永久性活动不便。

随着计算机的普及，拇指腱鞘炎是一种伴随而来的新型职业病。如果你的手会出现"喀"的响声，就要注意不可使用同一手指敲打计算机键盘，也要避免用手指去提过重的东西。

足部按摩反射区

甲状旁腺、手或脚患病周围

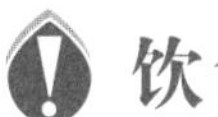

饮食禁忌

1. 忌吃辛辣刺激食物，如花椒、五香粉。
2. 忌吃肥腻厚味食物，如肥肉、羊肉、烧鹅。
3. 忌吃油煎、油炸的食物。
4. 忌咖啡、酒、烟。
5. 忌吃生冷的食物，如冰冻食品、饮料、冰激凌。

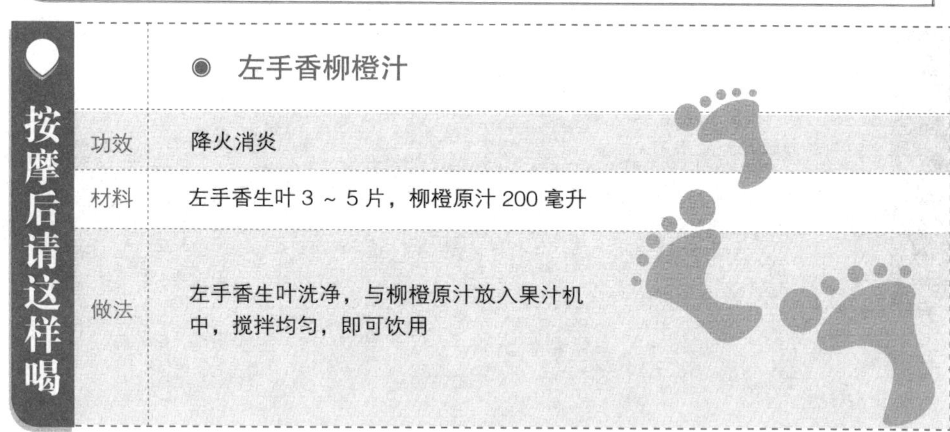

按摩后请这样喝

	左手香柳橙汁
功效	降火消炎
材料	左手香生叶 3 ~ 5 片，柳橙原汁 200 毫升
做法	左手香生叶洗净，与柳橙原汁放入果汁机中，搅拌均匀，即可饮用

肩痛

病症概述

无论是因为提重物或者姿势不良而造成的肩部不适，只要发生轻微的肩痛症状，就要做相应的处理，不可任其恶化。因为肩部活动会影响双手活动。所以首先应找出肩痛的原因。例如，肩周炎就有可能造成肩痛。肩周炎为肩关节周围软组织退行性、炎症性病变，冬天肩部受凉容易引发。主要表现为肩臂疼痛，活动受限，以夜间安静时疼痛加重为特征，此病多可自愈。 但肩痛并非皆是肩周炎引起，其他疾病也常引起肩痛，千万莫麻痹大意而贻误了病情。

足部按摩反射区

甲状旁腺、肩反射点、内髋节骨、丘墟、条口、肋骨、肩胛骨

足部按摩取穴

丘墟

饮食禁忌

1. 忌吃辛辣刺激食物，如辣椒、花椒、五香粉。
2. 忌吃肥腻厚味食物，如肥肉、羊肉、烧鹅。
3. 忌吃油煎、油炸的食物。
4. 忌咖啡、酒、烟。
5. 忌吃生冷食物。

按摩后请这样喝。

	◉ 鱼腥草艾草茶
功效	改善酸痛
材料	鱼腥草 50 克、艾草 25 克、水 3000 毫升
做法	鱼腥草艾草洗净后，泡水 10 分钟，加水大火煮滚后小火煮 20 分钟，滤渣即可饮用，宜温热饮用

脚背痛

病症概述

脚背是很容易不经意就受伤的地方，被东西砸到或者扭到就会使脚背受创。长途中因身体循环较差，脚背容易有肿胀现象。也有可能是睡觉姿势导致脚背面的软组织受压迫而缺血不适。或者是最近做某些运动时导致脚背软组织用力过度有点受伤，睡觉时一直不动就会感觉出来，动了以后血流恢复正常就可以缓解。

足部按摩反射区

甲状旁腺

足部按摩取穴

解溪、商丘、内庭、厉兑、侠溪、足临泣、阳辅、陌谷、京骨

饮食禁忌

1. 忌吃辛辣刺激性食物，如辣椒、花椒、五香粉、麻辣火锅。
2. 忌吃肥腻厚味食物，如肥肉、羊肉、烧鹅。
3. 忌吃生冷食物，如冷冻食品、饮料。
4. 忌吃油煎、油炸的食物。
5. 忌咖啡、酒、烟。

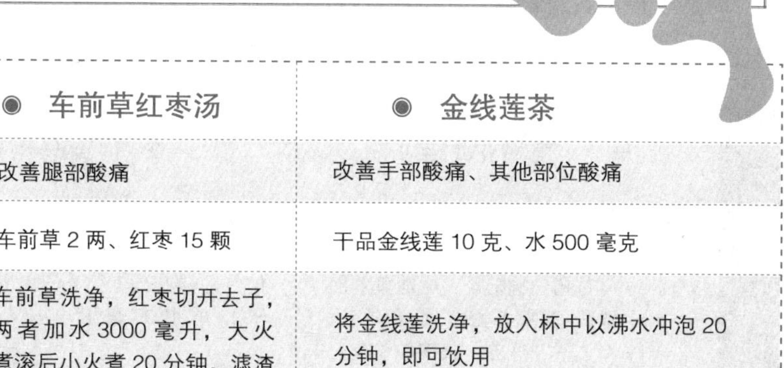

按摩后请这样喝

	车前草红枣汤	金线莲茶
功效	改善腿部酸痛	改善手部酸痛、其他部位酸痛
材料	车前草 2 两、红枣 15 颗	干品金线莲 10 克、水 500 毫克
做法	车前草洗净，红枣切开去子，两者加水 3000 毫升，大火煮滚后小火煮 20 分钟，滤渣即可	将金线莲洗净，放入杯中以沸水冲泡 20 分钟，即可饮用

秃头

病症概述

脱发是一种常见的皮肤病，有许多人包括很多医生总把脂溢性脱发与男性型脱发混为一谈，其实这是一种混淆不清的谬误，因为脂溢性脱发除了有与男性型脱发相同的雄性激素水平异常的原因外，还具有其本身所独有的原因和特征。脂溢性脱发是在皮脂溢出过多的基础上发生的一种脱发，其症状为患者头皮脂肪过量溢出，常伴有头屑增多，头皮油腻，瘙痒明显。多发生于皮脂腺分泌旺盛的青壮年。患者一般头发细软，有的还伴有头皮脂溢性皮炎症状。开始逐渐自头顶部脱发，蔓延及额部，继而弥漫于整个头顶。头皮油腻而亮红，结黄色油性痂。

多数患者是精神压力过大，或家族遗传。

足部按摩反射区

膀胱、输尿管、肾脏、肾上腺、脑下垂体、肝脏、胆、甲状腺、甲状旁腺、淋巴腺

饮食禁忌

1. 忌吃辛辣刺激食物，如辣椒、大蒜、胡椒、芥末、茴香、辣酱等。
2. 忌吃油煎、油炸的食物。
3. 忌生活压力过大、情绪不稳定。
4. 忌吃加工腌制食品，如腌榨菜、久腌泡菜、皮蛋、咸蛋、泡面。

按摩后请这样喝

	首乌生地当归茶	何首乌枸杞茶
功效	改善秃头、掉发	改善秃头掉发
材料	何首乌、枸杞子、生地黄、熟地黄、当归各 150 克，川旱莲、女贞子、丹皮、茯苓各 9 克	何首乌、枸杞子、茯苓各 15 克，红枣 3 粒（去子），水 1500 毫升
做法	将以上材料加水，大火煮滚后小火煮 10 分钟，滤渣即可当茶饮用	将以上材料加水，大火煮滚后小火煮 10 分钟，滤渣即可当茶饮用。喝 3 天停 1 天，要连续喝 1 个月，便可见效

过敏性皮炎

病症概述

过敏性皮炎是皮肤病中一大类病症，症状可有红肿、痒、痛，尤以瘙痒最为明显，最让人烦恼。皮肤受到刺激而产生红痒、疹子，为皮肤炎的初期症状，如果发生在脸部，接着就会产生磷屑；如果是发生在身体四肢，则会有粗厚的圆点突起。同时由于气候变化或洗脸次数多等原因都会引起过敏性皮肤炎。

过敏性皮炎如用传统的控制方法治疗，如激素类、抗组胺类、消炎类药物治疗，一时见轻，但过一段时间病情又会加重，这样反复形成恶性循环。

过敏体质在首次接触过敏源时，会产生相应的抗体，抗体固定于皮肤、黏膜组织中，当再次遇到同样的过敏源，则会导致肥大细胞、嗜碱细胞脱颗粒，释放组胺、5－羟色胺等过敏反应介质，过敏即可发生。例如对药物、食物、化纤衣物、塑料等过敏。

足部按摩反射区

膀胱、输尿管、肾脏、肾上腺、甲状旁腺、肝脏、内脏

足部按摩取穴

太冲、至阴

饮食禁忌

1. 忌吃容易引起过敏的食物，如牛奶、虾蟹、甲鱼等。
2. 忌吃各种辛辣刺激性食物。
3. 忌吃油炸、肥腻食物，如动物内脏、奶油、巧克力。

按摩后请这样喝

	银耳薄荷茶
功效	改善皮肤炎
材料	金银花 15 克、菊花 10 克、薄荷 5 克、水 1000 毫升
做法	将金银花菊花洗净加水，大火煮滚后小火煮 10 分钟，加入薄荷关火闷 5 分钟，滤渣即可

缺钙

病症概述

钙是构成牙齿和骨骼的主要成分，也是维持细胞功能结构的重要物质，与心脏搏动、神经传导、血液凝固和肌肉收缩都有密不可分的关系。缺钙会容易疲劳、抽筋、骨质疏松。

怎么知道自己是否缺钙呢？科学且简单的方法是去医院做血钙含量测定。正常人的血钙维持在 2.18 ~ 2.63 毫摩尔／升（9 ~ 11 毫克／分升），如果低于这个范围，则认定为缺钙。但对于 60 岁以上的老年人，由于生理原因，老年人甲状腺激素长期代偿性增高，引起了“钙搬家”，使血钙增高，这样，测量结果就不能真实反映体内钙的含量。此时，就应进行骨密度测量。

一般情况下，青壮年都有繁重的生活压力，紧张的生活节奏往往使他们疏忽了身体上的一些不适，加上该年龄段缺钙又没有典型的症状，所以很容易掩盖病情。当有经常性的倦怠、乏力、抽筋、腰酸背疼、易过敏、易感冒等症状时，就应怀疑是否缺钙。

足部按摩反射区

脑部、脑垂下体、甲状腺、甲状旁腺

饮食禁忌

1. 忌吃多糖类食物，糖会影响钙质的吸收。
2. 忌吃太咸的食物，盐分会造成钙的流失。
3. 忌喝咖啡、浓酒、茶。
4. 忌吃辛辣刺激性食物。

按摩后请这样喝

高钙芝麻酸奶

功效	改善缺钙体质
材料	酸奶 200 毫升、蜂蜜 15 毫升、黑芝麻粉 10 克、冷开水 100 毫升
做法	将全部材料混合拌匀，即可饮用

食物中毒

病症概述

食物中毒，指食用了被有毒有害物质污染的食品或者食用了含有毒有害物质的食品后出现的急性、亚急性疾病。

食物中毒的特点是潜伏期短、突然地和集体地爆发，多数表现为肠胃炎的症状，并和食用某种食物有明显关系。由细菌引起的食物中毒占绝大多数。由细菌引起的食物中毒的食品主要是动物性食品（如肉类、鱼类、奶类和蛋类等）和植物性食品（如剩饭、豆制品等）。食用有毒动植物也可引起中毒。如食入未经妥善加工的河豚可使末梢神经和中枢神经发生麻痹，最后因呼吸中枢和血管运动麻痹而死亡。一些含一定量硝酸盐的蔬菜，贮存过久或煮熟后放置时间太长，细菌大量繁殖会使硝酸盐变成亚硝酸盐，而亚硝酸盐进入人体后，可使血液中低铁血红蛋白氧化成高铁血红蛋白，失去输氧能力，造成组织缺氧。严重时，可因呼吸衰竭而死亡。发霉的大豆、花生、玉米中含有黄曲霉的代谢产物黄曲霉素，其毒性很大，它会损害肝脏，诱发肝癌，因此不能食用。

足部按摩反射区

膀胱、输尿管、肾脏、肾上腺、甲状旁腺、肝脏、内脏

足部按摩取穴

太冲、内庭、太白

饮食禁忌

1. 忌吃辛辣刺激食物。
2. 忌吃煎、炸、熏、烤食物。
3. 忌吃油腻食物。

按摩后请这样喝

	空心菜汤	绿豆汤	紫苏甘草姜茶
功效	改善误食毒菇	改善农药中毒	改善河豚及虾蟹鳖中毒
材料	空心菜300克、水1000毫升	绿豆6两、水2000毫升	紫苏10克、干草5克、生姜3片、水800毫升
做法	将空心菜洗净切碎，加水大火煮滚后小火煮20分钟，滤渣即可饮用	将绿豆洗净，加水大火煮滚后小火再煮30分钟，即可喝汤，绿豆可当点心食用	将紫苏洗净，加甘草、生姜片与水入锅合煮，大火煮滚后小火再煮20分钟，即可当茶饮用

抽筋

病症概述

抽筋是一种不自觉的肌肉收缩痉挛现象，会造成肌肉僵硬酸痛。腿常抽筋大多是因为缺钙、受凉、局部神经血管受压引起。平时可适量地补钙，多晒太阳，注意局部保暖，也要注意体位的变化，如坐姿睡姿，避免神经血管受压；你也可做局部肌肉的热敷、按摩，加强局部的血液循环，如果还无改善，就应到医院检查治疗。

高热、癫痫、破伤风、狂犬病、缺钙等都可引起抽筋。常由于急剧运动或工作疲劳或胫部剧烈扭拧引起，往往在躺下或睡觉时出现。

足部按摩反射区

甲状腺、甲状旁腺

足部按摩取穴

解溪、三阴交、束骨

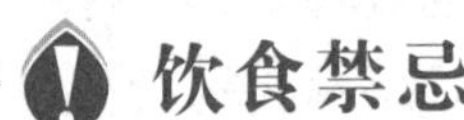

饮食禁忌

1. 忌寒凉的水果，如火龙果、水梨、苹果。
2. 忌寒冷的食物，如冬瓜、菊花、海带。

按摩后请这样喝

	◉ 糙米酵素茶
功效	改善抽筋
材料	糙米酵素 30 毫升、温开水 200 毫升
做法	将以上二者拌匀即可饮用

帕金森氏症

病症概述

帕金森氏症是一种渐进性、退化性的神经疾病，好发病年龄在 60 岁以上，不分性别。目前对如何治愈该病还没有明确有效的方案，只知道帕金森氏症是因为大脑内部某一区域机能发生病变所引起的，而此区域控制我们的运动及平衡感。所以该病患者会不由自主地颤抖，表情与身体动作越来越迟钝缓慢，走路不稳，还有双手会失去正常摆动等症状。具体表现如下：

（1）姿势与步态。面容呆板，形若假面具；头部前倾，躯干向前倾屈曲，肘关节、膝关节微屈；走路步距小，初行缓慢，越走越快，呈慌张步态，两上肢不做前后摆动。

（2）震颤。多见于头部和四肢，以手部最明显，手指表现为粗大的节律性震颤（呈搓丸样运动）。震颤早期常在静止时出现，在随意运动和睡眠中消失，情绪激动时加重，晚期震颤可呈持续性。

（3）肌肉僵硬伸肌、屈肌张力均增高，被动运动时有齿轮样或铅管样阻力感，分别称为齿轮样强直或铅管样强直。

（4）易激动，偶有阵发性冲动行为；汗、唾液、皮脂腺液等分泌增多；脑脊液、尿中多巴胺及其代谢产物降低。

足部按摩反射区

膀胱、输尿管、肾脏、肾上腺、甲状旁腺、脑部、颈

足部按摩取穴

申脉、行间

饮食禁忌

1. 忌吃辛热刺激性食物，如辣椒、芥末。

2. 即浓茶、酒、咖啡。

3. 忌吃油炸、油煎食物。

按摩后请这样喝

	菠萝醋水	净血蔬果汁
功效	预防帕金森氏症	降低胆固醇、净化血液
材料	菠萝醋 30 毫升、水 300 毫升	胡萝卜 200 克、西洋芹 130 克、大西红柿 1 个、柠檬 1 个
做法	将二者拌匀即可饮用	将所有材料洗净；胡萝卜去皮切块；大西红柿去蒂切块；大芹菜洗净；柠檬去皮对切。将材料用分离式榨汁机榨出原汁即可饮用，宜现榨现喝

虚脱

病症概述

有的病人突然表现恶心，头晕，面色苍白，呼吸表浅，全身出冷汗，肌肉松弛，周身无力，往往突然瘫倒在地，有的伴有意识不清，这就是虚脱的表现。在浴室洗澡时“晕堂”也是虚脱。当有大量吐泻,失血和某些不知因素的强弱刺激等，都会导致心脏和血管的急性功能障碍而引起暂时性虚脱。

发现病人虚脱，应立即安置平卧休息。给予温热茶水或糖水饮用，并用手指掐压人中、内关、合谷等穴位。或是针刺合谷、足三里等,都有助于急救病人。对“晕堂”者,应马上使其离开澡堂,擦干汗水,到更衣室平卧,采取头低足高位休息片刻，经过上述处理，一般很快即可恢复。

足部按摩反射区

心脏、肾脏、肾上腺

足部按摩取穴

三阴交

饮食禁忌

1. 忌吃辛热刺激性食物，如辣椒、芥末、胡椒、咖喱、茴香、烟、酒等。
2. 忌吃寒凉生冷食物，如冰淇淋、冰冷饮料、西瓜、冬瓜、椰子水等。

按摩后请这样喝

人参枸杞茶

功效	改善四肢、全身无力
材料	党参 10 克、枸杞 30 克、沸水 750 毫升
做法	将材料放入杯中，以沸水冲泡 10 分钟，即可饮用

手脚冰冷

病症概述

天气一冷，就有许多人感觉全身发冷，手脚尤其冰凉得受不了。这种情况，就是中医所说的“阳虚”，也就是一般所俗称的“冷底”或是“寒底”，西医未必能有效改善，但如果使用中医长期调理，倒是可以将这类体质改善。手脚冰冷和心脏血管有很大的关系，因为血液是由心脏发出，携带氧气到全身各部位，氧经过燃烧后，才能产生热能，手脚才会温暖。一旦心血管系统的功能出现障碍，就会影响血液运行输送，造成手脚冰冷的情形。

从中医的观点来看，手脚容易冰冷、麻木，多是属于气血的毛病，因为气虚、血虚所造成的血液运行不畅、血液量不足。

手脚冰冷的原因：

体内血液量不够，血红素和红血球偏低。

血管中有阻塞，或发热、感冒等都会影响大脑中枢神经，导致手脚冰冷。交感神经功能出了问题，使肌肉遇冷无法紧缩并产生热能以耐寒。

足部按摩反射区

膀胱、输尿管、肾脏、肾上腺、心脏、脾、肝、肺、胃、十二指肠、大小肠、生殖腺、淋巴腺

足部按摩取穴

然谷、太溪、复溜、交信、三阴交、行间

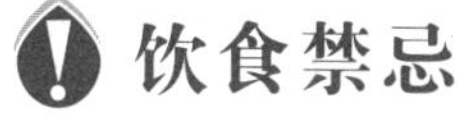

忌吃生冷的食物，如冬瓜、椰子、冷饮。

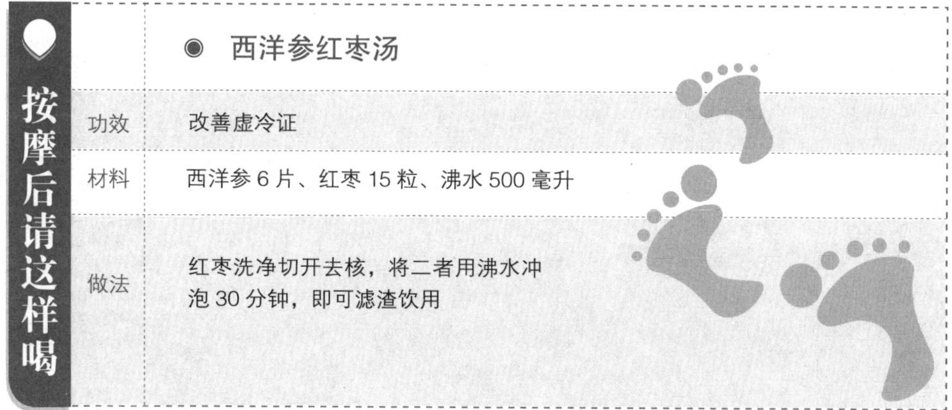

按摩后请这样喝

◉ 西洋参红枣汤

功效	改善虚冷证
材料	西洋参 6 片、红枣 15 粒、沸水 500 毫升
做法	红枣洗净切开去核，将二者用沸水冲泡 30 分钟，即可滤渣饮用